实用临床内科疾病诊治精要

主　编　解春丽　王亚茹　甘玉萍　王小静
　　　　田永昌　宋晓荣　陈庆栋　李小强

中国海洋大学出版社
·青岛·

图书在版编目(CIP)数据

实用临床内科疾病诊治精要 / 解春丽等主编. —青岛:中国
海洋大学出版社,2019.7

ISBN 978-7-5670-2248-5

Ⅰ.①实… Ⅱ.①解… Ⅲ.①内科-疾病-诊疗 Ⅳ.①R5

中国版本图书馆 CIP 数据核字(2019)第 108108 号

出版发行	中国海洋大学出版社			
社　　址	青岛市香港东路 23 号		邮政编码	266071
出 版 人	杨立敏			
网　　址	http://pub.ouc.edu.cn			
电子信箱	369839221@qq.com			
订购电话	0532—82032573(传真)			
责任编辑	赵　冲　矫　燕		电　　话	0532—85902349
印　　制	北京虎彩文化传播有限公司			
版　　次	2019 年 7 月第 1 版			
印　　次	2019 年 7 月第 1 次印刷			
成品尺寸	185 mm×260 mm			
印　　张	17			
字　　数	415 千			
印　　数	1～1000			
定　　价	108.00 元			

发现印装质量问题,请致电15689725662,由印刷厂负责调换。

《实用临床内科疾病诊治精要》编委会

主　编　解春丽　济南市第四人民医院
　　　　王亚茹　山东省千佛山医院
　　　　甘玉萍　黔西南州人民医院
　　　　王小静　山东德州联合医院
　　　　田永昌　贵州省沿河土家族自治县人民医院
　　　　宋晓荣　河北省井陉县医院
　　　　陈庆栋　淄博化建医院
　　　　李小强　张家口宣钢医院

副主编　李俊超　济南市优抚医院
　　　　王丽芳　乌鲁木齐市中医医院
　　　　谢　静　蚌埠医学院第一附属医院
　　　　王　丽　德州市第二人民医院
　　　　林　峰　大连大学附属中山医院
　　　　周丹丹　内蒙古医科大学附属医院
　　　　张　磊　临邑县人民医院
　　　　张　兢　贵州医科大学第二附属医院
　　　　李　洁　河北省军区保定第二离职干部休养所门诊部
　　　　李　蕾　山西省中西医结合医院
　　　　崔彦阁　衡水市第二人民医院
　　　　韩　宁　长春中医药大学附属医院

编　委　王仁萍　青岛大学附属医院
　　　　姜洪霞　青岛大学附属医院
　　　　张红军　青岛大学附属医院
　　　　王　健　青岛大学附属医院

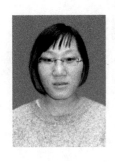

解春丽 女,1983 年 3 月出生,2010 年 7 月毕业于泰山医学院临床医学专业。现就职于济南市第四人民医院,硕士研究生,主治医师。研究方向:神经病学,擅长神经内科常见病的诊断及治疗,尤其擅长癫痫、重症肌无力、颅内感染、运动神经元病等方面的诊断及鉴别诊断。参加完成济南市科技局课题 1 项,获得泰山医学院科技进步奖 2 等奖(第 5 位)。发表 SCI 文章 1 篇,在国家级核心期刊发表论文 5 篇,会议论文 1 篇。代表作:《脊髓小脑性共济失调患者的临床表现和影像学特点》《脊髓小脑性共济失调 3 型》《7 型患者三家系的临床表现和基因突变》《局部亚低温及细胞移植对脑梗死后神经保护作用的机制》等。

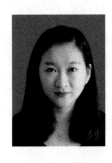

王亚茹 女,1978 年 5 月出生,2007 年毕业于山东大学医学院临床医学七年制。现就职于山东省千佛山医院消化内科,主治医师。专业擅长:慢性胃炎、溃疡病及消化道肿瘤的诊断和治疗,幽门螺杆菌感染的治疗,急慢性胰腺炎、胰腺癌的诊断及治疗,慢性肝炎、肝硬化、肝癌及其并发症的诊治,消化道息肉及早期癌的鉴别及处理。任山东省医师协会肝病学医师分会委员。发表 SCI 论文 1 篇及国内核心期刊论文 2 篇,完成山东省卫生厅课题 1 项。

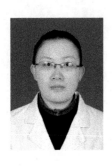

甘玉萍 女,1981 年 7 月出生,2005 年 7 月毕业于贵阳医学院临床医学专业,现就职于贵州省黔西南州人民医院,副主任医师,感染性疾病科副主任。2015 年被评为贵州省先进工作者。现任贵州省医学会流行病学分会委员;黔西南州医学会感染病学分会副主任委员。参与市级以上科研 3 项,发表省级以上杂志数篇。擅长于肺结核、结核性脑膜炎、艾滋病合并机会性感染、上消化道出血、大咯血、肝衰竭等危重症疾病的诊治。能承担院内外会诊,有全面的病房、门诊医疗组织和管理能力。掌握并能熟练应用人工肝支持治疗系统、肝穿刺活检术、腹水超滤浓缩回输腹腔技术、胸腹膜腔微创置管术,对胸穿、腹穿、骨穿、腰穿具有娴熟的技术操作能力。

前　言

　　临床内科学的诊断与治疗具有很强的实践性,伴随着基础医学和分子生物学的飞速发展,常见内科疾病的诊断方法与治疗手段在临床实践中也不断得到改善和提高。为紧跟医学发展的步伐,熟练掌握常见内科疾病最新的诊断和治疗技术,我们组织有关医疗、教学的临床第一线的专家、学者和本专业的业务骨干集体编写了这本《实用临床内科疾病诊治精要》。

　　本书详细介绍了现代常见内科疾病的常规具体诊断措施和最新诊断方法,较为详尽的常规治疗措施和现代治疗方法及治疗技术。本书的特点是内容丰富,语言精炼,理论与实际紧密结合,并融入了当前国内外临床内科学发展的新理论、新方法和新技术。集实用性、科学性和先进性于一体,内容新颖、注重实用、详略得当,诊断方法具体、治疗措施详实、鉴别诊断突出等,侧重解决临床工作中遇到的实际问题。参编人员结合多年的临床实践经验,参阅了大量的国内外最新临床资料,综合内科各专业领域的最新动态,尽量反映近年来的最新诊断和治疗进展内容,以帮助各级专科医师实现知识更新,了解本专业的最新前沿动态。

　　本书是内科各级各专业医师及医学院校师生实现知识更新的重要参考书。我们真诚希望这本书的出版,将成为内科各专业、各级医师的良师益友。

　　由于编者的知识水平有限,书中不当之处在所难免,敬请各位专家和读者批评指正。

编者

2019 年 4 月

目　录

第一章 肾内科疾病

第一节 肾内科疾病概述

肾小球疾病系指一组有相似的临床表现(如尿血、蛋白尿、高血压等),但病因、发病机制、病理改变、病程和预后不尽相同,病变主要累及双侧肾小球的疾病。可分为原发性、继发性和遗传性三种。原发性肾小球疾病是指病损局限于肾小球或主要是肾小球损害的一组肾脏病。原发性肾小球疾病大多是特发性(即发病原因不明所致),少部分由细菌感染或药物所诱发。继发性肾小球病系指全身性疾病中的肾小球损害(如狼疮性肾炎、糖尿病肾病等),遗传性肾病为遗传变异所致的肾小球病(如 Alport 综合征)。原发性肾小球病占肾小球病的大多数,是引起慢性肾衰竭最主要的原因。本讲主要讨论原发性肾小球疾病。

一、原发性肾小球疾病的分类

1.临床分型

5 临床分型包括急性肾小球肾炎、急进性肾小球肾炎、慢性肾小球肾炎、隐匿性肾小球肾炎、IgA 肾病、肾病综合征等。

2.病理分型

(1)轻微病变性肾小球肾炎。

(2)局灶性节段性硬化肾小球肾炎。

(3)弥散性肾小球肾炎:又分为膜性肾病及增生性肾炎,如:①系膜增生性肾小球肾炎;②毛细血管内增生性肾小球肾炎;③系膜毛细血管性肾小球肾炎;④致密沉积物性肾小球肾炎;⑤新月体肾小球肾炎;⑥硬化性肾小球肾炎。

(4)未分类的肾小球肾炎。

二、病因与发病机制

1.急性肾小球肾炎(AGN)

急性肾小球肾炎(AGN)简称急性肾炎,常因乙型溶血性链球菌感染所致,链球菌的某种成分作为抗原刺激机体产生抗体,形成免疫复合物沉积于肾小球基底膜而致病。

2.急进性肾小球肾炎(RPGN)

由多种原因所致的一组疾病,包括原发性急进性肾小球肾炎、继发于全身性疾病的急进性肾小球肾炎。目前,关于急进性肾炎发病机制尚不清楚。根据免疫病理可分为 3 型。

Ⅰ型又称抗肾小球基膜型肾小球肾炎,由于抗肾小球基底膜抗体与肾小球基底膜(GBM)抗原相结合激活补体而致病。

Ⅱ型又称免疫复合物型,因肾小球内循环免疫复合物的沉积或原位免疫复合物形成,激活补体而致病。

Ⅲ型为非免疫复合物型,以往认为发病机制与细胞免疫有关,现已证实 $50\% \sim 80\%$ 的该型患者为肾微血管炎。肾脏可为首发，甚至唯一受累器官或与其他系统损害并存。

3.慢性肾小球肾炎(CGN)

慢性肾小球肾炎(CGN)简称慢性肾炎，大多数患者的病因不清楚，仅有少数由急性肾炎发展而来。慢性肾炎的病因、发病机制和病理类型不尽相同，大部分是免疫复合物疾病，也可以不通过免疫复合物，而由沉积于肾小球局部的细菌毒素、代谢产物等通过"旁路系统"激活补体，从而引起一系列的炎症反应而导致肾小球肾炎。另外，非免疫介导的肾脏损伤在慢性肾炎的发生与发展中亦可能起很重要的作用。

4.IgA肾病(IgA)

IgA肾病(IgA)指肾小球系膜区以IgA或IgA沉积为主的原发性肾小球疾病。确切发病机制尚未完全清楚。发病与多种因素有关，目前比较一致的看法是IgA肾病为免疫复合物引起的肾小球疾病。

患者系膜区有以IgA、C_3为主的免疫荧光呈颗粒样分布，在患者的皮肤和小动脉上可见到同样的沉积物。

IgA肾病的发生多与呼吸道或胃肠道感染有关。另外，细胞因子及炎症介质在发病中的作用亦为人们所重视，血流动力学的异常和遗传因素亦在发病中占有重要位置。

5.原发性肾病综合征(NS)

原发性肾病综合征(NS)是原因不明的一组临床综合征，确诊前需排除各种继发性肾病综合征。

6.抗肾小球基底膜(GBM)抗体相关疾病

抗肾小球基底膜(GBM)抗体相关疾病是一组自身免疫性疾病，既往误漏诊较多。近年来由于抗GBM抗体血清学检测方法的改进，提高了血清抗GBM抗体的检出率。致病因素为血清存在抗GBM抗体。由于肺和肾小球的基底膜具有共同的抗原，因此，主要的受累脏器是肺和肾脏。肾脏内有大量新月体形成，故又称为新月体性肾炎，新月体性肾炎病情凶险进展迅速，如不及时诊治预后不佳。

三、临床特征

1.急性肾小球肾炎

急性肾小球肾炎以急性肾炎综合征为主要临床表现，多见于儿童，男性多于女性。通常前驱感染后$7\sim20$ d开始出现临床症状，轻者可无明显的临床表现，仅抗链球菌溶血素"O"滴度上升。典型者呈急性肾炎综合征表现，重症者可发生急性肾功能不全。本病典型者具有以下表现：①尿检异常：几乎所有AGN均有肾小球源性尿血。大多数患者可有少尿症状。尿沉渣除红细胞外，早期可见白细胞和上皮细胞，并可有颗粒管型和红细胞管型。②水肿：为起病早期症状，出现率为$70\%\sim90\%$，轻者为早起眼睑水肿，呈所谓"肾炎面容"，严重者延及全身。水肿主要由于球管功能失衡所致，故多为非凹陷性水肿。③高血压：80%左右患者出现一过性的轻、中度高血压，多与水钠潴留、血容量增加有关。④肾功能异常：常有一过性氮质血症，血肌酐及尿素氮轻度升高，治疗数天后，氮质血症可恢复正常。⑤全身表现常有疲劳、恶心、呕吐(与氮质血症不完全成比例)、食欲缺乏、嗜睡、头晕、视物模糊及腰部钝痛等。

2.急进性肾小球肾炎

为一组病情发展急骤，由蛋白尿、尿血迅速发展为少尿或无尿的急性肾衰竭，是一种预后极差的肾小球肾炎,病理改变为肾小球内有大量新月体形成,早期多为细胞性新月体,随着病情发展则为纤维性新月体形成。免疫学检查异常主要有抗 GBM 抗体阳性(Ⅰ型)、抗中性粒细胞胞质抗体(ANCA)阳性(Ⅲ型)。此外Ⅱ型患者的血循环免疫复合物及冷球蛋白可呈阳性,并可伴血清补体 C_3 降低,腹平片及 B 超显示双肾增大。临床上,Ⅰ型 RPGN 好发于青中年,Ⅱ型及Ⅲ型 RPGN 常见于中老年患者,男性居多。可呈急骤起病,临床表现为急进性肾炎综合征,进行性少尿或无尿,肾功能于数周内进行性恶化并发展至尿毒症,常伴有中度贫血,但多数病例呈隐袭地发病,然后较快地发展为尿毒症。Ⅱ型患者常伴肾病综合征,Ⅲ型患者可有不明原因的发热、乏力、关节痛或咯血等系统性血管炎的表现。

抗肾小球基底膜抗体相关疾病的肺受累表现为肺出血,大咯血可引起窒息而危及生命。少量肺泡出血多不能到达支气管而在肺泡吸收,表现为亚临床的肺出血,若未行胸片或 CT 检查,易漏诊,病情多凶险,预后差。国内报道的 RPGN 死亡(终末期肾衰竭)率明显高于国外。造成这一差异的主要原因可能是能否做到早诊断和及时、充分的治疗而致。该病的诊断依赖于在血清中检出抗 GBM 抗体,对有肺出血和尿检异常或肾功能损害的患者,不应只等待肾活检结果后再做出诊疗措施,而应提倡早期进行抗 GBM 抗体检测。应用人类可溶性 GBM 蛋白抗原的 ELISA 法是国内外通用和公认的抗 GBM 抗体血清学检测方法。该方法敏感性和特异性高,简便易行,结果可靠。

3.慢性肾小球肾炎

慢性肾小球肾炎可发生于任何年龄,以青中年为主,男性多见。临床表现多样,以蛋白尿、尿血、高血压、水肿为主要临床表现,早期患者可有乏力、疲倦、腰部酸痛、食欲缺乏;水肿时有时无,一般不十分突出。

有的患者可无明显症状,病情迁延,呈缓慢进行性发展。肾功能正常或轻度受损可持续数年甚至数十年。

随着病情进展,肾功能逐渐恶化并出现相应的临床表现,进入晚期尿毒症阶段,最终将发展为慢性肾衰竭。

此外,慢性肾炎易有急性发作倾向,在病情相对稳定的情况下,由于呼吸道感染或其他突然的恶性刺激,如手术应激、大出血、妊娠分娩、心律失常、肾毒性药物使用等因素,使患者在短期内(3~5 d 甚至 1~2 d)病情急剧恶化。出现大量蛋白尿,甚至肉眼尿血、尿管型增加,明显水肿和高血压,甚至肾功能恶化。经积极处理,病情可以缓解,肾功能基本恢复,但也可能因此导致疾病不可逆发展,进入尿毒症阶段。有的患者血压升高,特别是舒张压持续中等程度升高,可出现眼底出血、渗出甚至视盘水肿,如长期血压控制不好,肾功能恶化较快,预后差。

4.隐匿性肾小球肾炎

隐匿性肾小球肾炎简称隐匿性肾炎,也称为无症状性蛋白尿或(和)尿血。患者无水肿、高血压及肾功能损害,而仅表现为蛋白尿或(和)肾小球性尿血的一组肾小球疾病。对单纯性尿血患者,需做相差显微镜尿红细胞形态检查以鉴别尿血来源。此外,除由于尿路疾病(如尿路结石、肿瘤或炎症)所致尿血,确属于肾小球源性尿血,又无水肿、高血压及肾功能减退时,应考虑此病。对于无症状性蛋白尿患者,只有确定为肾小球性蛋白尿,且无明显的水肿、高血压及肾功能减退时,才考虑本病。肾活检有助于诊断。尿蛋白定量<1 g/d,以清蛋白为主而无尿血者,称为单纯性蛋白尿,一般预后良好,较少发生肾功能损害。但蛋白尿在 1.0~3.5 g/d 者,虽临床上尚无水肿、高血压及肾功能损害,而肾活检显示病理改变并非轻微病变,则临床呈

慢性肾炎转归的可能性较大。

5. IgA 肾病

临床以尿血为主要表现。好发于青少年,男性多见。亚洲以日本发生率高,中国次之。起病前多因感染诱发,常见的为上呼吸道感染,其次为消化道、肺部和泌尿道感染。典型患者常在上呼吸道感染后(24~72 h,偶可数小时)出现突发性尿血,持续数小时至数天。肉眼尿血发作时可有全身轻微症状,如低热、腰痛、全身不适等。肉眼尿血发作后,尿红细胞可消失,也可转为镜下尿血。部分患者起病隐匿,主要表现为无症状性尿异常,呈持续性或间发性镜下尿血,可伴或不伴轻度蛋白尿。10%~15%患者呈现尿血、蛋白尿、高血压、尿量减少、轻度水肿等急性肾炎综合征的表现。少数患者可合并急性肾衰竭(ARF),其中多数患者伴肉眼尿血发作,常有严重腰痛,肾活检可显示肾小球系膜细胞或系膜基质增加,也可伴有急性肾小管坏死,或(和)部分患者有小新月体形成(<50%肾小球),一些 ARF 患者多为可逆,如弥散性新月体形成者,肾功能恢复的可能性则很小,往往需长时期透析治疗。早期高血压并不常见,随着病程延长高血压发生率增高。有 10%~20%IgA 肾病患者 10 年内可发展为慢性肾衰竭。

6. 肾病综合征

典型表现为大量蛋白尿(>3.5 g/d)、低白蛋白血症(≤30 g/L)、高脂血症及水肿。这些表现都直接或间接地与肾小球滤过膜对血清蛋白的滤过增加,致使大量清蛋白从尿中丢失有关。判断标准主要为大量蛋白尿和低蛋白血症。大量蛋白尿是肾病综合征的临床特征。临床常将肾病综合征分为原发性与继发性两种。大量蛋白尿的主要成分为清蛋白,与肾小球滤过膜分子屏障及电荷屏障作用受损有关;低蛋白血症主要原因是白蛋白从尿中丢失,胃肠道黏膜水肿导致饮食减退、蛋白质摄入不足、吸收不良或丢失,也是加重低蛋白血症的原因,水肿是由于血浆胶体渗透压下降所致。同时,原发于肾脏疾病引起肾素-血管紧张素-醛固酮系统失衡而致体内水钠潴留因素在肾病综合征水肿发生机制中亦起十分重要的作用。高脂血症表现为血浆胆固醇、三酰甘油和磷脂均明显增加,低密度及极低密度脂蛋白浓度增加。其发生与肝脏合成脂蛋白增加、某种参与脂蛋白分解代谢及外周利用的调节因子从尿中丢失相关。

常见的并发症有感染、血栓及栓塞(血液黏稠度增加,机体凝血、抗凝和纤溶系统失衡,高凝状态)、急性肾衰竭、蛋白质及脂肪代谢失常等。

四、肾小球疾病治疗概要

肾小球疾病的治疗原则:延缓肾功能进行性恶化,去除诱因和影响肾损修复的一切不利因素,保护健存肾单位,缓解临床症状,防治严重合并症是治疗的主要目标和任务。

(一)一般治疗

包括卧床休息、低盐饮食,肾功能不全者低蛋白、优质蛋白质饮食。

(二)降压治疗

传统的观点认为将血压降至 18.7/12.0 kPa(140/90 mmHg)即可,降得过低会减少心、脑及肾脏血流灌注,影响这些重要脏器功能。最新美国 JNC7 指南认为,慢性肾脏疾病合并高血压患者降血压的目标值是 17.3/10.7 kPa(130/80 mmHg)。常用降压措施如下。

1. 血管紧张素转换酶抑制药(ACEI)

大量循证医学研究证实在降压药中,ACEI 是保护肾脏的有效药物,对顽固性蛋白尿的肾脏病及糖尿病肾病疗效尤著。其治疗机制是通过改善血流动力学和非动力学两种机制而发挥效应,最终结果是降低血压、减少蛋白尿。

应用 ACEI 治疗肾性高血压要从小剂量开始,当血压控制不满意时再逐渐加量,老年患者尤应如此(老年人可能存在肾动脉粥样硬化,肾脏相对缺血,对 ACEI 降压会比较敏感)。对肾功能不全患者,当血清肌酐(Scr)<265 μmol/L 时,可用 ACEI 降血压及保护肾功能,但必须密切监测血钾及 Scr。用 ACEI 后由于醛固酮生成减少,血钾可能增高,加之肾功能不全肾脏排钾障碍,故易发生高血钾症;用 ACEI 后由于其扩张出球小动脉作用强于扩张入球小动脉,肾小球滤过率会减低,Scr 可能增高。用药后,尤其用药初期必须认真监测血钾及 Scr 变化。一旦出现 Scr 增高,需认真区分其为正常或异常反应,即 Scr 增幅不超过 50%,不停药能在 2 周内复原者,为正常药物反应,此时不应停用 ACEI;如果 Scr 增幅超过 50%,服药 2 周未下降,为药物异常反应,应及时停用 ACEI。肾功能不全 Scr>265 μmol/L 时应慎用或禁用 ACEI。因为此时残存肾小球已甚少,高滤过已是其必不可缺的代偿机制,ACEI 破坏此代偿 Scr 就必将迅速升高,而且,肾功能损害严重时,ACEI 也极易诱发高血钾。

应用 ACEI 治疗肾性高血压有以下原则:①选用对肾组织渗透力高的药物。选用对肾组织渗透力高的 ACEI,能对肾脏局部 RAS 起更强抑制作用,而发挥更大治疗效益。②选择肾脏及肾外双通道排泄的药物,可减少蓄积而不增加不良反应。常用的 ACEI 有依那普利、苯那普利、福率普利、洛丁新,对肾组织渗透力强,可抑制肾组织中血管紧张素转换酶活性达 60% 以上,药物也能部分从胆汁排泄,仅在肌酐清除率 30 mL/min 时才需减量;而福率普利是所有 ACEI 药物中从胆汁排泄比例最大者,在肾功能减退时并不需调整剂量。

血管紧张素Ⅱ受体拮抗药,如氯沙坦钾(科素亚)、缬沙坦(代文)、安博维与 ACEI 比较有如下优点:①疗效不受 ACE 基因多态性影响;②能抑制非 ACEI 催化产生的 AⅡ 的各种效应;③无严重咳嗽不良反应(ACEI 通过抑制激肽酶可使体内缓激肽增多,因而刺激呼吸道咳嗽)。但目前尚无血管紧张素Ⅱ受体拮抗药治疗肾实质性高血压,进而延缓肾功能损害进展的临床大样本研究资料发表,故确切远期疗效尚待进一步观察。

2.钙通道阻滞药(CCB)

CCB 治疗系统高血压,包括肾实质性高血压的疗效早已肯定。但该类药中双氢吡啶类 CCB 对肾脏的保护作用却存在争论。即用双氢吡啶类 CCB 对肾脏保护作用的关键是要看能否将肾脏疾病患者系统高血压控制到目标值。有试验证明,双氢吡啶类 CCB 降低血压效应已能克服其扩张入球小动脉弊端,使肾小球内"三高"改善,因此 CCB 对肾脏具有良好的保护作用,我们强调用双氢吡啶类 CCB 时,严格控制高血压达目标值极重要。

3.其他

其他降压药,如利尿药、β 受体阻滞药、α 受体阻滞药、血管扩张药及中枢降压药等,都具有血压依赖性肾脏保护效应。使用这些药物治疗肾实质性高血压时,只要系统高血压降达目标值,均能延缓肾功能损害。但迄今为止未发现这些药具降血压以外的肾保护效应的公开报道。

(三)激素治疗

肾病综合征应用糖皮质激素的机制是,可通过抑制炎症、免疫反应,抑制醛固酮和抗利尿激素分泌,影响肾小球基底膜通透性等综合作用而发挥利尿、消除尿蛋白的效用。应用原则包括:①起始量足,常用药物为泼尼松 1 mg/(kg·d),连用 8 周,必要时可延长至 12 周;②缓慢减药,当尿蛋白转阴后每 1~2 周减原用药量的 10%;③长期维持,以最小有效剂量(10~15 mg/d)作为维持量,再服半年至 1 年或更长时间。可采取全天量顿服或在维持用药期间每 2 d 量隔天 1 次顿服,以减轻激素的不良反应。糖皮质激素对于中至大量蛋白尿肾炎或肾病综合征患者的有效率与其病理类型有关。对 RPGN 或新月体性肾小球肾炎用甲基泼尼龙(泼尼松、甲强的松龙)冲击治疗及血浆置换可使其疗效大为改观,但必须强调尽早诊断(包括分型)及时治疗的重要性。甲基泼尼松龙冲击治疗量为 $7 \sim 15$ mg/(kg·d)(最大剂量 1 g/d),连用 3 d,随后泼尼松 $40 \sim 60$ mg/d,根据病情逐渐减量。

(四)免疫抑制药和(或)细胞毒药物

免疫抑制药和(或)细胞毒药物用于 RPGN、IgA 肾病或难治性肾病综合征患者。药物包括环磷酰胺(CTX)、氮芥、环孢素 A 和霉酚酸酯,可用环磷酰胺冲击治疗,但应注意药物适应证及禁忌证。

(五)血浆置换疗法

用于 RPGN 重症患者治疗,其费用较昂贵,仅用于缓解症状,非病因治疗。

(六)肾替代治疗

肾衰竭患者当达到透析指证者,应给予及时血液透析或腹膜透析治疗。必要时进行肾移植。

(七)抗感染治疗

有急性感染时应用强有力的抗生素,及时控制炎症。抗生素应选用对肾脏低毒或无毒性的药物。反复感染者寻找感染病灶并及时予以去除,如扁桃体反复急性炎症者,可考虑扁桃体摘除。

(八)中西医结合治疗

可选用慢性肾炎液、火把花根片、雷公藤多苷片、肾炎舒片、黄葵胶囊等。中医辨证论治,AGN 恢复期仍以清热利湿为主,佐以养阴,不可温补。

(九)降脂治疗

肾病综合征患者有高脂血症时应降脂治疗。药物可选择降胆固醇为主的羟甲戊二酸单酰辅酶 A(HMG-CoA)还原酶抑制药,如辛伐他汀等他汀类药物;或降三酰甘油为主的氯贝丁酯类,如非诺贝特等。

(十)其他治疗

其他治疗包括抗凝治疗(如低分子肝素钠制剂或华法林)、抗血小板药(如双嘧达莫、阿司匹林等)。注意保护残存肾功能、延缓疾病进展,以防止或延缓肾功能进行性恶化。出现肾功能不全时,口服尿毒清冲剂、爱西特胶囊、析清胶囊、开同等药物,并注意避免加重肾脏损害的因素,如感染、劳累、妊娠、创伤、手术应激、失血性休克、肾毒药物、心力衰竭及严重心律失常等。

五、肾小球疾病护理要点

肾小球疾病由于病因、发病机制不同,临床表现各异。部分患者急性起病,病程经过凶险,迅速发展为肾衰竭;另一部分则起病隐袭,病程缓慢迁延、预后不佳。肾病患者常有焦虑、恐惧,预感悲哀等心理变化。

护理方面要求以新的医学模式指导临床护理实践,运用护理程序,对患者实施系统化整体护理。

（一）护理诊断

（1）体液过多：与水钠潴留大量蛋白尿致血浆清蛋白浓度下降有关。

（2）营养失调：与限制蛋白饮食、低蛋白血症等有关。

（3）焦虑或恐惧：与疾病反复发作、医疗资源受限、临床经过凶险、预后不良有关。

（4）潜在并发症：肾衰竭（急或慢性肾衰竭）。

（5）知识缺乏：缺乏疾病防治知识、自我心理调整及自我保健知识等。

（二）护理措施

1.病情观察

（1）密切观察尿量、尿色、性状改变，观察水肿、血压及体重变化；每周检查尿常规。监测 24 h 液体出入量。一旦血压下降，尿量减少时，应警惕循环衰竭或急性肾衰竭。一般患者每周测量体重 1 次；水肿明显、行腹膜透析和血液透析者，每天测体重 1 次。

（2）观察饮食治疗执行情况，根据病情及生理需要随时调整饮食方案。有肾功能不全患者饮食限制蛋白入量（30～40 g/d）、低盐（<1 g/d）、优质蛋白质（主要指动物蛋白质），按医嘱适当辅以 α 酮酸或肾必需的氨基酸治疗。

（3）观察有无贫血、电解质失常、酸碱失衡等情况，观察肾功能及电解质检查结果，早期发现尿毒症症状和体征，注意有无其他并发症发生。

（4）观察肾穿刺术后有无血压下降、体内或局部有无出血，及时发现感染的前趋表现，早期防治并发症发生。

（5）观察药物疗效及不良反应，熟悉病情进展，根据病情变化及时协助调整治疗方案。

（6）观察患者心理及情绪活动，及时疏导不良情绪。

2.按本系统疾病护理常规，做好一般护理

重症患者应卧床休息，保持适当的床上及床旁活动，以防肢体血栓形成。当疾病缓解后可适当增加活动，有利于康复。

3.加强心理护理，扩大社会资助，促进身心健康

（1）慢性肾炎、慢性肾衰竭患者因病程长，病情反复，除长期疾病缠身外，还要面临工作、经济、家庭等问题，因此，患者常有焦虑、抑郁、悲伤、绝望等心理情感变化，常对治疗丧失信心。护理人员应经常与患者交谈，开导患者，鼓励他们说出自己心里的真实感受，帮助患者解除心理压力，以乐观自信的态度正确对待疾病及身边的现实问题。

（2）加强治疗，减轻症状，提高生活质量；利用各种宣传方式向患者介绍慢性肾炎、慢性肾衰竭的发病原因及目前治疗进展，鼓励患者坚定战胜疾病的信心，同时做好患者亲属工作，以给患者更多的家庭和社会的温暖。

（3）做好患者与单位领导的协调工作，妥善解决医疗费用的来源，尽量保证治疗不中断；呼吁和动员社会福利及健康保险机构尽可能为患者提供社会资助，使患者焦虑、抑郁及悲观失望的情绪减轻，获得心理上的放松舒适。

4.加强饮食管理，合理摄取膳食

强调饮食以营养、多种维生素、高钙、低磷、低脂、易消化食物为原则。

（1）鼓励进食高生物效价的优质低蛋白低磷饮食，如鱼肉禽蛋奶等。急性肾炎患者选用低盐、多种维生素饮食，限制水、盐的摄入。慢性肾炎、肾病综合征患者选用低盐、低脂、优质高蛋白质、多种维生素饮食，有水肿者限制水、盐的摄入。肾功能不全者选用优质低蛋白质、高钙、

多种维生素、低磷饮食,限制植物蛋白摄入量,尿少者限水、钠、钾盐摄入。

(2)保证患者有足够能量摄入。

(3)水分摄入量一般为前一天机体排泄量加 500 mL 左右。每天在同一时间和条件下测量患者体重和血压,以了解体内液体潴留情况。

5.注意监测肾功能变化,预防控制感染及其他并发症发生

(1)慢性肾炎、慢性肾衰竭患者需每月检测血清尿素氮、肌酐、电解质,以了解肾功能动态变化,及时调整治疗方案。

(2)及时发现并预防可能的并发症,如肾穿刺术后出血、感染、心力衰竭、高血压、贫血等。

(3)注意个人卫生,避免与上呼吸道感染者接触,预防呼吸道感染;定期空气消毒,严格无菌操作,注意更换注射部位,避免感染。做好皮肤护理,预防皮肤损伤和感染。

6.注意观察药物治疗情况

(1)使用降压药、利尿药、强心药等药物时要定时测血压,根据血压波动情况调整药量。

(2)选择使用低肾毒性的抗生素,一般情况下用药剂量为正常用量的 1/2。

(3)使用促红细胞生长素时应注意更换注射部位,观察用药后的不良反应。

(4)使用肾上腺皮质激素和细胞毒药物者应注意观察不良反应,如神经精神症状、医源性库欣综合征表现、骨髓抑制、肝功能损伤、出血性膀胱炎等,加强监测并及时处理。

7.健康指导

(1)出院后应继续适当休息,加强饮食管理,保持良好的心态。

(2)预防各种感染的发生,尽量避免过度劳累及上呼吸道感染。

(3)疾病活动期女患者应采取避孕措施,不擅自使用对肾脏有损害的药物。

(4)要告诫患者,长期应用激素易出现感染、医源性库欣综合征、消化道出血、精神失常、药物性糖尿、骨质疏松等不良反应,少数患者还可能发生股骨头无菌性缺血性坏死。细胞毒药物主要不良反应为骨髓抑制及中毒性肝损害,并可出现性腺抑制、脱发、胃肠道反应及出血性膀胱炎,出现不良反应要立即就诊。

(5)定期门诊复诊。

第二节　急性肾小球肾炎

急性感染后肾小球肾炎(简称急性肾炎)是一种常见的肾脏病。急性起病,以尿血、蛋白尿、高血压、水肿、少尿及氮质血症为常见临床表现。这是一组临床综合征,又称之为急性肾炎综合征。本病有多种病因,以链球菌感染后急性肾炎最为常见。急性肾炎综合征常出现于感染之后,以链球菌感染最为常见。此外,偶可见于其他细菌或病原微生物感染之后,如细菌(肺炎球菌、脑膜炎球菌、淋球菌、克雷白杆菌、布氏杆菌、柯萨奇病毒等),立克次体(斑疹伤寒),螺旋体(梅毒),支原体,霉菌(组织胞质菌),原虫(疟疾)及寄生虫(旋毛虫、弓形虫)。这些感染后可出现急性肾炎综合征,但也可能出现急进性肾炎、肾病综合征等。以下内容以急性链球菌感染后肾炎为例进行介绍。

一、病因

1827 年 Richard Bright 首先记述急性肾炎与某些感染特别是猩红热有关。20 世纪初期的一系列研究,明确了绝大多数急性肾炎与 β-溶血性链球菌 A 族感染有关。

链球菌的致病作用有以下几个方面的证据:①对未经青霉素治疗的急性肾炎患者,早期做咽或皮肤感染灶细菌培养,约 1/4 以上为 β-溶血性链球菌阳性。患者家庭成员及密切接触者咽培养亦可获得阳性结果。②根据流行病学调查,链球菌感染流行时,11%～30%患者发生急性肾炎。猩红热后急性肾炎发生率最高可达 18%。③急性肾炎患者血清抗链球菌溶血素"O"滴度大于 1:200 者可达 70%～80%,说明患者有近期链球菌感染史。④证实链球菌病因最直接的证据是在肾小球增生的系膜细胞及内皮细胞内查到链球菌抗原,但大多数人未能得到阳性结果。这种差别可能与实验方法有关。

致肾炎链球菌菌株的致病性与宿主的易感性亦有密切关系,即使同一菌株的感染临床发病率只有 10%～12%。一组儿科流行调查报告,一般人群中发病率为 25%,而本病患者的家庭成员中发病率为 37.8%,提示发病与遗传易感因素有关。早年即有人观察到,肝硬化患者对本病易感性较高。一次感染之后,机体可产生较持久的特异性的保护性免疫,所以急性链球菌感染后肾炎很少有二次患病。

二、免疫学发病原理

1. 本病属于免疫复合物型肾炎

用免疫荧光方法可在肾小球上查见不规则的颗粒状沉积物。电镜下可见此免疫复合物呈驼峰状沉积于基底膜外,均从组织上证实了免疫复合物存在。抗原(链球菌某种成分)、抗体(免疫球蛋白)形成免疫复合物。在抗原、抗体量接近平衡,而且抗原量稍过剩时即形成大小适度的可溶性免疫复合物,在通过肾小球基底时滞留并沉积下来。另有学者认为链球菌抗原成分能与血液中的纤维蛋白原相结合,而形成较大分子量的可溶性复合体,沉积于肾小球系膜区,引起该细胞炎症反应。

2. 低补体血症

早在 1914 年,Gunn 已发现 4 例急性肾炎患者呈低补体血症。1935 年 Kelett 进一步指出急性肾炎时的低补体血症是抗原、抗体低的结果;此外,链球菌的菌体外毒素可以直接通过旁路途径激活补体;肾炎菌株协同蛋白(NSAP)在肾小球血流中激活纤维蛋白酶原,形成纤维蛋白酶,后者可通过旁路途径激活补体,引起炎症过程。

补体系统激活后引起一系列免疫病理改变,特别是上皮下免疫复合物激活补体后形成的膜攻击复合物,在急性肾炎的发病中起着重要作用。但有报道少数急性肾炎患者的血清 C_3 正常,其链球菌感染病史、临床表现、实验室检查、病理改变及预后均与低补体血症的患者相同,不同之处仅是患者的血浆蛋白下降,胆固醇升高,免疫荧光检查可见较多的 IgG 在肾小球上沉积。因此,作者认为低补体血症与急性肾炎的发生和发展关系不大。

3. 免疫介导的炎症反应

免疫复合物,特别是沉着在内皮下及系膜区、能与循环中的细胞相接近的免疫复合物,可以通过免疫及化学的机制吸引循环中的炎症细胞,这些炎症细胞及病变的肾小球细胞又可以产生一系列炎症介质,引起肾小球炎症病变。一次致肾炎链球菌株感染后形成的免疫复合物沉着,肾小球尚有能力清除,中断上述免疫-炎症的恶性循环,使急性肾炎病变呈自限性。

三、流行病学

本病发生于世界各地。于发达国家中发病率已逐年降低，如美国自 1965 年以来已很少见，但在生活及工作环境等卫生条件较差的国家发病情况未见好转。我国北方患者约 90% 以上发生于呼吸道链球菌感染之后，故春、冬季多见；南方不少患者发生于脓疱之后，多见于夏季。

本病主要是儿童疾病，多于 5～14 岁发病，2 岁以下较少。本病很少累及中、老年人，两性均可发病，男女比约为 2∶1。

四、临床表现

(一)潜伏期

大部分患者有前驱感染史(咽部或皮肤)，轻者可无感染的临床表现，仅抗链球菌溶血素"O"滴度上升。链球菌感染后 7～10 d 开始出现临床症状，此时原发感染灶的临床表现大部分已消失。潜伏期亦可能较短，约 1/5 病例为 4～7 d，超过 3～4 周者极少见。但皮肤感染者潜伏期较长，一般 18～21 d。

(二)一般表现

本病的临床表现由亚临床-轻型至急性肾衰竭，严重程度波动很大。

1.尿血

常为起病的第一个症状，几乎全部患者均有尿血，其中肉眼尿血出现率约 40%。尿色呈均匀的棕色混浊或呈洗肉水样，但无血凝块，酸性尿中红细胞溶解破坏常使尿呈酱油样棕褐色，数天至 1～2 周消失。严重尿血患者排尿时尿道有不适感及尿频，但无典型的尿路刺激症状。

2.蛋白尿

几乎全部患者尿蛋白阳性，蛋白尿一般不严重，尿蛋白在 0.5～3.5 g/d 之间常为非选择性蛋白尿。仅约不到 20% 的患者尿蛋白在 3.5 g/d 以上，此时尿 FDP 常增高。部分患者就诊时尿蛋白已阴转极微量，因而无尿蛋白阳性的记录。

3.水肿

水肿亦常为起病早期症状，出现率为 70%～90%，为疾病主要表现者占 60% 以上，轻者为早起眼睑水肿，呈所谓"肾炎面容"。严重者可延及全身，指压可凹性不明显，体重可较病前增加 5 kg 以上。

4.高血压

高血压见于 80% 左右病例，老年人更多见。多为中等度的血压增高，偶可见严重的高血压。常不伴高血压眼底改变。

5.少尿

大部分患者起病时尿量少于 500 mL/d，可由少尿引起氮质血症。2 周后尿量渐增，肾功能恢复。只有少数患者由少尿发展为无尿，表明肾实质病变严重。

6.肾功能损伤

肾功能损伤常有一过性氮质血症，血肌酐及尿素氮轻度升高。经利尿数日之后，氮质血症即可恢复正常。少数老年患者虽经利尿后肾功能仍不能恢复，则预后不佳。

7. 全身表现

患者常有疲乏、厌食、恶心、呕吐、头晕、视物模糊及腰部钝痛。偶有个例与风湿热并存。

五、治疗

本病是一自限性疾病,因此基本上是对症治疗,主要环节为预防和治疗水、钠潴留,控制循环血容量,从而减轻症状,预防致死性并发症,以及防止各种加重肾脏病变的因素,促进病肾组织学及功能上的修复。

1. 休息

急性起病必须基本卧床休息,直到肉眼尿血消失,利尿消肿,血压恢复正常。血肌酐恢复正常后,可逐步增加活动。

2. 饮食

应给富含维生素的低盐饮食,蛋白质入量保持约 1 g/(kg·d)。不加分析地控制蛋白质入量,对于肾单位的修复不利;过高的蛋白摄入则增加肾脏负担。有水肿及高血压者,应免盐或低盐(每日 2~3 g 食盐),直至利尿开始。水肿重且尿少者,应控制入水量,不超过尿量加不显性失水量。

出现肾功能不全、氮质血症者,应限制蛋白质入量,仅给予高质量蛋白质(含必需氨基酸的蛋白质,如牛奶、鸡蛋等),以达到既减轻肾脏排泄氮质的负担,又保证一定营养的目的,还可能促进非蛋白氮的利用,以减轻氮质血症。此类患者应限制钾入量。

3. 对症治疗

(1)利尿:经控制水、盐入量后,水肿仍明显者,应加用利尿剂。常用噻嗪类利尿剂。必要时可用髓襻利尿剂,如呋塞米及丁尿胺等。

此外,还可应用各种解除血管痉挛的药物,如多巴胺,以达到利尿目的。汞利尿剂、渗透性利尿剂及贮钾利尿剂不宜采用。

(2)降压药物:积极而稳步地控制血压对于增加肾血流量,改善肾脏功能,预防心、脑并发症是必要的。常用噻嗪类利尿剂,利尿后即可达到控制血压的目的。必要时可用钙通道阻滞剂及肼苯哒嗪、哌唑嗪以增强扩张血管效果。

(3)高钾血症的治疗:注意限制饮食中钾入量,应用排钾性利尿剂均可防止高钾血症的发展。如尿量极少,导致严重高钾血症时,可用离子交换树脂,葡萄糖胰岛素静脉点滴及高张重碳酸钠静脉点滴。但以上措施均加重水与钠潴留,扩张血容量,故应慎用。必要时可用腹膜或血液透析。

(4)控制心力衰竭:主要措施为利尿、降压,必要时可应用酚妥拉明或硝普钠静脉滴注,以减轻心脏前后负荷。如限制钠盐摄入与利尿仍不能控制心力衰竭时,可应用血液滤过脱水治疗。

六、护理措施

1. 休息

休息能减少潜在并发症的发生,要向患者及家长强调休息的重要性以取得配合。一般起病 2 周内患者应卧床休息;待水肿消退、血压降至正常、肉眼尿血消失,可下床轻微活动或户外散步;病后 2~3 个月若离心尿每高倍视野红细胞在 10 个以下,血沉正常,就可正常活动,但避免体育活动;随着尿内红细胞逐步减少,Addis 计数恢复正常后恢复正常活动。

2.饮食

一般低盐饮食,每日食盐量1~2 g;有氮质血症时限制蛋白质的入量,每日 0.5 g/kg;除非严重少尿或循环充血,一般不必严格限水。在尿量增加、水肿消退、血压正常后,可恢复正常饮食。

3.观察病情变化

(1)观察尿量、尿色,准确记录 24 h 出入量,应用利尿剂时每日测体重。每周留尿标本送尿常规检查 2 次。患者尿量增加,肉眼尿血消失,提示病情好转。如尿量持续减少,出现头痛、恶心、呕吐等,要警惕急性肾功能不全的发生,并做透析前心理护理。

(2)观察血压变化,若出现血压突然升高、剧烈头痛、呕吐、眼花等,提示高血压脑病,配合医生积极救治。

(3)密切观察呼吸、心率、脉搏等变化,警惕严重循环充血的发生。

4.观察治疗效果和药物不良反应

应用降压药后应定时测量血压,检查降压效果,并观察有无不良反应。应用降压药的患者避免突然起立,以防直立性低血压的发生。应用利尿剂,尤其静脉注射呋塞米后,要注意有无大量利尿,有无脱水、电解质紊乱等。

5.皮肤护理

勤洗澡,勤换衣被,保持床面清洁、平整,尽量避免水肿部位的肌内注射,定期翻身;水肿严重者,受压部位垫棉垫或气垫圈,防止皮肤损伤。预防院内感染。患者要安置在非感染性疾病病房,实施保护性隔离,避免过多人员探视。

七、健康教育

向患者及家属宣传本病是一种自限性疾病,无特异疗法,主要是休息、对症处理、加强护理。本病预后良好,发展为慢性肾炎罕见,使患儿及家长了解预防本病的根本方法是预防感染,一旦发生上呼吸道或皮肤感染,应及早应用抗生素彻底治疗。但该病痊愈后,一般无须定期给予抗生素。

第三节　急进性肾小球肾炎

急进性肾小球肾炎是一组病情发展急骤,由蛋白尿、尿血迅速发展为无尿或少尿急性肾衰竭、预后极差的肾小球肾炎。本病的病理改变特征为肾小球囊内细胞增生、纤维蛋白沉着,故又称为新月体型肾炎。这组疾病发病率虽较低,但及时的诊断、充分的治疗可有效地改变疾病的预后,因此,应引起临床上高度重视。

一、病因

本病有多种病因。一般有肾外表现者或明确原发病者称为继发性急进性肾炎,如继发于过敏性紫癜、系统性红斑狼疮等,偶有继发于某些原发性肾小球疾病者。病因不明者则称为原发性急进性肾炎。原发性急进性肾炎约半数以上患者有上呼吸道前驱感染史,其中仅少数呈典型链球菌感染,其他一些患者呈病毒性呼吸道感染,但本病患者中流感及其他常见呼吸道病毒的血清滴度并无明显上升。有人发现数例本病患者有柯萨奇病毒感染的血清学证据,但本病与病毒感染的关系,尚待进一步观察。此外,少数急进性肾炎患者有结核杆菌抗原致敏史,在应用利福平治疗过程中发生本病。并有本病与肠道炎症性疾病相伴随存在的报告。某些化学毒物亦可能是急进性肾炎的病因,其中以与各种烃化物的污染关系密切。亦屡有报告与应用青霉胺-D后发生本病,可能与多克隆B细胞激活使自身抗体形成有关。

二、发病机理

1.抗肾小球基底膜抗体型肾炎(Ⅰ型)

抗肾小球基底膜抗体型肾炎(Ⅰ型)占本病 10%～30%。免疫荧光检查可见肾小球基底膜(GBM)上有弥散性细线状沉积,主要成分为 IgG,偶为 IgA 常伴 C_3,亦有人观察到 C_3 可呈颗粒状沉积,并伴电镜下电子致密物沉积形成。目前已公认这是抗肾小球基底膜抗体与肾小球相应抗原结合的结果。

2.免疫复合物型肾炎(Ⅱ型)

免疫复合物型肾炎(Ⅱ型)占本病 30%左右。在我国则主要为本型。患者血清免疫复合物可呈阳性,免疫荧光证实肾小球基底膜及系膜区呈弥散性颗粒状沉积,主要成分为 IgG、IgM,偶有 IgA,伴有 C_3。本型的病理及免疫病理特点极类似于免疫复合物介导的动物实验性肾炎,提示本型与抗原抗体形成的循环免疫复合物和原位免疫复合物有关。

3.其他机理(Ⅲ型)

50%本病患者肾组织经免疫荧光及电镜检查均未发现或仅微量免疫沉积物,循环抗 GBM 抗体及免疫复合物亦阴性。可能系非免疫机理或细胞介导免疫致病。近年发现 70%～80% 本型患者是小血管炎肾损害或称为单纯累及肾脏的小血管炎。

4.细胞免疫介导炎症(Ⅳ)

巨噬细胞和 T 淋巴细胞在患者和实验动物的肾小球和肾单质都有肯定的浸润。肾小球中巨噬细胞是主要的浸润细胞,T 细胞浸润程度与巨噬细胞常呈一致,但 T 细胞只出现于疾病初期,由此说明巨噬细胞及 T 细胞的致病作用。

综上所述,本病是一组由多种病因和不同发病机理引发的包括多种疾病的综合征。

在上述免疫或非免疫机理引起的炎症反应中,突出表现为肾小球毛细血管内节段性凝血、纤维蛋白沉积及纤溶过程,而纤维蛋白原是通过血管外途径激活的。

三、临床表现

全身症状较重,如疲乏、无力、精神萎靡、体重下降,可伴发热、腹痛、皮疹。但以严重的少尿、无尿,迅速地发展为尿毒症为其突出表现。发展速度最快者数小时,一般数周至数月。近年有人根据新月体肾炎的起病及进展过程将之分为二类:急性起病型及缓起型,二者新月体病变无不同,但前者系膜细胞增生轻,间质病变弥散,预后差。

尿常规检查可见大量红细胞或呈肉眼尿血,常见红细胞管型及少量或中等量蛋白。尿中白细胞亦常增多,尿比重一般不降低。常呈严重贫血,有时存在着微血管病性溶血性贫血。有时伴白细胞及血小板增高,与阳性 C-反应蛋白共同存在则提示急性炎症相。

血尿素氮、肌酐均进行性增高。抗基底膜型补体各成分基本正常,免疫复合物型补体成分下降。尿纤维蛋白降解产物阳性,程度与病情严重性一致。血纤维蛋白降解产物增多常与尿毒症有关。

四、诊断

呈急性肾炎综合征的表现(急性起病、尿少、水肿、高血压、蛋白尿、尿血)而以严重的尿血、突出的少尿及进行性肾衰竭为表现者应考虑本病。凡怀疑本病者应尽早肾活检,如 50％肾小球有大新月体诊断则可成立。

五、治疗

本病较少见,但疾病过程发展快、迅速恶化,近年来治疗进展较大,效果明显提高。因此,能否对本病及时诊断,并给予正确治疗是对临床医生的挑战。

1.急性期治疗

本阶段的关键在于尽早诊断,充分治疗,及时给予针对免疫反应及炎症过程的强化抑制措施。积极给予现代治疗措施,具体治疗方法如下。

(1)皮质激素与免疫抑制药物:在类固醇激素及细胞毒药物常规治疗基础上加用甲基强的松龙 1 g 静脉滴注,每日 1 次或隔日 1 次,3～4 次为一疗程,间歇 3～4 d 后可再用 1～2 疗程。再改为口服强的松 1 mg/(kg·d)。近年有报道应用环磷酰胺静脉注射治疗,每月 1 次,共 6 个月,伴甲基强的松龙 500～1000 mg/d,共 3 d,其后口服强的松 60～100 mg/d,3 个月后减量,再逐渐撤下。经此治疗后不仅肾功能好转,尿蛋白减少,而且细胞新月体数量减少。

(2)四联疗法(又称鸡尾酒疗法):糖皮质激素、细胞毒药物、抗凝与抑制血小板聚集药物联合使用。具体方法:①肝素加入 5％葡萄糖液 200～500 mL 中滴入,以凝血时间延长一倍或尿FDP 量下降为调节药量指标;②口服抗血小板聚集药物,如潘生丁等;③环磷酰胺或硫唑嘌呤用法同前述;④强的松 60～120 mg,隔日 1 次,或加用甲基强的松龙静脉滴注。

2.复发与加重的治疗

本病有临床缓解后病情又复发的可能性,可于数月至数年内复发。治疗过程中病情加重常与感染有关,应积极控制感染。

3.慢性期治疗

必须认识到本病活动性病变控制后并不能阻止病变向慢性化发展。是否进入病程慢性期,取决于病理改变中慢性变化是否占优势。

(1)停止上述免疫炎症抑制治疗:对于慢性期患者长期大量应用免疫炎症抑制药物不良反应是同样严重的。

(2)血液透析:于急性期血肌酐＞530 μmol/L 应尽早开始血液透析治疗,为上述免疫炎症抑制治疗"保驾"。如肾小球滤过功能不能恢复者则必将长期依赖于透析治疗。

(3)肾移植:移植后再复发是本病中应注意的问题。

六、护理

1.一般护理

(1)保持病区环境清洁、安静,病室适宜的温度和湿度,定期做好病室空气消毒;减少探访人数和次数;协助患者做好皮肤黏膜的清洁卫生,保持床铺平整、干燥,衣裤柔软,以免损伤水肿的皮肤而引起感染;进行血浆置换和透析时应注意严格无菌操作。

(2)嘱患者增加卧床休息的时间,尤其是全身中等水肿或有器官功能损伤者。

（3）体贴关心患者，向患者及家属解释本病的相关知识及各项检查的意义和必要性，使患者自觉配合检查和治疗，减轻恐惧、焦虑、紧张、抑郁等负性情绪，以免加重病情、加速肾功能衰退。

（4）给予低盐、低优质蛋白（一般为每日每千克体重 0.6～0.8 g），对于因急性肾衰竭而进行透析的患者应增加蛋白质的摄入（一般每日每千克体重 1.0～1.3 g），以增加机体营养和抵抗力。必要时静脉补充营养。

2.病情观察

密切观察患者的尿量、体重及水肿的变化，并做好 24 h 出入液量的记录。监测生命体征及意识，观察患者有无急性肾衰竭表现，有无气促、端坐呼吸、肺部湿啰音等心力衰竭，有无意识模糊、定向障碍、甚至昏迷等神经系统症状。监测肾功能和血清电解质的变化；注意有无感染灶的出现，及时发现皮肤、呼吸道、尿路感染表现。

3.用药护理

遵医嘱准确使用糖皮质激素及细胞毒药物，给药时需注意以下几点。

（1）糖皮质激素应饭后服用，以减少对胃黏膜的刺激；长期用药者应补充钙剂和维生素 D，防止骨质疏松。

（2）使用环磷酰胺时应多饮水，以促进药物从肾排泄，对脱发患者要做好解释，以减少思想顾虑。

（3）积极预防感染，指导和协助患者做好口腔、皮肤、会阴部等处的清洁卫生工作。用药后应密切观察治疗反应及可能出现的不良反应。

4.透析护理

保持动静脉管的通畅，避免发生扭曲及阻塞，注意观察透析液的色泽，如有异常及时报告医生处理。

第四节　慢性肾小球肾炎

慢性肾小球肾炎系指各种病因引起的不同病理类型的双侧肾小球弥散性或局灶性炎症改变，临床起病隐匿，病程冗长，病情多发展缓慢的一组原发性肾小球疾病的总称，故严格说来它不是一独立性疾病。但由于临床上未能广泛开展肾活组织检查，这一组慢性肾小球肾炎综合征的临床分型对临床工作中制订治疗方案与预防病情进展和肾功能恶化有一定帮助。

一、病因

慢性肾炎是一组多病因的慢性肾小球病变为主的肾小球疾病，但多数患者病因不明，与链球菌感染并无明确关系，据统计仅 15%～20% 从急性肾小球肾炎转变而至，但由于急性肾小球肾炎亚临床型不易被诊断，故实际上百分比可能要高些。此外，大部分慢性肾炎患者无急性肾炎病史，故目前较多学者认为慢性肾小球肾炎与急性肾炎之间无肯定的关联，它可能是由于各种细菌、病毒或原虫等感染通过免疫机制、炎症介质因子及非免疫机制等引起本病。

二、病理改变及临床表现

慢性肾小球肾炎病理改变因病因、病程和类型不同而异。可表现为弥散性或局灶节段系膜增生、膜增生、膜性、微小病变、局灶硬化、晚期肾小球纤维化或不能定型。除肾小球病变外，尚可伴有不同程度肾间质炎症及纤维化，肾间质损害加重了肾功能损害。晚期肾小球肾炎肾皮质变薄、肾小球毛细血管襻萎缩，发展为玻璃样变或纤维化，残存肾小球可代偿性增大，肾小管萎缩等。

大多数隐匿起病，病程冗长，病情多缓慢进展。由于不同病理类型，临床表现不一致，多数病例以水肿为首现症状，轻重不一。轻者仅面部及下肢微肿，重者可出现肾病综合征，有的病例则以高血压为首现症状而发现为慢性肾小球肾炎。亦可表现为无症状蛋白尿及（或）尿血，或仅出现多尿及夜尿，或在整个病程无明显体力减退直至出现严重贫血或尿毒症为首发症状，一般根据临床表现不同，分为以下五个亚型。

1. 普通型

普通型较为常见。病程迁延，病情相对稳定，多表现为轻度至中度的水肿、高血压和肾功能损害。尿蛋白（＋）～（＋＋＋），离心尿红细胞＞10 个/高倍视野和管型尿等。病理改变以系膜增生、局灶节段系膜增生和膜增生性肾小球肾炎为多见。

2. 肾病型

除具有普通型的表现外，主要表现为肾病综合征，24 h 尿蛋白定量＞3.5 g，血清白蛋白低于 30 g/L，水肿一般较重和伴有或不伴高脂血症。病理分型以微小病变、膜性、膜增生、局灶性肾小球硬化等为多见。

3. 高血压型

除上述普通型表现外，以持续性中等度血压增高为主要表现，特别是舒张压持续增高，常伴有眼底视网膜动脉细窄、迂曲和动、静脉交叉压迫现象，少数可有絮状渗出物及（或）出血。病理以局灶节段肾小球硬化和弥散性增生为多见或晚期不能定型或多有肾小球硬化表现。

4. 混合型

临床上既有肾病型表现又有高血压型表现，同时多伴有不同程度肾功能减退征象。病理改变可为局灶节段肾小球硬化和晚期弥散性增生性肾小球肾炎等。

5. 急性发作型

在病情相对稳定或持续进展过程中，由于细菌或病毒等感染或过劳等因素，经较短的潜伏期（多为1～5 d）而出现类似急性肾炎的临床表现，经治疗和休息后可恢复至原先稳定水平或病情恶化，逐渐发生尿毒症；或是反复发作多次后，肾功能急剧减退出现尿毒症一系列临床表现。病理改变以弥散性增生、肾小球硬化基础上出现新月体及或明显间质性肾炎。

慢性肾小球肾炎临床和病理分型不是绝对的，各类型之间可相互转化，对未能施行肾活组织检查做出病理分型的病例，可根据临床表现特点做出肾炎、肾病综合征、高血压的分型；结合肾功能测定，可作为粗略估计病情程度、制订治疗方案和判定预后的参考。少数慢性肾炎患者临床表现已见缓解或不明显，但病理改变并未恢复，甚至较为严重或继续发展，在一次急性发作后出现尿毒症。故应强调密切动态观察和随访的重要性。慢性肾炎氮质血症指各种病因和病理类型的原发性肾小球疾病，在疾病发展过程中发生轻至中度肾小球滤过功能损害，表现为血肌酐和尿素氮升高，内生肌酐清除率降低，实际上在出现氮质血症的同时或之前已有不同程度的肾小管功能改变。慢性肾炎氮质血症期是发展为慢性肾衰竭的前奏期,但在这一期中,轻型年轻患者常自我感觉良好、掉以轻心,另一部分肾炎病程无论长短,出现氮质血症也易被误认为是疾病发展为尿毒症的自然转归现象。据临床观察,不少慢性肾炎氮质血症患者经一阶段治疗后肾功能可明显改善,并可在相当长时期内保持良好的肾功能,说明可逆性因素的存在,而另一部分则在较短时期或数年内进展为尿毒症。慢性肾炎占我国尿毒症病因的首位,故临床上应重视探讨慢性肾炎氮质血症病理基础、病理生理、可逆因素以及其他影响因素,从而采取有针对性的防治措施,争取部分病例可逆性,更有效地延缓慢性肾衰竭发生和发展。在诊治中应注意:

(1)临床评估氮质血症及其程度应先了解有无肾前因素及药物对肌酐清除的影响。肾功能正常患者发生轻度心排出量减少或血容量不足对肾小球滤过率影响不大,而对慢性肾炎氮质血症患者发生同样程度心排血量或血容量改变,则常可使氮质血症明显升高,甚至成倍增加。某些常用药物亦可引起假性血肌酐升高,如西咪替丁、长效磺胺、甲基多巴、Cefoxitin 和酮体等。动态评估肾小球滤过功能可了解肾脏疾患严重程度。常用的方法为测定血肌酐、内生肌酐清除率和血尿素氮,Scr 与 Ccr 有一定的相关性,一般 Scr 在 88.5 μmol/L 时,Ccr 为 100 mL/min;177 μmol/L 相当于 Ccr 50 mL/min,354 μmol/L 相当于 25 mL/min,故氮质血症程度常以 Scr 在 221.2 μmol/L 以下、Ccr 在 40 mL/min 以上为轻度;Scr≥221.2 μmol/L、Ccr<40 mL/min 为中度,而 Scr≥309.8 μmol/L 为重度。血尿素氮的影响因素较多,但有时在急性肾损伤时,Scr 变化不明显而 BUN 明显升高。

(2)重视寻找短期内出现进行性氮质血症或新出现氮质血症的影响因素。慢性肾炎患者在漫长的数年病程中 Scr 逐年缓慢上升往往是疾病发展的过程,但不少患者原先肾功能稳定或长期未查肾功能,在一次感染或过度疲劳或出现中、重度高血压后或妊娠分娩后,或在应用某些药物后出现 Scr 明显升高,这部分病例常有急性情况或临时因素,不要误认为慢性肾炎尿毒症,有时肾活检中光镜检查尚可见到肾小球系膜细胞增生明显,肾小球入球、出球小动脉有纤维素样坏死,甚至肾小囊中有细胞型新月体形成及(或)肾间质中炎症细胞中至重度浸润,这些病例多数全身情况尚好,能耐受激素治疗,经甲泼尼龙 80~240 mg 静脉滴注 5~10 d 或给泼尼松 40~60 mg/d,疗程为 2~4 周,肾功能常有不同程度改善,甚至 Scr 恢复正常。故对表现为各种类型的慢性肾炎患者第一次出现 Scr 明显升高均应认真寻找可逆性因素,对有肾病综合征的膜性肾炎、膜增生病变等伴有高凝状态的患者尚应排除肾静脉血栓形成,导致或加重氮质血症。肾脏 CT 检查常可发现肾静脉血栓形成。

三、治疗

典型病例诊断不难,具有蛋白尿、尿血(相差显微镜检多见多形态改变的红细胞)、高血压、水肿、肾功能不全等肾小球肾炎临床表现,病程持续 1 年以上,除外继发性肾小球肾炎引起者,应考虑本病。

1.一般治疗

患者无明显水肿、高血压,尿血和蛋白尿不严重,无肾功能不全表现,可以自理生活,甚至可以从事轻微劳动,但要防止呼吸道感染,切忌劳累,勿使用对肾脏有毒性作用的药物。有明显高血压、水肿者或短期内有肾功能减退者,应卧床休息,并限制食盐的摄入量至 2~3 g。对尿中丢失蛋白质较多,肾功能尚可者,宜补充生物效价高的动物蛋白,如鸡蛋、牛奶、鱼类和瘦肉等,已有肾功能减退者(内生肌酐清除率在 30 mL/min 左右),应适量限制蛋白质在 30 g 左右,必要时加口服适量必需氨基酸。

2.对氮质血症处理

(1)短期内出现氮质血症或第一次出现,或在近期有进行性升高者均应卧床休息、限制过多活动。

(2)饮食与营养:对无明显水肿和高血压者不必限制水分和钠盐摄入,适当增加水分以增加尿量十分重要。对轻、中度氮质血症患者不限制蛋白质摄入,以维持体内正氮平衡,特别是每日丢失蛋白质量较多的患者更应重视。对大量蛋白尿伴轻度氮质血症时可增加植物蛋白如大豆等。重度氮质血症或近期内进行性氮质血症者适当限制蛋白质摄入。

(3)关于尿量与尿渗透浓度:一般慢性肾炎氮质血症患者尿渗透浓度常在 400 mOsm/L或以下,若每日尿量仅 1 L,则不足以排出含氮溶质,故应要求尿量在 1.5 L 或以上,适当饮水或喝淡茶可达到此目的,必要时可间断服用利尿剂。

(4)控制高血压:慢性肾炎氮质血症和肾实质性高血压常提示预后不良,持续或重度肾性高血压又可加重氮质血症。用一般降压药虽可降低外周血管阻力但不一定就降低肾小球内血管阻力。肾小球入球和出球小动脉阻力增强使肾小球滤过功能降低。钙通道阻断剂如硝苯地平等能否降低肾小球内压力保护肾功能尚有异议,现已公认血管紧张素转换酶抑制剂不仅降低外周血管阻力,它尚可抑制组织中肾素-血管紧张素系统,降低肾小球、出球小动脉张力,改善肾小球内血流动力学。ACEI 尚使组织内缓激肽降解减少,缓激肽扩张效果增强。缓激肽尚可刺激细胞膜磷脂游离出花生四烯酸,促进前列腺素生成又增强血管扩张的效应。ACEI尚抑制血管紧张素Ⅱ对肾小球系膜细胞收缩作用。这些作用机理反映在肾组织内,可改善肾小球内血流动力学。对中、重度高血压、心脏肥厚患者使用 ACEI 尚可减少或抑制血管紧张素Ⅱ促心肌、血管平滑肌增生肥大和血管壁中层增厚的作用,此对防止慢性肾炎高血压患者血管壁增厚和心肌细胞增生肥大十分有助。但 ACEI 引起肾小球出球小动脉张力降低,有时可使GFR 下降,故在氮质血症时使用 ACEI 剂量不宜过大,且应密切观察肾功能,更不宜使用保钾利尿剂,以免发生高钾血症。常用药物为卡托普利 12.5~25 mg 1 次,每日 2~3 次;或苯那普利(洛汀新)每日 1~2 次,每次 10 mg;或依那普利 10 mg,每日 1 次;或西那普利 2.5~5 mg,每日 1 次。苯那普利、西那普利与依那普利为长效 ACEI,若未能控制高血压可加用氨氯地平(络活喜)5~10 mg 每日 1~2 次。

(5)肾病综合征治疗过程中出现氮质血症的处理:慢性肾炎肾病型水肿期和水肿消退期GFR 常有不同程度降低。它与下列因素有关:①病理活动性病变程度;②肾间质水肿;③肾小球超滤系数减少;④血容量减少(7%~38%病例);⑤较大量激素应用引起体内高分解代谢;⑥对肾脏有损害药物的应用;⑦间质性肾炎;⑧肾静脉血栓形成。临床上及时判断原因常不容易,除①、⑥和⑦项须及时处理外,其他若无感染情况,有时需耐心等待,不能过分积极;合并急性间质性肾炎,无论是疾病本身免疫反应还是药物过敏反应,使用短程偏大剂量激素常可降低氮质血症。出现氮质血症应及时处理。

(6)抗凝治疗:曾对 400 多例各种病理类型肾小球肾炎伴高凝状态及肾内纤维蛋白样坏死者联合应用肝素 50~80 mg/d 和尿激酶 2 万~8 万 U/d 静脉滴注(2~8 周)的治疗,肾功能常有不同程度的改善,无一例发生严重的出血。对顽固性或难治性肾静脉血栓形成者,经肾动、静脉插管技术注射尿激酶 20 万 U 治疗肾静脉血栓形成取得良好疗效。

(7)高尿酸血症的处理：少数慢性肾炎氮质血症患者合并高尿酸血症。血尿酸增高与内生肌酐清除率降低并不呈比例，说明高尿酸血症不是氮质血症的结果，使用别嘌呤醇降低血尿酸可改善肾功能，但剂量宜小，用药时间要短，减药要快。不宜用增加尿酸排泄的药物。

(8)其他：肾小球肾炎时肾组织中浸润的炎症细胞可产生大量氧自由基，肾小球系膜细胞受到免疫复合物、膜攻击复合物和血小板激活因子等刺激也可产生活性氧。氧自由基可直接损伤或通过膜脂质过氧化反应破坏肾小球基膜、上皮细胞。此外，许多肾小球疾病患者抗氧化能力低下，表现为血抗氧化酶如血清超氧歧化酶减少和抗氧化剂维生素 B_2、维生素 E、锌和硒等降低。因此，临床上如何抑制肾组织氧自由基产生，是否应用抗氧化剂、用哪种抗氧化剂为好均值得进一步观察和积累经验。慢性肾炎肾病综合征常伴有不同程度高脂血症。已知高胆固醇血症特别是低密度脂蛋白常可引发肾组织产生脂质过氧化物，加速肾小球硬化和肾小管损伤，提高血白蛋白水平可降低血脂浓度。

总之，慢性肾炎氮质血症患者是站在走向慢性肾衰竭或病情稳定的十字路口线上，对短期内进行性的氮质血症或第一次出现的氮质血症应仔细寻找原因，切勿简单地认为是慢性肾炎发展的阶段。不少病例在去除诱发因素后，在相当长时期内尚可保持良好的肾功能。

四、护理

1.消除水肿，维持体液平衡

(1)卧床休息能增加肾血流量和尿量，减轻水肿，减少尿蛋白，改善肾功能。轻度水肿患者通过适当休息、低盐饮食，水肿可消退或减轻。对有明显水肿、高血压或急性发作患者，应指导卧床休息，并为患者创造一个安静舒适的环境。

(2)对水肿伴少尿者，应限制液体入量，每日约 1500 mL，或按记录 24 h 液体出入量，补充每日所排出液体量。每日测腹围，检查水肿消退情况。必要时按医嘱应用利尿剂，或间歇补充白蛋白制剂，提高血浆胶体渗透压，以加强利尿效果。

(3)注意监测患者血浆蛋白、血脂、电解质、尿素氮、肌酐及尿比重、尿蛋白、尿血等。

2.合理膳食，保证足够营养

高蛋白质饮食能加重肾小球过度滤过，促进肾小球硬化，肾功能不全氮质血症时应限制蛋白入量，但如饮食中蛋白质量太少，则会发生营养不良。因此必须合理膳食，以保证足够营养。

(1)尽早采用富含必需氨基酸的优质低蛋白饮食(每日每千克体重 0.5～0.8 g)，既可满足机体生理的基本需要，而又不至于发生营养不良。每克蛋白质饮食中约含磷 15 mg，低蛋白饮食亦即达到低磷饮食的目的。低蛋白、低磷饮食可减轻健存肾单位的滤过率，使肾功能处于相对稳定状态。饮食中增加糖的摄入，保证足够热量，以减少自体蛋白分解。

(2)与家属及患者共同制定食谱，烹调注意色、香、味俱佳，以提高患者食欲，但应少量多餐。如有水肿或高血压则应限制钠盐摄入。

3.严密观察，预防感染

(1)监测生命体征尤其是体温，并监测血白细胞计数的变化，注意有无感染征象，以便及时与医师联系。

(2)加强病房管理，定时消毒，保持室内清洁和空气新鲜、流通，预防医院内感染。

(3)加强个人卫生，注意口腔和皮肤清洁，有水肿者应加强皮肤护理。增加患者卧床时间，避免劳累、受凉，防止呼吸道感染。

4.消除疑虑,配合治疗

鼓励患者说出对患病的担忧,分析原因,帮助患者减轻思想负担,解除烦躁、焦虑情绪,安心休息。给患者讲解疾病过程和治疗方案,解释合理饮食和使用利尿、降压等药物治疗的重要性,以消除顾虑,提高治疗信心,积极配合治疗。

5.加强指导,提高患者防护能力

慢性肾炎患者可因感染、持续高血压、劳累、使用肾毒性药物以及呕吐腹泻等引发肾功能急骤减退,故应加强护理,按时测量血压、体温,并指导患者提高防护能力。

(1)指导患者注意预防感染,避免劳累,并按医嘱服药,不擅自用药,提高患者对保持肾功能的认识和个人防护措施。

(2)高血压不仅加重肾小球硬化,且增加心脏负荷,可导致心力衰竭。应指导患者重视身心休息,限制水盐摄入,严密观察患者血压变化情况,注意检查患者心率、心律、呼吸情况,如发现心率增快,心律不规则,呼吸困难、烦躁不安等现象,应立即与医师联系,按医嘱给药,并按心功能不全护理。

6.用药护理

慢性肾炎患者常用利尿和降压药物,应注意观察其疗效,及时发现药物毒副反应的征兆。激素和细胞毒药物用后多无效且不良反应多,目前一般不主张应用。

(1)利尿剂:可按医嘱使用噻嗪类利尿剂,也可与氨苯喋啶合用。效果不佳时可选用呋塞米口服或静脉注射,尤其适用于肾功能损害者。用药期间观察利尿效果,并防止低钠、低钾血症及血容量减少等不良反应的发生。

(2)降压药:大部分患者经休息、限盐和利尿剂的应用,可使血压降低10%左右,若利尿剂效果不佳时,可加服降压药物,常用的有钙拮抗剂硝苯地平、血管扩张药肼酞嗪以及血管紧张素转换酶抑制剂卡托普利,后者有降低肾小球内高压作用,但不影响肾小球滤过率,可减慢病情发展,但对肾功能不全患者易引起高血钾症,应特别注意。在使用降压药过程中应定时观察血压变化,降压不宜过快或过低,以免影响肾灌注。

五、健康指导

1.指导患者坚持合理饮食,生活要有规律,保持精神愉快,避免劳累、感冒,注意防寒保暖,因寒冷可使肾血流量减少,易导致肾功能不全。

2.指导患者在家时的护理措施,如控制出入量平衡、监测血压等,指导患者避免使用肾毒性药物。育龄妇女注意避孕,以免因妊娠导致肾炎复发和病情恶化。

第五节 隐匿性肾小球肾炎

隐匿性肾小球肾炎是一组免疫性肾小球疾病,临床无症状与体征,仅表现为少量蛋白尿和(或)尿血。多数患者病程较长,病情稳定,预后良好。少数患者后期出现高血压及肾功能损害。

一、病因和发病机制

目前认为本病属免疫性肾小球疾病,其根据是肾活检发现肾小球基底膜和系膜区有免疫复合物沉积,内含 IgG、IgM 和 C_3。导致免疫反应的主要原因是细菌或病毒感染。

二、病理

无症状蛋白尿或尿血可发生在各类肾小球疾病的早期或轻型,病理改变可以是较轻微的弥散增生性病变,亦可表现为局灶增生性肾炎或局灶、阶段性肾小球硬化。

三、临床表现

起病隐匿,无临床症状,仅有尿检查异常是本病的临床特点。部分患者可突然出现短暂性肉眼尿血,但不伴有高血压、水肿及肾功能减退。尿检查异常有以下几种类型。

1.持续性蛋白尿

中度蛋白尿见于青年男性,尿蛋白＋～＋＋,24 h 尿蛋白定量多在 1 g 以下,主要是清蛋白。尿沉渣可见少量颗粒管型,无镜下尿血,称为单纯性蛋白尿。

2.发作性尿血

多见于青年人,患者平时尿检查无异常,在上呼吸道感染、过度劳累、寒冷、饮酒等诱因影响下,1～2 d 内突然出现肉眼尿血,数天后自行消失,可反复发作,常见于 IgA 肾病。部分病例以持续或间断镜下尿血为主,无其他异常,用相差显微镜观察尿中红细胞,以异常为主,成为单纯性尿血。

3.持续性蛋白尿及反复发作性尿血

既有持续性蛋白尿,又有反复发作性尿血,尿血发作期间,蛋白尿加重,尿血消失后,蛋白尿亦随之减轻,该类型临床较为常见,病情及预后均较单纯性尿血严重。

多数隐匿性肾炎患者病情进展缓慢,数年乃至数十年内病情处于稳定状态,肾功能良好,部分患者甚至自愈。也有少数患者由于感染、劳累、受寒等诱因影响,病情突然加重,尿血与蛋白尿反复同时出现,并逐渐出现高血压,肾功能减退,甚至进入尿毒症阶段。

四、诊断和鉴别诊断

隐匿性肾炎诊断比较困难,应长期观察,做全面细致检查,认真排除其他疾病后,才能诊断。诊断的主要依据是:尿中持续存在轻中度蛋白尿和(或)尿血,或尿中反复出现发作性尿血;临床无任何症状,或有关症状极少;肾功能在相当长的时期内保持良好。肾活检可帮助确诊,并能确定病理类型。

隐匿性肾炎应与以下疾病鉴别。

功能性蛋白尿:发热、受寒、剧烈运动、高温等可引起短暂性微量蛋白尿,去除诱因后,蛋白尿即消失。直立性(体位性)蛋白尿:常见于少年儿童,清晨起床前尿蛋白为阴性,长时间站立、行走后,蛋白尿呈阳性,平卧数小时后,尿蛋白即消失。24 h 尿蛋白定量一般不超过 1 g。尿沉渣检查多正常。

其他:尿路感染、结石、肿瘤可出现尿血;狼疮性肾炎、紫癜性肾炎糖尿病肾病等全身性疾病均可出现蛋白尿和尿血,根据这些疾病的临床表现与实验室和其他检查资料可以鉴别。

五、治疗

隐匿性肾炎多无明显临床症状,在较长时期内病情稳定、肾功能良好,一般无须特别治疗。病程中应注意避免受寒、防止过劳、预防感染、积极治疗体内慢性感染病灶,避免使用损害肾脏的药物。如有反复感染病灶应予以去除,如扁桃体反复急性炎症者,可考虑扁桃体摘除术。在有急性感染时应及时控制炎症,避免尿血加重;患者食物中蛋白质摄入不宜过高,可同一般正常人。因患者 24 h 尿蛋白定量不多,所以不必应用肾上腺皮质激素等细胞毒类药物治疗。

六、护理措施

1.一般护理

(1)可适当参加体育锻炼,预防感染;对水肿明显、血压较高患者或肾功能不全的患者,强调卧床休息,按病情给予相应级别的护理。

(2)轻患者注意劳逸结合,无高血压,水肿不明显,无肾功能损害,尿蛋白不多的患者可适当参加体育锻炼以增强体质,预防感染。

(3)轻患者应适当参加体育活动,以促进身心的发育和健康,老年人因身体抵抗力差,可参加太极拳、气功等活动,以增强身体的抗病力。

(4)注意天气变化,及时增减衣被,注意保暖,以免受寒,防止外感诱发疾病。

(5)观察尿量、颜色、性状变化,有明显异常及时报告医生,每周至少化验尿常规和比重 1 次。

(6)注意观察患者的血压、水肿、尿量、尿检结果及肾功能变化,如有少尿、水肿、高血压应及时报告主管医师给予相应的处理。

(7)预防感染:慢性肾炎容易发生各种感染,尤其发生在用糖皮质激素或细胞毒性药物治疗期间,注意病室内空气新鲜,定期消毒,预防呼吸道感染,发现发热、腰痛的患者及时报告主管医师,及时预防肾功能恶化。

(8)按不同时间送检尿液标本:采用不同的方式留取尿标本,诸如晨尿、清洁中段尿、1 h 尿、3 h 尿、12 h 尿或 24 h 尿等,并应按送检要求进行相应的处理(如留 24 h 尿标本时,应按送检项目的要求加入适量的防腐剂,容器宜加盖)。应将留尿方法和注意事项告知患者,及时送检。

2.饮食护理

(1)提供优质高蛋白饮食,如牛奶、鸡蛋、鱼类,肾功能不全时要控制植物蛋白的摄入。在平时膳食时要保证膳食中碳水化合物的摄入,提供足够的热量以减少自体蛋白质的分解。

(2)提供可口的饮食及合理的就餐环境。

(3)限制钠的摄入,每日膳食中钠应低于 3 g,少尿时应控制钾的摄入,保证全面营养。

3.心理护理

(1)该病病程较长,给患者带来了一定的痛苦、焦虑、恐惧及家庭经济生活困难,使患者对治疗失去了信心。

(2)护士应该相应地向患者讲述疾病知识,组织病友交流养病体会,对顾虑较大的患者,多安慰鼓励,给予心理上的支持,增强患者战胜疾病的信心。

(3)对不太重视疾病的患者,应该耐心说明本病的危害,使之主动配合治疗疾病,做好自我护理,必要时请单位同事和家属做好患者的思想工作。

（4）提供安静舒适的休养环境,保证患者睡眠充足。

（5）安排患者床位时,要与同一种疾病病情平稳的患者同住一个病室,及时解答患者提出的各种疑问。

（6）经常巡视病房,了解患者的需要,及时帮助患者解决实际问题,建立良好的医患关系,使患者有焦虑情绪时,愿意向护士倾诉。

（7）指导患者掌握放松技巧,如听轻音乐、练气功,缓慢深呼吸,以转移注意力,减轻焦虑。

（8）指导患者有规律地生活,保证睡眠质量,勿劳累;向患者提供有关肾脏病的保健书籍,使患者了解疾病治疗过程及转归。

（9）避免使用对肾脏有损害的药物,告诉患者不要随意服用偏方、秘方,服用中药须到正规的肾病专科去治疗,因近几年发现有很多中成药和中草药对肾脏有一定的毒性,防止损害肾功能。

第六节　急性肾衰竭

急性肾衰竭(ARF)是由于各种病因引起肾功能急骤、进行性减退而出现的临床综合征。临床主要表现为肾小管滤过率明显降低所致的氮质潴留,以及肾小管重吸收和排泄功能障碍所致的水、电解质和酸碱平衡失调。根据尿量减少与否分为少尿型与非少尿型。在治疗上对重症患者早期实施透析疗法可明显降低感染、出血和心血管并发症的发生率。预后与原发病、患者年龄、诊治早晚和有否严重并发症等因素有关。

一、病因和分类

急性肾衰竭传统分为肾前性、肾实质性和肾后性三类。

1.肾前性氮质血症

可发生于低血容量、低心排血量、血管扩张或肾内血管收缩的任何疾病。常见病因:①血容量减少:大出血;长时间不能进食、进饮;胃肠道丢失(呕吐、胃肠减压、腹泻或麻痹性肠梗阻);皮肤、黏膜水分丢失(烧伤、创伤时大量渗液,过度出汗);肾脏丢失:利尿药过量应用,尿崩症。②第三体腔丢失:胰腺炎,挤压综合征(挤压伤,剧烈运动,醉酒后长时间僵卧),低白蛋白血症。③心排血量降低:重症心肌炎、急性大面积心肌梗死,肺动脉栓塞,机械通气,全身血管扩张所致的肾前小动脉收缩和(或)肾后小动脉舒张致肾脏低灌注、低滤过(败血症、肝衰竭)等。

2.肾实质性

（1）急性肾间质病变:常见的病因有以下几类。

1）过敏性:主要为药物引起,常见者有二甲氧苯青霉素、利舍平、磺胺类、氨苄西林、苯妥英、吲哚美辛、别嘌醇、干扰素等。

2）感染性:金黄色葡萄球菌、革兰阴性杆菌、霉菌、病毒等直接侵犯肾实质,细菌毒素如白喉杆菌毒素亦可引起肾间质炎症、肾乳头坏死。

3)代谢性:如尿酸肾病,高钙血症或高尿钙引起钙质沉积于肾间质。

4)肿瘤:多发性骨髓瘤、淋巴瘤和白血病细胞浸润等引起肾间质性肾病。

(2)肾小球性和肾小球血管疾患:肾小球肾炎和肾小血管炎:急进性肾炎、重症急性肾炎、继发性肾炎如狼疮肾炎、过敏性紫癜肾炎、肺出血肾炎综合征、溶血性尿毒症综合征、妊娠中毒症、小血管炎、弥散性血管内凝血、硬皮病、细菌性心内膜炎等。

(3)急性肾小管坏死:是常见的急性肾衰竭类型,占 75%～80%,其中大多数为可逆性。

3.肾后性氮质血症

肾后性因素多为可救治性,因此要及时做出诊断。

二、发病机制和易患因素

1.肾前性氮质血症

肾前性氮质血症是由于肾脏血液灌流量急剧减少所致,有效循环血量减少和血压降低除直接导致肾血流量减少外,还可通过交感-肾上腺髓质系统和肾素-血管紧张素系统使肾脏小动脉强烈收缩,从而进一步降低肾脏血液灌流量和有效滤过压,故 GFR 显著减少。同时,继发性醛固酮和抗利尿激素分泌增多,又可增强远曲小管和集合管对钠、水的重吸收,因而尿量显著减少,血钠含量低于 135 mmol/L,尿比重较高。GFR 的急剧减少,还可引起高钾血症和酸碱平衡紊乱。

由于肾前性氮质血症尚无肾脏实质性损害,故当血容量、血压及心排血量恢复正常时,肾脏泌尿功能也随即恢复正常。

因此,一般认为这是一种功能性 ARF,但若肾缺血持续,引起肾脏器质性损害可致肾实质性 ARF。

2.急性肾小管坏死

急性肾小管坏死(CATN)是一个错综复杂的过程,目前比较公认的机制是药物或毒素致肾小管上皮细胞变性、坏死;血流动力学异常和肾内炎症使 GFR 急剧降低致 ATN。肾毒性物质或肾缺血致肾小管上皮细胞损伤引起:①小管上皮间细胞连接受损,小管液反流入肾间质和肾小管内梗阻;②内皮细胞损伤引起肾内血管收缩和充血致髓质持续低氧血症,尤其是外髓;③肾内炎症致内皮细胞和小管损伤持续存在,引起 GFR 急剧降低。

3.易患因素

①高龄:老年人生理性肾功能减退,口渴阈值降低,肾浓缩功能下降,往往伴有多种疾病等;②血容量不足或低蛋白血症的患者;③原有肾脏损伤尤其是慢性肾衰竭者;④糖尿病患者;⑤同时存在电解质紊乱,如低钾、低镁;⑥应用非甾体类抗炎药;⑦用药时间过长、剂量过大:如氨基糖苷类抗生素、万古霉素等。

三、临床表现

轻症患者常常无临床症状,靠常规生化检查发现血肌酐(Scr)和血尿素氮(BUN)升高,待到无尿或肾衰竭的症状和体征出现时才做出诊断,从而造成许多轻症患者漏诊。

1.肾前性氮质血症

有失血和(或)体液丢失的患者出现 Scr 升高,近日体重减轻;意识清醒的患者出现口渴或体位性眩晕或体位性低血压,静脉压降低,皮肤弹性差,口腔黏膜干燥及腋窝出汗减少,这些症状和体征出现说明细胞外液已经减少 10%～20%。

2.肾后性氮质血症

如梗阻发生缓慢往往无临床症状。急性膀胱尿潴留可有耻骨联合上胀痛、尿急。肾积水有腰肋部胀痛不适。输尿管内梗阻可有肾绞痛；前列腺增大往往有夜尿次数增多、尿频、排尿时间延长；神经源性膀胱大多有糖尿病或脊髓损伤史；盆腔肿瘤患者有相应的临床表现。

3.典型的少尿型 ATN

一般分为：①少尿或无尿期持续数小时至 2 周，一般不会超过 6 周；②多尿期持续 2～3 周，尿量可以逐渐增多或成倍增加、可高达数万毫升，尿量多少视体内水潴留、血渗透浓度和肾小管功能恢复情况而定。多尿期的早期，血肌酐并不下降，仍可发生高钾血症，此时是否补钾，一定以化验为准，切不可凭经验盲目补充。持续多尿可致脱水（仍可再次出现少尿）、低钾血症和低钠血症。多尿期必须密切注意水、电解质和酸碱平衡及感染并发症；③恢复期：ATH 一般在 3～6 个月，少数人持续 1 年或遗留部分肾功能异常。

（1）急性肾衰竭全身表现：尿毒症时毒素在体内潴留引起全身各系统的症状和体征。其严重程度与患者的原发病、ATN 病情发展速度及有无高代谢相关。胃肠道症状可有食欲缺乏，厌食恶心、呕吐、腹泻和难以解释的腹痛，消化道出血；胸闷、气短、咳嗽、胸痛、憋气及呼吸困难；少尿者可以出现高血压、心力衰竭或肺水肿；在未经透析治疗的患者中，可有昏睡、嗜睡、精神错乱、躁动、谵妄、定向力障碍、扑翼样震颤、焦虑、阵挛性肌肉颤搐，偶见癫痫样大发作甚至昏迷；贫血、皮肤及黏膜出血；极易出现各部位的感染致寒战、发热、衰竭等症状和体征。

（2）水、电解质酸碱平衡紊乱：①水过多：少尿或无尿的患者如不严格控制液体的摄入会出现水过多，全身水肿，血压升高，严重者肺水肿，心力衰竭，脑水肿，常危及生命。非少尿型肾衰竭则一般不出现水过多。②代谢性酸中毒：由于非挥发性代谢产物排泄障碍及肾小管泌 H^+、产氨功能减退致高阴离子间隙型代谢性酸中毒。③高钾血症：少尿型肾衰竭患者血钾每天升高 0.5 mmol/L，主因肾清除率下降所致，组织破坏持续释钾则加重高钾血症；如骨骼肌溶解、溶血或肿瘤溶解所致的 ARF 患者；此外，酸中毒或摄入含钾高的食物亦可引起高钾血症。轻度血钾升高<6.0 mmol/L 常无症状，血钾继续升高则出现恶心、呕吐、感觉异常、四肢软弱无力，胸闷、烦躁等症状，并伴心电图异常：P 波高尖，P-R 间期延长，QRS 波增宽，电轴左偏，心率减慢、心律失常，心脏传导阻滞，室性心动过速甚至心室纤颤、心脏停搏。高钾血症是少尿期的重要的死亡原因之一。低钾血症常见于氨基糖苷类抗生素、顺铂、两性霉素 B 引起的非少尿型 ATN。④低钠血症：因水过多或胃肠液丢失，或对非少尿型患者使用过多的利尿药致低钠血症、脑水肿。

四、实验室检查

1.化验检查

①血液检查：ARF 病程较长或伴有出血的患者可有不同程度的贫血；血肌酐＞176.8 $\mu mol/L$（2 mg/dL），尿素＞7.2 mmol/L（20 mg/dL）且逐日升高，血钾正常、升高或降低。血 pH 值<7.35，碳酸氢根离子浓度低于 22 mmol/L，血钠<135 mmol/L；②尿液化验：尿比重低，恒定于 1.010～1.012；ATN 患者尿蛋白微量至＋，多为小分子蛋白质，尿蛋白定量常<1 g/d；肾实质性 ARF 则尿蛋白＋＋～＋＋＋＋（为大分子蛋白质）常常蛋白定量＞2 g/d，镜下可见红细胞、颗粒管型，宽大肾衰竭管型。尿渗透浓度<250 mmol/L；尿钠浓度升高＞40 mmol/L；尿肌酐排泄减少，尿肌酐与血肌酐比值<20；尿素排泄减少，尿素与血尿素比

<3;肾衰竭指数(尿钠/尿肌酐或血肌酐)>1。

2.影像学检查

B超示肾脏体积增大(长径>12.5 cm)、肾盂积液、膀胱残余尿量增多(>100 mL)、尿路结石等。

3.肾脏活组织检查

肾活检是原因不清(ARF除外肾前性、肾后性、ATN(肾中毒或肾缺血))的急性肾实质性肾衰竭诊断的重要手段,可以明确肾脏组织学(小球性、小血管炎性、小管性或间质性)病变的性质、程度,为诊断、治疗和预后判断提供依据。

五、诊断和鉴别诊断

1.诊断

短期内Scr升高(基础肾功能正常者,>176.8 μmol/L,肾功能不全者比基础值升高25%以上)伴或不伴水、电解质酸碱平衡紊乱者,可诊断ARF。但需注意:①Scr不能区分肾前性氮质血症与肾性ARF,肾前性氮质血症Scr,可达1149.2 μmol/L。②Scr不是GFR的良好指标,ARF时水肿影响肌酐的容量分布,GFR降低时肾小管分泌肌酐增多。③ARF是非稳定状态:肌酐生成、容量分布和排泄(残余肾功能)达到平衡时,Scr才能持在稳定水平,此需1周时间。ARF确立期,GFR<10 mL/min,在ARF的24 h内化验Scr为161 μmol/L,5 d后升至880 μmol/L。④Scr水平的变化没有特异性,不能反映肾损伤性质(如缺血或中毒)、损伤部位(如肾小球或肾小管)或损伤程度,对GFR的轻微改变也不敏感,且其变化落后于GFR变化(下降或回升),几天后才可逐渐升高或降低。⑤Scr受患者肌容量和骨骼肌损伤的影响(肌容量少则Scr高估GFR,骨骼肌溶解则低估GFR)。血清胱蛋白酶C在GFR降低后迅速升高,比Scr变化早1~2 d。

2.鉴别诊断

必须鉴别肾实质性和肾前性、肾后性氮质血症,后两者经及时处理,除去病因或诱因后肾功能常能迅速逆转。

(1)肾前性氮质血症和肾实质性ARF的鉴别:肾前性氮质血症患者有体液或血容量降低、应用ACEI类药物、充血性心力衰竭、严重肝病等病史。皮肤弹性差、口腔黏膜欠湿润、体位性低血压等,快速静脉补液(250~500 mL,于30~60 min静脉滴注)、静脉注射呋塞米(速尿)40~100 mg,如尿量增加、血肌酐下降,结合病史,诊断肾前性氮质血症;但应仔细观察补液过程中有无血容量过多的表现(气短、心率增快、血压升高),如有则及时停止补液并应用利尿药。

(2)肾后性氮质血症与肾实质性ARF鉴别:有输尿管梗阻、神经源性膀胱、尿道梗阻、盆腔内肿物、排石史;影像学检查示:肾盂积液、尿潴留;腹部平片可发现阳性结石影。

(3)肾性ARF:①ATN:有前述各种引起ATN的病因,如严重烧伤、各种休克、误输异型血、接受过主要经肾排泄或有肾毒性的药物治疗等;尿蛋白<1 g/d,为小分子蛋白尿;②肾小球性血清磷酸酶(AKP):蛋白尿>2 g/d,为大分子蛋白尿,往往伴有红细胞尿、红细胞管型尿;③急性间质性肾炎:有应用头孢类、青霉素类抗生素或其他药物、食物过敏史,如药物热、药疹、全身淋巴结肿大、关节酸痛、血嗜酸细胞计数升高、血IgE升高。

六、治疗

治疗原则:祛除病因和诱因,维持水电解质酸碱平衡,预防其他肾损伤。

1.祛除病因和诱因

停用降低肾灌注或肾毒性的药物、食物;治疗原发病:低血容量者补充血容量,急性失血者输血、补充胶体液;纠正心力衰竭,恢复心排血量(心输出量);解除肾后性梗阻:包括输尿管支架,经皮肾盂引流,导尿等。肾小球肾炎和肾小血管炎患者及时应用糖皮质激素和免疫抑制剂控制病情,维护肾功能。溶血性尿毒症综合征或血栓性血小板减少性紫癜患者酌情血浆置换。

2.维持水电解质酸碱平衡

①水过多:限盐(<1.5 g/d)和限水(<1 L/d),适当应用利尿药,必要时可以超滤脱水。②高钾血症:限制摄入钾;停用保钾利尿药、襻利尿药;50%葡萄糖 50 mL 加胰岛素 $6\sim10$ U 静脉输注;伴有酸血症的患者:碳酸氢钠 $50\sim100$ mL 静脉注射;葡萄糖酸钙 1 g 缓慢静脉注射(注射时间超过 5 min);必要时血液透析或血液滤过。③其他:用碳酸氢钠纠正酸中毒,维持碳酸氢根离子>20 mmol/L;限制蛋白饮食(<0.8 g/(kg·d)),血透或血滤者高蛋白饮食,蛋白质摄入 $1.2\sim1.5$ g/(kg·d);维持能量 $83\sim126$ kJ/(kg·d)($20\sim30$ kcal/(kg·d))供给,过多地增加热量供给并不能改善氮平衡。根据肾功能调整药物用量和用法。

3.ARF 肾脏替代治疗指证

①液体负荷过度(肺水肿);②高钾血症(血清钾>6.5 mmol/L);③代谢性酸中毒:血 pH<7.15;④有症状的严重低钠血症:血清钠<120 mmol/L,脑病(精神错乱、肌阵挛性反射、抽搐、昏迷);⑤尿毒症症状,高分解代谢(血尿素每日升高>5 mmol/L),血肌酐$>$(176.8 μmol/L);⑥清除毒素(乙二醇、水杨酸等、毒物中毒)。肾脏替代治疗方法中,连续性肾脏替代治疗(CRRT)比间断性血液透析(IHD)更有利于肾功能恢复,对 ARF 的病死率和肾功能恢复情况并不优于间歇性肾脏替代治疗。

4.防治感染

感染是 ARF 的常见并发症,其发生为 $51\%\sim89\%$,是 ARF 的主要死因之一。一般不用抗生素来预防,但当有感染迹象如支气管、肺、泌尿道感染和败血症时,应尽早选用对肾无毒性或毒性低的有效抗生素,并按肌酐清除率调整剂量。同时,要做好预防工作,如严格床边无菌操作和隔离,注意口腔、皮肤、阴部的清洁,帮助患者多翻身。尤其应注意肺部、压疮、静脉导管和保留导尿管部位的感染。

七、护理

1.一般护理

(1)安置患者绝对卧床休息以减轻心脏负担,注意活动下肢,防止静脉血栓形成;床铺、衣裤干燥平整、柔软,防止皮肤破损;操作尽量集中进行,避免影响患者的休息。

(2)体贴关心患者,解释本病的有关知识,指导患者避免和消除精神紧张、恐惧、焦虑等不良心理反应,以免加重病情、加速肾功能的衰退。

2.饮食护理

(1)限制蛋白质摄入:限制蛋白质摄入量可降低血尿素氮,减轻尿毒症症状,还有利于降低血磷和减轻中毒。若水肿主要因低蛋白血症引起,在无氮质血症时,可给予正常量的高生物价优蛋白(如瘦肉、鱼、禽、蛋、奶类)饮食,每日每千克体重 1 g;对于有氮质血症的水肿患者,由于血中含氮物质浓度升高,此时应限制食物中蛋白质的摄入量在每日每千克体重 0.5 g,并适量补充必需氨基酸;接受透析的患者给予高蛋白饮食,因透析中会丢失部分氨基酸及小分子蛋白质,血液透析患者的蛋白质摄入量为每日每千克体重 1.0~1.2 g,腹膜透析时为每日每千克体重 1.2~1.3 g。

(2)保证热量供给:低蛋白饮食的患者需注意提供足够的热量,以减少体内蛋白质的消耗,保持机体的正氮平衡。热量供给一般为每日每千克体重 126~188 kJ,主要由碳水化合物和脂肪供给。

为摄入足够热量,可食用植物油和食糖,并注意供给富含维生素 C、B 族维生素和叶酸的食物。必要时静脉补充营养物质。

(3)维持水平衡:急性肾衰竭少尿时,常发生补水过多,因此少尿期应严格计算 24 h 的出入液量,按照"量出为入"的原则补充入液量,24 h 的补液量为显性失液量及不显性失液量之和减去内生水量。显性失液量即前一日的尿量、粪、呕吐、出汗、引流液、透析超滤量等。不显性失液量是指从皮肤蒸发丢失的水分(日 300~400 mL/d)和从呼气中丢失的水分(日 400~500 mL/d),亦可按每日每千克体重 12 mL 计算。同时也应注意体温、气温、湿度等影响。内生水是指 24 h 内体内组织代谢、食物氧化和补液中葡萄糖氧化所生成的水分总和,每克食物氧化生成的水分量一般为:蛋白质 0.43 mL,脂肪为 1.07 mL,葡萄糖为 0.55 mL。在实际应用中计算一般以 500 mL 为基础补液量,加前一日的出液量。补液过程中应注意观察补液量是否合适。

(4)减少钾的摄入:尽量避免食用含钾多的食物,如白菜、萝卜、榨菜、橘子、香蕉、梨、桃、葡萄、西瓜等。

3.病情观察

对急性肾衰竭患者应进行临床监护,监测的内容包括:①严格记录患者 24 h 的液体出入量,入量包括饮水量、补液量、食物中所含水量等,出量包括尿量、呕吐物、粪便、透析的超滤液量等;如经治疗尿量没有恢复正常,反而进一步减少,甚至出现无尿,提示严重的肾实质损害。②定期测量患者的生命体征、意识变化。③观察水肿的情况,包括水肿的分布、部位、特点、程度及消长等,在相同条件下(饮食、体位、衣服、大小便排泄等)定期测量患者体重、腹围并注意其变化情况。观察患者有无出现胸腔积液、腹腔积液等全身严重水肿的征象及水中毒或稀释性低钠血症的症状,如头痛、嗜睡、意识障碍、共济失调、昏迷、抽搐等。④观察患者有无出现呼吸道、泌尿道、皮肤、胆道、血液等部位感染的征象。⑤配合医生做好肾功能各项指标和血钠、血钾、血钙、血磷、血 pH 值等变化的观察,并进行心电监护以及早发现高钾血症供医生对患者的病情及时做出判断和处理。⑥监测重要器官的功能情况,如有无上呼吸道出血、心力衰竭、肺梗死、高血压脑病等表现。

4.用药护理

遵医嘱使用利尿剂和血管扩张剂,观察利尿、降压效果及不良反应。发生高血钾时配合医生进行紧急处理:①立即建立血管输液通道。②静脉滴注 5%碳酸氢钠 100~200 mL,尤其适用于伴代谢性酸中毒者;或缓慢注射 10%葡萄糖酸钙 10 mL,以拮抗钾离子对心肌及其他组织的毒性作用;或静脉滴注 25%葡萄糖 300 mL+胰岛素 15 U,以促进糖原合成,使钾离子转入细胞内。③钠型离子交换树脂 20~30 g 加入 25%山梨醇 100~200 mL 做高位灌肠(1 g 钠型树脂约可交换钾 0.85 mmol)。

5.防止感染

感染是急性肾衰竭少尿期的主要死亡原因,常见呼吸道、尿路、血液、皮肤等部位的感染,且金黄色葡萄球菌、肠球菌等引起的医院内感染日渐增多,故应采取切实措施,在护理的各个环节预防感染的发生。①尽量将患者安置在单人房间,做好病室的清洁消毒,减少探视人员和时间。②注意无菌操作,透析的各个环节应严格执行无菌操作,置管处每日严格按无菌原则进行换药。需留置尿管的患者应加强消毒、定期更换尿管和进行尿液检查以确定有无尿路感染。③协助卧床患者定期翻身,防止压疮和肺部感染的发生;协助做好口腔护理,保持口腔清洁、舒适,以促进食欲,饭后漱口,防止发生感染;一些因创伤引起急性肾衰竭的患者,要做好局部伤口的处理,按时换药,促使伤口早日愈合;协助患者做好全身皮肤黏膜的清洁,预防感染发生。④如已发生感染,应及时完成细菌培养的标本采集,以便医生根据细菌培养和药物敏感试验结果,合理选用针对性强、效力高而无毒性的抗生素。

6.透析护理

保持动静脉管的通畅,避免发生扭曲及阻塞,注意观察透析液的色泽,如有异常及时报告医生处理。

第七节　慢性肾衰竭

慢性肾衰竭(CRF)是各种病因引起肾脏损害并进行性恶化的结果,肾实质严重毁损致氮质代谢产物滞留、水电解质及酸碱平衡失调和内分泌紊乱等表现的一组临床综合征。虽然经过人们多年的不懈努力,美国死于心血管病的人数保持稳定中略有下降,但糖尿病、高血压、肾脏病(肾炎、肾病综合征、肾硬化)的病死率却有增无减。我国35~74岁人群中,慢性肾衰竭患病率城市2.6%,农村2.52%,慢性肾衰竭女性患病率3.82%,高于男性1.31%;南方人群患病率3.05%,高于北方1.78%。

一、病因

包括肾小球肾炎、肾小管间质疾病、肾血管性疾病、慢性尿路梗阻、结缔组织病、感染性疾病肾脏损伤、代谢性疾病、先天性和遗传性疾病等。我国CRF的原发病仍以慢性肾小球肾炎为主要病因(58.17%),高血压肾病(15.11%)、糖尿病肾病(10.11%)次之。国外以糖尿病肾病为慢性肾衰竭的第一位病因。

二、发病机制

1.肾小球血流动力学改变

肾单位减少,健存肾小球血流动力学改变,导致肾小球内高灌注、高压力、高滤过,肾小球毛细血管高压是肾小球损伤起始和进展的主要因素。动物单侧肾切除后2~4周整个肾脏的GFR代偿性升高,出、入球微动脉扩张,肾小球血浆流量增加,单个肾单位增加83%。健康人自愿供肾者,单肾切除后,GFR平均减少仅17 mL/min。肾小球内高灌注引起肾小球内皮细胞损伤,导致微血栓形成、肾小球毛细血管压力增高以及孔径增大,致毛细血管的张力明显增加,使肾小球基膜和系膜交界处分离形成,微血管高压高滤过的存在可促进系膜细胞和系膜基质增加。一些血管活性物质促进了"三高"使肾小球硬化的过程不断进展。但并非所有类型的肾脏损伤均有健肾单位的代偿,如免疫复合物性-肾小球肾炎、老年性肾功能减退、阿霉素肾病均不出现肾小球毛细血管压力升高。

2.肾单位和肾体积代偿性增大

肾单位减少,健存肾单位溶质负荷增加、向肾因子、内分泌影响(生长激素等)、生长因子分泌增加,加之血流量增加致肾单位体积增大终致肾小球硬化。人类单肾切除后肾CT或静脉尿路造影示肾脏长径平均增加3.3%～9%。

3.广泛肾组织废弃后肾单位损伤的非血流动力学效应

(1)转化生长因子p(TGF-P):高表达伴随肾组织纤维化改变;刺激肾系膜细胞和纤维母细胞分泌下游因子,即结缔组织生长因子(CTGF)高表达致细胞外基质积聚、小管间质纤维化。

(2)血管紧张素Ⅱ:①增加肾小球基底膜通透性,引起和加重蛋白尿并激活浸润的巨噬细胞分泌细胞因子引起炎症,肾小球细胞损伤致肾小球和小管间质纤维化;②增加肾小球静水压,加重蛋白尿;③增加TGF-P表达和纤维蛋白酶原激活物抑制剂-1(PAI-1)表达,减少细胞外基质降解致肾小球和小管间质纤维化;④使醛固酮增高致肾小球和小管间质纤维化。

(3)肝细胞生长因子(HGF):对肾小管上皮细胞有促分裂作用,刺激肾小管上皮细胞移动、诱导管状结构形成、促进上皮细胞再生和损伤小管的重建;阻断TGF-P诱导的肾小管上皮细胞转分化成纤维母细胞及其活化,抑制单侧输尿管梗阻所致的肾间质纤维化。转基因鼠HGF过度表达引起进行性肾脏疾病(肾小管肥厚、肾小球硬化和囊肿形成)。

(4)残余肾单位肾小管代谢亢进致肾小管氧耗量增加和氧自由基增多,肾小管内液 Fe^{2+} 的生成,代谢性酸中毒致补体旁路(C_3 途径)的激活和膜攻击复合物(C5b-9)的形成均可造成肾小管间质损伤、肾小管萎缩、间质纤维化和肾单位进行性损害。

4.蛋白尿

残余肾单位基膜通透性增加引起或加重蛋白尿,造成肾小管回吸收原尿中的蛋白质增加,小管液内过多的白蛋白、转铁蛋白等均可致肾小管上皮细胞产生有害物质,如氧自由基、补体C5b-9、趋化因子等增加,致肾小管和肾小球损伤,肾间质纤维化的发展。

5.高血压

高血压是导致肾实质疾病进展的高危因素,也是导致CRF患者心血管疾病高发生率的主要因素。水钠潴留、血浆容量增加、心排血量增加、肾素-血管紧张素-醛固酮系统、前列腺素、交感神经系统和外周血管阻力等因素或多或少地参与了慢性肾衰竭不同阶段高血压的发生。在肾功能不全早期,肾脏病导致高血压机制尚不明确。在肾功能进一步恶化过程中,过多的容量负荷在高血压发生中起主要作用;肾素-血管紧张素系统活化、交感神经系统的活化,内皮细胞受损导致血管收缩在慢性肾衰竭高血压的发生中均起重要作用。高血压是慢性肾脏疾病肾功能进行性恶化的主要原因之一。

6.高脂血症

脂质代谢紊乱可引起或加重肾损伤致肾小球硬化,低密度脂蛋白(LDL)可促进肾小球系膜细胞损伤和细胞外基质增多,极低密度脂蛋白(VLDL)和LDL能与肾小球基膜的多价阴离子的糖胺聚糖结合,致肾小球基底膜上的负电荷减少,损害肾小球滤过膜的电荷选择性,使大分子进入系膜区的通透性增加,脂蛋白穿过小球内皮与系膜区系膜细胞结合(系膜细胞可能有脂蛋白受体),使系膜细胞增生、系膜基质产生过多造成局灶性节段性硬化。肾小球内过多脂质沉积可增强血小板聚集作用和毛细血管硬化过程。另外 LDL 可被氧化修饰为 OX-LDL,可增加自由基、细胞因子及生长因子释放,LDL 能激活核因子-kB(p65)更具有肾毒性。

三、临床表现

慢性肾衰竭早期,仅有肌酐清除率降低,氮质代谢产物滞留不明显,无内环境平衡紊乱,临床无症状。随着肾功能进行性减退,症状和体征逐渐增多。

1. 消化系统

慢性肾衰竭患者消化道症状是最早、最常见的症状之一,表现如下。

(1)食欲缺乏:尿毒症时多伴有厌食、恶心、呕吐,其原因一般认为是尿素分泌增加,引起胃肠道菌群改变,分解尿素产生氨,刺激胃肠道黏膜,从而出现黏膜损伤。①因体内含氮废物的积聚,尿毒症患者口中常有异味,也可为舌、口腔黏膜糜烂、溃疡;②胃肠黏膜的病变:以胃黏膜糜烂最为常见,其次是消化性溃疡;③尿毒症患者体内异常代谢产物滞留及代谢性酸中毒可影响胃肌电活动;④肾脏对肽类激素清除减少和尿毒症毒素直接刺激某些多肽激素的分泌致血清胃泌素、胰高血糖素升高,血管活性肠肽及胃动素降低,上述胃肠激素之间不成比例的变化可导致体内生理平衡破坏引起黏膜损害。

(2)消化道出血:多发生在胃黏膜糜烂或消化性溃疡的基础上,以胃肠黏膜糜烂所致的出血为主,出血造成的应激状态会促进肾功能的恶化,使某些没有症状的 CRF 患者迅速出现尿毒症症状,如果出血量大,可引起血容量不足,促使肾小球滤过率下降、加重肾衰竭。

(3)便秘:可能与神经肌肉病变、代谢紊乱有关。当患者年龄较大,胃肠蠕动减慢时则更易合并便秘。

(4)腹痛:比较少见,可能由于胃肠道溃疡性损害或穿孔,并发急性胰腺炎或代谢性酸中毒所致。

2. 心血管系统

心血管病变是慢性肾衰竭患者最常见的并发症和死亡的首位因素。我国慢性肾脏病患者冠状动脉疾病(CAD)的患病率为 16.5%,左心室肥厚(LVH)为 58.5%,充血性心力衰竭(CHF)为 27.7%,脑卒中(CVA)为 5.6%,大血管动脉粥样硬化性病变 31.5%;即使第 2~3 期慢性肾脏病患者的 CAD(5.9%)和 CVA(1.0%)患病率已明显高于同地区一般人群;CAD、LVH 和 CHF 的患病率随肾功能恶化而增高。透析患者每年心脏病死率为(104~157)/1 000,在透析和肾移植患者中心脏病死亡占全部死亡的 40%~45%,透析患者的心血管病死率比普通人群的高 100 倍。CRF 患者心血管并发症与诸多因素有关,包括:①传统因素:高血压、高脂血症、蛋白尿(是一个独立的心血管病的危险因素)、糖尿病;②与尿毒症有关的危险因素:贫血,水过多,动静脉瘘(20 例肾移植患者,动静脉瘘的血流量平均(1790±648)mL/min,动静脉瘘闭锁 3~4 个月后左心室舒张末直径减少 2.2 mm,左室-质量指数下降 15 g/ m^2)),动脉粥样硬化,透析模式;③与代谢相关的因素:低蛋白血症、炎症、高半胱氨酸血症、氧化应激、铁代谢异常、脂蛋白等危险因素相关。

(1)高血压:大于 60% 的 CRF 患者有高血压,少数可出现恶性高血压,高血压可直接导致左室肥大和左室收缩功能不全。高血压的原因:①钠、水潴留:明显的钠、水潴留所致的高血压称为容量依赖性高血压;②肾素-血管紧张素-醛固酮系统(RAAS)活性升高,称为肾素依赖性高血压;③激肽释放酶-激肽-前列腺素系统:肾缺血后激肽释放酶生成减少,缓激肽生成相应减少。缓激肽是强有力的血管扩张药并有排钠、排水作用,当缓激肽生成减少时可产生高血压,激肽尚有刺激肾髓质释放分泌前列腺素的作用,当激肽减少时前列腺素生成相应降低,对动脉的降压作用减弱,并使血容量增多,引起高血压;④胰岛素:胰岛素能增加肾小管对钠的重吸收导致体内水钠潴留,并致血管内皮细胞的损伤和血液的高凝状态。胰岛素还是一种潜在的有丝分裂原,促进小动脉平滑肌的增生肥大,增加外周血管阻力。此外,长期高血压致心室肥厚,心脏扩大,心律失常和心力衰竭。恶性高血压致左心衰(心悸气短、不能平卧、重者呼吸困难、端坐呼吸、大汗淋漓等)和(或)高血压脑病(头痛、恶心呕吐、抽搐、短暂意识丧失等颅压升高的表现)。

(2)心力衰竭:CRF 尤其是尿毒症患者因长时间:①容量负荷过度;②高血压控制不理想致压力负荷过度;③贫血;④动静脉内瘘;⑤继发性甲旁亢,高甲状旁腺素血症对心肌代谢的不利影响;⑥尿毒症时心肌能量利用障碍、心室肥大、小血管损伤、毛细血管密度下降;⑦其他因素:尿毒症毒素作用,醋酸盐透析,营养不良,肉毒碱缺乏,水、电解质及酸碱平衡紊乱等,上述因素加重心脏负荷,导致左心室肥厚,心室腔压力增高,心室舒张功能不全,最终由于心肌细胞损伤,心肌纤维化致心力衰竭。临床可有胸闷、气促、心前区不适甚至典型的心绞痛、夜间睡眠性呼吸困难等表现;可有心脏扩大,各种心率(心律)失常,长期血液透析患者 27% 心房纤颤,其中 13.9% 为持续性。心房纤颤与缺血性心脏病、扩张性心肌病、急性肺水肿、瓣膜病、脑血管意外、透析前高血钾有关,常伴有左心房扩大和左室射血分数降低。

(3)心包炎:尿毒症患者因尿毒症毒素滞留、血小板功能障碍、细菌或病毒感染等因素,使超过半数的尿毒症患者某一阶段伴心包炎,但出现临床症状者为 6%～17%。主要表现为:随体位改变或呼吸加重的左侧胸痛,心包摩擦音;重者可有大量心包积液以致心脏压塞(血压降低、脉压缩小及急性循环衰竭)。

3.血液系统

尿毒症血液学异常包括:贫血、出血和血小板功能障碍等。

(1)贫血:肾功能减退至肌酐清除率 20～35 mL/min,促红细胞生成素生成减少,患者几乎均出现贫血,并随残肾功能降低,贫血进一步加重。但 7% 长期血液透析的患者贫血可以明显得到自然改善(不必治疗),与其获得性多发肾囊肿有关(这些囊肿壁细胞含促红细胞生成素的 mRNA)。贫血和中度肾衰竭增加冠心病事件和病死率。

贫血的主要原因包括:①促红细胞生成素产生不足;②尿毒症患者血浆中存在抑制红细胞生长的抑制因子;③红细胞寿命缩短;④造血原料缺乏;⑤各种因素导致的显性或隐性出血;⑥血液透析治疗过程中的失血。贫血对心血管疾病的发生、发展有重要的影响,血红蛋白平均每下降 1 g/L,即可显著增加 LVH 的进展,是 LVH 的独立危险因子和透析前 CRF 患者 LVH 的重要原因。贫血的严重性与尿毒症透析患者的住院率和病死率呈线性关系。早期用促红细胞生成素治疗贫血能使部分患者 LVH 逆转。透析前 CRF 患者用促红细胞生成素治疗并不加重高血压,且可能有助于延缓肾衰竭的进程。

贫血对机体的影响:①机体组织缺血:全身动脉扩张、血管阻力下降和心脏后负荷下降,从而增加心脏每搏量,还可导致血液黏滞度下降,增加回心血量,提高心脏前负荷,最终兴奋交感神经系统,增加心率;贫血增加心率和心脏每搏量,交感神经系统兴奋,导致心肌氧供进一步缺乏,加快心肌细胞的损伤。②肾血流量下降:激活 RAAS 和抗利尿激素(ADH),进一步加重肾血管收缩和水钠潴留,出现血浆容量上升,外周水肿,诱发或加重高血压和心力衰竭,促使肾功能恶化。③促红细胞生成素产生增加,红细胞内 2,3-二磷酸甘油浓度增加,贫血可增强氧化应激,造成心肌损伤。促红细胞生成素治疗肾性贫血,提高 Hb 后,可降低氧化应激。④贫血造成肾血管收缩和水、钠潴留,外周水肿,血浆容量上升,导致心室扩张,进一步加重心肌损伤。RAAS 和交感神经被激活后,导致左心室肥厚,促进心肌细胞凋亡。反之,充血性心力衰竭也可加重肾性贫血。其机制与受损的心肌分泌肿瘤坏死因子 α(TNFα)有关。

(2)出血倾向:鼻出血、月经过多、齿龈出血、创伤后出血过多、消化道出血、皮下瘀斑等。出血倾向与血小板功能异常和数量减少有关。

4.呼吸系统

可出现肺活量降低,肺功能轻度受损和二氧化碳弥散能力下降。代谢性酸中毒时,二氧化碳潴留刺激呼吸中枢,出现肺过度换气。可有不同程度的咳嗽、咳痰、胸闷气短、呼吸困难。胸部 X 线表现:①两肺门阴影增大,边界不清,出现 KeleyA 线、B 线;②肺门增大、模糊,两中下肺纹理增多呈磨玻璃样等肺瘀血及间质肺水肿;③两肺多发小片或大片均匀阴影及典型蝶形改变即肺泡水胂;④两肺野弥散性网状结节阴影及心影增大;⑤胸腔积液影。其中可有多种影像混合存在的情况。尿毒症肺部病变的发生机制:一般认为与肺水肿、低蛋白血症、间质性肺炎、心力衰竭等因素有关。

5.神经、精神症状

嗜睡、谵妄、意识模糊、癫痫大发作、昏迷、精神分裂症样表现、妄想、幻觉,其原因包括:①尿毒症性脑病:体内代谢产物蓄积,多种尿毒症毒素具有神经毒性作用;②高血压脑病:血压突然升高而出现神经精神症状;③透析失衡综合征:在透析过程中及透析后不久出现的神经系统为主要表现的综合征;④低钠血症:钠替换和中枢神经系统的过度兴奋状态之间有某种关联,严重低钠血症可致精神障碍;⑤心理障碍:尿毒症患者其心理、社会应激因素包括死亡威胁、被迫治疗、生活限制、经济困难等,势必会给患者沉重的精神压力;⑥药物影响:喹诺酮类,头孢噻甲羧肟(头孢他啶、新天欣),头孢呋辛钠(达力欣、信力欣),亚胺培南/西司他丁(泰能)等。尤其是治疗过程中未按照肾功能及时调整药物用量。

6.营养素代谢障碍

①糖代谢紊乱:CRF 患者空腹血糖正常或轻度升高,部分患者糖耐量异常,与外周胰岛素抵抗、胰岛素分泌障碍密切相关。②蛋白质代谢障碍:蛋白质代谢所产生的含氮废物体内蓄积;血清中某些非必需氨基酸含量增加而必需氨基酸的含量降低,影响组织重建。蛋白质代谢障碍与尿毒症毒素、代谢性酸中毒、胰岛素抵抗、继发性甲状旁腺功能亢进等因素有关。此外,CRF 患者无论血液透析与否,其瘦素水平均升高,除患者体脂百分比是决定血瘦素水平的主要因素外,肾脏清除减少引起高瘦素血症,导致外周-中枢瘦素反馈通路失调,患者出现纳差而营养素摄入不足。③脂肪代谢异常:常有高三酰甘油血症和血游离脂肪酸水平增高,高密度脂蛋白水平降低,极低密度脂蛋白升高,而血胆固醇和磷脂一般正常。可能与胰岛素抵抗有关:依赖胰岛素的脂蛋白脂酶活性降低,致三酰甘油清除障碍;由胰岛素介导的低密度脂蛋白与肝细胞表面其受体的结合力下降,使三酰甘油清除减少,致血浓度增加。④其他代谢异常:CRF 患者存在维生素 B_1、维生素 B_2、维生素 B_6、维生素 B_{12}、叶酸、微量元素铁、锌、硒等及 L-肉毒碱的代谢异常。由此可进一步加重蛋白质、脂肪代谢障碍。

7.继发性甲状旁腺功能亢进

继发性甲状旁腺功能亢进(SHPT)是 CRF 的常见并发症之一,随着诊疗技术的提高以及 CRF 患者生存时间的延长,继发性甲状旁腺功能亢进的发病率也随之明显增加,占 CRF 患者的 20%~80%。

(1)继发性甲旁亢的发病原因:①低钙血症:血钙水平与甲状旁腺素(PTH)分泌曲线呈"S"形,正常钙浓度即钙调定点处于 S 曲线的中点处,轻微的钙浓度下降就可以引起 PTH 大量分泌;②高磷血症;③维生素 D,受体(VDR)密度和结合力降低:尿毒症时维生素 D 受体的密度和结合力均降低,VDR 数量和功能降低使 $1,25-(OH)_2D_3$ 对甲状旁腺抑制作用减低,PTH 分泌增加;④$1,25-(OH)_2D_3$ 抵抗;⑤CRF 伴发的代谢性酸中毒,刺激 PTH 分泌,并影响 PTH 与受体的结合,致使 PTH 分泌增加。

(2)继发性甲状旁腺功能亢进临床表现为多系统损害:①骨骼系统:骨痛、纤维性骨炎、病理性骨折、急性关节周围炎、假性痛风、自发性肌腱断裂、转移性钙化、腕管综合征、生长障碍等;当 PTH 接近正常水平时,血清碱性磷酸酶多不升高,可引起骨软化等非动力性骨病表现。②血液系统表现为贫血、白细胞减少和血小板功能不全,使用促红细胞生成素治疗疗效减低或促红细胞生成素抵抗,导致肾性贫血进行性加重。③神经系统表现:包括周围神经及中枢神经病变,周围神经病变发生在 GFR12~20 mL/min 以下,或者尿毒症半年以上时,如手套、袜子样感觉障碍,肢端麻木,不安腿综合征,运动神经传导速度延长等;中枢神经系统病变如尿毒症脑病,不正常脑电图、头痛、嗜睡、意识改变、癫痫发作等;④循环系统表现:心脏指数降低,左室射血分数减少,心力衰竭、高血压、高脂血症、动脉硬化等;⑤皮肤瘙痒、皮肤钙化、软组织肿瘤样钙化、溃疡、坏死等钙化防御表现也十分常见。

8.感染

我国 CRF 住院死亡患者医院感染发生率高达 38.1%,最常见的感染部位是肺部感染,医院肺感染是致死性呼吸衰竭的主要诱因。医院感染与心力衰竭、败血症、感染性休克导致的死亡有直接关系,其余患者病情加重也多与医院感染有关。易感人群:①年龄>60 岁;②糖尿病;③住院时间较长。易感因素:①侵袭性操作,可能与细菌污染有关;②神志不清、使用强安定药和癫痫大发作引起的分泌物增多误吸而导致坠积性肺炎;③使用肾上腺皮质激素和血白细胞减少,致免疫力低下而出现医院感染;④联用与换用抗生素平均超过 6 种,极易诱发二重感染。

9.水、电解质平衡紊乱

(1)水:①水过多:由于肾脏水平衡的调节能力丧失,加之水分补充过多(摄食或液体输注过多)导致水肿,引起或加重高血压、心力衰竭,严重者可致肺水肿和脑水肿等;②失水:继发感染、发热、呕吐、腹泻时,如未及时适当补充液体,可致有效循环血容量不足,加速肾小球滤过率下降,使尿毒症症状进一步恶化。

(2)钠:①低钠血症:CFR 时肾小管功能受损尿钠排泄增多,加之有些患者过分限盐、频繁呕吐、腹泻或利尿剂应用不当而致低钠血症,引起失钠性肾病和肾功能进一步恶化。患者可出现疲乏无力,纳差,呕吐,表情淡漠,头晕,头痛,行为异常,嗜睡,严重时抽搐,血压下降,昏迷。②钠潴留:CRF 时肾小管钠排泄功能受损,使体内钠潴留,细胞外液量增加,水肿、高血压、心力衰竭,严重者肺水肿和(或)脑水肿。

(3)钾:①高钾血症:尿毒症患者因肾清除率下降、少尿、代谢性酸中毒、摄入含钾量高的食物、高分解代谢等引起高钾血症。轻度血钾升高（<6.0 mmol/L）常无临床症状，血钾继续升高则出现恶心、呕吐、感觉异常，四肢软弱无力，胸闷、烦躁等症状，并伴心电图异常：P 波高尖，P-R 间期延长，QRS 波增宽，电轴左偏、心率减慢、心律失常、心脏传导阻滞、室性心动过速甚至心室纤颤、心脏停搏。②低钾血症：使用利尿药、饮食摄入不足、恶心、呕吐、腹泻等可致血钾降低。轻度低血钾（血清钾 3~3.5 mmol/L）时，多无明显的不适，随着血钾进一步下降，可出现全身乏力、便秘等非特异性症状；当血钾小于 2.5 mmol/L 时部分患者可出现肌肉坏死、心律失常等；血钾低于 2.0 mmol/L 时部分患者可出现上行性肌肉麻痹，最终可能导致呼吸功能衰竭，症状的出现与血清钾下降的速度及是否伴有其他电解质或酸碱失衡有关。

（4）钙：①低钙血症：因 CRF 时钙摄入减少、丢失增加、小肠吸收障碍以及维生素 D 代谢异常等原因所致。CRF 时血钙虽然降低，但在酸中毒情况下，血浆中游离钙浓度还可以接近正常水平，故一般不会出现低钙性抽搐。偶尔因短期或大量输注碳酸氢钠等碱性药物而诱发低钙性抽搐甚至癫痫样发作。②高钙血症：少部分尿毒症患者由于继发性甲状旁腺增生，持续高甲状旁腺素血症致高钙血症。

（5）高磷血症：磷约占体重的 1%。其中 85% 在骨组织中，14% 在软组织中，1% 在细胞外液，其中 10% 的细胞外液磷与蛋白结合，其余 90% 呈游离状态或与阳离子结合可通过肾小球滤过。饮食中含大量的磷，一般每日摄入 1 000~1 500 mg。正常情况下，摄取的磷 60%~80% 在小肠远端吸收，1/3 经粪便排出。

肾脏调节磷的排泄，每天经肾小球滤过约 5.25 g 磷，其中 80%~90% 被重吸收，主要（80%）在近曲小管通过 Na/P 转运体 Ⅱa 型重吸收。高磷血症的原因：GFR<25~30 mL/min，尿磷排出减少致高磷血症，如同时伴：①摄入蛋白质增加或含磷丰富的食物；②服用维生素 D 促进胃肠道钙、磷吸收；③甲状旁腺素水平升高使骨磷释放增加；④应用促红素治疗则进一步减少磷的清除，加重高磷血症。高磷血症是肾性骨病的重要原因之一。高血磷对机体的危害：低钙血症、继发性甲状旁腺功能亢进、降低钙三醇水平、骨骼外软组织钙化、血流动力学紊乱、血管与冠状动脉钙化、心肌钙化、心瓣膜钙化及死亡危险性增加。其机制是增加大动脉中层厚度，增加心搏出指数和心率；增加收缩压，降低舒张压，增加脉压；心血管钙化：冠状动脉钙化致心肌缺血和梗死；瓣膜钙化导致瓣膜功能不全和充血性心力衰竭；心肌钙化导致正常传导异常、心律失常及猝死。

四、实验室和影像学检查

1. 血红蛋白常<110 g/L，血肌酐正常或>136 μmol/L，尿素>7.0 mmol/L，肾小球滤过率正常或降低，高钾（>5.5 mmol/L）或低钾（<3.5 mmol/L）、低钙（<2.2 mmol/L）、高磷（>1.6 mmol/L），血尿酸正常或升高，血 pH 值正常或<7.35，碳酸氢根浓度<22 mmol/L，阴离子间隙正常或>12 mmol/L，血甲状旁腺素升高。因肾衰竭的病因不同，可有原发病本身的各种化验异常，如：抗核抗体阳性、高血糖、糖化血红蛋白升高、抗粒细胞胞质抗体阳性、补体 C_3 降低，乙型肝炎病毒 DNA 或丙型肝炎病毒 RNA 阳性等。尿常规检查：不同程度的蛋白尿、尿血、葡萄糖尿；尿比重低而固定，禁水 8 h 尿渗透浓度<550 mmol/L。

2. B 型超声检查：①双肾或单肾体积增大，见于先天性成人型多囊肾、骨髓瘤肾病、梗阻性肾病、肾结核、肾肿瘤；②肾衰竭的后期，双肾体积正常，见于糖尿病肾病、高血压良性肾小球硬化症；③双肾或单肾体积缩小，见于各种原因的肾小球肾炎、肾盂肾炎、肾血管病变等。

五、诊断、分期和鉴别诊断

1. 诊断

有肾脏病病史,夜尿增多,不同程度的贫血,血肌酐和尿素升高,伴或不伴有代谢性酸中毒或水、电解质平衡紊乱,除外急性肾衰竭即可诊断 CRF。

2. 慢性肾衰竭的分期

2002 年 K/DOQI 标准:①肾脏损害(异常的病理改变;出现肾脏损害的标志,包括血或尿成分的异常,以及影像学检查的异常)伴有或不伴有肾小球滤过率(GFR)的下降≥3 个月;②GFR<60 mL/min(1.73 m²)≥3 个月,伴有或不伴有肾脏的损害。根据 GFR 的改变将慢性肾脏病分 5 期:肾脏损害伴 GFR≥(90、60~89、30~59、15~29、<15 或透析)mL/min,分别为1~5 期。①肾储备能力下降期,也称肾功能不全代偿期,GFR 为 30~60 mL/min;②氮质血症期,也称肾功能不全失代偿期,GFR 25 mL/min 左右;③肾衰竭期,GFR 10~15 mL/min;④尿毒症期,GFR<15 mL/min。两者相比氮质血症期约相当于 K/DOQI 慢性肾脏病分类中的 3 期,肾衰竭期约相当于 4 期,尿毒症期约相当于 5 期。

3. 鉴别诊断

延缓 CRF 进展,不仅要积极控制原发病病情,而且要特别注意及时控制或消除导致 CRF 急剧加重的危险因素,因此鉴别引起 CRF 的病因和诱因对 CRF 的治疗和预后有很重要的意义。

(1)鉴别 CRF 的病因:①原发性肾小球肾炎:不同程度的蛋白尿、尿血、高血压、水肿。肾衰竭的后期,双肾体积缩小。②糖尿病肾病:有糖尿病病史,不同程度的高血糖和(或)糖化血红蛋白升高,不同程度蛋白尿,早期肾功能正常,此时肾活检可以提供确切的诊断依据;后期往往有糖尿病视网膜病变,周围神经病变,神经源性膀胱,糖尿病足,大量蛋白尿、高度水肿、心力衰竭等。③狼疮肾炎:有其他系统和脏器红斑狼疮的症状和体征,血浆中存在多种自身抗体,补体 C3 降低,即使大量蛋白尿,血 IgG 仍正常或升高。④多发性骨髓瘤:与肾功能减退不成比例的贫血(贫血重)、腰痛、蛋白尿、肾功能损伤、血肌酐高,双肾体积正常或增大,骨髓有大量骨髓瘤细胞,骨松质有溶骨性病变。

(2)肾衰竭诱因(CRF 急性加重的因素)鉴别诊断:促进肾功能恶化的因素有原发病病情活动、血容量不足、感染、尿路梗阻、心功能不全、严重的心律失常、肾毒性药物、急性应激状态、高血压(尤其是恶性高血压)、高钙血症等。因患者年龄不同,肾衰竭的诱因不同。老年人因免疫功能差,各脏器功能减退,同时患有多种疾病,用药种类多且时间长,在慢性肾衰竭时,Ccr 降低,清除药物的能力下降,易在体内蓄积,出现毒性反应;故老年患者以严重感染、肾毒性药物(包括造影剂肾损害)、泌尿道梗阻、血容量不足为主。青壮年患者则以原发病病情活动、恶性高血压、急性左心衰为主。

六、治疗

治疗目标:主要是延缓慢性肾衰竭的进展,降低尿毒症的发生率,提高患者的生活质量。

1. 治疗原发病

及时有效地治疗原发病(减少尿蛋白排泄量、调整机体不适当的免疫反应)、控制和祛除诱因是 CRF 治疗的关键。即使已经透析的患者(尤其是狼疮肾炎患者),如能有效控制原发病病情、祛除加重因素,可以提高透析患者的生活质量和存活率,有些患者甚至可以摆脱透析。

2.营养治疗

合理的营养治疗可减轻肾脏负荷、改善症状、延缓病情进展,从而提高生活质量。营养治疗已成为CRF综合治疗中的重要环节之一。营养治疗的目的:降低血尿素氮的潴留;减少或防止机体内蛋白质分解,维持总氮平衡;保证必要的营养,增强抵抗力,减缓病情发展,减少并发症,改善预后。凡CRF患者均应根据残肾功能、代谢水平、肥胖程度和营养状态等,及时制订切实可行的个体化的营养摄入方案。保证足够的能量摄入,以减少蛋白质分解,一般每日摄入量应为126~147 kJ/(kg·d)。

(1)控制体重:因为肥胖和超重明显增加慢性肾脏病的危险,美国体重指数(BMI)与终末期肾病32万余人群的流行病学研究显示:终末期肾病的危险为1.87(95%CI,1.64~2.14);Ⅰ型肥胖者(BMI,30.0~34.9)为3.57(CI,3.05~4.18);Ⅱ型肥胖者(BMI,35.0~39.9)为6.12(CI,4.97~7.54);过度肥胖者(BMI≥40)为7.07(CI,5.37~9.31),高BMI是终末期肾病的一个常见强烈的、潜在可恢复性的危险因素。肥胖和超重者适当减少热量的摄入,增加活动,以控制体重,减轻慢性肾脏病的危险。

(2)低蛋白饮食:限制蛋白质的摄入量,应尽量供给优质蛋白,限制谷类蛋白质,采用麦淀粉(或玉米淀粉)为主食,补充优质蛋白质。每日必须保证充足的能量。高生物价低蛋白饮食:从出现蛋白尿起,蛋白质摄入0.8 g/(kg·d),GFR下降蛋白质摄入0.6 g/(kg·d)。血液透析和腹膜透析治疗的患者,蛋白质摄入量可增加至1.0~1.2 g/(kg·d)。摄入的蛋白质中50%为高生物价蛋白。

(3)低蛋白饮食加酮酸疗法:α酮酸(开同,Ketosteril)4~8片/次,3次/日。低蛋白饮食加酮酸能延缓慢性肾脏病的进展;其利用体内的尿素氮转变成必需氨基酸,减少尿素生成,改善症状且有利于蛋白质合成,故减轻氮质血症,改善代谢性酸中毒;补充机体所必需的氨基酸,改善蛋白质代谢;减轻胰岛素抵抗,改善糖代谢;提高脂酶活性,改善脂质代谢;降低高血磷,改善低血钙,减轻继发性甲旁亢,但要注意部分患者长期使用可致高钙血症(每片开同含钙50 mg),尤其与维生素D合用者,更应注意。

(4)维生素:CRF患者常常因摄入不足、本身代谢的原因和透析时的丢失等,可致水溶性维生素不足。CRF食欲缺乏或透析患者每日应补充:叶酸5 mg;维生素C 100 mg(维生素C的代谢产物为草酸,过多补充可致高草酸血症,加速残肾功能的丧失);维生素B_6 5~10 mg;维生素D的补充根据血钙、血磷和甲状旁腺素浓度调整;一般CRF患者维生素A水平升高,无须补充。

3.高脂血症的治疗

血脂治疗的目标值:总胆固醇(TC)<5.17 mmol/L(<200 mg/dL),低密度脂蛋白-胆固醇(LDL-C)2.59 mmol/L(<100 mg/dL);三酰甘油(TG)<1.69 mmol/L(<150 mg/dL);非(non)HDL-C即TC减去HDL-C,其目标值应小于LDL-C的目标值(<100 mg/dL)和极低密度脂蛋白-胆固醇(VLDL-C)的正常值(<30 mg/dL)之和,即3.36 mmol/L(<130 mg/dL)。降脂治疗可以降低CRF病死率。

治疗性生活方式改变包括:①饮食调整:强调减少饱和脂肪酸摄入,饱和脂肪酸应小于总热量的7%,多聚不饱和脂肪酸达总热量的10%;单体不饱和脂肪酸达总热量的20%;总脂肪占总热量的25%~35%;碳化水合物占总热量的50%~60%。强调摄入减轻脂质代谢紊乱的营养素:纤维20~30 g/d,强调含有5~10 g/d黏性纤维(可溶性纤维),给予2 g/d植物固醇;

积极控制血糖,强调摄入达到或维持标准体重的总热量;②体力活动:一般日常活动,利用计步器达到或维持 10 000 步/天,强调规律的日常活动和活动距离(能力范围内)有计划的体力活动,每周 3～4 次每次 20～30 min 的活动(包括 5 min 的准备活动和放松活动);③重视除 CRF 外导致血脂异常的其他原因,如肥胖、缺乏体力活动、过量饮酒、饮食不当、2 型糖尿病、肾病综合征、药物,特别在肾移植中应用的导致血脂异常的某些免疫抑制药,尤应引起重视。

青少年患者 CRF 血脂异常的治疗:①TG≥5.65 mmol/L(500 mg/dL);②LDL-C≥3.36 mmol/L(130 mg/dL)应考虑给予治疗,并将 LDL-C 降至 <3.36 mmol/L(<130 mg/dL);③TG≥2.26 mmol/L(200 mg/dL),non-HDL-C≥4.41 mmol/L(160 mg/dL),应考虑治疗,并 non-HDL-C 降至 <4.41 mmol/L(160 mg/dL);④药物治疗应取慎重态度。目前尚缺乏贝特类和烟酸类在青少年中应用的研究,故不推荐常规应用。唯一获得美国食品药物管理局(FDA)批准用于儿童和青少年的他汀类药物为阿托伐他汀(立普妥)。胆酸螯合剂的考来烯胺亦获 FDA 批准应用,但该类药物可使 TG 升高,故 TG≥2.26 mmol/L(200 mg/dL)者应慎用;TG≥5.65 mmol/L(500 mg/dL)者禁用。他汀类药物推荐剂量:阿托伐他汀、氟伐他汀、洛伐他汀、普伐他汀或辛伐他汀联用环孢霉素时每日最大剂量 40 mg;GFR<30 mL/min 或透析时每日最大剂量 40 mg;GFR≥30 mL/min 时日最大剂量(普伐他汀 40 mg)80 mg。肾功能减退患者贝特类药物(苯扎贝特,氯贝丁酯,吉非贝齐,环丙贝特,非诺贝特)的最大剂量吉非贝齐 600 mg,2 次/d(肾功能减退不必调整剂量);其他贝特类药物在 GFR 低于 15 mL/min 患者避免应用。肾功能减退者:避免应用环丙贝特;其余贝特类药物减量应用。

4.高血压治疗

有效地控制血压(尤其是伴蛋白尿的高血压患者)可以延缓 CRF 的进展,减少心力衰竭和脑血管意外的发生率和病死率。目标血压:慢性肾病血压应 <17.3/10.7 kPa(130/80 mmHg),如果尿蛋白>1 g/d 血压应 <16.5/10.0 kPa(125/75 mmHg)。但并非降得越低越好,非糖尿病肾脏病收缩期血压在 14.7～17.1 kPa(110～129 mmHg)对尿蛋白排泄大于 1 g/d 的患者延缓肾衰竭是有益的,低于 14.7 kPa(110 mmHg)加速肾脏病进展。长期高血压或恶性高血压患者降压速度不易过快,否则,可致肾血流量下降、肾功能急剧恶化。首先调整生活习惯:低钠饮食、戒烟、节制饮酒、正确对待环境压力、保持正常心态,对抗高血压药物治疗的顺从性极为重要。尿毒症接受透析的患者首先要调整水摄入量,达到理想干体重。通过饮食不能解决水、钠平衡则加用利尿药,无效时加用降压药。CRF 患者理想的降压药应该是:①对肾脏的毒副作用小,降低血压的同时不影响肾血流灌注;②对左心室肥大有重塑或抑制恶化的作用;③延缓肾功能恶化。

七、护理

1.合理膳食,维持足够营养

制订合理的饮食计划可维持较好的营养状态,也可以缓解尿毒症症状,缓解残余肾单位破坏的速度,故应尽早加强饮食管理,以改善患者生命质量。

(1)蛋白质代谢产物潴留可引起血尿素氮升高,故应尽早采用优质低蛋白饮食。控制蛋白质摄入量还有利于降低血磷和减轻酸中毒,要求 60% 以上的蛋白质必须是富含人体必需氨基酸的动物蛋白(即高生物效价优质蛋白),如瘦肉、鸡蛋和牛奶等。尽可能少食富含植物蛋白的物质,如花生、黄豆及其制品等。为了限制植物蛋白摄入,可部分采用麦淀粉(面粉中提去蛋白质的制品)为主食,以代替大米、面粉。在低蛋白饮食中要保证足够热量的供给,高热量饮食可使低蛋白饮食的氮得到充分利用,减少自体蛋白质分解。热量每日约需 125.5 kJ/kg,糖占总热量的 2/3,其余由脂肪(植物油)供给。消瘦或肥胖者宜酌情加减。对伴有高分解代谢或长期热量摄入不足的患者,需经胃肠道外补充热量。

(2)饮食宜清淡、易消化,食物应富含 B 族维生素、维生素 C、叶酸和钙质等,以满足机体需要,并注意烹调艺术,增加患者食欲。

(3)对恶心、呕吐患者应指导其学会自我护理方法:①恶心时张口呼吸,以减轻恶心感受;②宜少量多餐,晚间睡前饮水 1~2 次,以免夜间脱水使血尿素氮相对增高,而致早晨醒后发生恶心、呕吐;③保持口腔清洁,每日早晚刷牙,饭后漱口,避免异味刺激。

2.调整水、盐摄入,维持体内平衡

(1)水的摄入:随着肾功能恶化,肾衰竭患者对水的调节能力差,易出现失水或水潴留,应根据出入液量平衡的原则,调整液体的摄取量。①对失水者应注意补充液体量,但不宜过多过快,液体入量为不显性失水每天 500~600 mL,再加上前一天尿量的总和;②每天尿量在 1 000 mL 以上而又无水肿者,可不限制饮水量;③有严重高血压、少尿、水肿、心力衰竭者,应严格控制饮水量和输液量,准确记录 24 h 出入量,在患者行动方便时,按时测量体重,以观察水肿和尿量情况,作为摄入依据。

(2)钠、钾平衡:肾衰竭患者由于贮钠功能减退,可有钠缺乏倾向,长期应用利尿剂以及呕吐、腹泻致脱水时,常伴有低钠血症。因此饮食中不宜过严限制钠盐,每天可给食盐 4~6 g;有水肿、高血压和少尿时,则应限制钠盐摄入,可根据体重、血压、尿量、血清钠等指标,结合病情调整钠的摄入。多尿或排钾利尿剂的使用致低血钾时,可增加含钾量高的食品,或谨慎补充钾盐;无尿时,可引起高钾血症,重度酸中毒、发热、钾摄入过多以及螺内酯、氨苯喋啶、血管紧张素转换酶抑制剂、β阻滞剂、非甾体抗炎药、含钾药物等均可加重高钾血症,应首先去除引起高血钾的原因,停止使用含钾药物和限制从饮食摄入钾。如果血钾>6.5 mmol/L,出现心电图高钾表现,必须配合医生紧急处理:①10%葡萄糖酸钙 20 mL,缓慢静脉注射;②5%碳酸氢钠 100 mL 静脉推注,5 min 注射完;③静脉注射 25%~50%葡萄糖 50~100 mL,同时皮下注射胰岛素 6~12 U。

(3)纠正酸中毒:慢性肾衰竭时,可出现不同程度的酸中毒。注意神志和呼吸的变化,若出现深大呼吸伴嗜睡,提示代谢性酸中毒,应及时与医师联系做必要处理。轻度酸中毒不必特殊处理,二氧化碳结合力在 20~13.5 mmol/L 时,可按医嘱给予口服碳酸氢钠。二氧化碳结合力低于 13.5 mmol/L 时,应静脉滴注碳酸氢钠,并严密观察呼吸深度、频率、节律以及神志变化,做好详细记录。酸中毒纠正时,须注意观察有无手足搐搦等低钙血症的表现。若并发手足抽搐,可给予 10%葡萄糖酸钙 10 mL 缓慢静脉注射。

3.注意劳逸结合,改善活动耐力

(1)对能起床活动的患者鼓励其进行适当活动,如室内散步、在力所能及的情况下进行生活自理等。但应避免劳累和受凉。活动时以不出现心慌、气喘、疲乏为宜,要有护理人员或家属陪伴、协助活动,一旦有不适应暂停活动,卧床休息。

(2)对贫血严重者应卧床休息。告诉患者起坐、下床时动作均宜缓慢,以免发生头晕,并给予必要的协助。可遵医嘱输注新鲜血液,改善组织供氧,提高活动的耐力。有出血倾向者活动时应注意安全,选择适当的活动内容,防止皮肤黏膜受损。

(3)严密监测患者血压、心律和神志变化,发现有血压显著升高、心功能不全或头痛、头晕,应指导患者卧床休息,做心电监护,并及时与医师联系做必要处理,待病情稳定后再下床活动。

(4)对长期卧床患者应指导或帮助其进行适当的床上活动,如屈伸肢体、按摩四肢肌肉等;指导其家属定时为患者进行被动的肢体活动,避免发生静脉血栓或肌肉萎缩。

(5)加强皮肤护理。因尿素霜沉积对皮肤刺激,患者常有瘙痒不适,且抓破皮肤后易感染;患者也可瘙痒难熬,影响睡眠和休息,心情烦躁不安。所以应保持皮肤清洁,勤用温水洗皮肤,勤换衣裤,床被、床垫应平整、柔软。忌用肥皂和酒精擦身。有严重水肿的患者,尤要保护好皮肤,可按水肿护理的要求进行。

4.给予心理支持,增强治疗信心

慢性肾衰竭患者因病情迁延难治,症状日益加重,大部分存在抑郁和悲观心理,对治疗失去信心。护士应给予理解和同情,处处关心体贴患者,尽可能减轻患者的思想苦闷。

(1)用通俗易懂的语言向患者和家属耐心解释病情和治疗措施,鼓励患者正确对待疾病,提高治疗信心,积极参与治疗和护理。

(2)指导家庭成员参与患者的护理,给患者以感情支持,使患者感受到温暖和关怀,保持稳定积极的情绪状态。

5.加强病情观察,预防严重并发症发生

(1)预防感染:慢性肾衰竭患者由于抵抗力很差,极易继发感染,多见的是呼吸道和尿路感染,其次是皮肤和消化道感染。因为患者反应差,发生感染后常无高热等表现,而感染的存在可加重病情,常是导致死亡的原因,故对预防感染应予以重视。应注意保暖和室内清洁消毒,减少探视,避免与呼吸道感染者接触,注意观察有无体温变化、咳嗽、咳痰、尿路刺激征和尿液改变等感染征象。一有发现,及时按医嘱积极控制。

(2)预防心脏继续受损:由于长期高血压、动脉硬化、贫血、电解质紊乱以及继发性甲状旁腺激素升高,心肌发生转移性钙化,使心肌受到损害,易继发心脏扩大、心律失常性心功能不全。在积极治疗高血压与贫血的基础上,应注意减轻患者心脏负担,给予适量吸氧,按医嘱应用心肌营养药物,密切观察心率、心律、血压和心功能的变化,当有早期异常征兆出现时,应及时与医师联系,做出必要处理,以免发展为严重心律失常和急性肺水肿。

6.降低血尿素氮的治疗及护理

(1)必需氨基酸疗法:肾衰竭患者由于严格限制蛋白摄入,易发生营养不良。低蛋白饮食加必需氨基酸疗法或与 α-酮酸混合制剂疗法,可使患者长期维持较好营养状态,并降低血尿素氮,减慢肾功能恶化过程。必需氨基酸有口服和静脉滴注剂,能口服者以口服为佳,静滴应缓慢,滴速过快可引起恶心、呕吐、头晕和发热等不良反应,严重酸中毒者不能使用。

(2)胃肠吸附疗法:口服氧化淀粉可从肠腔吸附氨和氮质,使其从粪便中排出,降低血尿素氮。服药后可有头晕、恶心、腹泻等副作用,应观察患者能否耐受。

(3)透析疗法:透析疗法是一种部分替代失去的肾脏功能,以缓解病情,维持生命的治疗方法。透析疗法能清除血液中某些代谢产物、有毒物质、多余的水分,纠正电解质和酸碱平衡紊乱。当患者开始出现尿毒症的症状,经中西医结合治疗无效时,便应透析治疗。

(4)肾移植:将同种异体的健康肾脏移植给尿毒症患者是一种理想的治疗方法。主要适用于终末期尿毒症,年龄在 50 岁以下,主要器官无重要病变,亦无对使用激素和免疫抑制剂有禁忌的患者。

7.健康指导

(1)向患者介绍慢性肾衰竭的基本知识,使其明确本病虽然预后较差,但只要坚持树立信心,坚持医疗方案的要求,消除或避免加重病情的各种因素,是可以延缓病情进展,提高生命质量。

(2)向患者介绍饮食治疗的意义,让患者和家属懂得合适的饮食治疗方案,是治疗慢性肾衰竭的重要措施。教会制订及选用优质低蛋白、低磷、高热量食谱的方法。

(3)指导患者及家属在家时的护理措施,如休息和饮食、活动量和方法、控制出入量平衡、监测血压,长期卧床时被动运动的方法等。

(4)指导患者合理、准确用药,让患者了解药物毒副作用。

(5)讲解防寒保暖、避免过劳的重要性,增强患者自我保健意识,预防感染,注意个人卫生,避免各种应激因素的发生,特别是警惕高血钾、脱水的发生。

(6)讲解需要定期复查的必要性,让患者定期门诊随访。

第二章 内分泌科疾病

第一节 下丘脑综合征

一、概述

(一)定义

下丘脑综合征系因先天缺陷、感染、外伤、占位病变、血管疾患、放射治疗等原因累及下丘脑区域,引起内分泌紊乱,并有精神异常,下丘脑自主神经中枢调节障碍,如体征改变、食欲异常、尿崩症等症状。

(二)生理

下丘脑位于间脑的最下部,其大致的范围是前方为终板,后方有乳头体,侧方与内囊相邻,上方为第三脑室,下方与垂体柄相连,其对垂体进行调节的主要部位是正中隆起。下丘脑是神经系统的重要部分,有许多神经细胞的集团及神经核团,具神经细胞特征,又是有决定意义的内分泌中枢,有分泌多种肽类激素的神经内分泌细胞,其分泌的激素经垂体门脉系统进入垂体前叶,刺激或抑制垂体前叶的功能。下丘脑最前部视上区有视上核和室旁核分泌血管加压素(AVP)和催产素,以神经分泌颗粒的形式沿神经轴突向下移行,直接进入垂体后叶贮存,根据需要向血循环释放。下丘脑还是一个自主神经中枢,通过自主神经系统对机体进行调节。下丘脑对体温、睡眠、食欲等均发生影响。此外,下丘脑还与大脑边缘系统、脑干网状结构共同参与学习、性行为等行动,以及情感、记忆等精神活动。

下丘脑通过垂体前叶激素调控靶腺肾上腺皮质、性腺和甲状腺激素的合成与分泌,靶腺激素及多种代谢产物反馈影响下丘脑激素的分泌。下丘脑激素由下丘脑的神经核所合成,经轴索被运送到正中隆起毛细血管周围的神经末梢中保存,在必要时释放出来,这些激素包括:①促甲状腺激素释放激素(TRH)刺激促甲状腺素(TSH)分泌,大剂量的 TRH 也刺激泌乳素(PRL)和生长激素(GH)分泌;②促性腺激素释放激素(GnRH)的分泌为脉冲式的,在男性受睾酮的反馈抑制,在女性依雌激素、孕激素的量、作用时间及激素作用前的环境影响呈正反两方面调节,因此其刺激黄体生成素(LH)和滤泡刺激素(FSH)分泌与性腺活动、性功能明显相关;③生长抑素(SS)又称生长激素释放抑制激素(GHIH),SS 不仅抑制 TSH、GH 的分泌,还抑制胰岛素、胰高糖素、胃泌素、胰泌素等各种激素的分泌,在体内作用广泛,也由胰腺 D 细胞及胃肠黏膜内分泌细胞、甲状腺 C 细胞分泌;④生长激素释放激素(GRH)刺激 GH 分泌,与SS 共同调节 GH 的分泌;⑤促肾上腺皮质激素释放激素(CRH)刺激垂体前叶 ACTH 的分泌,CRH 分泌的调节受应激、昼夜节律的影响及皮质醇的反馈抑制;⑥泌乳素释放因子(PRF)及抑制因子(PIF),目前认为,PIF 和 PRF 不是一种物质,而是具有使 PRL 释放的一类物质的总称,正常情况下,以 PIF 的抑制影响为主,多巴胺是典型的 PIF。

下丘脑除分泌下丘脑激素外,还存在各种高浓度的神经肽、单胺类物质及氨基酸,如脑啡肽、β-内腓肽、铃蟾肽(蛙皮素)及 5-羟色胺等对其释放及抑制激素的分泌进行调节。

(三)病因

1.肿瘤

肿瘤是最常见的致病原因,包括颅咽管瘤、松果体瘤、视神经胶质瘤、畸胎瘤、脑膜瘤等。

2.浸润性疾病

白血病、结节病或嗜酸性肉芽肿。

3.炎症

炎症包括结核性、细菌性、病毒性脑膜炎、脑炎。

4.外伤

颅脑损伤、手术使垂体柄断裂等。

5.先天性损害

如 Kallmann's 综合征、Laurence-Moon-Biedl 综合征等。

二、诊断

(一)临床表现

1.内分泌功能障碍

因下丘脑释放或抑制激素分泌紊乱,造成垂体前叶功能紊乱,出现相应靶腺激素分泌过量或不足,可为一种或多种功能受累,临床上出现一种或多种内分泌腺功能亢进或功能不足的表现,如溢乳、闭经、性欲减退、阳痿、怕冷、少汗、脱发、黏液性水肿,无力、多饮、多尿,肥胖、消瘦等。儿童患者可有与成人不同的表现,儿童下丘脑肿瘤可有生长停滞,如松果体瘤还可引起性早熟。

2.精神神经症状

可有意识、情感和行为异常。下丘脑病变引起的意识障碍,可以从嗜睡到昏睡,还可出现无动无言症。可有精神变态,性格异常,过度兴奋,易激动、喜怒失常等。下丘脑自主神经性癫痫发作时,有频脉、颜面潮红、高血压、唾液分泌、出汗、体温异常,也可出现脑电波异常。下丘脑病变还可引起记忆力低下,定向障碍。

3.睡眠异常

嗜睡,少数表现为严重失眠。

4.食欲异常

多因病变累及下丘脑腹内侧核饱感中枢,多食而引起肥胖,肥胖略呈向心性,不仅有脂肪细胞的肥大,脂肪细胞的增生亦较明显;病变累及腹外侧核摄食中枢时表现为厌食、消瘦,此种情况为双侧受累,病变严重,多不能存活。

5.体温调节障碍

下丘脑引起的体温异常可分为以下几种。

(1)持续性低体温:多由下丘脑前部受损引起,可为伴垂体前叶功能低下,也可由产热机制或温度设定点发生变化引起。

(2)发作性低体温:低体温在一定的时间间隔内出现,多由肿瘤引起。

(3)持续性高体温:持续发热,可高热,一般退热药无效。

(4)发作性高体温:可有体温颠倒,如上午体温高过下午。在急性创伤、出血、颅脑手术如无感染等原因,发热持续超过 2 周应怀疑下丘脑受损。

(5)体温变化:指体温随外界温度 1 ℃以上变化而变化,有如冷血动物的变温症(poikilothermia),天冷时表现为体温低,少数天热时体温又升高,多由下丘脑后部体温调节中枢受损引起,是最常见的体温异常。

6.出汗异常

多汗或无汗。

7.尿崩症

尿崩症是下丘脑综合征常有的临床表现,视上核及室旁核受损,不能分泌 AVP,以致尿液不能浓缩,多尿,尿比重持续在 1.001~1.005,致血渗透压增高、烦渴、多饮,直至使血渗透压维持在正常高限或略高为止。若伴有意识障碍或中枢渴感障碍时可发生严重脱水,危及生命。

8.占位病变引起的颅内压高表现

头痛、呕吐、视野缩小及视力减退,严重者可引起失明。下丘脑病变损害部位与临床表现,可参考如下。

(1)视前区受损:可出现自主神经功能障碍。

(2)下丘脑前部视前区受损:高烧。

(3)下丘脑前部受损:摄食障碍。

(4)下丘脑前部、视上核、室旁核受损:中枢性特发性高钠血症,尿崩症,异常抗利尿激素综合征。

(5)下丘脑腹内侧延向正中隆起受损:性功能低下,ACTH、GH 和 PRL 分泌异常,尿崩症等。

(6)下丘脑中部外位区受损:厌食、体重丢失。

(7)下丘脑腹内侧区受损:贪食、肥胖、性格改变。

(8)下丘脑后部受损:意识改变、嗜睡、运动功能减退、低温。

(9)乳头体、第三脑室壁受损:精神错乱、严重记忆障碍。

(二)检查

1.必要检查

(1)体温的测定:监测体温的变化,有无体温调节障碍。

(2)尿液的检测:尿量、尿比重及渗透压等。

(3)垂体激素测定:包括 ACTH、TSH、GnRH(LH 或 FSH)以及 GH 和 PRL,因为下丘脑激素对 PRL 作用主要是通过 PIF,所以下丘脑损伤可致高泌乳素血症。

(4)相应靶腺激素及其代谢产物的测定:包括甲状腺(T_3、T_4)、性腺(雌激素、睾酮)和肾上腺皮质激素(血尿皮质醇及尿 17-羟类固醇)的测定,血皮质醇因有昼夜节律变化,基础值测定有时不可靠,但尿游离皮质醇的测定可消除瞬时分泌变化,更有意义。

(5)下丘脑激素的测定:主要是 AVP 的测定,其他下丘脑激素测定尚未能用于临床,用血中基础 AVP 浓度增高或降低来判断 ADH 的分泌状态时,受诸多因素的影响,因此应在禁水试验后测定 AVP。正常人禁水可刺激 ADH 分泌。中枢性尿崩症 AVP 缺乏,禁水刺激亦不能使 AVP 分泌增加。

(6)下丘脑激素兴奋试验:目前已合成的有四种下丘脑激素,TRH、GnRH、CRH 和 GH-RH,用于做兴奋试验判断下丘脑、垂体功能。注射下丘脑激素后检测垂体激素的分泌情况可判断病变在垂体本身或下丘脑。如病变部位在垂体,注射释放激素后靶腺激素水平不升高,而下丘脑疾病靶腺激素水平可明显提高,但较正常人分泌高峰出现晚,呈迟发反应。应注意的是,慢性下丘脑疾病由于长期释放激素缺乏,一次刺激可能不发生反应,连续3~5次后即可有迟发反应出现。

2.其他检查

(1)克罗米酚(Clomiphene)试验:克罗米酚为抗雌激素药,阻断雌激素受体,引起功能性雌激素缺乏,从而使 GnRH 释放。方法为:克罗米酚 50~150 mg 连续 5~7 d 用药(月经期时可在月经第 5 d 开始应用),用药前及 7~10 d 每天抽血测 LH、FSH。正常成年男性或女性 LH、FSH 刺激后第 2 d 开始上升,第 5~7 d 达高峰,LH 比基础值升高 2~4 倍,FSH 升高 1.5~2 倍,女性 12 d 后月经来潮,通过基础体温测定可知有无排卵。下丘脑疾病时,克罗米酚试验无反应,随着 LHRH 兴奋试验的应用,克罗米酚试验应用已减少。

(2)影像学检查:主要是脑中部位 X 线片,颅咽管瘤、松果体瘤有钙化影,CT 扫描,核磁共振对诊断有意义,可助确定肿瘤及其扩展情况。必要时可做脑血管造影。

(三)鉴别诊断

1.垂体原发疾病

不具有下丘脑自主神经紊乱的症状,没有睡眠、食欲和体温的特殊异常,多无尿崩症。

2.下丘脑功能性紊乱

精神创伤、环境变迁时也可伴厌食消瘦及垂体前叶功能减退的表现,如性腺功能的障碍,闭经、阳痿等,但无器质性损害,改变环境等可使其恢复。下丘脑急性功能紊乱见于低温、麻醉、烧伤、创伤、脓毒血症等紧急应激状态时,此时常伴高血糖,应激过后可恢复。

3.神经衰弱

患者可有睡眠障碍,消瘦等表现,但无激素水平的改变。

三、治疗

1.药物治疗

(1)激素替代治疗:主要是对垂体功能减退的激素替代治疗。如对生长停滞、缺乏生长激素者予以生长激素替代治疗,应用人工合成的抗利尿激素治疗中枢性尿崩症,部分尿崩症者可采用非激素类药物如氢氯噻嗪,靶腺激素如皮质激素,甲状腺激素替代治疗。性激素的替代治疗时男性用性激素丙酸睾酮,女性可做人工周期,以改善性功能,维持第二特征,如欲生育须加用绒毛膜促性腺激素或克罗米酚,刺激 LH 促进排卵。

(2)应用神经递质类药物:下丘脑激素的作用是通过神经传导的,凡影响神经递质 5-羟色胺或多巴胺的药物对本病有明显作用。

(3)其他药物:对肿瘤占位引起颅内压增高者,可予降压及对症治疗。

2.非药物治疗

去除病因也是重要治疗之一,部分下丘脑综合征,并无器质性损害,而是精神因素引起的功能性异常,因此需改善环境,消除抑制或紧张因素等。若是服用大量氯丙嗪等药引起者,首先停药,症状可得到恢复。

3.手术治疗或放射治疗

肿瘤引起者应尽早手术切除,不能根治的肿瘤且伴有颅内压高者可行减压术,减轻症状,颅咽管瘤常不能完全切除,单纯手术复发率高达80%,术后辅以放射治疗可使复发率减少至20%左右。生殖细胞瘤对放疗敏感,可取得较好效果。

四、预后及预防

肿瘤引起者预后欠佳。伴垂体前叶功能明显减退者,遇有感染等应激状态时易发生危象,应坚持激素长期替代治疗。有尿崩症表现者如有渴感中枢障碍则易发生脱水危及生命。日常生活中应避免长期大量服用氯丙嗪、口服避孕药及利血平,并注意改善生活环境,消除抑制或紧张因素等。

第二节 尿崩症

一、概述

(一)定义

尿崩症是由于下丘脑-垂体后叶功能低下,抗利尿激素(即精氨酸加压素,AVP)缺乏,肾小管重吸收水的功能障碍,尿液不能浓缩,从而引起以多尿、烦渴、多饮与低比重尿为主要特征的一种疾病。为区别于肾性尿崩症又称为中枢性尿崩症。

(二)病因

AVP主要是在下丘脑视上核,其次是室旁核神经细胞中合成,以囊泡形式经神经细胞轴索传输,通过垂体柄到达垂体后叶贮存,需要时释放至血循环。转运过程中,裂解酶将AVP前体分解成AVP、血管加压素神经腓肽即运载蛋白和血管加压素糖蛋白。

视上核和室旁核细胞是下丘脑神经内分泌细胞,既有分泌激素的能力,又有传导神经冲动的作用。在血浆渗透压升高等刺激下,神经冲动沿下丘脑-垂体束传导到神经垂体的神经末梢,使末梢的分泌囊泡以胞吐方式将包括AVP在内的上述三种物质释放入血。凡是能够引起这些神经细胞和转运途中解剖结构损毁的因素都能引起血管加压素分泌不足以致缺乏,产生中枢性、神经源性或血管加压素依赖型尿崩症。尿崩症可发生于任何年龄,但以青年为多见。

按病因常可分为原发性尿崩症和继发性尿崩症两类。

1. 原发性尿崩症

临床上无明显诱因可找到,因此又称为特发性,部分患者尸解时发现下丘脑视上核与室旁核神经细胞明显减少或几乎消失,这种退行性病变的原因未明。某些特发性尿崩症具有家族遗传基础,为常染色体显性遗传,伴有视上核神经细胞的显著减少,仅占1%左右。患儿出生半年后尿量开始增多,以后逐渐加重,随着年龄的增加从童年部分性尿崩症发展到成年后的完全性尿崩症。原发性尿崩症可能是基因突变所致。

2. 继发性尿崩症

继发性尿崩症大多为下丘脑-神经垂体部位的病变所引起,这些病变主要为肿瘤(颅咽管瘤、松果体瘤、转移性肿瘤),其次为手术(垂体切除)、颅脑损伤等。其他如脑部感染(脑炎、脑膜炎)、白血病、组织细胞增多症 X 或其他肉芽肿病变、席汉综合征、动脉瘤和冠脉搭桥术等血管疾患。

此外,根据 AVP 缺乏的程度,可分为完全性尿崩症和部分性尿崩症。前者 AVP 完全或重度缺乏,禁水后尿渗透压不能超过水渗透压,后者缺乏程度较轻,体内尚有一定量的 AVP 分泌,禁水后尿渗透压可超过血浆渗透压。

根据病变的损伤部位,可分为永久性尿崩症和暂时性尿崩症,前者病变部位在下丘脑正中隆突以上,后者病变部位在正中隆突以下的垂体柄至神经垂体。

(三)病理生理

1.AVP 的生理作用

(1)调节水代谢:是 AVP 的主要生理作用,可促进肾集合管和远曲小管后段对水分子的重吸收,使肾小管的管腔液水分通过远曲小管后段和集合管的细胞进入肾髓质间隙,而不影响溶质的排出,从而保留水分,浓缩液体成为高渗。其机制为 AVP 与远曲小管和集合管细胞膜上的 V_2 受体结合而激活腺苷酸环化酶,使 cAMP 增多,激活蛋白激酶,引起管腔侧细胞膜蛋白的磷酸化,改变了细胞膜的构型,管腔膜对水的通透性增加,促进水的重吸收,近年研究发现,AVP 的抗利尿作用是集合管上皮内的 AQP-Ⅱ 蛋白介导的。

(2)其他作用:高浓度的 AVP 能引起血管收缩,使血压升高,这可能是对严重低血压、低血容量的反应,此外,还可促进肝糖原分解及 ACTH 释放等作用。

2.AVP 释放的控制调节

(1)血浆渗透压:血浆渗透压是生理情况下 AVP 释放分泌调节的最主要原因,其中血 Na^+ 水平又起主要作用。当细胞外液的 Na^+ 浓度渐渐增加,渗透压增高时,细胞内液的水会向细胞外移动以维持细胞内、外液渗透平衡;细胞内失水会使下丘脑视上核细胞及其附近的渗透压感受器细胞与全身所有细胞一样体积变小皱缩,刺激 AVP 释放,并增强 AVP 的产生,试验证实,AVP 释放的血浆渗透压阈值是 287 mmol/L,所以当血浆渗透压达 287 mmol/L 以上时,AVP 释放明显增多,以保留水分。反之若细胞外液渗透压下降,则抑制 AVP 的释放。这种反馈机制保证了血浆渗透压的稳定。

(2)血容量及血压调节:在左、右心房及腔静脉、肺静脉有血容量感受器。血容量减少造成静脉回流减少,由于降低了从左心房等处到下丘脑的张力性抑制的神经冲动,刺激 AVP 释放以减少尿量。

血压过低时,颈动脉和主动脉处的压力感受器被激活引起 AVP 释放。这是最强有力的刺激,可引起显著的血管收缩而起到恢复血压的作用。

(3)神经调节和其他:许多在下丘脑的神经递质和神经肽可调节 AVP 的分泌。乙酰胆碱、组织胺、缓激肽等均可能刺激 AVP 释放,尤其是血管紧张素Ⅱ,在刺激 AVP 释放和激发饮水上有重要作用。糖皮质激素与 AVP 对水的排出有拮抗性影响,皮质醇增高 AVP 的释放渗透阈值。

3.尿渗透压

正常肾小球的滤过量为 100～125 mL/min,即每分钟从肾小球滤出的原尿是 100～125 mL,原尿经过肾小管和集合管后 99% 的水被重吸收,仅有约 1% 的水分以尿的形式排出。正常人一般每天尿量 1 500～2 500 mL,平均尿渗透压 600 mmol/L,为血浆渗透压的 2 倍。食物经胃肠道消化吸收后的机体所需要的物质,机体各器官细胞新陈代谢产生的废弃物以及各种途径进入体内的药物,首先都要进入血循环,这些都是溶质,能使血浆渗透压升高,为维持正常血浆渗透压,过多的溶质和代谢产物需排出体外,经肾脏随尿液排出是人体最重要的途径,尿液中的溶质成分主要是 Na^+、Cl^-、K^+、Ca^{2+}、氨、尿素、肌酐等,以及进入人体内的药物、毒物,肾浓缩尿的能力越强,排出这些溶质所需水分越少,因此尿液的渗透压可在很大范围内波动。

4.病理生理改变

尿崩症患者当脱水导致血容量减少,血浆渗透压增高时,由于 AVP 分泌无法增加,尿量不能减少,导致体液丢失;同时由于细胞外液渗透压增加(细胞脱水)和血容量过少(细胞外脱水),引起口干刺激口腔内的感觉神经末梢、神经冲动波传递到下丘脑口渴中枢及大脑皮层使饮水增加,使脱水不至于进一步加重。但渴觉消失的患者或因其他原因不能主动饮水者,则可出现高渗症状。

二、诊断

(一)临床表现

1.症状

(1)多饮、多尿为本病的主要症状。24 h 尿量可多达 5～10 L,尿色淡如清水,日夜尿量相仿,不论白天与晚上,每 30～60 min 需排尿和饮水,每天尿量十分固定,不受进食、活动等影响。患者常诉口干舌燥,口腔灼热感,喜饮冷水。一般起病较急,如继发于颅脑手术或颅底骨折所致下丘脑垂体柄损伤者常能说出几小时内出现症状,即使是特发性者也可在几天内出现多尿症状。手术或损伤后发生的继发性尿崩症可有以下不同的临床经过。①损伤后 1～4 d 出现多尿,此后持续终生。②初期可有轻微的多尿,而后 4～7 d 尿量逐渐减少至正常以后不再复发。③中期多尿,中间期仅有几天尿量正常,然后出现永久性多尿,可能的机制是损伤早期由于神经垂体损伤或水肿所致的一过性 AVP 分泌障碍,中间期神经细胞变性坏死释放出细胞内贮存的 AVP,后期则是神经细胞坏死崩解,残存的神经细胞不能产生最低需要量的 AVP。

(2)由于明显渴感而不能进固体食物,热量营养摄入不足,加之大量排尿营养物质随之流失,故多消瘦,体力下降。

(3)因多饮多尿症状彻夜持续,患者睡眠质量很差,故精神萎靡不振,工作学习受到影响,但智力无明显下降。

(4)体内细胞内外液缺乏致肠道内缺水,导致便秘。

(5)继发性尿崩症患者,当病变累及下丘脑口渴中枢时,由于渴感消失,不能及时补充大量水分,出现严重失水,血浆渗透压和血清钠浓度明显升高,出现极度软弱、发热、精神症状,如不及时治疗,病死率高。

(6)继发性中枢性尿崩症的原发病表现。颅内肿瘤时可出现视野缺损,眼球运动障碍和头痛等症状。

肉瘤和肉芽肿等下丘脑疾患时,初期由于高泌乳素血症,可出现泌乳,而当垂体前叶受累出现功能低下时,尿崩症者的尿量可减少,可部分掩盖尿崩症的症状,肿瘤出现在青春期前,可伴有生长发育障碍。

2.体征

查体可见患者营养欠佳,消瘦,皮肤弹性差、口唇干燥,如伴有摄水减少时,可出现血压下降、脉搏微弱、心率增快等循环衰竭的表现。伴颅内肿瘤者可有原发病表现,如视野缺损、眼球运动障碍。

(二)检查

1.必要检查

(1)尿液检查:成人每天尿量在 4 000 mL 以上,儿童在 2 000 mL 以上,昼夜尿量无差异,尿比重低,常在 1.006 以下,尿渗透压可正常(600～800 mmol/L)或在 280 mmol/L 以下,部分性尿崩症患者的尿比重可稍高为 1.010～1.012。

(2)血生化检查:血浆渗透压可正常(280～310 mmol/L)或稍高于正常,自由饮水时血渗透压>310 mmol/L。

(3)内分泌检查:叙述如下。

1)血浆:AVP 的测定基础水平是 0.5～5 pg/mL,中枢性尿崩症时 AVP 水平极低,部分性中枢性尿崩症时,可有一定量分泌,常不易测定,因此临床尚未普遍采用。

2)禁水试验:正常人禁止饮水一定时间后,体内水分减少,血浆渗透压升高,AVP 大量分泌,因而尿量减少,尿液浓缩,尿比重及渗透压升高。尿崩症患者由于 AVP 缺乏,禁水后尿量仍多,尿比重及渗透压仍低。

方法:本试验应在严密观察下进行,禁水前测体重、血压、尿量、尿比重或渗透压及血渗透压。禁水时间为 8～12 h,禁水期间每 2 h 排尿一次,测尿量、尿比重或渗透压,每小时测体重与血压。如患者排尿较多、体重下降 3%～5% 或血压明显下降,应立即停止试验,取血测渗透压,让患者饮水。

结果:①未禁水时,血浆渗透压>310 mmol/L,而尿渗透压<血渗透压,符合尿崩症;若血渗透压<310 mmol/L<尿渗透压<600 mmol/L,继续禁水实验;②正常人禁水后,尿量明显减少,尿比重超过 1.020,尿渗透压超过 800 mmol/L,不出现明显失水。尿崩症患者禁水后尿量仍多,尿比重一般不超过 1.010,尿渗透压不超过血浆渗透压,为完全性尿崩症;部分性尿崩症患者体内尚存一定量 AVP 分泌,但不足以维持正常调节,禁水后尿比重可超过 1.015,但小于 1.020,尿渗透压可超过血浆渗透压,一般小于 600 mmol/L,与正常人相比,仍显不足。本法简易可行,对诊断尿崩症有一定帮助,但禁水后尿的最大浓缩除 AVP 外,还取决于肾髓质高渗状态,所以,据此诊断尿崩症有时不可靠。

注意事项:对于严重的尿崩症患者,禁水可引起血压下降,心率加快,甚至虚脱。试验期间要密切监测血压、脉搏变化,一旦有低血压、心率快,即刻中止试验。

3)禁水-加压素试验:禁水一定时间,当尿浓缩至最大渗透压而不能再上升时,注射 AVP。正常人禁水后体内已有大量 AVP 释放,注射外源性 AVP 后,尿渗透压不再升高,而尿崩症患者体内 AVP 缺乏,注射外源性 AVP 后,尿渗透压进一步升高。

方法:禁水时间视患者病情程度而定,重者数小时即可,轻者需十余小时,当尿渗透压上升到一定水平不再变化,两次尿渗透压差<30 mmol/L 后,取血浆渗透压,然后皮下注射 AVP 5 U,注射后 1 h 测尿渗透压。

结果:禁水后注射 AVP,正常人尿渗透压一般不升高,仅少数人稍升高,但不超过 5%。尿崩症患者禁水后注射 AVP,尿渗透压进一步升高,较注射前至少增加 9% 以上。AVP 缺乏程度越重,反应越好,增加的百分比越多。

注意事项:包括以下几点。①应确认受试者的肾上腺皮质功能是正常的,有未控制的糖尿病、高血钙、低血钾、肾功能异常时,试验结果不可靠。为减少可能存在的试验误差,测血浆渗透压时可同时测血钠。②对冠心病者 AVP 的应用要慎重。③AVP 试验可以皮下注射或口服去氨加压素(DDAVP)替代。④严密监测,避免过度脱水发生危险。

2.其他检查

(1)生化检查:血电解质一般正常,可有血钠稍高,血尿素氮和尿酸水平可因大量排尿而有所降低。

(2)内分泌腺功能检查:甲状腺功能、肾上腺皮质功能、性腺功能可减低。

(3)眼底可异常:视野缩小,偏盲,视盘水肿及动脉硬化。

(4)影像学检查:蝶鞍扩大,鞍上占位病变,钙化阴影,颅内压增高等。

(5)其他:ADH 分泌的刺激试验。

1)高渗盐水试验:正常人静脉滴注高渗盐水后,血浆渗透压升高,AVP 大量释放,尿量明显减少,尿比重增加。尿崩症患者滴注高渗盐水后尿量不减少,尿比重不增加,但注射 AVP 后,尿量明显减少,尿比重明显升高。

方法:静脉点滴 2.5%NaCl 液,0.25 mL/(min·kg),点滴 45 min,点滴开始后每 15 min 留尿一次,滴注完毕后 30 min 仍未出现明显尿量减少时,可予 AVP 5 U 皮下注射,于 15 min 及 30 min 留尿。

结果:正常人输入高渗盐水后,尿量减少 80%,尿渗透压比血渗透压高,血 AVP 上升。尿崩症者,尿渗透压的上升不超过血浆渗透压,予 AVP 后,尿量才减少,比重上升。

注意事项:①高血压、冠心病者禁用;②有水肿性疾患时,有增加体液潴留的可能,要慎用;③应用高渗盐水后血浆渗透压上升不明显,如无心血管疾病,可配制成 5%高渗盐水 0.5 mL/(min·kg),滴注 2 h,或延长滴注时间;④本实验现已少用。

2)烟碱试验:烟碱有直接促进下丘脑-垂体后叶分泌 AVP 的作用。

方法:早晨空腹饮水 20 mL/kg 体重,尽量均匀在 20 min 内饮完。饮水后每 15 min 留尿,如连续两次尿量 5 mL/min 以上,则吸烟者 3 支,不吸烟者 2 支香烟 30 min 内吸完,或静脉注射(5 min)烟碱 1 mg(吸烟者 3 mg)+0.9%的氯化钠溶液 10 mL。

结果:正常人注射后 30 min 内尿量可减少 80%,尿崩症者仍为多尿状态。

注意事项:①烟碱可刺激 ADH 的分泌,作用强,但个体差异大;②有恶心、呕吐、头晕及血压下降等不良反应,现已少用。

(三)鉴别诊断

1.原发性多饮或精神性烦渴

原发性多饮或精神性烦渴主要表现为烦渴、多饮、多尿与低比重尿,与尿崩症非常相似,但 AVP 并不缺乏,主要由于精神因素引起,并伴有其他神经官能症的症状,以女性为多。禁水、加压素试验或高渗盐水试验可使尿量显著减少(每分钟<0.5 mL),尿比重≥1.016,尿渗透压>血浆渗透压 1 倍以上。应注意一部分患者由于长期大量饮水,长期 AVP 分泌释放被抑制的"惰性"以及肾髓质长期处于低渗状态,在禁水试验的短时间内尚未恢复,上述试验结果可类似部分中枢性尿崩症,此时让患者主动限水 2~4 周后,重复试验可得到正确结果。尿崩症患者即使是轻度的水限制,也可引起脱水,如在水限制期间血钠水平上升到正常值上限时,则中止水限制。

2. 肾性尿崩症

肾性尿崩症分原发性肾性尿崩症和继发性肾性尿崩症两种类型。原发性肾性尿崩症为性连锁隐性遗传疾病,其异常基因位于 X 染色体长臂 Xq28 部位,其肾小管对 AVP 不敏感,临床表现与尿崩症极相似。往往出生后即出现症状,多为男孩。继发性肾性尿崩症可因各种原因所致肾小管功能不全引起。禁水和高渗盐水试验均不能使尿量减少,对 AVP 亦无反应,血浆 AVP 水平正常。

3. 糖尿病

糖尿病有三多一少症状,尿糖阳性,血糖高于正常。

4. 高钙性多尿

高钙性多尿见于多发性骨髓瘤、甲状旁腺功能亢进症、结节症、癌肿骨转移、维生素 D 过多引起的血钙过高。禁水和高渗盐水试验尿浓缩功能存在但稍低于正常。血钙上升,尿钙增加及原发病表现可助鉴别。

5. 低血钾性多尿

低血钾性多尿见于失钾性肾病、原发性醛固酮增多症。临床表现多尿、低比重尿、尿浓缩功能低下,但程度不如尿崩症重。肾功能变化、血压增高、血清钾过低,可助诊断。

三、治疗

本病的治疗目的是减少尿量和饮水量,应根据患者的临床表现和试验结果,估计 AVP 合成和分泌释放障碍的情况,选择合适的治疗。如患者已基本不能分泌释放 AVP,即完全性尿崩症,需要激素替代治疗;有残余 AVP 释放的部分性尿崩症,也可用口服非激素类药物治疗;有颅脑手术、外伤和失去意识的患者须注射短时作用的抗利尿剂。

(一)药物治疗

1. 激素替代疗法

(1)去氨加压素(1-去氨基-8-D-精氨酸血管加压素,DDAVP):是目前最好的血管加压素替代药物。较天然的 AVP 抗利尿作用增加 3 倍,且在血内稳定性强,作用可维持 8～20 h,对心血管系统的不良反应几乎为零;不含催产素,孕妇也可使用。使长期用药的不良反应减少。目前有 3 种剂型可供选择。

中枢性尿崩症不适合鼻腔给药或口服给药时使用,剂量需根据患者的尿量和血清钠的浓度来调整。常用静脉注射剂量为成人 1～4 μg(0.25～1 mL),每天 1 次到每天 2 次;1 岁以上儿童 0.4～1 μg(0.1～0.25 mL),每天 1 次到每天 2 次;1 岁以下儿童 0.2～0.4 μg(0.05～0.1 mL),每天 1 次到每天 2 次,当使用滴鼻剂者换用注射剂时,所需的注射剂剂量约为鼻腔给药量的 10%。滴鼻剂或鼻喷雾剂 0.1 mg/mL,10～25 μg,每天 2 次,有鼻炎及过敏性鼻炎者不宜使用。片剂每片 0.1 mg。

近年推广使用 0.1～0.2 mg,每天 3 次口服,口服片在使用、携带、贮存上均较鼻喷雾剂和注射剂方便,长期替代易于为患者接受。DDAVP 的剂量应个体化,因人而异,在用药时最好从小剂量开始,选择最小有效剂量规律用药。DDAVP 的主要不良反应有头痛、恶心、胃痛。使用时应限制饮水,否则会引起水潴留和低血钠,使用中应定期监测血钠和血渗透压,开始1～2 周查一次,以后每 3 个月测定 1 次。

(2)加压素水剂:剂量 5～10 U,作用仅能维持 3～6 h,每天须多次皮下注射,长期应用不便。加压素水剂主要用于脑损伤或手术时出现的尿崩症或试验用药。

(3)赖氨酸加压素:又名尿崩灵,为人工合成粉剂,经鼻黏膜吸入,疗效可维持 3～5 h,每天至少 3 次,长期吸入可发生萎缩性鼻炎,可作为旅游、出差时短期应用。

(4)鞣酸加压素油剂:又名垂体后叶粉,它是加压素的鞣酸盐在花生油中的混悬液,必须深部肌内注射,初次使用应从 0.05～0.1 mL 开始,多数患者一次 0.2～0.3 mL,可维持有效抗利尿时间 4～5 d。增加剂量可延长抗利尿时间至 7～10 d 以上。长期应用 2 年左右可产生抗体而需增加剂量。使用时必须充分摇匀,使瓶底的棕色沉淀物完全分散成混悬液。下一次注射必须在前一次药物的抗利尿作用消失后,否则过量会产生水中毒症状,如头痛、恶心、厌食、嗜睡或烦躁等。常见不良反应为过敏反应,出现严重皮疹则需停药。此外,注射部位常有硬结,需错开注射部位。若长期皮下注射,易造成感染,脂肪液化。

2.其他抗利尿药物

(1)氢氯噻嗪:通过增加肾远曲小管对肾小球滤液的重吸收而使钠耗竭和容量收缩,可使尿量减少 30%～50%,用量 25～50 mg,每天 3 次,应注意补充钾盐。服药时应限制钠盐的摄入量,否则会影响疗效,长期应用可使血糖和血尿酸增高,适用于部分性中枢性尿崩症。

(2)氯磺丙脲:作用机制为刺激 AVP 从脑神经垂体释放并加强 AVP 对肾小管的作用,使尿量减少 25%～75%,用量 200 mg,每天 1 次。氯磺丙脲是强有力的降糖药,因此可能发生较严重的低血糖,尤其在年老患者,需坚持规律的饮食和药物,适用于部分性尿崩症患者,与氢氯噻嗪合用,不仅可增加疗效,且可互相减少对血糖的影响。

(3)氯贝丁酯:可刺激内源性 AVP 释放,与 DDAVP 合用,能延缓其降解,用量 0.5 g,每天 2～3 次,常有持久的抗利尿作用,使尿量减少 50% 左右,此外,尚有降脂作用。长期应用注意消化不良、腹部胀气、肝功能损害及肌痛等。

(4)卡马西平:可刺激 AVP 释放,用量 0.1～0.2 g,每天 3 次,作用迅速,尿量可减至 2 000～3 000 mL。长期使用可发生嗜睡、复视、肝功能损害及骨髓抑制。

3.中药治疗

中药治疗以补肾、滋阴、生津益气为主,佐以固肾,可用生脉散、知柏地黄丸。山药、枸杞子、甘草、熟地黄、黄芪等。

(二)非药物治疗

饮食宜限钠、咖啡、茶类,并补充适当营养,如糖、蛋白质和多种维生素。

(三)手术治疗

鞍区肿物引起者,应予切除或放射治疗。

四、预后及预防

尿崩症患者的长期预后,首先取决于基本病因,特发性尿崩症患者,在充分的饮水供应和适当药物治疗下,通常可以维持正常的生活,对寿命影响不大。应用 DDAVP,未发现对胎儿有明显损害,女患者可安全怀孕和生育。少数渴感缺乏或减退的患者,由于不能主动饮水,往往出现严重脱水,可引起血管性虚脱和中枢神经系统损害,预后不良。这种情况也可见于颅脑外伤或颅脑手术后,意识障碍的尿崩症患者。长期多尿患者,憋尿易造成膀胱扩张、输尿管和肾盂积水,影响患者预后,因此应及早诊断和治疗。

第三节　垂体性侏儒症

一、概述

（一）定义

垂体性侏儒症又称生长激素缺乏性侏儒症(GHD)，是指自儿童期起病的腺垂体生长激素分泌不足或功能障碍所致的生长发育障碍。

（二）病因和发病机制

垂体性侏儒症的病因主要有以下几种。

1.特发性

约 2/3 生长激素缺乏性侏儒症为特发性，临床上往往无明显病因，有尸检报道显示垂体萎缩变小、组织纤维化。近年发现给予生长激素释放激素治疗后多数患者血浆生长激素升高，生长加速，提示其病变部位在下丘脑，考虑与围产期病变造成下丘脑损伤有关。围产期病变以异常胎先露及出生后窒息较常见。

2.先天性

脑发育异常：无脑畸形，垂体前叶缺如，垂体前叶异位。

3.遗传性疾病

基因缺陷所致，可为单纯 GH 缺乏，或多种激素缺乏，最常见者为促性腺激素缺乏。

4.继发性

(1)肿瘤：下丘脑或垂体附近的肿瘤，如颅咽管瘤、垂体肿瘤、视神经交叉胶质细胞瘤等浸润、压迫。

(2)感染：生长时颅脑损伤，其他原因造成的脑内伤及颅底骨折等。

(3)鞍区放射性治疗：GH 是最常见及最早受影响的垂体激素。前瞻性研究证实，放射剂量>2 500 Gy，65％患儿有 GHD，年幼儿童比年长儿童更易受累，若放射治疗已 5 年仍无侏儒症者，一般不再会有；凡已发生侏儒者不会恢复。

5.心理社会性侏儒

一般在 2～4 岁间发病，由于患儿所受的心理社会应激，影响了大脑皮质向下丘脑传播的神经冲动，致间断可逆的抑制下丘脑释放激素 GHRH 所致。特点是：①患儿遗传的体格生长和精神发育的能力是正常的；②由于异常的敌意环境使患儿产生侏儒症，GH 水平偏低，有稀奇古怪的生活习惯，精神状态不正常；③此综合征是可逆的，当远离敌意环境后，虽无药物、激素或心理治疗，症状可有明显恢复，GH 在几天内升至正常。

6.其他

生长激素水平并不降低，甚或升高，但生长介素浓度降低，注射生长激素后也不升高，提示肝细胞受体缺陷。

目前认为，GH 并不直接影响外周组织细胞的生长与增殖，而是先作用于某些靶器官，如肝、肾等，产生胰岛素样生长因子-1(IGF-1)即生长介素，IGF-1 与血浆蛋白结合后，经血循环至全身各组织而发挥作用。根据 GH 和 IGF-1 水平及患儿对外源性 hGH 的治疗反应将 GH 缺乏症分为四型。

Ⅰ型：最常见,血 GH 和 IGF-1 基值均低,给予外源性 hGH 后治疗效果良好。

ⅠA 型：常染色体隐性遗传,并伴有 GH 基因组的缺陷,可有出生身高矮小。

ⅠB 型：常染色体隐性遗传,GH 分泌不足,无基因异常。

Ⅱ型：又称 Laron 型,为常染色体显性遗传,血 GH 高,但 IGF-1 极低,对 hGH 无明显反应,但对重组人 IGF-1 有治疗效果,多见于犹太人。

Ⅲ型：血 GH 和 IGF-1 均低,对外源性 GH 不敏感,可能垂体和肝脏均不正常。

Ⅳ型：血 GH 和 IGF-1 均正常,对外源性 hGH 无效,可能是周围组织对 IGF-1 不敏感,见于非洲侏儒。

二、诊断

对于垂体侏儒的患者,追问病史是非常重要的。需要了解患者母亲妊娠及分娩情况;患病、感染、服药、营养、创伤等;患儿生后的身高、体重变化及父母和家人的生长发育。

(一)临床表现

1.症状

(1)生长速度缓慢:是侏儒症的重要临床特征。胎儿生长速度不需 GH,因此出生时身长和体重往往正常,数月后才开始生长发育迟缓。但常不被发觉,多在 2～3 岁后和同龄儿童的差别愈见显著,但生长并不完全停止,只是生长速度极为缓慢。一般认为生长速度在 3 岁以下低于每年 7 cm,3 岁至青春期小于每年 4～5 cm,青春期小于每年 5.5～6 cm 者为生长缓慢,应做进一步的检查。

(2)营养良好:患儿体重等于或大于同身高儿童的体重,呈轻度向心性肥胖,皮褶厚度在正常上限范围内,故其体重偏离正常范围的时间要比身高晚得多。

(3)身材矮小:是相对矮小,严重者常很明显。在青春期前年龄的患儿身体比例同儿童时期,头大,手足小,面容幼稚但较躯体显老,皮肤细腻,毛发少且柔软。

(4)智力发育一般正常:学习成绩与同年龄者无差别,但年长后常因身材矮小而抑郁寡欢,不合群,有自卑感。

(5)性腺发育落后:单纯 GH 缺乏者,可仅有性发育延迟,伴性腺激素不足者,性器官不发育,第二性征缺如,男孩睾丸小,隐睾症多见,无胡须、腋毛和阴毛,无精子,无性欲;女孩原发闭经、乳房、臀部发育差,无阴毛和腋毛。

(6)其他症状:由下丘脑、垂体部位肿瘤引起者,可出现局部受压症状,如视力减退,视野缺损,后期可出现颅内压增高的表现如头痛等。

2.体征

除上述典型症状外,查体时应注意以下几点。

(1)年龄身高曲线:以各年龄组儿童身高均值±2SD(标准差)作两个曲线,此范围代表了95％群体的状况。

(2)身高百分位曲线:将同年龄、同性别儿童身高按一定的组距从低到高排列,用百分比说明在某一高度出现的比例。监测患者身高在此年龄中所占的地位,正常儿童应在第 3～97 位之间。

(3)身高百分位曲线生长速度曲线:一般以每年身高增加的厘米数表示,正常时出生第一年生长最快,3 岁以后至青春期大约每年增长 4～7 cm,青春期身高猛长约持续 2 年,每年增高

8～12 cm。

(4)其他:测量体重、坐高、上部量、下部量及其比率,指间距等,对诊断及鉴别诊断均有意义。国际上对病理性身材矮小患者的诊断原则是:①身材低于同年龄、同性别组正常身高平均值 3 SD 者,应进行垂体功能检查;②身材在同年龄、同性别组正常身高平均值 2～3 SD 者,应做垂体功能检查,如正常,应观察生长速度至少 6 个月;③如身材在同年龄、同性别组身高均值 0～2 SD 时,先观察生长速度 6 个月以上再决定是否进行激素检查;④观察 1 年以上,身高百分位曲线如在 3 位以下时,即应做激素测定。

为早期发现侏儒症患者,避免成年后因身材矮小所致的心理异常,应常规对身材矮小的患儿进行生长速度的监测,若怀疑患儿有身材矮小,应按下列程序进行病因的鉴别诊断。

(二)检查

1.必要检查

(1)GH 的测定:正常人的 24 h 血 GH 谱为在稳定的低水平间有脉冲性的分泌,GH 正常基础值为 1～5 μg/L。

1)睡眠实验:最恒定的血 GH 分泌脉冲是与睡眠后第一个慢波睡眠相关联的。夜间入睡后 30～60 min 出现 GH 高峰,可于入睡后 60 min 取血测定,患儿基础值往往为零,且睡眠后无高峰出现。

2)运动试验:嘱患儿运动,如上、下楼梯 5～20 min 后测 GH,如升高可除外 GH 缺乏症,而降低不能确诊本症。因此,此两项实验的主要用途是除外 GH 缺乏症患者,不能用来确诊侏儒症。

(2)兴奋试验:是检测 GH 储备功能的试验,侏儒症患者经兴奋后生长激素无明显升高,常低于 5 μg/L,而正常人则可超过 10 μg/L。有时受试者对一种兴奋试验不起反应,而对另一种兴奋试验反应正常,因此,需至少两项兴奋试验均无 GH 反应,才能诊断侏儒症。

进行兴奋试验时要在早晨空腹安静状态下进行,避免饮食、应激等因素的影响。为避免采血时的刺激,最好应用静脉导管,导管内置肝素(10～20 mL 0.9% 的氯化钠溶液加肝素 0.1～0.2 mL)以保持血管通畅。试验在留置导管后 15 min 进行。

1)胰岛素低血糖兴奋试验:普通胰岛素 0.05～0.1 U/kg 注射,于 0 min,30 min,60 min,90 min 和 120 min 分别取血测血糖、GH 和皮质醇,如血糖下降 50% 或血糖低于(2.78 mmol/L),GH 应>10 μg/L,反应高峰出现于 30～60 min。此试验应在严格监护下进行,胰岛素注射后 20～30 min 出现低血糖、心悸、出汗,60 min 左右自然消失,如病情不重,继续试验;如有昏睡、痉挛等危险情况,用 50% 的葡萄糖终止试验。有肾上腺皮质功能不全、冠心病和癫痫者禁用。

2)精氨酸兴奋试验:精氨酸可抑制生长抑素的分泌而促进 GH 分泌。0.5 g/kg 的 5%～10% 的精氨酸溶液 30 min 输入,于 0 min 及给药后 30 min,60 min,90 min 取血测 GH。GH 的峰值出现于兴奋后的 60 min,本试验无不良反应。

3)左旋多巴兴奋试验:L-多巴通过刺激 GHRH 促使 GH 的分泌。予 L-多巴 10 mg/kg 口服,于 0 min,30 min,60 min,90 min 和 120 min 取血测 GH 值,峰值在 60～90 min 出现,不良反应有一过性恶心、头晕。心脏病患者慎用。

4)可乐定兴奋试验:可乐定可通过刺激 α_2 受体促进 GHRH 的分泌。可乐定 0.15 mg/m^2 口服,于 0 min,30 min,60 min,90 min,120 min 采血测 GH 值,峰值出现于 60～90 min。试验

结束后有嗜睡现象,由于可出现低血压,试验前后应测血压。

5)GHRH 兴奋试验:为鉴别为垂体性或下丘脑性侏儒,予 GHRH 直接刺激 GH 细胞分泌 GH。当病变在垂体时,对 GHRH 无反应;下丘脑病变时,GH 分泌增高,但 GHRH 缺乏时,垂体 GH 细胞有继发性萎缩,因此应连续 5 d 应用 GHRH 以观察 GH 细胞反应。方法为GHRH 1 $\mu g/kg$ 静脉注射,0 min,30 min,60 min,90 min 采血测 GH,峰值出现于 $60 \sim$90 min。不良反应为静脉注射时一过性颜面潮红,但小儿几乎不出现。

(3)X 线检查:观察患者腕骨、肘关节、长骨干骺端 X 线片中骨化中心出现的情况来推算骨龄,一般较实足年龄落后 $2 \sim 3$ 年。

2.其他检查

(1)IGF-1 的测定:血 IGF-1 水平在儿童期随年龄增长而升高,青春期达高峰,以后降至成人水平,女性较男性略高。与 GH 不同的是 IGF-1 没有波动性变化,因而可通过测定IGF-1来反映 GH 分泌。正常值:各实验室根据不同年龄、性别测定值来制订。由于儿童期 IGF 随年龄而变化,且与营养状况有关,营养不良及各种慢性消耗性疾病均可使此值降低。因此,IGF-1 的测定仅作为参考。

(2)尿 GH 排量的测定:尿 GH 排量仅占 GH 整合分泌的 0.01%。24 h 或过夜尿 GH 排量与血 GH 平均值及兴奋值呈正相关,故其测定值可鉴别正常儿童及侏儒症患者。正常儿童尿 GH 排量在青春期前很低,青春期升高 2 倍,30 岁前成年人又下降至青春期前水平,此后逐渐下降,可至测不出的水平。

因此患儿测定结果必须与同年龄组正常人比较,且灵敏度要高,要求尿标本必须先提取,荧光测定。

(3)GH 受体测定:是测定 GH 的生物活性。

(4)视野检查。

(5)蝶鞍 X 线检查:必要时行 CT、MRI 以除外垂体瘤。

(6)性腺功能检查。

(7)染色体检查。

(三)鉴别诊断

1.青春期延迟

青春期可晚至 18 岁,男孩多见,生长发育较同龄儿童延迟,骨龄落后,性腺发育及副性征成熟也比正常儿童为晚,但智力正常,血 GH 水平正常,一旦开始发育,骨骼生长迅速,性成熟良好,最终身高可达正常人标准。青春期予绒毛膜促性腺激素刺激,其睾酮可出现增高反应。

2.遗传性

与父母身材矮密切相关,生长速度始终低于同龄人,属正常矮人,激素测定正常。

3.呆小病

甲状腺功能减退发生于胎儿或新生儿,可引起明显生长发育障碍,称为呆小病。患者除身材矮小外,常伴有甲状腺功能减退的其他表现,智力低下,T_3、T_4 明显降低,GH 正常。

4.性腺发育障碍

性腺发育障碍(Turner 综合征)属染色体异常,典型病例核型 45X(缺少第二个性染色体),患者表型为女性,除最终身材矮小外,还有颈蹼、肘外翻等先天畸形,性器官发育不全,常有原发性闭经,有的患儿智力低下,血 GH 不低。

5.全身性疾病所致侏儒症

儿童期心、肝、肾、胃肠等脏器的慢性疾病和各种慢性感染,如血吸虫病、结核、钩虫病等,均可导致生长发育障碍,可根据原发病的临床特征加以鉴别,最终身高往往与疾病的严重程度和持续时间有关。

三、治疗

临床治疗侏儒症最主要的目的是使患儿达到正常或至少正常低值的成年身高,以避免对其将来的工作、生活和心理带来不良影响。

(一)药物治疗

1.生长激素替代治疗

GH 有种属特异性,低级动物的 GH 对人类没有生物学作用,因此是人生长激素(hGH)或重组人生长激素(rhGH)替代治疗最好。1958 年 Raben 首次报道应用 hGH 能使侏儒症患者身高增加,hGH 来自尸检人腺垂体的提取物,虽有提纯手段的进步,但能供使用的数量有限且有其他激素和蛋白质的污染。1985 年美国 FDA 首先批准应用重组 DNA 合成技术制备的rhGH。第一代由大肠杆菌合成蛋氨酸 hGH,它是在 hGH 的氨基末端附有一额外的蛋氨酸残基,在一定程度上影响了 hGH 的三级结构,且有抗原性。第二代 rhGH 是无蛋氨酸的 hGH单聚体,其一级和二级结构均与天然 hGH 中的最常见类型 22 KD 相同,比一代抗原性小,但提纯步骤复杂,价格仍昂贵。第三代采用分泌型技术,产生的 rhGH 结构与天然 hGH 完全相同。适应证为 GHRH 和(或)GH 分泌缺乏引起者,应注意以下几点。

(1)剂量:一般为 0.06～0.1 mg/kg 或 0.1 U/kg。增加剂量可增大生长反应,但二者不呈线性关系,一般剂量增位生长反应只增加 1/3,治疗一年后生长速度减慢时及在青春发育期是否应加大剂量的问题尚待研究。

(2)注射频率:多数学者认为,每天给药比每周 2～3 次疗效高;间歇治疗(治疗 6 个月,停药 3～6 个月)的疗效不如连续治疗好。临睡前给药使血中 hGH 浓度在睡后升高是否增加疗效尚待进一步研究证实。

(3)给药途径:过去多用肌内注射,研究发现,皮下注射和肌内注射的效果相同,由于皮下注射安全方便,更易于采用。

(4)治疗效果:一般认为,有效的标准是生长速度比治疗前增加每年 2 cm,治疗第一年生长速度可猛增至每年 8～15 cm,第二年仍稍高于正常生长速度,第 3～4 年则下降到同龄儿童的生长速度。

(5)治疗持续时间:理论上持续 rhGH 治疗,患儿的最终身高应增加,这可由患有 GH 分泌瘤的儿童可生长为巨人症的事实间接证明,过去文献资料多在患儿达到正常儿童身高的第3 百分位数时即停止治疗,因此尚需积累更多的资料。

(6)不良反应:注射 rhGH 的局部及全身不良反应极少,潜在危险如下。①可能使已有糖尿病危险因素的患者的糖耐量减退显露出来。②一些患儿的隐匿的甲状腺激素缺乏变为明显。③患儿骨骺迅速生长,体重增加,偶可致其较弱的髋关节产生股骨头滑脱而致跛行。④GH 可能在体内促进细胞的有丝分裂,且未治侏儒症伴有一些免疫学改变,近年报道白血病率稍增。⑤有学者认为,hGH 可能加快青春发育速度,使骨成熟比预期的快,较早停止生长,但尚待证实。⑥患儿每天需自己注射,使之感觉自己不正常,因此若不是真的侏儒症患者,会引起情感障碍。

(7)疗效不佳的原因:包括以下几点。①治疗的依从性不好。②制剂或注射技术不好。③亚临床甲状腺功能减退的影响。④合并全身慢性疾病。⑤同时应用药理剂量的糖皮质激素。⑥脊椎曾做过放射性治疗。⑦骨骺已经闭合。⑧血中存在过高的 rhGH 抗体。⑨身材矮小不是 GH 缺乏所致。

2.GHRH 治疗

对下丘脑性特发性:GH 缺乏性侏儒症采用人工合成的 GHRH1-44 治疗,24 $\mu g/(kg \cdot d)$,每晚睡前皮下注射,连续 6 个月,可使生长速度明显增加,疗效与人生长激素相似,但其剂量、用药途径,包括鼻吸用药及注射频率尚未确定。

3.重组人 IGF-1 治疗

初步研究对本症治疗有效,特别是 Laron 型,但缺乏长期治疗的报告。在给人滴注 IGF-1 的同时不能提高 IGF-1 结合蛋白量,受试者的组织更多地暴露于游离 IGF-1 下,其类胰岛素作用表现明显,产生明显的低血糖,因此需进一步的研究。

4.同化激素

睾酮有促进蛋白质合成作用,对生长激素缺乏性侏儒症虽能于使用初期身高增加,但因同时可促进骨骺提早融合而致生长停止,患者最终身材仍然明显矮小,疗效很不理想。人工合成的同化类固醇有较强的促进蛋白质合成作用而雄激素作用较弱,故可促进生长,并可减轻骨骺融合等不良反应。适用于 GH 无效特别是有青春期发育迟缓者。临床上常用苯丙酸诺龙,剂量为每次 $10 \sim 12.5$ mg,每周 1 次,肌内注射,10 次为一疗程,休息 $3 \sim 6$ 个月,总疗程 1 年,用药后食欲增进,体重增加,肌肉发达,可使患者增加 10 cm 左右,但以后生长减慢,身材仍矮小。初用时应查骨龄,最好落后 5 年以上,多从 12 岁开始,过早使用可使骨骺愈合,影响身高,复用时再查骨龄,应落后 3 年以上,否则不用药。用大剂量合成类固醇可能有肝损害,停药可恢复。

5.人绒毛膜促性腺激素

能促进黄体的形成与分泌,或促进睾丸间质细胞分泌睾酮,只适用于年龄已达青春期,经上述治疗身高不再增长者,骨龄 12 岁始用,剂量 $500 \sim 1\,000$ U,肌内注射,每周 $2 \sim 3$ 次,每 $2 \sim 3$ 个月为一疗程,间歇 $2 \sim 3$ 个月,可反复应用 $1 \sim 2$ 年,男孩效果更好,但可引起乳腺发育。

6.垂体激素

如合并垂体其他激素缺乏,应予补充。GH 治疗可使潜在的甲状腺功能低下患者的症状表现出来,如 GH 治疗效果不好,T_4 水平低于正常,可补充少量甲状腺激素,对骨骼生长发育有促进作用。确有肾上腺皮质功能减退者应长期补充可的松。

(二)非药物治疗

在进行上述治疗的同时,应使患儿精神愉快,睡眠充足,注意锻炼身体,加强营养,特别是增加蛋白质、微量元素如锌等,有利于儿童的生长发育。

(三)手术治疗

侏儒症如为颅内肿瘤所致,应根据情况进行手术或放射治疗。

四、预后及预防

随着基因重组技术的广泛应用,使以往 hGH 短缺的现象得到缓解,因而临床医生能够对患者进行长期的和有效剂量的治疗。大部分患儿的最终身高能进入正常人的身高范围,对其将来的社会生活及心理状态不会带来负面影响,少数儿童由于诊断过晚及一些全身疾病的存在使得疗效欠佳,身高低于正常人,但不影响寿命。

预防主要根据病因做好围产期保健工作,减少异常胎先露,让儿童生活在愉快宽松的家庭环境中,并注意生长速度的监测,定期测量身高体重,做到早发现、早治疗,以减少患病率。

第四节 巨人症和肢端肥大症

一、概述

(一)定义

垂体前叶生长激素细胞分泌过量生长激素(GH)引起骨骼和软组织过度生长,起病在青春期前骨骺尚未愈合时,长骨生长致身材高大为巨人症;当青春期后成年发病时,骨骺已愈合,身材不再长高,只长骨增宽、增厚为肢端肥大症;若青春期前起病至成年疾病仍进展者为混合型,即肢端肥大巨人症。

(二)病因

引起本病的主要原因为生长激素细胞腺瘤,少数为增生,增生者可有 GHRH 分泌过量,但过量的 GHRH 分泌亦可致腺瘤形成,所以增生也可能是疾病的中间阶段,极少为癌。男女之比为 1.3:1～2.2:1。生长激素腺瘤为嗜酸或嫌色细胞瘤,发病率仅次于泌乳素瘤及无功能垂体瘤,居垂体瘤第三位。也可以是多发性内分泌腺瘤 I 型的一部分,或与其他散发性内分泌肿瘤相连发生。生长激素分泌过多的发病机制已有众多研究,目前已知的 GH 分泌瘤形成因素有 GHRH 的过度刺激、中枢神经递质分泌缺陷、GHRH 受体的 Gs 蛋白基因突变使腺苷酸环化酶活性持续性自主升高等。1983 年 Melmed 提出内分泌肿瘤的发生可以分为两期,诱导期和促长期。诱导期垂体细胞有自发的或获得的变异,导致异常的细胞基因表达。此后激素、生长因子或突变基因的表达产物刺激肿瘤生长,而进入促长期。垂体 GH 细胞的内在变异及中枢调节失控支持此学说。

二、诊断

(一)总体表现

1.生长激素过度分泌

(1)骨骼的改变:GH 使膜化骨形成增加致骨增宽增厚,使软骨化骨形成致骨延长。

(2)皮肤及软组织的改变:全身皮肤及软组织皆增生肥大,皮肤变厚变粗,真皮结缔组织及皮下组织增多,以头面部最明显。

(3)代谢紊乱、糖耐量减低:目前对 GH 对糖代谢的影响了解尚不够深入。GH 分泌及作用过度导致糖代谢紊乱。继发糖尿病的特点如下:①糖尿病的病情多为轻中度,血尿糖极度增高者少见。病情可受 GH 对患者进食量、体重、电解质、消瘦情况及体力活动等的影响而变化。②糖尿病酮症酸中毒及糖尿病高渗性昏迷少见。③患者死亡主要是由于肢端肥大症,而不是由于继发糖尿病及糖尿病并发症。④GH分泌瘤经治疗可使并发的糖代谢紊乱明显改善或消失。糖耐量改善可较缓慢,有些患者需一年。

(4)心血管系统病变:是肢端肥大症患者死亡的最主要原因。高血压患者的高血压一般较轻,并发症少,药物疗效较好。其机制不明,可能与下列因素有关:水、钠潴留,血管对血管紧张素Ⅱ的反应性增加等,治疗GH分泌瘤后,高血压可减轻,但仅少数患者可降至正常。冠状动脉粥样硬化:肢端肥大症患者易有早发动脉粥样硬化,出现心律失常、心绞痛及心肌梗死。

心脏肥大及左心室功能不全:可发生于无高血压、动脉硬化的患者中,因此提出有特异性肢端肥大症性心肌病,其特点是无高血压和动脉粥样硬化患者心室肥厚和扩张,心肌细胞肥大,间质纤维化,心室射血分数下降,患者可因窦房结及房室结的退行性改变发生猝死,发生心力衰竭时常规治疗效果欠佳,应予降低GH水平的治疗。

(5)呼吸道疾患:这主要是由于呼吸道结构性改变所导致的功能性障碍。患者的上呼吸道黏膜增生、颌骨畸形、舌大、声带肥大并固定于增生的喉骨致声带间孔变狭窄,引起上呼吸道梗阻。轻症者仅在检查肺功能时发现异常,重症者可有声音嘶哑,活动后呼吸困难,严重患者可发生睡眠呼吸暂停,男性多见,患者白天嗜睡、打鼾、憋气,可有显著危及生命的心律失常。

(6)神经肌肉系统:患者常有手足感觉异常,35%～50%的患者有正中神经受压导致腕管综合征,有半数患者诉耐力减低,表现为近端肌萎缩无力,活检显示Ⅱ型肌纤维萎缩,Ⅰ型肌纤维增生,或仅存一种。手术后症状可大部分得到改善。

(7)并发癌肿:其机制可能与GH、IGF-1刺激细胞增生有关。本病患者恶性肿瘤发生率增加,以胃肠肿瘤为多。回顾性研究表明,结肠息肉及腺癌与肢端肥大症的关系最为密切,因此,凡年龄50岁以上,病程超过10年,皮赘多于3个者,应行早期检查治疗。

(8)垂体卒中:是垂体肿瘤的急性出血或梗死及坏死,是危及生命的急症。因垂体GH分泌瘤多为大腺瘤,生长迅速,因此易发生卒中。可自动发生,也可有诱因,常见诱因是垂体的放射性治疗,其他可有颅内压增高、糖尿病、抗凝治疗等。

在急性期因垂体瘤迅速增大,产生压迫症状,剧烈头痛、呕吐、视野缺损,瘤内容物或血液进入蛛网膜下腔引起脑膜刺激征,急性肾上腺皮质功能不全等。如果垂体瘤完全破坏,患者的GH过度分泌可停止,此后可出现垂体功能减退表现,应予靶腺激素补充;如果为垂体瘤部分破坏,GH分泌亢进状态会有所缓解,但亦应按时随诊,必要时仍须进行手术或放射治疗。

2.由肿瘤压迫引起的症状

压迫症状与肿瘤的大小有关。

(1)头痛:是局部压迫症状中最突出的,约半数患者早期由于肿瘤压迫鞍隔、硬脑膜或附近的大血管而致眼后部、额部或颞部头痛,晚期肿瘤伸向后上方,累及第三脑室和室间孔,影响脑脊液循环而致颅内压升高,可有全头痛,并伴有恶心、呕吐、视乳头水肿等。

(2)视功能障碍:由于垂体肿瘤对视纤维的直接压迫或对其血管的压迫,可导致视功能的障碍。可由视物模糊逐渐发展到视力减退,甚至失明。检查可见:①视野缺损,常见为双眼颞侧偏盲(视交叉中心受压);②眼底改变,视乳头色浅或苍白,即单纯视神经萎缩;③动眼神经麻痹少见,当垂体瘤增大扩展至海绵窦累及第Ⅳ、Ⅴ、Ⅵ颅神经时,可出现复视、斜视等。

3.垂体前叶功能减退

垂体前叶功能减退是垂体腺瘤压迫正常垂体组织所致。其临床表现各异,一般受影响的首先为性腺,甲状腺和肾上腺皮质功能减退的较少。

(二)常见临床表现

患者早期功能亢进,合成代谢增加,最终功能衰竭。

1.巨人症

单纯的巨人症罕见,常有继发肢端肥大症,可分为两期。

(1)早期形成期:常始于初生幼婴,至10岁时已有成人高大,全身成正常比例异常高大,且较魁梧,身高体重均明显超过同龄人,最终身高在2米以上。代谢旺盛,肌肉发达,性器官发育较早,性欲强烈。

(2)晚期衰退期:患者生长至高峰后,逐渐衰弱,精神不振,四肢无力,肌肉松弛,性欲减退,外生殖器萎缩,智力减弱,抵抗力低。此期历时4~5年,病者多夭折,平均寿限仅20岁。

2.肢端肥大症

病程缓慢进展,可长达20年更长,临床亦分为两期。

(1)形成期:此期病程较长,可在5~10年甚或更长。患者首先发现鞋号逐渐增加,手脚变得宽厚,随后出现典型面容,头皮脸皮增厚,额多皱褶,口唇增厚,耳鼻长大,舌大而厚,音调低沉。继而发生头部骨骼增生,眉弓突出,颧骨高,下颌大而向前突出,以至反咬颌,脸变长,牙齿稀疏,容貌渐趋丑陋。

脊椎骨增宽,伴骨质疏松,腰椎前凸引起腰背痛。患者可有糖代谢异常、高血压和内脏肥大、呼吸系统疾患、神经肌肉表现以及肿瘤压迫症状。查体可见血压增高,心脏增大,动脉硬化,肝脾大,甲状腺呈弥散或结节性肿大。

(2)衰退期:病程发展至高峰后,渐有精神萎靡、易疲劳、健忘,以及精神变态,暴躁,易怒,抵抗力低。有垂体前叶功能减退症群,视功能障碍者占半数,并可有下丘脑受压后出现嗜睡、肥胖、尿崩症等表现。易并发糖尿病酮症酸中毒、心力衰竭和感染等。

三、检查

(一)必要检查

1.常规生化检查

由于GH引起肾脏对磷重吸收增多,血磷水平升高,血钙正常;同时GH有诱导胰岛素抵抗作用。可表现糖耐量异常,游离脂肪酸偏高。

2.血清GH水平的放射免疫测定

正常血清GH基值一般在休息空腹时为$1\sim5\ \mu g/L$,血清生长激素水平基础值超过$10\ \mu g/L$,有助诊断。但因为GH呈波动性分泌,且受其他因素影响,峰值可达$2\sim40\ \mu g/L$,谷值可<$0.2\ \mu g/L$,所以一次基值不能代表其分泌状态,故应多次测定。

3.GH的口服葡萄糖抑制试验

GH的口服葡萄糖抑制试验为临床最常用的确诊自主性GH分泌瘤的试验。其原理为高血糖刺激脑内的葡萄糖受体,促进生长抑素(SS)的分泌,从而抑制GH的分泌。患者口服$50\sim100\ g$葡萄糖,在0 min,30 min,60 min及120 min采血测GH、血糖。健康人应120 min内GH降至$2\ \mu g/L$以下,垂体GH腺瘤时,GH不被抑制,或抑制不到基础值的50%以下。

4.TRH兴奋试验

TRH兴奋试验为静脉注射TRH $200\sim500$ mg,在0 min,15 min,30 min,60 min采血测GH值。正常人对TRH刺激无反应,而80%的肢端肥大症患者可增加2倍以上。

5.血清胰岛素样生长因子-1(IGF-1,亦称生长介素(SMC))的测定

循环血中 IGF-1 主要在 GH 影响下在肝脏合成,与病情活动性及前 24 h GH 整合值相关,故能反映前 24 h 分泌的 GH 的生物作用,且血 IGF-1 与 IGF-1 结合蛋白结合,半衰期长,波动小,不受取血时间、进餐与否及睾酮和地塞米松的影响,即使患者的 GH 水平仅轻度升高,其 IGF-1 水平也是升高的。但应注意以下情况时 IGF-1 水平不能反映正常结果:①血 IGF-1 受营养状态影响,糖代谢控制欠佳及肝脏损害可使 IGF-1 产生减少,导致假阴性。②老年人症状较轻者 IGF-1 可在正常范围。③IGF-1 结合蛋白减低时,IGF-1 水平不能正确反映 GH 升高。④妊娠时,尤其是最后 3 个月血 IGF-1 水平升高,可是非妊娠的 2～3 倍,是胎盘能分泌变异 GH 所致。

此值有高度年龄依赖性,随青春期而增加,随年老、绝经而减少。测定时应及时处理血标本,以避免假阳性或假阴性的出现。

(二)其他检查

1.X 线检查

(1)蝶鞍平片:GH 分泌瘤属垂体瘤中体积较大者,大部分直径＞10 mm,X 线可较清楚地显示蝶鞍增大及骨质结构变化。

(2)其他 X 线表现:颅骨板增粗增厚,骨质稀疏,下颌增长,指骨端及软组织增生变大,指(趾)端呈丛毛状,长骨多骨疣。巨人症因常伴有性腺功能低下,骨龄延迟。

2.CT 诊断

通过冠状扫描和矢状重建图像确定肿瘤的扩展范围,了解鞍底骨质结构改变,对手术方式的选择有指导意义。早期可发现蝶鞍扩大,鞍内可见等密度或稍高密度占位病变,内可见低密度区,双鞍底和鞍背变直,肿瘤部分突出入鞍上池,中晚期可见肿瘤向鞍上扩展,向上压迫第三脑室和侧脑室前角,向下造成鞍底骨质破坏,向后可占据脑干周围池。

3.MRI 诊断

与 CT 相比,MRI 组织分辨率高,显示垂体瘤的周边关系及对微腺瘤显示更清楚等优势。

4.其他激素水平的测定

(1)GHRH 测定:正常人应＜1 ng/mL,水平升高时,考虑有无异位生长激素及 CRH 瘤。

(2)PRL 测定:血 PRL 水平升高表明肿瘤分泌 PRL 或压迫垂体柄,有助于对肿瘤性质的了解及手术后治疗。

(3)检查有无甲状腺功能亢进:肢端肥大症患者常有多发结节性甲状腺肿。应警惕有无甲状腺功能亢进。

(4)测定垂体靶腺激素:如测定性激素水平有助于了解肿瘤压迫程度。

四、鉴别诊断

(一)巨人症

1.体质性巨人

体质性巨人与遗传有一定关系,家族性均匀高大,非病态,GH 分泌正常。

2.性腺功能减退性巨人症

性腺激素不足,青春期前发生者,骨骼愈合延迟,骨骼过度生长,身材高瘦,四肢相对较长,下部量大于上部量,指间距大于身高。性腺发育不全,第二性征缺如。可因下丘脑疾病引起,

最常见为颅咽管瘤,可伴尿崩症。

3.青春期提前

性腺发育早,第二性征较早出现,身高迅速生长,但成年后身高正常,性腺无异常。

(二)肢端肥大症

1.厚皮性骨膜病

以手足、颜面及颈部皮肤厚而多皱纹为特征,胫骨及桡骨等远端骨膜增厚引起踝部及腕关节显著增大,无生长激素过多,垂体正常。

2.异位 GH 分泌瘤和 GHRH 瘤

略。

五、治疗

治疗目的:①消除肿块的压迫;②使 GH 分泌恢复正常;③预防肿瘤再生长。

(一)药物治疗

现已知有两类下丘脑激素可抑制垂体 GH 瘤细胞分泌 GH,即多巴胺和生长抑素。

1.多巴胺能激动剂

正常人应用多巴胺能激动剂可抑制生长抑素的分泌,因而刺激 GH 的分泌。而 GH 瘤细胞上除 GHRH 受体外还有 PRL 受体,因此多巴胺能激动剂可抑制 PRL 分泌而抑制肢端肥大症者 GH 分泌。常用药为溴隐亭,基本结构是麦角酸。本品为黄白色结晶粉末,不溶于水。它可使部分患者 GH 瘤缩小,但停药后易复发,故常须辅以手术治疗。需较大剂量,从小剂量开始,1.25 mg 睡前或进餐时服药,隔 3～7 d 后增加 1.25～2.5 mg 渐达需要量 15 mg 左右,有时需 60～80 mg/d,一般 15 mg 以上分 2～3 次服,约 2 周起效,2 个月显效。不良反应有恶心、呕吐、便秘、头晕、低血压等。

2.生长抑素类似物

下丘脑生长抑素的作用是抑制垂体 GH 细胞释放 GH。目前生长抑素类药物有以下三种。

(1)天然生长抑素:半衰期 3 min,不适宜长期治疗。

(2)八肽生长抑素激动剂:奥曲肽,此药皮下注射后半衰期 120 min,可抑制 GH 释放 8 h,且无停药反跳现象。常用剂量为 100 U,每天 2～3 次,最高可达 1 500 U,6 个月见效,大多数患者 GH 水平下降,症状改善。不良反应为恶心、呕吐、腹泻,坚持治疗不良反应可消失。

(3)缓释的生长抑素激动剂:兰瑞肽,动物试验表明它对 GH 有更高的选择性抑制作用,每月只需注射 2 次,其缓释载体可被充分吸收。6 个月见效,不良反应为一过性局部疼痛、红肿、胆结石等。其临床安全有待进一步观察。

3.其他药物

赛庚啶为 5-羟色胺受体拮抗剂可降低生长激素水平,但长期疗效有待观察。

(二)放射治疗

生长激素瘤对放射线敏感。放射治疗适用于:①年老体弱,不宜手术治疗且瘤体小而生长激素升高不明显者;②肿瘤未切除干净,生长激素仍较高。

1.外照射

用 ^{60} 钴或直线加速器,照射总剂量 45～50 Gy,每周 5 次,每次 1.8～2.0 Gy,据统计,低于

40 Gy,疗效极差,剂量大于 50 Gy 则合并症增多。治疗两年后始有 GH 水平明显下降,8 年达最佳疗效。不良反应为:①局部脱发,可再生;②垂体功能减退。

2.α粒子束放射治疗

质子束易于聚焦,可对垂体瘤进行大剂量照射,使 GH 水平下降更快。垂体功能减退症的发生与其他类似。有鞍外扩展的肿瘤禁忌此方法。

3.^{90}Y(^{90}钇)丸植入治疗

^{90}钇埋藏于蝶鞍,可较快地使 GH 水平下降,3~6 个月 GH 降低 75%,5~10 年结果与其他相似,可有垂体功能减退及脑脊液鼻漏发生。

(三)手术治疗

经蝶窦显微外科手术切除垂体生长激素腺瘤,能迅速有效地降低血 GH 水平,达到缓解病情或生物学治愈的目的,为治疗首选。禁忌证为:①年老体弱伴其他疾病不宜手术者;②严重蝶窦感染。手术后血 GH 基础值小于 5 μg/L 为生物学治愈,大于 10 μg/L 说明病情仍活动。微腺瘤和非侵蚀性大腺瘤疗效好;对大腺瘤及有鞍外发展者主张术前先用溴隐停以减小肿瘤体积和抑制 GH 水平以取得较好疗效。

六、预后

垂体 GH 分泌瘤患者病程发展较慢,因此就诊时半数患者病程在 5 年以上,最长者可达 20 余年,且合并有激素水平增高及肿瘤压迫症状。患者逐渐从早期的形成期过渡到衰退期,各器官功能减退症状出现,因此应早期发现,早期治疗,经手术及放射治疗疗效欠佳者,应长期药物维持治疗,使 GH 保持在正常水平。

第五节　垂体前叶功能减退症

一、概述

(一)定义

任何原因引起垂体前叶激素分泌不足,称垂体前叶功能减退(hypopituitarism)。若病变在垂体前叶本身,称原发性前叶垂体功能减退,继发性垂体功能减退症是因下丘脑或下丘脑至垂体前叶的门脉循环受损所致。

(二)病因

1.原发性

(1)垂体缺血性坏死:分娩大出血、糖尿病、颞动脉炎、子痫等引起。以分娩大出血引起垂体前叶血运障碍,血栓形成,前叶组织坏死,最后纤维化为常见原因。主要原因在于:①妊娠期垂体增生肥大,血运丰富需氧量增多,分娩时对缺氧更为敏感;②腺垂体的血液供应主要是垂体门静脉系统,这种血运容易受血压下降的影响,产后垂体迅速复原,血流量减少,当发生全身循环衰竭时,垂体前叶血流量进一步减少,更易发生缺血性坏死;③产后大出血时,交感神经反射性兴奋引起动脉痉挛、闭塞,使垂体门静脉系统血供骤减或中断,同时血管内皮细胞受损,血小板黏附引起弥散性血管内凝血(DIC)门脉血栓形成,腺垂体组织大片缺血坏死。

(2)肿瘤:原发于鞍内肿瘤及鞍旁肿瘤,如垂体腺瘤、颅咽管瘤、脑膜瘤、视神经胶质瘤。

(3)垂体卒中:多有原发垂体肿瘤,出血压迫垂体所致。

(4)感染性疾病:如脑炎、脑膜炎、结核、败血症、梅毒等。

(5)医源性:垂体或下丘脑部位手术,鼻咽部或蝶鞍区放射治疗后。

(6)其他:如免疫性疾病、空泡蝶鞍、血色病等。

2.继发性

(1)垂体柄破坏:下丘脑激素无法进入垂体前叶,多因外伤、手术、肿瘤或动脉瘤压迫损伤门脉血流所致。

(2)下丘脑或中枢神经系统病变:创伤、恶性肿瘤、神经性厌食及精神压抑等。

二、诊断

(一)临床表现

腺垂体功能不足时主要表现是相应靶腺——性腺、甲状腺和肾上腺皮质功能的减退,其严重程度与激素减少程度明显相关。Sheehan经验,垂体前叶坏死50%以下,没有临床症状;坏死范围达75%左右,临床症状轻微;坏死范围达90%以上,才会出现严重的临床症状。

1.症状

(1)Sheehan综合征:首先表现是产后催乳素(PRL)分泌不足而无乳汁分泌,乳房不胀。

(2)促性腺激素(LH及FSH)分泌不足:女性表现为闭经,即使月经恢复,也往往稀少而不规律,不能再次妊娠,阴道分泌少,性欲减退,腋毛、阴毛脱落。男性患者睾丸变小、变软,性功能下降。儿童患者性发育障碍。

(3)促甲状腺激素(TSH)分泌不足:怕冷、低体温、表情淡漠、反应迟钝、便秘、毛发稀疏、心率缓慢,严重患者也可有黏液性水肿、皮肤干粗,声哑等表现。

(4)促肾上腺皮质激素(ACTH)分泌不足:可见软弱无力,体重减轻,不耐饥饿,易发生空腹低血糖,原有糖尿病者胰岛素用量需大大减少,患者抗病力差,易患感冒且病程延长。

(5)生长激素(GH)不足:在儿童可致生长发育受影响,成为垂体侏儒。成人易发生空腹低血糖,当合并ACTH缺乏时更明显。

(6)尿崩症:由于抗利尿素(ADH)缺乏所致,在继发垂体功能减退中常见,因尿液不能浓缩致多尿、烦渴、多饮。但有ACTH缺乏时,多尿不明显,因水排出需有糖皮质激素,在进行ACTH试验或糖皮质激素替代治疗过程中,发生多尿应高度怀疑有ACTH和ADH同时缺乏。此外,肿瘤引起者可有压迫症状,如头痛、视力减退、视野缺损、眼球运动障碍、脑脊液鼻漏及尿崩症等。

2.体征

一般常见血压偏低、消瘦、表情淡漠、反应迟钝,皮肤缺少色素沉着(包括乳晕),皮肤弹性差、蜡样皱纹,尤在眼角和口周,面色苍白、眉毛减少和头发干细,阴毛、腋毛脱落。

(二)实验室检查

1.必要检查

(1)生化检查:空腹血糖降低、持续低血钠提示有肾上腺皮质功能减退,其水平与病情严重性相关。危象时因同时有失水,血液浓缩,所以血钠可以正常。血钾可正常或轻度降低,血脂可升高。

(2)垂体激素水平测定:GH、FSH、LH、TSH、ACTH、PRL 均偏低。

(3)靶腺激素水平减低:甲状腺 T_3、T_4、TSH、FT_3、FT_4 均偏低。肾上腺血尿皮质醇及尿 17-OHCS、17-KS 偏低。性腺雌激素、睾酮偏低。

2.其他检查

(1)垂体激素兴奋试验:表现为垂体激素连续刺激后靶腺呈延迟反应。ACTH 兴奋试验由于肾上腺皮质长期无 ACTH 刺激而萎缩,开始无反应,当用 ACTH 3 d 后,肾上腺皮质多能恢复其对 ACTH 的正常反应,使血游离皮质醇增加,尿游离皮质醇及 17-OHCS 增加。

(2)下丘脑释放激素兴奋试验:用以判断病变部位在下丘脑或垂体本身。如连续注射 3 d 后才反应者为延迟反应,提示病变在下丘脑,垂体本身病变则始终不发生反应。TRH 兴奋试验正常人静脉注射 TRH 200~300 μg,TSH 及 PRL 水平明显升高,TSH 升高 10 μU/mL 以上,峰值在 30 min,下丘脑疾病峰值延迟至 60~120 min。LHRH 试验静脉注射 LHRH 50~100 μg,正常人 15~30 min,血中 LH 升高 3~10 倍,FSH 稍迟上升,且幅度稍低于 LH,如无反应,表示垂体储备功能不足。

(3)甲吡酮试验:服甲吡酮可阻断皮质醇合成,而减少了负反馈,使正常的下丘脑-垂体轴被激活,尿中 17-OHCS 排出增加,而患者无此反应。

(4)胰岛素低血糖试验:用以了解 GH、PRL、ACTH 的贮备功能。静脉注射 0.05~0.1 U/kg体重胰岛素,要求血糖下降超过 50%或绝对值达 2.2 mmol/L(40 mg/dL),如有出汗、心悸、轻度焦虑、头痛等肾上腺素能反应,说明血糖已达要求,正常者血中 GH、PRL 及 PTF 明显增高。可反应患者对手术的应激能力。已确定有垂体功能不全及心脑血管疾病患者慎用。

(5)心电图、超声、心功能检查:检查是否有心肌损伤,有助诊断。

(6)影像学检查:肿瘤引起垂体前叶功能减退者,X 线、CT 及 MRI 可见蝶鞍扩大、变形及骨结构破坏。Sheehan 时可见空蝶鞍改变。

(三)鉴别诊断

1.与原发单靶腺腺体损害鉴别

(1)原发性腺功能低下,性欲减退、闭经、阳痿、睾丸萎缩,一般伴有 24 h 尿促性腺激素升高,垂体前叶功能减退继发性腺功能低下患者,24 h 尿促性腺激素及血 FSH、LH 均不高。

(2)原发甲状腺功能低下,黏液性水肿明显,血胆固醇可明显增高,TSH 增高。

2.与非分泌疾病鉴别

如肿瘤、肝脏等消耗性疾病,神经性厌食者可呈现严重营养不良、恶病质,影响下丘脑释放激素的分泌,内分泌功能呈不同程度的减退,但一般阴毛、腋毛不脱落,且 GH、ACTH 分泌常不受损。

三、治疗

(一)药物治疗

1.激素替代治疗

(1)肾上腺皮质激素:需注意,纠正肾上腺皮质功能减退应先于甲状腺的替代治疗,以免诱发肾上腺皮质功能严重不全发生危象。肾上腺皮质功能减退是继发于垂体 ACTH 分泌的不足,对肾上腺皮质球状带影响较小,因此可用泼尼松 5～7.5 mg,根据生理分泌节律给予,清晨 5 mg,下午 4 点半量 2.5 mg 即可。

遇有发热、感染、创伤、手术时,应及时增加剂量 2～3 倍,如已有恶心、呕吐需静脉滴注氢化可的松 100～300 mg/d。

(2)甲状腺激素:替代治疗应从小剂量开始。甲状腺素片(内含 $L\text{-}T_4$)25～50 μg/d,或甲状腺片(内含 T_3、T_4)20～40 mg,每 3～4 周递增一次,直到血中 T_3、T_4(或 FT_3、FT_4)水平恢复正常时的剂量为维持量。

一般甲状腺素片需 100～200 μg/d,甲状腺片 80～160 mg/d。甲状腺片中 T_3、T_4 的比例与甲状腺自身分泌的不同,用药后 T_3 水平相对较高。

(3)性激素:育龄妇女行人工周期治疗。口服己烯雌酚 0.5～1.0 mg/d,连续 25 d,停 5 d,每月为一周期,有利于避免副性器官萎缩,维持正常性生活。必要时于每月最后 5 d 肌内注射黄体酮 10 mg/d,更接近于天然月经周期。

中年以上患者按绝经后妇女治疗。性功能低下者可予肌内注射丙酸睾酮,每周 1～2 次,每次 25～50 mg,以改善性功能。

(4)生长激素:用于生长停滞的儿童,在骨骺融合前进行治疗。

2.危象的处理

略。

(二)非药物治疗

患者应坚持靶腺激素的长期替代治疗。同时要避免过劳和精神刺激,慎用镇静剂,注意保暖,预防感染,保证高热量、高蛋白、富含纤维素的饮食。

(三)手术治疗

鞍上或鞍内肿瘤,应行手术(和)或放射治疗。

四、预后及预防

肿瘤引起腺垂体功能减退症者由于早期症状不明显,因肿瘤增大,引起周围重要构造受压,如压迫视交叉和视神经,出现双颞侧偏盲,视力减退,或因肿瘤出血卒中而突然剧烈头痛、呕吐、视力锐减,以至发生急性垂体功能衰竭而就诊,因此发现较晚,影响治疗效果,病死率高。由于医疗水平的提高和孕产妇住院分娩率的提高,做好围生期监护,避免发生产后大出血,即使发生了产后大出血、休克,及时采取治疗措施,能在 2 h 内进行输血,可避免发生产后腺垂体功能减退。

已有 Sheehan 综合征的患者,坚持激素替代治疗,遇到感染等应急情况时及时调整激素用量,及早就诊,可预防危象发生。

继发于下丘脑功能障碍的腺垂体功能减退症经过治疗解除精神压抑后,偶尔新生的血管能重建门脉循环使垂体分泌激素的功能有所恢复。

第六节　颅咽管瘤和松果体瘤

一、颅咽管瘤

(一)概述

颅咽管瘤是一种先天性肿瘤,发生于外胚叶原始口腔所形成的颅颊管残余上皮细胞,又称颅颊管瘤、牙釉质瘤、垂体管瘤、鞍上囊肿等。在颅内肿瘤中占 5%～7%,约占垂体肿瘤的 30%,本症可见于任何年龄,以儿童及青年多见,男性较女性多见。肿瘤大多起源于垂体结节部上端的残余上皮细胞(鞍上型),少数起源于垂体前、后叶之间(鞍内型),有的肿瘤鞍内、鞍上都有,呈哑铃状。偶可发生在鼻腔、蝶窦及蝶骨内的残余颅颊管组织内。

(二)临床表现

1.颅内压增高症状

由于肿瘤压迫第三脑室引起室间孔或基底池阻塞,患者可出现头痛,疼痛常位于眶后,并向颈部放射,有时伴恶心、呕吐、视神经乳头水肿等。有时囊液渗入蛛网膜下腔中可引起无菌性脑膜炎,伴颈项强直、提腿试验阳性、脑脊液中白细胞增多,有发热等。

2.视神经受压症状

视神经受压可引起视力及视野改变,产生一侧或双侧,颞侧或鼻侧象限性视野缺损、偏盲或暗点。视力减退与视神经萎缩程度有关。

3.下丘脑功能紊乱

下丘脑功能紊乱可产生肥胖、儿童性器官不发育、成人性欲消失、妇女停经、泌乳障碍、低体温或发热、尿崩症、精神失常等。

4.垂体功能障碍

由于肿瘤压迫垂体门脉系统,使下丘脑激素不能到达垂体,使垂体功能不足。在儿童患者早期表现为体格发育迟缓,表现有身材矮小和发育障碍,少数可有黏液性水肿等。

5.其他神经压迫症状

颅咽管瘤可向四周生长,引起各种邻近症状,鞍旁生长引起第Ⅲ、Ⅳ、Ⅵ颅神经功能障碍,颅前窝生长可产生精神症状,颅中窝生长可产生颞叶癫痫和幻嗅、幻味等。

(三)特殊检查

1.X线检查

X线检查可见三种改变:①蝶鞍改变,鞍上型可见蝶鞍呈扁平扩大,鞍内型可见蝶鞍扩大;②肿瘤实质部钙化呈点状或斑片状;③儿童患者可见颅缝分离,脑回压迹增加等颅内压增高的表现。

2.CT扫描、磁共振成像(MRI)、脑血管造影

三种技术的应用可进一步显示病变范围,有利于手术。

3.内分泌激素测定

有垂体功能低下者,相应的靶腺激素水平降低。

(四)鉴别诊断

(1)颅内压增高为主要表现者,应与其他肿瘤或颅脑内炎性疾病相鉴别。

(2)内分泌及视力视野改变者,应与垂体腺瘤鉴别。

(五)治疗

1.手术治疗

通过切除肿瘤解除压迫,对下丘脑-垂体功能障碍则无效。

2.放射治疗

对颅咽管瘤的治疗价值意见不一,有人认为对这种分泌良好的肿瘤很少有治疗作用,但亦有人认为放射治疗能抑制肿瘤囊液生成,或减少肿瘤供血,抑制其生长,但不能防止复发。

3.化疗

化疗对本病疗效不大。

二、松果体瘤

松果体位于间脑顶上方,主要分泌降黑素或退黑激素,其作用与脑垂体的黑色素细胞刺激素相反,使两栖类皮肤色素变浅。

松果体是神经内分泌的转换器,生理作用广泛,对中枢起调整和镇静作用,调节下丘脑、垂体的激素分泌,抑制性腺的活动。

松果体瘤为起源于松果体的肿瘤。异位松果体瘤是位于松果体正常部位以外的松果体瘤,大多移位于鞍区第三脑室附近。

(一)病因

1.松果体细胞瘤

松果体细胞瘤由分化良好、成熟的松果体细胞组成。

2.松果体母细胞瘤

松果体母细胞瘤为恶性肿瘤,生长活跃,可侵入第三脑室,脱落的瘤细胞可广泛植入脑室壁、蛛网膜及脊髓腔内。

3.畸胎瘤

畸胎瘤为由多种分泌良好的来自各胚叶的混合组织。

(二)诊断

1.临床表现

(1)神经症状:①四叠体上丘综合征,患者双眼不能上视,少数患者双眼不能下视;②动眼神经受损则眼球活动障碍;③瞳孔光反应和调节反应障碍,形成固定瞳孔;④小脑症状,可表现为持物不稳、步态摇晃和水平性眼球震颤。

(2)内分泌紊乱的表现:由于松果体瘤破坏了正常的松果体细胞,从而使松果体对促性腺激素的抑制解除,可引起1/3患者有性早熟。由于垂体功能低下,表现发育迟缓,性征发育不良。内分泌紊乱还可出现尿崩症。

(3)局部压迫症状:可有头痛、呕吐、视神经乳头水肿。

2.特殊检查

(1)颅部平片可见颅内压增高征象和松果体内有钙化阴影。

(2)CT 或 MRI 扫描有助于确诊。

3.治疗

手术切除或放射治疗。

第七节　垂体肿瘤

一、垂体肿瘤总论

垂体肿瘤是指起源于垂体前叶细胞的肿瘤,大多为良性。垂体腺瘤约占颅内肿瘤 10%,其中催乳素瘤最多见,占垂体肿瘤总数的 60%;分泌生长激素的肿瘤占 20%;分泌促肾上腺激素的肿瘤占 10%;分泌促甲状腺激素的肿瘤及分泌促性腺激素的肿瘤罕见。无功能的垂体肿瘤只占垂体肿瘤总数的 10%~20%。

(一)按细胞染色和形态分类

按细胞染色和形态分为嫌色细胞腺瘤、嗜酸性细胞腺瘤、嗜碱性细胞腺瘤、混合性腺瘤。其中以嫌色细胞瘤最为常见,大多为泌乳素瘤。

(二)按细胞分泌功能分类

1. 功能性(分泌性)垂体腺瘤

功能性(分泌性)垂体腺瘤占垂体瘤总数的 65%~80%。

(1)单激素分泌腺瘤:按发生率的高低顺序为:PRL 瘤、GH 瘤、ACTH 瘤(分为 Cushing 病及 Nelson 征两种),TSH 瘤和 GnH 瘤较少见。

(2)多激素分泌腺瘤:如 GH 及 PRL 细胞混合瘤,GH-TSH 混合瘤等。

2. 无功能性(无分泌性)垂体腺瘤

无功能性(无分泌性)垂体腺瘤占垂体腺瘤总数的 10%~20%。垂体前叶尚有少数(约占1%)发生垂体恶性腺瘤及垂体腺癌。神经垂体瘤甚为少见,实属为一种神经胶质细胞癌。

(三)按垂体肿瘤大小分类

1. Ⅰ型

微腺瘤,直径<10 mm,局限于垂体内,蝶鞍大小正常。

2. Ⅱ型

局限在鞍内,但鞍底骨质可有破坏。

3. Ⅲ型

蝶鞍球形扩大,鞍背骨质吸收脱钙,鞍底骨质破坏,多有鞍上扩张。

4. Ⅳ型

巨大型腺瘤,腺瘤向鞍上、鞍旁、鞍后生长,并可突入三脑室或破坏鞍底伸入蝶窦。

(四)临床表现

垂体肿瘤的临床表现早期很少,尤其是微小腺瘤(瘤直径<10 mm)。发展到症状明显时主要表现为以下几种。

1. 神经功能障碍

垂体肿瘤引起的神经症状直接与肿瘤大小及其生长方向有关,一般无分泌功能腺瘤在确诊时瘤体较大,多向鞍上及鞍外生长,临床神经症状多较明显。分泌性腺瘤因早期产生内分泌亢进症状,确诊时大多体积较小,临床不产生或仅有轻微的神经症状。

(1)头痛:以前额及双颞侧隐痛或胀痛伴阵发性剧痛为特征。头痛系鞍内张力增高及脑膜神经末梢受刺激所致。约 1/3 的无分泌功能的垂体瘤患者可主诉有头痛症状。

（2）视神经受压症状：视力减退、视野缺损和眼底改变。视神经乳头萎缩,视乳头水肿。

2.内分泌功能紊乱症状

各型分泌性腺瘤可分泌过多激素,可产生垂体前叶功能亢进症,如巨人症、肢端肥大症;皮质醇增多症;高泌乳素血症;甲状腺功能亢进症;Nelson综合征等。由于腺瘤体积增大,可压迫及破坏垂体的前叶细胞,造成促激素减少及相应靶腺功能减低和萎缩,临床产生内分泌功能减退症状。临床表现男性有阳痿及性功能减退;女性有月经失调以致闭经不育。阴毛、腋毛稀少。睾丸或卵巢、子宫可呈不同程度的萎缩。

（五）实验室检查

激素测定分泌性垂体腺瘤均有激素分泌过多,应用放射免疫测定技术和其他测定方法,测定垂体激素的水平,有助于早期诊断。

（六）特殊检查

特殊检查包括头颅平片、蝶鞍分层、脑血管造影、CT扫描检查、磁共振检查（MRI）等。

1.头颅平片及分层摄片

头颅平片及分层摄片可显示蝶鞍扩大、蝶鞍的各个直径皆增大,鞍壁变薄,鞍底变阔,前后床突变细而使鞍口扩大。侧位片呈现双鞍底。

2.CT扫描检查

新一代CT已能发现直径3 mm以上的微腺瘤。薄分层及矢状重建的鞍区CT技术可提高诊断率。MRI检查更有助于诊断。

3.脑血管造影

脑血管造影目前较少应用。

（七）治疗

根据垂体腺瘤的大小与性质,相应采用手术、放射及药物治疗。治疗目的是:①纠正垂体前叶激素的过多分泌;②保留分泌其他垂体前叶激素的正常垂体组织;③摘除或抑制腺瘤。对于垂体微腺瘤,治疗后基本可达到上述目的。但对于大腺瘤则需要采用多种治疗措施,而且成功率较低。

1.手术治疗

（1）目的:可切除肿瘤以解除压迫症状;减少或缓解垂体功能亢进症状;解除无功能性腺瘤压迫垂体所造成的垂体功能低下。

（2）手术方法:许多医疗中心均首选手术治疗方案,而且多选用经蝶到鞍内的显微外科手术;经颅手术只限于少数较大垂体瘤向鞍上、鞍外生长,伴有视神经或其他神经组织压迫症状者。经蝶窦手术是外科医生从鼻腔通过蝶窦切开鞍底前下方及硬脑膜而达垂体,选择性地摘除腺瘤,保留正常的垂体组织。手术治疗微腺瘤的成功率可达90%,适用于鞍内型。

2.放射治疗

（1）适应证:①手术未完全切除者;②年老体弱或者重要器官疾病不能耐受者;③肿瘤局限于鞍内或轻度向鞍上生长,患者不愿手术者;④分泌性腺瘤以内分泌亢进症状较轻及激素升高水平较低者;⑤单纯放射治疗后复发患者,相隔至少一年后再放疗。

（2）方法:包括以下几点。

1）外照射:①高能射线治疗,一般采用^{60}Co或加速器6MV-X外照方法治疗垂体瘤;②重粒子放射治疗,其优点是垂体可接收较多的照射剂量,而射程经过之处的脑组织所受照射量较小,垂体后的脑组织不受影响,疗效较高;③γ刀,定位准确,射线集中在靶点上面使受照组织内达到较高剂量射线,而周围组织射线剂量锐减,不至于产生损伤。外照射治疗有效率为:肢端肥大症为80%;库欣病为15%。催乳素瘤的效果还缺乏确切的统计数字,但经过放射治疗后,多数患者的肿瘤不再发展。

2)内照射:即通过开颅手术或经鼻腔穿过蝶窦,将放射性物质(^{198}Au、^{90}Y)植入蝶鞍当中进行放射。

二、催乳素分泌瘤

催乳素分泌瘤系垂体瘤的一种伴高催乳素分泌引起的溢乳症,或称溢乳-闭经综合征。高催乳素血症和催乳素瘤是临床内分泌最常见的下丘脑-垂体疾病,催乳素瘤占垂体有分泌功能腺瘤的首位。由于催乳素细胞腺瘤分泌过量的催乳素(PRL),从而产生高催乳素血症。此病好发于女性,多为20～30岁女青年,男性约占15%,其临床上是以溢乳和性腺功能减退、不育为主的综合征。

(一)病因

血中催乳素水平增高的原因繁杂,可分为生理性、病理性、药理性和特发性四种。其发病机制尚不完全清楚,PRL分泌受下丘脑PRL释放因子(PRF)和PRL释放抑制因子(PIF)调节,现已公认下丘脑最主要的PIF成分是多巴胺(DA),任何干扰下丘脑DA合成,并向垂体释放输送以及DA与其受体结合的因素,均可减弱抑制性调节,而引起高PRL血症。

(二)病理性

1.下丘脑及神经系统病变

(1)肿瘤:原发或继发性下丘脑或者附近组织肿瘤,如颅咽管瘤和松果体瘤、神经胶质瘤、第三脑室肿瘤、转移性瘤等。

(2)浸润性疾病:结节病、结核、组织细胞X病。

(3)变性:脑炎、颅底骨折、下丘脑区血管病变。由于上述病变导致下丘脑分泌PIF不足,对垂体分泌PRL的抑制减弱。

2.垂体疾病

(1)垂体瘤:PRL瘤、混合性垂体瘤、嫌色性腺瘤、GH瘤、ACTH瘤、转移瘤。

(2)可能引起垂体柄门脉阻断的其他疾病:如手术或外伤性垂体柄切断、空鞍综合征等。

3.其他内分泌疾病

其他内分泌疾病如甲状腺功能减退症、分泌雌激素肿瘤。

(三)药理性

雌激素、PRF、氯丙嗪、奋乃静、利血平、舒必利、H_2受体阻断剂等均可通过拮抗PIF,通过增强PRF或阻滞DA受体水平的作用,而促进PRL分泌。

(四)特发性

查不出原因,女性患者PRL水平升高,但大多月经正常,生殖器不萎缩。大多数特发性高PRL血症的患者,自然病程很长,有些轻度高PRL血症可能自行恢复正常。

(五)临床表现

1.溢乳与闭经

典型的表现在女性为溢乳与闭经,女患者出现溢乳者占30%～80%。临床上轻度非持续性高 PRL 血症(多为特发性),女患者可月经周期正常,但无排卵。男性患者溢乳少见,但有溢乳者常有乳房增大。溢乳为双侧性的,一侧性者极少,外观乳房流出液似乳汁,检查其性质介于初乳和乳汁之间。

2.不育和性功能减退

成年男性及女性均伴有性功能低下与不育,青少年发病者青春发育期延迟。

3.其他症状

女性患者可有多毛和痤疮,与游离睾酮和脱氢异雄酮增高有关。雌激素分泌减少(PRL 增高抑制卵巢分泌),可有骨质疏松。少数女性患者可有肥胖、水潴留。男性患者较少见,症状出现较迟,早期主要表现为阳痿、乳房发育、毛发稀疏、睾丸较小等。内分泌疾病引起者,有相应的内分泌失调表现。

(六)实验室检查

1.血清 PRL 测定及 PRL 动态试验

正常人清晨基础值小于 20ng/mL,非泌乳素瘤的 PRL 血症,PRL 很少大于 200 ng/mL,在大于 200 ng/mL 者 PRL 瘤可能性大。为避免应激,可连续 3 d 采血或同一天 3 次采血(每次相隔 1 h),如此 3 次血清测定可排除脉冲峰值,有利于高 PRL 分泌的判断。

2.PRL 兴奋试验和抑制试验

(1)TRH 兴奋试验:用以鉴别特发性高 PRL 血症与 PRL 瘤,后者对兴奋试验呈反应低下。

(2)抑制试验:口服左旋多巴 500 mg,分别于服药前及服药后 1 h,2 h,3 h 及 6 h 取血,测血清 PRL,正常人服药后 1~3 h,PRL 被抑制达基础值的 1/2 以上,以后逐渐回升,PRL 瘤患者因肿瘤呈自主性分泌,故不被抑制。

(七)特殊检查

1.蝶鞍平片

大多正常,直径大于 1.0 cm 者蝶鞍可见扩大、变形、床突破坏等改变。

2.CT 扫描和 MRI 检查

阳性率较高。

(八)鉴别诊断

PRL 瘤是导致高 PRL 血症中的一个重要原因,对于成年女性溢乳、闭经或男、女性患者性功能减退和不育,血清 PRL 增高,同时蝶鞍 CT 或 MRI 检查发现垂体瘤,则 PRL 瘤诊断不难,但有时微腺瘤不易查到,故应与其他原因引起的高 PRL 血症鉴别。

1.下丘脑肿瘤

除高 PRL 血症外,尚伴有肿瘤特殊症状可以相区别。

2.生长激素瘤

GH 分泌过多常伴有 PRL 升高,但以肢端肥大症为主要表现。

3.原发性甲状腺功能减退症

由于 TRH 分泌增多,可促使 PRL 的分泌。

(九)治疗

治疗催乳素瘤的目的是纠正 PRL 的过度分泌、祛除垂体肿瘤和解除肿瘤对视交叉和其他脑神经的压迫,恢复垂体功能,并预防病情复发或进展。针对不同病因拟定不同治疗措施。

1. PRL 瘤的治疗原则

PRL 瘤的治疗原则取决于瘤体大小,PRL 增高的水平。对 PRL 升高不明显、瘤体小者定期观察随访。

2. 药物治疗

药物治疗为首选治疗,最常用多巴胺促效剂溴隐亭,可使瘤体缩小,PRL 降低,症状缓解,恢复正常月经和生育能力。开始睡前服 2.5 mg,2~3 d 后增加 1.25~2.5 mg,多数患者用到 5~7.5 mg/d,即可见到明显效果,个别患者需用到 10 mg/d 以上。用药后血 PRL 迅速下降,2~3 个月后月经来潮。本药的不良反应有恶心、眩晕、直立性低血压、失眠等。在餐中或餐后服用可减少反应。一般至少服用一年以上。其他的药物尚有:①培高利持,25~300 $\mu g/d$,每天 1 次;②左旋多巴,每次 0.5 g,每天 4~6 次,此药作用时间短,不良反应大,疗效差。

3. 手术治疗

手术治疗适用于肿瘤大,已有明显压迫症状,或经溴隐亭治疗 3 个月以上仍无明显效果的巨腺瘤。但手术治疗往往不彻底,术后多需药物或放射治疗。

4. 放射治疗

放射治疗方法见垂体肿瘤。

5. 高 PRL 血症的其他治疗

(1)去除病因:药物引起者停用有关药物,甲状腺功能减退症引起者用甲状腺素治疗。

(2)特发性 PRL 血症的治疗:①溴隐亭,80%以上患者经用溴隐亭 1~2 个月后月经恢复正常,溢乳消失;②赛庚啶,每次 2~4 mg,每天 1~4 次;③左旋多巴,每次 0.5 g,每天 2~4 次;④氯米芬,适用于避孕药所致闭经乳溢患者。每次 50 mg,每天 1 次,5 d 为一疗程,每月 1 次,如仍无排卵,可用药 5 d 后肌内注射 HCG 3 000~5 000 U,共 3~5 次;⑤人工月经周期。

第三章　呼吸内科疾病

第一节　急性呼吸窘迫综合征

急性呼吸窘迫综合征(acute respiratory distress syndrome,ARDS)是在严重感染、休克、创伤及烧伤等非心源性疾病过程中,肺毛细血管内皮细胞和肺泡上皮细胞损伤造成弥散性肺间质及肺泡水肿,导致的急性低氧性呼吸功能不全或衰竭。以肺容积减少、肺顺应性降低、严重的通气/血流比例失调为病理生理特征,临床上表现为进行性低氧血症和呼吸窘迫,肺部影像学上表现为非均一性的渗出性病变。

ARDS 的基本病理生理改变是肺泡上皮和肺毛细血管内皮通透性增加所致的非心源性肺水肿。由于肺泡水肿、肺泡塌陷导致严重通气/血流比例失调,特别是肺内分流明显增加,从而产生严重的低氧血症。肺血管痉挛和肺微小血栓形成引发肺动脉高压。ARDS 早期的特征性表现为肺毛细血管内皮细胞与肺泡上皮细胞屏障的通透性增高,肺泡与肺间质内积聚大量的水肿液,其中富含蛋白及以中性粒细胞为主的多种炎症细胞。中性粒细胞黏附在受损的血管内皮细胞表面,进一步向间质和肺泡腔移行,释放大量促炎介质,如炎症性细胞因子、过氧化物、白三烯、蛋白酶、血小板活化因子等,参与中性粒细胞介导的肺损伤。除炎症细胞外,肺泡上皮细胞以及成纤维细胞也能产生多种细胞因子,从而加剧炎症反应过程。凝血和纤溶紊乱也参与 ARDS 的病程,ARDS 早期促凝机制增强,而纤溶过程受到抑制,引起广泛血栓形成和纤维蛋白的大量沉积,导致血管堵塞以及微循环结构受损。ARDS 主要病理特征为由肺微血管通透性增高而导致的肺泡渗出液中富含蛋白质的肺水肿及透明膜形成,可伴有肺间质纤维化。

一、病因

多种危险因素可诱发 ARDS,主要包括以下因素。

1.直接肺损伤因素

直接肺损伤因素有严重肺部感染、胃内容物吸入、肺挫伤、吸入有毒气体、淹溺和氧中毒等。

2.间接肺损伤因素

间接肺损伤因素有严重感染、严重的非胸部创伤、重症急性胰腺炎、大量输血、体外循环、弥散性血管内凝血(DIC)等。

二、临床表现

在发病早期无典型症状,常常为原发基础病变的表现,由于发病急骤、变化快,常常不易早期诊断,随着病情的加重,临床表现在不同的分期具有各自的特点。

第一期(损伤期):为原发病(如外伤、休克、感染、中毒等)相应的症状和体征,呼吸无明显变化,部分出现通气过度。第一期易恢复,肺部无异常体征,胸片和血气可正常,也可因过度通气出现呼吸性碱中毒。

第二期(相对稳定期):多发生于原发病 24~48 h 之后,经对原发病的积极治疗,循环功能得以稳定,而呼吸频数(大于 28 次/分)和呼吸困难逐渐开始出现,发绀逐渐加重。早期肺部听诊及胸片均正常,晚期肺部可出现细小湿性啰音。胸片两肺纹理增多。此期持续数小时或 3~5 d。

第三期(呼吸衰竭期):患者呼吸窘迫和发绀进一步加重,需持续机械通气,使用呼气末正压(PEEP),提高吸入氧浓度。两肺闻及干湿性啰音,心率增快。

第四期(终末期):发展到此阶段,可于数小时内死亡。呼吸窘迫和发绀持续加重,肺部湿性啰音明显增多,可出现管性呼吸音。

一般认为,ARDS 具有以下临床特征:①急性起病,在直接或间接肺损伤后 12~48 h 发病;②常规吸氧后低氧血症难以纠正;③肺部体征无特异性,急性期双肺可闻及湿啰音,或呼吸音减低;④早期病变以间质性为主,胸部 X 线片常无明显改变;病情进展后,可出现肺内实变,表现为双肺野普遍密度增高,透亮度减低,肺纹理增多、增粗,可见散在斑片状密度增高阴影,即弥散性肺浸润影;⑤无心功能不全证据。

三、辅助检查

1.动脉血气分析

第一期血气可正常,也可因过度通气出现呼吸性碱中毒;从第二期开始出现低氧血症并逐渐进行性加重,在海平面呼吸空气时,$PaO_2 < 60$ mmHg,氧合指数(动脉氧分压/吸入氧浓度百分比,$PaO_2/FiO_2) \leqslant 200$ mmHg,无论 PEEP 的水平如何。

2.X 线胸片

X 线胸片显示双肺弥散性浸润影。

四、诊断标准

1994 年欧美 ARDS 联合委员会所订 ARDS 诊断标准为:①急性起病;②$PaO_2/FiO_2 \leqslant 200$ mmHg,且不论是否应用 PEEP;③正位 X 线胸片显示双肺均有斑片状阴影;④肺毛细血管嵌顿压(PAWP)$\leqslant 18$ mmHg,或无左心功能不全临床表现。如 $PaO_2/FiO_2 \leqslant 300$ mmHg,且满足上述其他标准,则诊断为 ALI。2000 年 4 月中华医学会呼吸病学分会在上述诊断标准基础上增加了"有发病的高危因素"一条,制定出中国的诊断标准,凡符合以上标准可诊断为 ALI/ARDS。2006 年中华医学会重症医学分会制定的《急性肺损伤/急性呼吸窘迫综合征诊断和治疗指南(2006)》指出:目前诊断 ALI/ARDS 仍广泛沿用 1994 年欧美联席会议提出的诊断标准。

五、治疗

ARDS 至今尚无特异性治疗方法,其抢救工作要立足于预防,积极治疗原发基础病变,特别是易引起 ARDS 的疾病出现时,要善于识别早期征象,在疾病的早期就采取措施,包括控制感染,纠正严重低氧,在呼吸支持抢救过程中,防止气压伤、呼吸道继发感染和氧中毒等并发症的发生,可以降低病死率。

(一)积极治疗原发基础病变

ARDS 的基础疾病及病因较多,故积极治疗严重原发病,例如休克、感染、创伤、中毒等,对于预防 ARDS 的发生有重要临床价值。全身性感染、创伤、休克、烧伤、急性重症胰腺炎等是导致 ARDS 的常见病因。严重感染患者有 25％～50％发生 ALI/ARDS,而且在感染、创伤等导致的 MODS 中,肺往往也是最早发生衰竭的器官。目前认为,感染、创伤后的全身炎症反应综合征(systemic inflammatory response syndrome,SIRS)是导致 ARDS 的根本原因。控制原发病,遏制其诱导的全身失控性炎症反应,是预防和治疗 ARDS 的必要措施。

在治疗过程中需要注意下列几方面:①高吸入氧浓度(FiO_2>50％)时,吸氧时间不应超过 24 h,以避免氧中毒的发生;②积极治疗各种类型休克,积极采取各种有效手段,补充血容量,纠正因休克造成的各种酸碱和电解质紊乱,改善微循环,阻断恶性循环;③创伤出血过多,必须输新鲜血,由于库存一周以上的血液中含微型颗粒,会引起微血栓,损害肺毛细血管内皮细胞,应用时应加微过滤器;④在治疗过程中,应密切观察临床表现的变化,动态观察血气指标的演变,争取在 ARDS 的早期阶段明确诊断,采取积极治疗措施。

(二)积极控制感染

严重感染是引起 ARDS 的第一位高危因素,也是影响 ARDS 早期和晚期病死率的重要因素。积极控制原发病是遏制 ALI/ARDS 发展的必要措施。治疗的重点立足于预防、早期诊断和治疗,尤其对住院患者,应严格无菌观念和无菌操作,尽量减少不必要的血管和尿路插管,对于气管插管和气管切开的患者,应注意气管护理的无菌操作技术,减少医院内的感染和交叉感染的发生率。对于有明确感染的患者,应联合应用抗生素,一般对院外感染采用针对革兰阳性菌为主,对院内感染采用针对革兰阴性菌为主的联合抗感染治疗方案。

(三)呼吸支持治疗

1.氧疗

氧疗是纠正 ARDS 患者低氧血症的基本手段,ARDS 患者往往低氧血症严重,大多数患者一旦诊断明确,常规的氧疗常常难以奏效,机械通气仍然是最主要的纠正低氧血症的手段。ARDS 严重缺氧得不到纠正,会引起重要脏器尤其是脑发生不可逆的损害。ARDS 患者吸氧治疗的目的是改善低氧血症,使 PaO_2 达到 60～80 mmHg。可根据低氧血症改善的程度和治疗反应调整氧疗方式,首先使用鼻导管,当需要较高的吸氧浓度时,可采用带贮氧袋的非重吸式氧气面罩。一般需要高浓度(FiO_2>50％)氧吸入,早期可采用面罩吸氧(FiO_2 40％～50％,氧流量 4～6 L/min),也可采用高频喷射通气技术供氧,应注意高浓度氧吸入不超过 24 h 为宜,强调合理氧疗的重要性,尽可能采用较低的吸氧浓度,达到 PaO_2>60 mmHg、氧饱和度>90％的最低生理需要范围,否则应气管插管,进行机械通气,采用 PEEP 技术,提高 PaO_2,降低 FiO_2 至 50％的安全浓度以下。ARDS 患者往往低氧血症严重,大多数患者一旦诊断明确,常规的氧疗常常难以奏效,机械通气仍然是最主要的呼吸支持手段。

2.无创机械通气(NIV)

NIV 可以避免气管插管和气管切开引起的并发症。尽管 NIV 治疗慢性阻塞性肺疾病(COPD)和心源性肺水肿导致的急性呼吸衰竭的疗效肯定,但是 NIV 在急性低氧性呼吸衰竭中的应用却存在很多争议。迄今为止,尚无足够的资料显示 NIV 可以作为 ALI/ARDS 导致的急性低氧性呼吸衰竭的常规治疗方法。

当 ARDS 患者神志清楚、血流动力学稳定,能够得到严密监测,并随时可行气管插管时,可以尝试 NIV 治疗。Sevransky 等建议,在治疗全身性感染引起的 ALI/ARDS 时,如果预计患者的病情能够在 48～72 h 内缓解,可以考虑应用 NIV。对于合并免疫功能低下的 ALI/

ARDS 患者，早期可首先试用无创机械通气，从而避免应用有创机械通气而引起的呼吸机相关肺炎(VAP)的发生，并可能改善预后。

一般认为，ALI/ARDS 患者在以下情况时不适宜应用 NIV：①神志不清；②血流动力学不稳定；③气道分泌物明显增加而且气道自洁能力不足；④因脸部畸形、创伤或手术等不能佩戴鼻面罩；⑤上消化道出血、剧烈呕吐、肠梗阻和近期食管及上腹部手术；⑥危及生命的低氧血症。

应用 NIV 治疗 ALI/ARDS 时应严密监测患者的生命体征及治疗反应。如 NIV 治疗 1～2 h 后，低氧血症和全身情况得到改善，可继续应用 NIV。若低氧血症不能改善或全身情况恶化，提示 NIV 治疗失败，应及时改为有创机械通气。ARDS 患者应用 NIV 时，应选择定压型通气模式，充分发挥自主呼吸功能。常采用 PSV(压力支持水平为 1.94～2.42 kPa)加 PEEP 0.77～1.45 kPa[①]，尤其在 ALI/ARDS 早期，患者自主呼吸功能强，采用经鼻或口鼻面罩机械通气能取得较好疗效。在刺激性气体致 ARDS 的患者效果更为明显。无创性机械通气能够有效地防止进一步发展的通气相关性感染和肺损伤，缩短病程，减低费用。

3.有创机械通气

(1)机械通气的时机选择：ARDS 患者经高浓度吸氧仍不能改善低氧血症时，应气管插管进行有创机械通气。ARDS 患者呼吸功明显增加，表现为严重的呼吸困难，早期气管插管机械通气可降低呼吸功，改善呼吸困难。一般认为，气管插管和有创机械通气能更有效地改善低氧血症，降低呼吸功，缓解呼吸窘迫，并能够更有效地改善全身缺氧，防止肺外器官功能损害。

(2)机械通气的适应证：①一般认为，FiO_2 达 50%～60%，PaO_2 仍小于 60 mmHg[②] 时；②即使 $PaO_2 > 60$ mmHg，但 $PaCO_2 > 45$ mmHg 或 pH<7.3，存在呼吸性酸中毒时；③虽然 $PaO_2 > 60$ mmHg，但在氧疗过程中 PaO_2 急剧下降，增加 FiO_2 也不能提高 PaO_2，应使用面罩加压机械通气，并加用 PEEP；④呼吸功能严重减退，各项生理指标达到应用呼吸机的标准时。

(3)PEEP 的选择：ARDS 广泛肺泡塌陷不但可导致顽固的低氧血症，而且部分可复张的肺泡周期性塌陷开放而产生剪切力，会导致或加重呼吸机相关肺损伤。充分复张塌陷肺泡后应用适当水平 PEEP 防止呼气末肺泡塌陷，改善低氧血症，并避免剪切力，防治呼吸机相关肺损伤。PEEP 对于 ARDS 有肯定的疗效。在进行机械通气或患者有自主呼吸时应用 PEEP 技术能够提高功能残气量，使萎缩的肺泡张开，改变肺泡弹性，提高肺顺应性，降低呼吸功和氧耗量，增加肺泡和间质压力，促进肺间质和肺泡水肿消退，肺泡张开，减少生理无效腔，增加肺泡通气量，改善通气/血流比例，降低肺内静-动脉分流，提高 PaO_2，改善组织供氧。PEEP 从 0 kPa 增至 0.97 kPa，肺泡直径成正比例增高，胸膜腔压力变化不大；当 PEEP 大于 1.45 kPa 时，肺泡容积增加不多，而肺泡压不断提高，胸膜腔压力随之升高，影响静脉回流，心排血量减少，特别在血容量不足时影响更大。另外压力过高易出现气压伤。因此，ARDS 应采用能防止肺泡塌陷的最低 PEEP，ARDS 最佳 PEEP 的选择目前仍存在争议。通过荟萃分析比较不同 PEEP 对 ARDS 患者存活率的影响，结果表明 PEEP>1.16 kPa，尤其是>1.55 kPa 时明显改善存活率。有学者建议可参照肺静态压力-容积(P-V)曲线低位转折点压力来选择 PEEP，Amato 及 Vilar 的研究显示，在小潮气量通气的同时，以静态 P-V 曲线低位转折点压

---

① 临床上仍习惯用厘米水柱，1 kPa=10.33 cmH_2O。全书同。

② 临床上仍习惯用毫米汞柱，1 kPa=7.5mmHg。全书同。

力＋0.19kPa作为PEEP,结果与常规通气相比ARDS患者的病死率明显降低。若有条件,应根据静态P-V曲线低位转折点压力＋0.19 kPa来确定PEEP。

4.液体通气

液体通气是利用一种全氟碳(PFC)的液体,经气管注入肺后做正压通气。若注入液体量为肺总量,为全液体通气;若注入液体量为功能残气量,则为部分液体通气。由于全液体通气呼气阻力高,故提倡做部分液体通气。PFC与肺有非常好的相容性,能显著降低肺泡表面张力,同时可携带氧,增加氧合。PFC相对密度(比重)明显大于气体,其分布越往下肺越多,与ARDS的病理改变一致。部分液体通气同时加PEEP(PEEP值不超过1.45 kPa),肺分流减少,静态顺应性降低,同时整体流动力学变化很小。由于PFC液体自然挥发(每分钟约2 mL/kg),故需要定时补充PFC液体。部分液体通气是在常规机械通气的基础上经气管插管向肺内注入相当于功能残气量的PFC,以降低肺泡表面张力,促进肺重力依赖区塌陷肺泡复张。研究显示,部分液体通气72 h后,ARDS患者肺顺应性可以得到改善,并且改善气体交换,对循环无明显影响。但患者预后均无明显改善,病死率仍高达50%左右。

5.体外膜氧合技术(ECMO)

应用ECMO治疗ARDS,其理论依据为使受损伤的肺得到充分的"休息",促使肺泡上皮的再生,避免机械通气所造成的并发症。建立体外循环后可减轻肺负担,有利于肺功能恢复。由于设备复杂、操作烦琐,不易常规实施。非对照临床研究提示,严重的ARDS患者应用ECMO后存活率为46%~66%,但随机对照试验研究显示,ECMO并不改善ARDS患者预后。随着ECMO技术的改进,需要进一步的大规模研究结果来证实ECMO在ARDS治疗中的地位。

(四)液体管理

高通透性肺水肿是ARDS的病理生理特征,肺水肿的程度与ARDS的预后呈正相关,因此,通过积极的液体管理,改善ARDS患者的肺水肿具有重要的临床意义。在ARDS的早期,在保证血压和心排血量的条件下尽量地降低肺动脉楔压(PAWP),控制液体量,有利于肺的气体交换,同时能更快地促进肺功能恢复。应用利尿剂减轻肺水肿可能改善肺部病理情况,缩短机械通气时间,进而减少呼吸机相关肺炎等并发症的发生,但是利尿减轻肺水肿的过程可能会导致心排血量下降,器官灌注不足,因此,ARDS患者的液体管理必须考虑到两者的平衡,必须在保证脏器灌注前提下进行。在维持循环稳定,保证器官灌注的前提下,应实施限制性的液体管理,有助于改善ARDS患者的氧合和肺损伤,对ARDS患者是有利的。

ARDS患者采用晶体还是胶体液进行液体复苏一直存在争论。最近的大规模随机对照试验研究显示,应用清蛋白进行液体复苏,在改善存活率、脏器功能保护、机械通气时间及ICU住院时间等方面与生理盐水无明显差异。值得注意的是,胶体渗透压是决定毛细血管渗出和肺水肿严重程度的重要因素。研究证实,低蛋白血症是严重感染患者发生ARDS的独立危险因素,而且低蛋白血症可导致ARDS病情进一步恶化,并使机械通气时间延长,病死率也明显增加,因此,对于低蛋白血症的ARDS患者,有必要输入清蛋白或人工胶体,提高胶体渗透压。目前推荐对于存在低蛋白血症的ARDS患者,在补充清蛋白等胶体溶液的同时联合应用利尿剂(如呋塞米等),有助于实现液体负平衡,并改善氧合。人工胶体对ARDS是否也有类似的治疗效应,需进一步研究证实。

(五)药物治疗

1. 肾上腺糖皮质激素的应用

理论上该药治疗 ARDS 具有以下积极作用:①阻止补体活化,使通透因子和白细胞趋化因子产生减少,从而减轻肺泡毛细血管的损伤;②抑制中性粒细胞的致炎症作用;③阻止花生四烯酸的释放,抑制前列腺素、血栓素的形成;④抑制血小板聚集及血小板微血栓的形成;⑤干扰激活的激肽释放酶与激肽的相互作用,从而抑制激肽的生成;⑥改变毛细血管的反应性,增加血管张力,保护血管内皮细胞,降低毛细血管通透性;⑦大剂量激素可抑制 α 受体而扩张血管,疏通微循环;⑧抑制肥大细胞的介质释放,可缓解支气管痉挛,改善通气功能;⑨刺激 Ⅱ 型肺泡细胞合成和分泌肺表面活性物质;⑩抑制后期肺纤维化作用。目前一致认为对刺激性气体吸入、外伤骨折所致的脂肪栓塞等非感染性因素引起的 ARDS,使用肾上腺糖皮质激素越早越好,发病 4 d 后用,则疗效差,故应早期、较大剂量应用,如地塞米松 20～40 mg,或氢化可的松 300～400 mg,每 6 h 1 次,连用 2 d,有效则继续使用 1～2 d 停药,经合理氧疗机械通气后,会取得很好的效果。

对于过敏原因导致的 ARDS 患者,早期应用肾上腺糖皮质激素经验性治疗可能有效。此外感染性休克并发 ARDS 的患者,如合并有肾上腺皮质功能不全,可考虑应用替代剂量的肾上腺糖皮质激素。ARDS 伴有败血症或严重呼吸道感染应忌用或慎用肾上腺糖皮质激素。大剂量肾上腺糖皮质激素的使用,影响抗感染治疗效果,降低患者的抵抗力,增加感染的机会。持续的过度炎症反应和肺纤维化是导致 ARDS 晚期病情恶化和治疗困难的重要原因。肾上腺糖皮质激素能抑制 ARDS 晚期持续存在的炎症反应,并能防止过度的胶原沉积,从而有可能对晚期 ARDS 有保护作用,但对于晚期 ARDS 患者不宜常规应用肾上腺糖皮质激素治疗。

2. 鱼油

鱼油富含 ω-3 脂肪酸,如二十二碳六烯酸、二十碳五烯酸(EPA)等,也具有免疫调节作用,可抑制二十烷花生酸样促炎因子释放,并促进前列腺素 E1 生成。研究显示,通过肠道给 ARDS 患者补充二十碳五烯酸、γ 亚油酸和抗氧化剂,可使患者肺泡灌洗液内中性粒细胞减少,IL-8 释放受到抑制,病死率降低。新近的一项针对严重感染和感染性休克的临床研究显示,通过肠内营养补充二十碳五烯酸、亚油酸和抗氧化剂,明显改善氧合,并可缩短机械通气时间与 ICU 住院时间,减少新发的器官功能衰竭,降低了 28 d 病死率。此外,肠外补充二十碳五烯酸和 γ 亚油酸也可缩短严重感染患者 ICU 住院时间,并有降低病死率的趋势。因此,对于 ARDS 患者,特别是严重感染导致的 ARDS 患者,可补充二十碳五烯酸和 γ 亚油酸,有助于改善 ARDS 患者氧合,缩短机械通气时间。

3. 吸入一氧化氮(NO)

NO 吸入能从肺泡迅速扩散到肺血管平滑肌细胞中,激活鸟苷酸环化酶,导致血管舒张,同时释放入血的 NO 即与血红蛋白结合,体现出选择性舒张血管的特点。一方面,NO 进入通气较好的肺组织,扩张该区的肺血管,使通气与血流比例低区域的血流向扩张的肺血管,改善通气/血流比例,降低肺血分流,增加动脉血氧含量,以利于降低吸氧浓度;另一方面,NO 能降低肺动脉压和肺血管阻力,并不影响体循环血管扩张和心排血量,具有抑制血小板的黏附与聚集作用。一般吸入 NO 剂量 10～20 mL/m³((10～20)×10⁻⁶),但 NO 在应用过程中会产生有毒的 NO_2,长期使用是否安全尚不清楚。临床研究显示,NO 吸入可使约 60% 的 ARDS 患者氧合改善,同时肺动脉压、肺内分流明显下降,但对平均动脉压和心排血量无明显影响,但是氧合改善效果也仅限于开始 NO 吸入治疗的 24～48 h。有研究证实 NO 吸入并不能改善 ARDS

的病死率。因此,吸入 NO 不宜作为 ARDS 的常规治疗手段,仅在一般治疗无效的严重低氧血症时可考虑应用。

4.外源性肺泡表面活性物质

ARDS 时,Ⅱ型肺泡上皮细胞受损,肺泡表面活性物质合成和分泌功能失调,渗出液中蛋白质对肺泡表面活性物质的抑制作用,造成肺泡表面活性物质减少或功能丧失,易引起肺泡塌陷。肺泡表面活性物质能降低肺泡表面张力,减轻肺炎症反应,阻止氧自由基对细胞膜的氧化损伤,因此,补充肺泡表面活性物质可能成为 ARDS 的治疗手段。目前肺泡表面活性物质的应用仍存在许多尚未解决的问题,如最佳用药剂量、具体给药时间、给药间隔和药物来源等,因此,尽管早期补充肺泡表面活性物质,有助于改善氧合,还不能将其作为 ARDS 的常规治疗手段。有必要进一步研究,明确其对 ARDS 预后的影响。

5.前列腺素 E1

前列腺素 E1(PGE1)不仅是血管活性药物,还具有免疫调节作用,可抑制巨噬细胞和中性粒细胞的活性,发挥抗炎作用,但是 PGE1 没有组织特异性,静脉注射 PGE1 会引起全身血管舒张,导致低血压。

静脉注射 PGE1 用于治疗 ARDS,目前已经完成了多个随机对照试验研究,但无论是持续静脉注射 PGE1,还是间断静脉注射脂质体 PGE1,与安慰剂组相比 PGE1 组在 28 d 病死率、机械通气时间和氧合等方面并无益处。有研究报道吸入型 PGE1 可以改善氧合,但这需要进一步随机对照试验研究证实,因此,只有在 ARDS 患者低氧血症难以纠正时,可以考虑吸入 PGE1 治疗。

6.重组人活化蛋白 C

重组人活化蛋白 C(rhAPC)具有抗血栓、抗炎和纤溶特性,已被试用于治疗严重感染。基于 ARDS 的本质是全身性炎症反应,且凝血功能障碍在 ARDS 发生中具有重要地位,rhAPC 有可能成为 ARDS 的治疗手段,但 rhAPC 治疗 ARDS 的Ⅱ期临床试验正在进行,因此,尚无证据表明 rhAPC 可用于 ARDS 治疗,当然,在严重感染导致的重度 ARDS 患者,如果没有禁忌证,可考虑应用 rhAPC。rhAPC 高昂的治疗费用也限制了它的临床应用。

7.N-乙酰半胱氨酸和丙半胱氨酸

抗氧化剂 N-乙酰半胱氨酸(NAC)和丙半胱氨酸(Procysteine)通过提供合成谷胱甘肽(GSH)的前体物质半胱氨酸,提高细胞内 GSH 水平,依靠 GSH 氧化还原反应来清除体内氧自由基,从而减轻肺损伤。静脉注射 NAC 对 ALI 患者可以显著改善全身氧合和缩短机械通气时间。而近期在 ARDS 患者中进行的Ⅰ期临床试验证实,NAC 有缩短肺损伤病程和阻止肺外器官衰竭的趋势,不能减少机械通气时间和降低病死率。丙半胱氨酸的Ⅱ、Ⅲ期临床试验也证实不能改善 ARDS 患者预后,因此,尚无足够证据支持 NAC 等抗氧化剂用于治疗ARDS。

(六)加速肺泡液吸收

有研究表明,从肺泡腔移除肺水肿液体可被儿茶酚胺依赖性和儿茶酚胺非依赖性机制促进,包括那些吸入和全身应用的 β 肾上腺素能受体激动剂是有希望的候选药物,已广泛应用于临床,并且没有严重的不良反应。β 肾上腺素能受体激动剂也可增加表面活性物质分泌,具有抗炎作用,因此,有助于恢复肺血管的通透性。

(七)营养支持

ARDS 患者处于高代谢状态,应及时补充热量和高蛋白质、高脂肪,病程稍长者因能量消耗多和营养摄取不足,导致营养不良、呼吸肌疲劳、机体免疫力下降,易并发感染,影响组织修复。应及早给予强有力的营养支持,鼻饲或静脉补给能量 83.7～167.4 kJ/(kg·d)。

第二节　急性上呼吸道感染

急性上呼吸道感染指自鼻腔至喉部间的急性炎症总称,是最常见的感染性疾病。90％左右由病毒引起,细菌感染常继发于病毒感染之后。本病四季、任何年龄均可发病,通过含病毒的飞沫、雾滴或经污染用具进行传播。常于机体抵抗力降低时,如受寒、劳累、淋雨等,原已存在或由外界侵入的病毒和(或)细菌,迅速生长繁殖,导致感染。本病预后良好,有自限性,一般5～7 d 痊愈。常继发支气管炎、肺炎、副鼻窦炎,少数人可并发急性心肌炎、肾炎、风湿热等。

一、病因

急性上呼吸道感染有 70％～80％由病毒引起。主要有流感病毒(甲、乙、丙)、副流感病毒、呼吸道合胞病毒、腺病毒、鼻病毒、埃可病毒、柯萨奇病毒、麻疹病毒、风疹病毒。细菌感染可直接或继病毒感染之后发生,以溶血性链球菌为多见,其次为流感嗜血杆菌、肺炎球菌和葡萄球菌等。偶见革兰阴性杆菌。

当有受凉、淋雨、过度疲劳等诱发因素,使全身或呼吸道局部防御功能降低时,原已存在于上呼吸道或从外界侵入的病毒或细菌可迅速繁殖,引起发病,尤其是老幼体弱或有慢性呼吸道疾病如鼻旁窦炎、扁桃体炎者,更易罹病。

二、临床表现

(一)普通感冒

普通感冒(common cold)俗称"伤风",又称急性鼻炎或上呼吸道卡他,以鼻咽部卡他症状为主要表现。成人多数为鼻病毒引起,次为副流感病毒、呼吸道合胞病毒、埃可病毒、柯萨奇病毒等。起病较急,初期有咽干、咽痒或烧灼感,发病同时或数小时后,可有喷嚏、鼻塞、流清水样鼻涕,2～3 d 后变稠。可伴咽痛,有时由于耳咽管炎使听力减退,也可出现流泪、味觉迟钝、呼吸不畅、声嘶、少量咳嗽等。一般无发热及全身症状,或仅有低热、不适、轻度畏寒和头痛。检查可见鼻腔黏膜充血、水肿、有分泌物,咽部轻度充血。如无并发症,一般经5～7 d 痊愈。

(二)病毒性咽炎、喉炎和支气管炎

根据病毒对上、下呼吸道感染的不同解剖部位引起的炎症反应,有咽炎、喉炎和支气管炎。

急性病毒性咽炎多由鼻病毒、腺病毒、流感病毒、副流感病毒以及肠病毒、呼吸道合胞病毒等引起。临床特征为咽部发痒和灼热感,疼痛不持久,也不突出。当有咽下疼痛时,常提示有链球菌感染。咳嗽少见。流感病毒和腺病毒感染时可有发热和乏力。体检咽部明显充血和水肿。颌下淋巴结肿大且触痛。腺病毒咽炎可伴有眼结合膜炎。

急性病毒性喉炎多由鼻病毒、流感病毒甲型、副流感病毒及腺病毒等引起。临床特征为声

嘶、讲话困难、咳嗽时疼痛,常有发热、咽炎或咳嗽,体检可见喉部水肿、充血,局部淋巴结轻度肿大和触痛,可闻及喘息声。

急性病毒性支气管炎多由呼吸道合胞病毒、流感病毒、冠状病毒、副流感病毒、鼻病毒、腺病毒等引起。临床表现为咳嗽、无痰或痰呈黏液性,伴有发热和乏力。其他症状常有声嘶、非胸膜性胸骨下疼痛。可闻及干性或湿性啰音。X线胸片显示血管阴影增多、增强,但无肺浸润阴影。流感病毒或冠状病毒急性支气管炎常发生于慢性支气管炎的急性发作。

(三)疱疹性咽峡炎

疱疹性咽峡炎常由柯萨奇病毒A引起,表现为明显咽痛、发热,病程约1周。检查可见咽充血,软腭、腭垂、咽及扁桃体表面有灰白色疱疹及浅表溃疡,周围有红晕。多于夏季发作,多见于儿童,偶见于成人。

(四)咽结膜热

咽结膜热主要由腺病毒、柯萨奇病毒等引起。临床表现有发热、咽痛、畏光、流泪,咽及结合膜明显充血。病程4~6 d,常发生于夏季。儿童多见。

(五)细菌性咽-扁桃体炎

细菌性咽-扁桃体炎多由溶血性链球菌引起,次为流感嗜血杆菌、肺炎球菌、葡萄球菌等引起。起病急,明显咽痛、畏寒、发热,体温可达39 ℃以上。检查可见咽部明显充血,扁桃体肿大、充血,表面有黄色点状渗出物,颌下淋巴结肿大、压痛,肺部无异常体征。

三、辅助检查

(一)血常规

病毒性感染见白细胞计数正常或偏低,淋巴细胞比例升高。细菌感染有白细胞计数与中性粒细胞增多和核左移现象。

(二)病毒和病毒抗原测定

视需要可用免疫荧光法、酶联免疫吸附检测法、血清学诊断法和病毒分离和鉴定,以判断病毒的类型,区别病毒和细菌感染。细菌培养以判断细菌类型和药敏试验。

四、诊断与鉴别诊断

(一)诊断

根据病史、流行情况、鼻咽部发炎的症状和体征,结合周围血常规和胸部X线检查可做出临床诊断。进行细菌培养和病毒分离,或病毒血清学检查、免疫荧光法、酶联免疫吸附检测法、血凝抑制试验等,可确定病因诊断。诊断依据:①不同程度的发热。②咽痛不适、鼻塞、流涕、咳嗽,可伴有食欲减退、乏力、全身酸痛。③鼻、咽、喉明显充血、水肿。④排除其他急性传染病。

(二)鉴别诊断

1.过敏性鼻炎

过敏性鼻炎临床症状很像"伤风",所不同者起病急骤、鼻腔发痒、频繁喷嚏、流清水样鼻涕,发作与环境或气温突变有关,有时遇异常气味亦可发作,可经过数分钟至2 h痊愈。鼻黏膜苍白、水肿,鼻分泌物涂片可见嗜性酸粒细胞增多。

2.流行性感冒

本病常有明显的流行。起病急,全身症状较重,高热、全身酸痛、眼结膜炎症状明显,但鼻咽部症状较轻。取患者鼻洗液中黏膜上皮细胞的涂片标本,用荧光标记的流感病毒免疫血清染色,置荧光显微镜下检查,有助于早期诊断,或病毒分离或血清学诊断可供鉴别。

3.急性传染病前驱症状

急性传染病如麻疹、脊髓灰质炎、脑炎等在患病初常有上呼吸道症状,在这些病的流行季节或流行区应密切观察,并进行必要的实验室检查,以资区别。

五、治疗

单纯病毒感染无须使用抗菌药物,有白细胞计数升高、咽部脓苔、咳黄痰等细菌感染证据时,可酌情使用青霉素、第一代头孢菌素、大环内酯类或喹诺酮类。极少需要根据病原菌选用敏感的抗菌药物。目前尚无特效抗病毒药物,而且滥用抗病毒药物可造成流感病毒耐药现象。因此如无发热,免疫功能正常,发病超过两天的患者一般无须应用。免疫缺陷患者可早期常规使用。广谱抗病毒药物利巴韦林和奥司他韦对流感病毒、副流感病毒和呼吸道合胞病毒等有较强的抑制作用,可缩短病程。

病情较重或年老体弱者应卧床休息,忌烟、多饮水,室内保持空气流通。如有发热、头痛、肌肉酸痛等症状者,可选用解热镇痛药,如复方阿司匹林、对乙酰氨基酚、吲哚美辛、布洛芬等。咽痛可用各种喉片如溶菌酶片,或中药六神丸等口服。鼻塞、鼻黏膜充血水肿时,可使用盐酸伪麻黄碱,也可用1%麻黄碱滴鼻。感冒时常有鼻黏膜敏感性增高,频繁打喷嚏、流鼻涕,可选用马来酸氯苯那敏或苯海拉明等抗组胺药。对于咳嗽症状较明显者,可给予右美沙芬、喷托维林等镇咳药。

第三节 急性呼吸衰竭

急性呼吸衰竭是指患者原呼吸功能正常,由于某种突发原因,例如气道阻塞、溺水、药物中毒、中枢神经肌肉疾患抑制呼吸,机体往往来不及代偿,如不及时诊断及尽早采取有效控制措施,常可危及生命。但此型呼吸衰竭患者原呼吸功能常大多良好,若及时有效抢救,预后往往优于慢性呼吸衰竭。但是在临床也可常见到原呼吸功能较差的患者,由于某种突发原因,常见呼吸道感染引起气道阻塞可致 $PaCO_2$ 急剧上升、PaO_2 急剧下降,临床上习惯将此型呼吸衰竭归于慢性呼吸衰竭急性加剧。

一、病因及发病机制

(一)病因

因多种突发因素,如脑炎、脑外伤、电击、药物麻醉或中毒等直接或间接抑制呼吸中枢,或神经-肌肉疾患,如脊髓灰质炎、急性多发性神经根炎、重症肌无力等。

分急性Ⅰ型呼吸衰竭和急性Ⅱ型呼吸衰竭两类加以阐述。

1.急性Ⅰ型呼吸衰竭

(1)肺实质性病变:各种类型的肺炎,包括细菌、病毒、真菌等引起的肺炎,误吸胃内容物入肺、淹溺等。

(2)肺水肿:①心源性肺水肿:各种严重心脏病心力衰竭所引起;②非心源性肺水肿:最为常见的是急性呼吸窘迫综合征,其他尚有复张性肺水肿、急性高山病等。此类疾病常可引起严重的低氧血症。

(3)肺血管疾患:急性肺梗死是引起急性呼吸衰竭的常见病因。此类疾病来势凶猛、病死率高。

(4)胸壁和胸膜疾患:大量胸腔积液、自发性气胸、胸壁外伤、胸部手术损伤等,可影响胸廓运动和肺扩张,导致通气量减少和(或)吸入气体分布不均,损害通气和(或)换气功能,临床上常见为Ⅰ型呼吸衰竭,但严重者也可为Ⅱ型呼吸衰竭。以上各种病因所引起的呼吸衰竭早期轻者大多为Ⅰ型呼吸衰竭,而晚期严重者可出现Ⅱ型呼吸衰竭。

2.急性Ⅱ型呼吸衰竭

(1)气道阻塞:呼吸道感染、呼吸道烧伤、异物、喉头水肿引起上呼吸道急性梗死是引起急性Ⅱ型呼吸衰竭的常见病因。

(2)神经肌肉疾患:此类疾病患者肺本质无明显病变,而是由于呼吸中枢调控受损或呼吸肌功能减退造成肺泡通气不足,而引起的Ⅱ型呼吸衰竭,如吉兰-巴雷综合征可损伤周围神经、重症肌无力、多发性肌炎、低钾血症、周期性瘫痪等致呼吸肌受累;脑血管意外、颅脑外伤、脑炎、脑肿瘤、一氧化碳中毒、安眠药中毒致呼吸中枢受抑制。

必须牢记,Ⅰ型呼吸衰竭晚期严重阶段可出现Ⅱ型呼吸衰竭,而Ⅱ型呼吸衰竭经治疗好转后,可经Ⅰ型呼吸衰竭阶段后最终治愈。气道阻塞和神经肌肉疾患所引起的呼吸衰竭均为Ⅱ型呼吸衰竭。

(二)发病机制

缺氧和 CO_2 潴留是呼吸衰竭的基本病理生理变化。

1.缺氧的发生机制

(1)通气障碍:肺泡通气量严重不足既导致缺氧,又可造成 CO_2 潴留。它主要因肺扩张受限制或气道阻力增加引起。正常肺扩张有赖于呼吸中枢驱动、神经传导、吸气肌收缩、横膈下降、胸廓和肺泡的扩张。上述任何一个环节的障碍如呼吸中枢抑制、呼吸肌疲劳、胸廓和肺顺应性降低等均可导致肺扩张受限,出现限制性肺泡通气不足。阻塞性肺泡通气不足主要因气道阻力增加而引起。

(2)换气障碍:①通气血流比例失调:比值<0.8见于肺水肿、肺炎、肺不张等;比值>0.8见于肺栓塞、肺毛细血管床广泛破坏、部分肺血管收缩等;②弥散障碍:见于呼吸膜增厚(如肺水肿)和面积减少(如肺不张、肺实变),或肺毛细血管血量不足(肺气肿)及血液氧合速率减慢(贫血)等。单纯换气障碍所致的血气变化特点:仅有 PaO_2 下降, $PaCO_2$ 正常或降低;肺泡气-动脉血氧分压差 $P(A\text{-}a)O_2$ 增大。

(3)氧耗量增加:发热、呼吸困难、抽搐等均可增加氧耗量,是加重缺氧的重要原因。

2.CO_2 潴留的发生机制

$PaCO_2$ 的水平取决于 CO_2 的生成量与排出量。CO_2 的生成量增加,如发热、甲状腺功能亢进症等,极少引起 $PaCO_2$ 升高。CO_2 潴留主要因肺泡通气不足引起。因此,$PaCO_2$ 是反映肺泡通气量的最佳指标,其升高必有肺泡通气不足。

二、临床表现

起病急骤,多有脑外伤、溺水、电击、脊髓损伤、神经肌肉接头的病变,并很快出现呼吸减慢或停止,并伴发绀、抽搐、昏迷,具体表现如下。

1.呼吸困难

患者主观感到空气不足,客观表现为呼吸用力,伴有呼吸频率、深度与节律的改变,有时可见鼻翼翕动,端坐呼吸。上呼吸道疾患常表现为吸气性呼吸困难,可有三凹征;呼气性呼吸困难多见于下呼吸道不完全阻塞如支气管哮喘等;胸廓疾患、重症肺炎等表现为混合性呼吸困难,中枢性呼吸衰竭多表现为呼吸节律不规则,如潮式呼吸等;出现呼吸肌疲劳者,表现为呼吸浅快,腹式反常呼吸,如吸气时,腹壁内陷;呼吸衰竭并不一定有呼吸困难,如镇静药中毒,可表现呼吸匀缓,表情淡漠或昏睡。

2.发绀

发绀是缺氧的典型体征,因动脉血还原血红蛋白增加,致耳垂、口唇、口腔黏膜、指甲呈现青紫色的现象。

3.神经精神症状

急性呼吸衰竭的神经精神症状较慢性明显而多见,可出现烦躁不安、扑翼样震颤、谵妄、抽搐、昏迷等。

4.循环系统症状

缺氧和CO_2潴留均可导致心率增快,血压升高,严重缺氧可出现各种类型的心律失常,甚至心脏停搏,CO_2潴留可引起表浅毛细血管和静脉扩张,表现为多汗、球结膜水肿、颈静脉充盈等。

5.其他脏器的功能障碍

严重缺氧和CO_2潴留可导致肝肾功能障碍,临床出现黄疸,肝功能异常;血尿素氮,肌酐增高,尿中出现蛋白;也可能出现上消化道出血等。

6.酸碱失衡和水、电解质紊乱

因缺氧而通气过度可发生呼吸性碱中毒,CO_2潴留则表现为呼吸性酸中毒,严重缺氧多伴有代谢性酸中毒及电解质紊乱。

三、检查

化验室检查能客观反映呼吸衰竭的性质和程度,对指导氧疗、机械通气各种参数的调节,以及纠正酸碱平衡和电解质紊乱均有重要价值。

1.酸碱度

pH 是一项酸碱度指标,正常为 7.35~7.45,平均值为 7.4,静脉血 pH 较动脉血低 0.03 左右,pH>7.45 提示碱血症,pH<7.35 提示酸血症,pH 正常提示正常的酸碱平衡,代偿性的酸(碱)中毒或复合型酸碱平衡失调。一般认为,pH<6.8 或>7.8 时难以存活,人类耐酸的能力较强,H^+ 上升到正常 3 倍仍可生存;而对碱的耐受力则较差,H^+ 下降至正常的一半时即危及生命,但若代谢性酸中毒和呼吸性碱中毒同时存在,pH 有时亦可正常,所以单凭一项 pH 仅能说明是否有酸、碱血症,还必须结合其他酸碱指标(如 $PaCO_2$、HCO_3^-、BE 等),生化指标(如血钾、氯、钙)及病史才能正确判断是否酸(碱)中毒,或是复合型酸碱中毒。

2.标准碳酸氢盐(SB)与实际碳酸氢盐(AB)

SB 是指隔绝空气的全血标本,在标准条件下(温度 38 ℃,$PaCO_2$ 5.33 kPa,血红蛋白完全氧合即血氧饱和度达 100%)测得的碳酸氢根离子 HCO_3^- 浓度,因影响 HCO_3^- 的 $PaCO_2$ 及 SaO_2 已还原到正常条件,所以由呼吸性酸碱失衡带给 HCO_3^- 的影响已被消除,故 SB 的增减反映了体内 HCO_3^- 的储备量,反映了机体代谢性酸碱平衡的定量指标,正常值为 22～27 mmol/L。

AB 是直接自血浆中测得的 HCO_3^-,即与空气隔绝的全血标本,未经任何处理测得的碳酸氢根离子值,它同时受代谢和呼吸两方面因素的影响,正常情况下 AB＝SB,AB 与 SB 的差值反映了呼吸因素对酸碱平衡影响的程度,AB＞SB 时,提示体内 CO_2 潴留,多见于通气功能不足导致的呼吸性酸中毒或代谢性碱中毒。

3. 碱剩余(BE)或碱缺失(-BE)

碱剩余或碱缺失是指在标准条件下(38 ℃,$PaCO_2$ 5.33 kPa,血红蛋白为 150 g/L,血氧饱和度为 100%),将 1 L 血液滴定到 pH 7.4 所需的酸或碱的量,如 pH＞7.4,需用酸滴定,称为碱剩余(BE);若 pH＜7.4,需用碱滴定,则称为碱缺失,其正常范围:新生儿为－10～－2 mmol/L,婴儿为－7～－1 mmol/L,儿童为－4～＋2 mmol/L,成人为±3 mmol/L,因不受呼吸因素影响,通常只反映代谢的改变,其意义与 SB 相似。

BE 又分为实际碱剩余(ABE)和标准碱剩余(SBE)两种,ABE 即实测之 BE,它反映全血的碱剩余,SBE 反映组织间液的碱剩余,因为组织间液是机体细胞所处的确实的外环境,所以,SBE 较 ABE 更能理想地反映机体的碱剩余。

4. 二氧化碳结合力(CO_2CP)

CO_2CP 是指把静脉血浆标本,用正常人肺泡气($PaCO_2$ 为 5.33 kPa)平衡后所得的血浆 CO_2 含量,亦即血浆中 HCO_3^- 所含的二氧化碳量,主要是指化合状态下的 CO_2 量,是 HCO_3^- 的近似值,正常值成人为 23～31 mmol/L(55～70 Vol%),小儿较低,为 20～29 mmol/L(45～65 Vol%),CO_2CP 受代谢和呼吸两方面因素的影响,CO_2CP 减低,提示为代谢性酸中毒(HCO_3^- 减低)或呼吸性碱中毒(CO_2 排出过多),反之亦然,但在混合性酸碱紊乱时并无决定性的意义,例如在呼吸性酸中毒时,pH 下降而 CO_2CP 却上升;反之,呼吸性碱中毒时 CO_2CP 却下降,因此,CO_2CP 在呼吸性酸碱平衡时并不能反映体内真正的酸碱平衡状态。

5. 二氧化碳总量($T-CO_2$)

二氧化碳总量($T-CO_2$)指血浆中各种形式存在的二氧化碳的总和,包括离子化部分的 HCO_3^-,存在于 HCO_3^-,CO_3^- 和 RNH_2COO 以及非离子化的 HCO_3^- 和物理溶解的 CO_2 等的总和,正常值成人为 24～32 mmol/L,小儿为 23～27 mmol/L。

6. 动脉血氧分压(PaO_2)

动脉血氧分压(PaO_2)是指血浆中物理溶解的 O_2 分子所产生的压力,动脉血氧分压能较好地反映肺的功能情况,主要用于呼吸性缺氧时,PaO_2,SaO_2(氧饱和度),O_2CT(氧含量,指每 100 mL 血液中所含氧的总量,包括血红蛋白携带的氧和溶解的氧)都可以反映机体缺氧的情况,但敏感程度不尽一致,SaO_2 和 O_2CT 受血红蛋白的影响,例如,贫血的患儿即使 SaO_2 正常,仍可能缺氧,而 PaO_2 不受其影响,因而 PaO_2 是判断有无缺氧的良好指标,但对其结果进行分析时,必须了解是否吸氧,因为吸氧与不吸氧意义完全不同,因此,最好在不吸氧情况下进行测定。PaO_2 正常值为 10.64～13.3 kPa(80～100 mmHg),新生儿为 8～11 kPa(60～80 mmHg),静脉血氧分压为 5.3 kPa(40 mmHg),一般认为,PaO_2 在 7.98 kPa(60 mmHg)以上不致造成缺氧状态,此时 SaO_2 为 90%,正是氧离解曲线开始转折的部位,在此以下,随着氧分压的下降,SaO_2 即可降至 75%,临床上已有明显的发绀。

7.动脉二氧化碳分压($PaCO_2$)

动脉二氧化碳分压($PaCO_2$)是指溶解在动脉血中二氧化碳所产生的压力,由于 CO_2 的弥散能力较大,约为氧的25倍,故可认为,$PaCO_2$ 基本可以代表肺泡内二氧化碳分压,$PaCO_2$ 可以反映肺泡通气量大小,是反映肺泡通气功能的良好指标,因此,在肺泡间质水肿、瘀血、渗出时,氧的交换已有明显减少,但二氧化碳交换仍可正常,如患者动脉血氧分压减低,二氧化碳分压正常,即提示换气功能障碍,但如动脉血氧分压减低且伴二氧化碳分压增加,说明通气不足。

$PaCO_2$ 正常值为 $4.66\sim5.99$ kPa($35\sim45$ mmHg),小儿偏低,为 $4.5\sim5.3$ kPa($34\sim40$ mmHg),可能与小儿新陈代谢较快,呼吸频率较快有关,静脉血 PCO_2 较动脉血的 PCO_2 高 $0.8\sim0.93$ kPa($6\sim7$ mmHg)。根据临床需要选择 X 线胸片、心电图、B 超、脑 CT 等检查。

四、诊断与鉴别诊断

(一)诊断

1.患者多数原无呼吸系统疾病,有脑外伤、溺水、电击等,很快出现呼吸减慢甚至停止。

2.动脉血气分析:$PaO_2<8$ kPa,$PaCO_2$ 可正常、降低或升高。

3.通常根据病史、体检、胸片等可诊断。

(二)鉴别诊断

1.鉴别急性呼吸衰竭和慢性呼吸衰竭

(1)急性呼吸衰竭:是指呼吸功能原来正常,由于各种突发原因,引起通气或换气功能严重损害,突然发生呼吸衰竭的临床表现,如脑血管意外,药物中毒抑制呼吸中枢、呼吸肌麻痹、肺梗死、ARDS 等,因机体不能很快代偿,如不及时抢救,会危及患者生命。

(2)慢性呼吸衰竭:多见于慢性呼吸系疾病,如慢性阻塞性肺病,重度肺结核等,其呼吸功能损害逐渐加重,虽有缺 O_2,或伴 CO_2 潴留,但通过机体代偿适应,仍能从事个人生活活动,称为代偿性慢性呼吸衰竭,一旦并发呼吸道感染,或因其他原因增加呼吸生理负担所致代偿失调,出现严重缺 O_2、CO_2 潴留和酸中毒的临床表现,称为失代偿性慢性呼吸衰竭。

2.临床还须鉴别各种病因引起的呼吸衰竭

首先须排除心内解剖分流和原发于心排血量降低等病因引起的 PaO_2 下降和 $PaCO_2$ 升高;其次须鉴别各种不同的引起急性呼吸衰竭的病因,可借助病史,临床表现和多种辅助检查手段确诊,注意两种不同类型的呼吸衰竭,呼吸道梗阻为主或肺部广泛病变为主所致的呼吸衰竭的鉴别。

五、治疗

急性呼吸衰竭多突然发生,应在现场及时采取抢救措施,其原则是保持呼吸道通畅,吸氧并维持适宜的肺泡通气量,以达到防止和缓解严重缺氧、二氧化碳潴留和酸中毒,为病因治疗赢得时间和条件。

急性发作发生失代偿性呼吸衰竭,可直接危及生命,必须采取及时而有效的抢救。但具体措施应结合患者的实际情况而定。

1.建立通畅的气道

在氧疗和改善通气之前，必须采取各种措施，使呼吸道保持通畅。

2.氧疗

氧疗是通过提高肺泡内氧分压(PaO_2)，增加 O_2 弥散能力，提高动脉血氧分压和血氧饱和度，增加可利用的氧。氧疗一般以生理和临床的需要来调节吸入氧浓度，使动脉血氧分压达 8 kPa 以上，或 SaO_2 为 90％以上。氧耗量增加时，如发热可增加吸入氧浓度。合理的氧疗提高了呼吸衰竭的疗效，如慢阻肺呼吸衰竭患者长期低浓度氧疗（尤在夜间）能降低肺循环阻力和肺动脉压，增强心肌收缩力，从而提高患者活动耐力和延长存活时间。

3.增加通气量、减少 CO_2 潴留。

4.纠正酸碱平衡失调和电解质紊乱。

5.合理使用利尿剂

综上所述，在处理呼吸衰竭时，只要合理应用机械通气、给氧、利尿剂（呋塞米）和碱剂，鼻饲和静脉补充营养和电解质，特别在慢阻肺肺心病较长期很少进食、服用利尿剂的患者更要注意。所以呼吸衰竭的酸碱平衡失调和电解质紊乱是有原因可查的，亦是可以防治的。

第四节　慢性呼吸衰竭

慢性呼吸衰竭是在原有肺部疾病，如慢性阻塞性肺病、重症肺结核、肺间质纤维化、尘肺、胸廓病变和胸部手术、外伤、广泛胸膜增厚、胸廓畸形等基础上发生的，最常见病因为 COPD，早期可表现为Ⅰ型呼吸衰竭，随着病情逐渐加重，肺功能越来越差，可表现为Ⅱ型呼吸衰竭。慢性呼吸衰竭稳定期，虽 PaO_2 降低和 $PaCO_2$ 升高，但患者通过代偿和治疗，可稳定在一定范围内，患者仍能从事一般的工作或日常生活活动。一旦由于呼吸道感染加重或其他诱因，可表现为 PaO_2 明显下降，$PaCO_2$ 显著升高，此时可称为慢性呼吸衰竭的急性发作，这是我国临床上最常见的慢性呼吸衰竭类型。

一、病因及发病机制

（一）病因

慢性呼吸衰竭常为支气管-肺疾患所引起，如 COPD、重症肺结核、支气管扩张症、弥散性肺间质纤维化、尘肺等，其中 COPD 最常见，胸廓病变如胸部手术、外伤、广泛胸膜增厚，胸廓畸形亦可引起慢性呼吸衰竭。

1.支气管扩张

由于支气管及其周围肺组织慢性化脓性炎症和纤维化，使支气管壁的肌肉和弹性组织破坏，导致支气管变形及持久扩张。典型的症状有慢性咳嗽、咳大量脓痰和反复咯血。

2.弥散性肺间质纤维化

弥散性肺间质纤维化是由多种原因引起的肺间质的炎症性疾病，病变主要累及肺间质，也可累及肺泡上皮细胞及肺血管。病因有的明确，有的未明。明确的病因有吸入无机粉尘如石棉、煤，有机粉尘如霉草尘、棉尘，气体如烟尘、二氧化硫等，病毒、细菌、真菌、寄生虫感染，药物影响及放射性损伤。

3.尘肺

尘肺是由于在职业活动中长期吸入生产性粉尘（灰尘），并在肺内潴留而引起的以肺组织弥散性纤维化（瘢痕）为主的全身性疾病。尘肺按其吸入粉尘的种类不同，可分为无机尘肺和有机尘肺。在生产劳动中吸入无机粉尘所致的尘肺，称为无机尘肺。尘肺大部分为无机尘肺。

（二）发病机制

肺的主要生理功能是进行气体交换，此交换主要涉及机体通过肺组织从体外摄取氧和机体代谢后所产生的二氧化碳通过肺组织排出体外，气体在机体内的运输要依靠血液循环来完成，组织细胞则从血液或组织液内环境中摄取氧并排出二氧化碳，呼吸的全过程包括3个相互联系着的环节。

1.外呼吸

外呼吸指外界环境与血液在肺部实现的气体交换，它包括肺通气（肺与外界的气体交换）和肺换气（肺泡与血液之间的气体交换）两个过程。

2.气体在血液中的运输

3.内呼吸

指血液或组织液与组织之间的气体交换，呼吸衰竭所涉及机制主要是外呼吸，它包括肺换气和肺通气，下面分别加以叙述。

(1)肺换气功能障碍：肺的气体交换系指肺泡内气体与肺泡毛细血管血液中气体的交换，主要是氧与二氧化碳的交换，肺气体交换主要决定于通气/血流灌注比值（V/Q）与弥散功能，Ⅰ型呼吸衰竭的主要发病机制为换气功能障碍，主要有通气/血流比例失调和弥散功能障碍两种。

1)通气/血流比例失调：肺有效的气体交换不仅要求有足够的通气量与血流量，而且要求两者的比例适当，在静息状态下，健康人肺泡通气量约为 4 L/min，肺血流量约为 5 L/min，全肺平均 V/Q 大约为 0.8，当通气量大于肺血流量，V/Q>0.8，此时进入肺泡的气体不能完全充分与肺泡毛细血管内血液接触，从而得不到充分气体交换，即为肺泡内过多的气体没有足够的血流交换，造成无效腔通气，例如临床上常见的肺气肿，肺大疱和肺栓塞；当肺血流量较肺通气量增加时，V/Q<0.8，此时静脉血流经通气不良的肺泡毛细血管未经充分氧合返回左心，形成了动脉血内静脉血掺杂，称之为功能性动-静脉血分流，例如严重 COPD 患者存在功能性分流，肺不张时，肺内气体减少或无气体，而血流继续，V/Q=0，此时流经肺脏的血液完全未进行气体交换而掺入动脉血，类似解剖分流，也称为真性分流，或称为病理性动-静脉血分流，V/Q 比例失调主要引起低氧血症，也是引起低氧血症最常见的机制，对 $PaCO_2$ 影响甚微，其原因为：动静脉二氧化碳分压差值仅为 6 mmHg，而动、静脉血氧分压差值约为 60 mmHg，当 V/Q<0.8时混合静脉血加入动脉血后，对 PaO_2 的影响明显大于 $PaCO_2$。V/Q>0.8 或 V/Q<0.8 时，均可表现为 V/Q 正常的肺泡通气量代偿性增加，而二氧化碳的弥散速率约为氧的 21 倍，而且二氧化碳的解离曲线呈线性，只要正常肺泡通气量增加，即可排出更多二氧化碳，其结果表现为：PaO_2 下降而无 $PaCO_2$ 升高。

2)弥散功能障碍：气体弥散系指气体分子从高浓度区向低浓度区移动的过程，弥散是一被动移动的过程，因而不需要消耗能量，弥散的机制是气体分子的随意运动，弥散的结果使不同浓度的分子最终达到平衡，肺泡内气体与肺泡壁毛细血管血液中气体（主要是指氧与二氧化碳)交换是通过弥散进行的,肺弥散能力不仅受肺泡毛细血管膜影响,也受肺毛细血管血流的影响,健康成人肺弥散量(DL)约为 35 mL O_2(mmHg·min),凡能影响肺泡毛细血管膜面积、肺泡毛细血管床容积,弥散膜厚度以及气体与血红蛋白结合的因素,均能影响弥散功能,在临床实践中,弥散功能障碍极少是唯一病理因素,疾病过程中弥散功能障碍往往总是与通气/血流比例失调同时存在,因为肺泡膜增厚或面积减少常导致通气/血流比例失调,由于二氧化碳通过肺泡毛细血管膜的弥散速率约为氧的 21 倍,所以弥散功能障碍主要是影响氧的交换,弥散功能障碍所致低氧血症可用吸入高浓度氧加以纠正,因为肺泡氧分压提高可以克服增加的弥散阻力,临床上常可用吸氧纠正低氧血症,也可用吸氧是否能纠正低氧血症来识别是弥散功能障碍所致低氧血症抑或动-静脉分流所致的低氧血症。

(2)肺通气功能障碍:肺通气是指通过呼吸运动使肺泡气与外界气体交换的过程,凡能影响肺通气与阻力的因素均可影响肺通气功能,肺通气功能的正常与通气量大小,不只是决定于推动肺通气的动力大小,还要决定于肺通气的阻力,肺通气是在呼吸中枢的调控下,通过呼吸肌的收缩与松弛,使胸廓和肺做节律性的扩大和缩小得以实现,在静息呼吸空气时,总肺泡通气量约为 4 L/min,才能维持正常氧和二氧化碳分压,当肺通气功能障碍时,肺泡通气量不足,肺泡氧分压下降,二氧化碳分压上升,可发生 Ⅱ 型呼吸衰竭,即 PaO_2 下降和 $PaCO_2$ 升高同时存在,肺通气功能障碍可分限制性通气不足与阻塞性通气不足两种类型,由肺泡张缩受限引起者称限制性通气不足,因气道阻力增高引起者称阻塞性通气不足。

1)限制性通气不足:吸气时肺泡的张缩受限制所引起的肺泡通气不足称为限制性通气不足(restrictive hypoventilation),通常吸气运动是吸气肌的收缩引起主动过程,呼气则是肺泡弹性回缩和肋骨与胸骨借重力作用复位的被动过程,主动过程容易发生障碍易导致肺泡扩张受限,其主要涉及呼吸肌、胸廓、呼吸中枢和肺的顺应性,前三者的障碍可统称为呼吸泵衰竭。

呼吸泵衰竭主要因呼吸驱动不足,如安眠药中毒、中枢神经系统疾患,均可影响呼吸驱动力不足,呼吸运动受限制,如多种疾病引起的呼吸肌功能受累,例如吉兰-巴雷综合征、低钾血症等和胸廓疾患,如胸廓畸形、脊柱后侧凸、大量胸腔积液和气胸等。最近,已认识到在 COPD 患者中呼吸肌疲劳是引起呼吸泵衰竭的重要原因之一。肺的顺应性降低也是 COPD 患者引起限制性通气不足的原因之一。

2)阻塞性通气不足:由于气道狭窄或阻塞引起的气道阻力增高而导致通气障碍称为阻塞性通气不足(obstructive hypoventilation),支气管壁充血、肿胀、增生、管壁平滑肌痉挛,管腔内分泌物增多潴积、异物等阻塞,肺泡壁破坏和肺泡间隔缺失所致的肺组织弹性降低,以致对气道壁的牵引力减弱等,均可使气道内径变窄或不规则而增加气道阻力,从而引起阻塞性通气不足;氧耗量增加是加重低氧血症的原因之一,发热、寒战、呼吸困难和抽搐均可增加氧耗量,因为氧耗量增加可导致混合静脉血氧分压下降,从而加重动-静脉分流所引起的低氧血症,氧耗量增加肺泡氧分压下降,正常人可借助增加通气量以防止缺氧,而氧耗量增加的通气功能障碍患者,肺泡氧分压不断提高,缺氧亦难缓解。

二、临床表现

慢性呼吸衰竭的临床表现包括原发病原有的临床表现和缺氧、二氧化碳潴留所致的各脏器损害。

缺氧和二氧化碳潴留对机体的危害不仅取于缺氧和二氧化碳潴留的程度,更取决于缺氧和二氧化碳潴留发生的速度和持续时间,因此当慢性呼吸衰竭急性加剧时,因缺氧和二氧化碳潴留急剧发生,所以临床表现往往尤为严重。

缺氧和二氧化碳潴留对机体损害不尽相同,但有不少重叠,对于一个呼吸衰竭患者来讲,所显示的临床表现往往是缺氧和二氧化碳潴留共同作用的结果。因此下面将缺氧和二氧化碳潴留所引起的临床表现综合在一起加以阐述。

(一)呼吸功能紊乱

缺氧和二氧化碳潴留均可影响呼吸功能,呼吸困难和呼吸频率增快往往是临床上最早出现的重要症状。表现为呼吸费力,伴有呼吸频率加快,呼吸表浅,鼻翼翕动,辅助肌参与呼吸活动,特别是 COPD 患者存在气道阻塞、呼吸泵衰竭的因素,呼吸困难更为明显。有时也可出现呼吸节律紊乱,表现为潮式呼吸、叹息样呼吸等,主要见于呼吸中枢受抑制时。呼吸衰竭并不一定有呼吸困难,严重时也出现呼吸抑制。

(二)发绀

发绀是一项可靠的低氧血症的体征,但不够敏感,以往认为血还原血红蛋白超过 50 g/L 就有发绀的观点已被否定。实际上当 PaO_2 低至 6.7 kPa(50 mmHg)、血氧饱和度(SaO_2)低至 80% 时,即可出现发绀。舌色发绀较口唇、甲床显现得更早一些、更明显。发绀主要取决于缺氧的程度,也受血红蛋白量、皮肤色素及心功能状态的影响。

(三)神经精神症状

轻度缺氧可有注意力不集中、定向障碍。严重缺氧者特别是伴有二氧化碳潴留时,可出现头痛、兴奋、抑制、嗜睡、抽搐、意识丧失甚至昏迷等。慢性胸肺疾患引起的呼吸衰竭急性加剧,低氧血症和二氧化碳潴留发生迅速,因此可出现明显的神经精神症状,此时,可称为肺性脑病。

(四)心血管功能障碍

严重二氧化碳潴留和缺氧引起心悸、球结膜充血水肿、肺动脉高压、右心衰竭、低血压等。

(五)消化系统症状

消化系统症状:①溃疡病症状。②上消化道出血。③肝功能异常。上述变化与二氧化碳潴留、严重低氧有关。

(六)血液系统异常

慢性缺氧可使红细胞代偿性增多,出现继发性红细胞增多症,并引起高黏血症,易诱发肺动脉栓塞及加重心负荷发生心力衰竭。严重缺氧、酸中毒、感染、休克等可致循环淤滞,诱发弥散性血管内凝血(DIC),进而发生多器官损害。

(七)肝肾等器官损害

肝肾等器官损害可表现转氨酶增高,血清清蛋白减低,血液尿素氮和肌酐增高,肾上腺皮质功能障碍等。

(八)其他表现

呼吸衰竭时二氧化碳潴留导致血碳酸增加,pH 降低,引起呼吸性酸中毒;由于缺氧,肌体无氧酵解代谢增强,产生大量酸性中间代谢产物,引起代谢性酸中毒;在抢救处理过程中也可因措施欠当引起呼吸性或代谢性碱中毒。随着酸碱代谢紊乱,引起电解质平衡失调,如代谢性酸中毒时,"钠泵"功能障碍,使 Na^+ 和 H^+ 转入细胞内,而 K^+ 移出细胞外等,形成高钾血症;呼吸性酸中毒时,肾小管排 Cl^- 保 HCO_3^- 等,形成低氯血症。此时也可因肾脏代偿作用,使远曲

肾小管泌 H^+ 保 Na^+,引起高钠血症;酸中毒时,血中游离钙可增高而出现高钙血症;碱中毒时,血钙可降低而引起低钙血症。

酸碱平衡紊乱、电解质代谢失调而出现相应临床症候,是呼吸衰竭过程中极常见的临床表现,必须严密观察,及时纠正。

缺氧、酸碱平衡失调、电解质代谢紊乱等也可引起弥散性血管内凝血(DIC),出现 DIC 相应的临床表现。

三、检查

化验室检查能客观反映呼吸衰竭的性质和程度,对指导氧疗、机械通气各种参数的调节,以及纠正酸碱平衡和电解质紊乱均有重要价值。

1. 动脉血氧分压(PaO_2)

动脉血氧分压指物理溶解于血液中氧分子所产生的压力,健康人 PaO_2 随年龄的增长逐渐降低,并受体位等生理影响,根据氧分压与血氧饱和度的关系,氧合血红蛋白离解曲线呈 S形态,当 $PaO_2 > 8$ kPa(60 mmHg)以上,曲线处平坦段,血氧饱和度在 90% 以上,PaO_2 改变5.3 kPa(40 mmHg),而血氧饱和度变化很少,说明氧分压远较氧饱和度敏感,但当 $PaO_2 < 8$ kPa 以下,曲线处陡直段,氧分压稍有下降,血氧饱和度急剧下降,故 PaO_2 小于8 kPa(60 mmHg)作为呼吸衰竭的诊断指标。

2. 动脉血氧饱和度(SaO_2)

动脉血氧饱和度是单位血红蛋白的含氧百分数,正常值为 97%,当 PaO_2 低于8 kPa(60 mmHg),血红蛋白氧解离曲线处于陡直段时,血氧饱和度才反映出缺氧状态,故在重症呼吸衰竭抢救时,用脉搏血氧饱和度测定仪来帮助评价缺氧程度,调整吸氧浓度使患者SaO_2 达 90% 以上,以减少创伤性抽动脉血作血气分析,这对合理氧疗和考核疗效起积极作用。

3. 动脉血氧含量(CaO_2)

动脉血氧含量是 100 mL 血液的含氧毫升数,其中包括血红蛋白结合氧和血浆中物理溶解氧的总和,$CaO_2 = 1.34 \times SaO_2 \times Hb + 0.003 \times PaO_2$,健康者 CaO_2 参照值为 20 mL,混合静脉血血氧饱和度(SvO_2)为 75%,其含氧量 CvO_2 为 15 mL,则每 100 mL 动脉血经组织后约有5 mL 氧供组织利用,血红蛋白减少,SaO_2 低于正常,血氧含量仍可在正常范围。

4. 动脉血二氧化碳分压($PaCO_2$)

动脉血二氧化碳分压指血液中物理溶解的 CO_2 分子所产生的压力,正常 $PaCO_2$ 为 4.6~6 kPa(35~45 mmHg),大于 6 kPa 为通气不足,小于 4.6 kPa 可能为通气过度。急性通气不足,$PaCO_2 > 6.6$ kPa(50 mmHg)时,按 Henderson-Hassellbalch 公式计算,pH 已低于 7.2,会影响循环和细胞代谢,慢性呼吸衰竭由于机体代偿机制,$PaCO_2 > 6.65$ kPa(50 mmHg)作为呼吸衰竭诊断指标。

5. pH

pH 为血液中氢离子浓度的负对数值,正常范围为 7.35~7.45,平均 7.4,低于 7.35 为失代偿性酸中毒,高于 7.45 为失代偿性碱中毒,但不能说明是何种性质的酸碱中毒,临床症状与pH 的偏移有密切相关。

四、诊断与鉴别诊断

(一)诊断

慢性呼吸衰竭失代偿期,根据患者呼吸系统慢性疾病或其他导致呼吸功能障碍的病史,有缺氧和(或)CO_2 潴留的临床表现,结合有关体征,诊断并不困难,动脉血气分析能客观反映呼吸衰竭的性质和程度,对指导氧疗、机械通气各种参数的调节,以及纠正酸碱平衡和电解质均有重要价值。

根据病因、病史、诱因、临床表现及体征可临床诊断慢性呼吸衰竭,动脉血气分析对明确诊断、分型、指导治疗以及判断预后均有重要意义,其诊断标准为:①Ⅰ型呼吸衰竭为海平面平静呼吸空气的条件下 $PaCO_2$ 正常或下降,$PaO_2 < 60$ mmHg。②Ⅱ型呼吸衰竭为海平面平静呼吸空气的条件下 $PaCO_2 > 50$ mmHg,$PaO_2 < 60$ mmHg。③吸 O_2 条件下,计算氧合指数 $= PaO_2/FiO_2 < 300$ mmHg,提示呼吸衰竭。

(二)鉴别诊断

本病须与肺不张、自发性气胸、哮喘持续状态、上呼吸道阻塞、急性肺栓塞、脑血管意外和心源性肺水肿鉴别。通过询问病史,体检和胸部 X 线检查等可做出鉴别,心源性肺水肿患者卧床时呼吸困难加重,咳粉红色泡沫样痰,双肺底有湿啰音,对强心、利尿等治疗效果较好,若有困难,可通过测定 PAWP,超声心动图检查来鉴别。

五、治疗

呼吸衰竭治疗的基本原则:①针对不同病因,积极治疗基础疾病。②及时去除病情加重的诱因,如急性呼吸道感染、痰液引流不畅、心力衰竭等。③按病情变化全面分析,抓住主要矛盾,采取有效措施纠正缺氧和二氧化碳潴留。④维护心、脑、肝、肾等重要脏器功能,预防和治疗并发症。一般应采取综合治疗措施,但必须以纠正缺氧和二氧化碳潴留为主要目标。

(一)病因治疗

病因治疗是纠正呼吸衰竭的基本,所以应采取积极措施治疗引起呼吸衰竭的基础疾病。慢性呼吸衰竭急性加重的诱因,以呼吸道感染最为常见。

据统计,我国慢性呼吸衰竭急性发作的诱因约 80% 以上为感染所致,即使非感染因素诱发的呼吸衰竭也会发生继发感染,故积极控制感染是缓解呼吸衰竭的重要措施。抗感染治疗的最佳方案是根据痰培养和药物敏感试验的结果选用敏感抗生素,也可根据病情先制订经验性方案,如青霉素与庆大霉素、红霉素与氯霉素、氨苄青霉素、头孢唑啉、氟喹诺酮类、哌拉西林或第三代头孢菌素等,待细菌培养和药敏试验结果出来后再做调整。

在治疗过程中应注意二重感染的可能,特别是真菌感染,故应用广谱抗生素(尤其是同时应用糖皮质激素)时更应注意,要及时进行有关检查,如果一旦发现二重感染,应该立即进行处理。

(二)保持呼吸道通畅

呼吸衰竭治疗的开始,第一步就是要保证呼吸道通畅。因通畅的呼吸道是进行各种呼吸支持治疗的必要条件,在重症急性呼吸衰竭尤其是意识不清的患者,咽部肌肉失去正常的肌肉张力,软组织松弛,舌根后坠,均可阻塞上呼吸道。

此外,呼吸道黏膜水肿、充血、痰液壅滞,以及胃内容物误吸或异物吸入,都可以成为急性呼吸衰竭的原因或使呼吸衰竭加重。可让患者采取头偏向一侧,频频做深呼吸动作。如严重呼吸困难时应进行气管插管,多适用于神志不清的患者;或气管切开,多用于神志清醒的患者。当有大量痰液、血液、误吸的胃内容物,以及淹溺时的淡水或海水等闭塞气道时,充分有效的负压吸引和顺位排液常可立即解除梗阻,改善通气。有支气管痉挛时要用平喘解痉药以扩张支气管,如氨茶碱、喘定、地塞米松等。排痰不畅可用祛痰药,除氯化铵合剂口服外,可用雾化吸入,如用3%碳酸氢钠 $2\sim2.5$ mL、$5\%\sim10\%$ 痰易净 $1\sim3$ mL、0.5% 异丙肾上腺素 0.25 mL 做雾化剂,经超声波雾化器雾化吸入,湿化呼吸道,利于排痰。如经上述处理无效,病情危重者,可采用气管插管和气管切开建立人工气道。近年来,较多采用经鼻插管法治疗慢性呼吸衰竭。人工气道建立后可作机械通气,亦方便吸引痰液。

(三)氧疗

氧疗是通过增加吸入氧浓度,从而提高肺泡内氧分压(PaO_2),提高动脉血氧分压和血氧饱和度(SaO_2),增加可利用氧的方法。合理的氧疗还能减轻呼吸做功和降低缺氧性肺动脉高压,减轻右心负荷。

1.氧疗的适应证

(1)因神经或呼吸肌病变所致的呼吸衰竭、导致通气不足的低氧血症,氧疗能有效地改善低氧血症,但对二氧化碳潴留无效。

(2)肺炎、轻度肺栓塞、支气管哮喘急性发作所致的低氧血症,吸入低浓度的氧,有利于改善临床症状。

(3)严重的肺水肿,如 ARDS 时,此时吸入高浓度的氧,有时可使低氧血症改善。

(4)COPD 患者由于肺内感染而病情恶化,造成肺泡通气不足,通气/血流分布不均和弥散功能障碍,氧疗能改善患者的病情,提高动脉血氧分压,但可加重二氧化碳的潴留。

2.氧疗的方法

常用的氧疗法为双腔鼻管、鼻导管或鼻塞吸氧。吸入氧浓度(FiO_2)与吸入氧流量大致呈如下关系:$FiO_2=(21+4\times$吸入氧流量$(L/min))/100$。然而,这只是粗略的估计值。在同样吸氧流量下,FiO_2 还与潮气量、呼吸频率、分钟通气量和呼吸比等因素有关。总的来说,每分钟通气量小时,实际 FiO_2 要比计算值高;相反则较计算值低。

对于慢性Ⅱ型呼吸衰竭患者,特别是伴有肺源性心脏病者,长期夜间氧疗($1\sim2$ L/min,每日 10 h 以上)有利于降低肺动脉压,减轻右心负荷,提高生活质量及 5 年存活率。

在呼吸衰竭过程中器官组织缺氧,不一定完全是由于肺通气或氧合功能不全。若因器官灌注不足,则必须同时改善循环功能;若因严重贫血,则需及时输血;若因严重代谢性碱中毒,导致血红蛋白解离曲线左移,使氧与血红蛋白亲和力增强而降低其在组织中的释放,则应纠正碱中毒。

3.COPD 患者的氧疗原则

长期持续吸入低浓度氧对 COPD 患者有特殊的治疗意义。这种方法自从 1967 年美国丹佛高原地区首次报道以来,已普遍引起临床工作者的重视。实验证明长期持续吸低浓度氧可改善 COPD 患者智力、记忆力、运动肺协调能力,改善高血红蛋白血症,减少肺循环阻力,缓解因缺氧而引起的肺血管收缩,降低肺动压,可预防或延缓肺心病的发生。长时间的连续观察证明,每日 24 h 持续吸氧比 12 h 效果更佳。

COPD 患者多有长期二氧化碳潴留,呼吸中枢对二氧化碳的敏感性降低,呼吸兴奋性主要靠低氧对周围化学感受器的刺激来维持。如吸入高浓度氧,迅速解除缺氧对呼吸中枢的兴奋作用,继之发生的是通气减低,$PaCO_2$ 进一步升高。也有人认为氧合血红蛋白携带二氧化碳的能力只有还原血红蛋白的 1/3,因而吸氧可使血中滞留的二氧化碳增多。在不增加通气的条件下,单纯吸高浓度氧,对 COPD 患者是危险的,甚至可致命。

4.氧疗的不良反应

氧同某些药物一样,如果应用不适当,亦可出现严重的不良反应,甚至产生氧中毒。近 20 年来由于机械通气和氧疗的广泛应用,长时间吸高浓度氧的病例增多,氧中毒作为临床问题越来越引起人们的重视,吸氧除可抑制呼吸中枢、加重二氧化碳潴留外,长期吸高浓度氧,对机体还有以下两方面的危害。

(1)吸收性肺不张:呼吸空气时,大量不为血液吸收的氮气是构成肺泡气的主要组成成分,即使气道局部有梗阻,其远端的气体要数小时至数日才能被完全吸收。所以氮气在维持肺泡扩张方面起了一定的作用。当吸高浓度氧时,氮被易吸收的氧所取代,PaO_2 增高 $P(A-a)O_2$ 增大,气道稍有堵塞,远端气体很易被吸收而发生肺泡萎陷。肺不张易发生在低通气、血流比的区域,如吸纯氧只要经数分钟在引流不畅气道的前端即可发生肺不张。

(2)氧中毒:氧中毒的发生机制尚不清,高浓度氧可使细胞内产生氧自由基或过氧化氢,导致含巯基酶失活,并使磷脂转化为过氧脂类,造成生物膜与线粒体的损伤。

(四)呼吸兴奋剂

适用于通气严重不足伴意识障碍者。应用氧疗的同时应用呼吸兴奋剂。以尼可刹米为常用。首次 2 支(0.75 g)静脉推注,然后以 10 支(3.75 g)加入 5% 葡萄糖溶液 500 mL 中静脉滴注。同时应注意气道通畅,并防止呼吸兴奋剂过量引起抽搐并增加氧耗。如应用呼吸兴奋剂 12 h 无明显效果,神志不清者,应考虑气管插管或切开,加用机械呼吸。

(五)机械辅助呼吸

严重的呼吸性酸中毒和肺性脑病,经上述治疗无效,可考虑气管插管和机械辅助呼吸。插管留置 2~3 d 或患者清醒不能耐受插管,可进行气管切开,但应严格掌握指证。用呼吸机辅助呼吸多采用间歇正压通气(IPPV)。气管插管或气管切开后须加强护理,注意湿化气道和吸痰时的无菌操作。机械辅助呼吸时要密切观察血液气体分析和电解质的变化,要求低氧血症和高碳酸血症逐渐改善。机械辅助呼吸持续时间长短视病情而定。

(六)纠正酸碱平衡和电解质紊乱

1.呼吸性酸中毒伴代谢性酸中毒

发生于急性加重期,低氧血症严重时,除充分供氧、改善通气外,严重酸中毒可用碱性药物 3.64% 氨基丁二醇 150 mL 加 5% 碳酸氢钠 100 mL 静脉滴注。

2.呼吸性酸中毒伴代谢性碱中毒

多发生于治疗过程中应用利尿剂及皮质激素之后,应避免 CO_2 排出过快和补充碱性药物过量。轻者可补以氯化钾、氯化钠,若不见好转者,$PaCO_2$ 不太高时,可小量使用醋氮酰胺 1~2 d。若 $PaCO_2$ 明显升高时,使用氯化铵口服,或静脉滴注 1% 氯化铵溶液,以提高血氯降低血液酸度。

3.呼吸性碱中毒

应用呼吸机通气量过大,二氧化碳排出的速度快,可引起呼吸性碱中毒,调节通气量,充分供氧。

4.代谢性碱中毒

多发生于大量使用利尿剂及皮质激素,进食少或频发呕吐者,补充氯化钾及氯化铵。

(七)消化道出血的处理

消化道出血是呼吸衰竭的严重并发症,治疗的关键为积极缓解呼吸衰竭,昏迷患者宜放置鼻饲导管,适量灌注氢氧化铝凝胶,静脉滴注甲氰咪胍有防治作用,剂量为甲氰咪胍$0.2\sim0.4$ g加入10%葡萄糖液内静脉滴注,每日 1 次。此外还可应用其他止血药物如云南白药、凝血酶、止血芳酸等。

(八)其他

如脑水肿的预防和治疗,肾血流量的维持以及肝功能和各种电解质、酸碱平衡的维持都是不可忽视的。此外,治疗引起呼吸衰竭的病因也是一个根本的问题,应予充分重视。

(九)营养支持

呼吸衰竭患者因摄入热量不足和呼吸频率增加、发热等因素,导致能量消耗增加,多数存在混合型营养不良,会降低机体免疫功能,感染不易控制;呼吸肌肉无力和疲劳,以致发生呼吸泵衰竭,使抢救失败或病程延长。故抢救时应常规给鼻饲高蛋白、高脂肪、低碳水化合物,以及适量多种维生素和微量元素的饮食;必要时做静脉高营养治疗。营养支持应达到基础能量消耗值。可用 Harris-Benedict 公式预算(单位:kJ)。

基础能耗(女性)$=278.4+40.2\times$体重(kg)$+7.5\times$身高(cm)$-19.7\times$年龄(岁)

基础能耗(男性)$=272.5+57.3\times$体重(kg)$+20.9\times$身高(cm)$-28.5\times$年龄(岁)

在呼吸衰竭患者,实际的基础能耗比上式计算的能耗平均增加20%,人工通气患者增加50%。补充时宜循序渐进,先用半量,逐渐增至理想能量入量。胃肠营养时还要特别注意调整胃肠道功能和预防胃-食管反流。三大能量要素的比例宜按照:碳水化合物为$45\%\sim50\%$,蛋白质为$15\%\sim20\%$,脂肪为$30\%\sim35\%$。

第五节 急性气管-支气管炎

急性气管-支气管炎是由生物、物理、化学刺激或过敏等因素引起的气管-支气管黏膜的急性炎症。

临床主要症状有咳嗽和咳痰,常见于寒冷季节或气候突变时。也可由急性上呼吸道感染蔓延而来。本病多散发,无流行倾向,年老体弱者易感。

一、病因

(一)感染

可以由病毒、细菌直接感染,也可因急性上呼吸道感染的病毒或细菌蔓延引起本病,常见致病细菌为流感嗜血杆菌、肺炎球菌、链球菌、葡萄球菌等。

(二)物理、化学因素

过冷空气、粉尘、刺激性气体或烟雾的吸入,对气管-支气管黏膜急性刺激等亦可引起。

(三)过敏反应

常见的致病原包括花粉、有机粉尘、真菌孢子等的吸入；钩虫、蛔虫的幼虫在肺移行；或对细菌蛋白质的过敏，引起气管-支气管的过敏炎症的反应，亦可导致本病。

(四)其他因素

受凉和过度疲劳可削弱上呼吸道的生理性防御功能，使感染有发展的机会，所以发病多见于寒冷季节，健康成年人多半由腺病毒或流感病毒引起，儿童则以呼吸道合胞病毒或副流感病毒为多见，病毒感染抑制肺泡巨噬细胞的吞噬和纤毛细胞的活力，使呼吸道流感嗜血杆菌、肺炎球菌等细菌有入侵的机会，鼻窦炎或扁桃体感染的分泌物吸入后也可引起本病，物理与化学性刺激如过冷空气、粉尘、某些刺激性气体等，均易引起本病，对细菌、蛋白质过敏也可发病，寄生虫如钩虫、蛔虫等幼虫在肺脏移行时，也可以引起支气管炎。儿童有反复急性气管-支气管炎发作者，应排除少见疾病如囊性纤维化肺病或低免疫球蛋白血症的可能性。

二、临床表现

本病起病较急，通常全身症状较轻，可有发热症状。初为干咳或少量黏液，随后痰量增多，咳嗽加剧，偶伴血痰。咳嗽、咳痰可延续 2～3 周，如迁延不愈，可演变成慢性支气管炎。伴支气管痉挛时，可出现程度不等的胸闷气促。本病可无明显阳性表现。也可在两肺听到散在的干、湿性啰音，部位不固定，咳嗽后可减少或消失。

三、辅助检查

(一)血常规

病毒性感染者，血常规检查白细胞计数多数正常，分类淋巴细胞比例相对增高；细菌感染者，白细胞计数和中性粒细胞比例均增高。

(二)影像学检查

胸部 X 线检查多数无异常所见，部分有肺纹理增多或增粗。

四、诊断与鉴别诊断

(一)诊断

根据病史、咳嗽和咳痰等呼吸道症状以及两肺散在干、湿性啰音等体征，结合血常规和 X 线胸片检查，可做出临床诊断。病毒和细菌检查有助于病因诊断。

(二)鉴别诊断

本病需与下列疾病相鉴别。

1. 流行性感冒

流行性感冒起病急骤，发热较高，全身中毒症状如全身酸痛、头痛、乏力等明显而呼吸道局部症状较轻，常有流行病史，依据病毒分离和血清学检查，可以鉴别。

2. 急性上呼吸道感染

急性上呼吸道感染鼻咽部症状明显，咳嗽、咳痰，肺部无异常体征。

3. 其他

支气管肺炎、肺结核、肺癌、肺脓肿、麻疹、百日咳等多种疾病可伴有急性支气管炎的症状，应详细检查，以资鉴别。

五、治疗

（一）一般治疗

适当休息，多饮水，保暖。高热、头痛者给予退热剂，如复方阿司匹林每次 0.3～0.5 g，口服。

（二）药物治疗

1.止咳

喷托维林 25 mg，每日 3 次，口服，适用轻咳、少痰者；苯丙哌林 20 mg，每日 3 次，口服，适用于刺激性咳嗽；依普拉酮 40 mg，每日 3 次，口服，用于镇咳和祛痰；可待因片 15～30 mg，即刻服或每日 3 次，口服，适用于剧烈刺激性咳嗽者，注意本品有成瘾性。

2.祛痰

溴己新 8 mg，每日 3 次，口服，或 4 mg 肌内注射每日 3 次；乙酰半胱氨酸 30 mg 或羧甲半胱氨酸 0.5 g，每日 3 次，口服；沙雷肽酶 5 mg，每日 3 次，口服，本品为蛋白分解酶，使脓痰易被化解清除；3% 氯化铵棕色合剂 10 mL，每日 3 次，口服，止咳、祛痰剂。有支气管痉挛者口服二羟丙茶碱0.1～0.2 g，每日 3 次。

（三）物理治疗

（1）超声雾化吸入，生理盐水 20～40 mL 超声雾化吸入，使气道湿化；若黏脓痰多而稠者用 2%～4% 碳酸氢钠 10～20 mL 超雾吸入，使痰液稀化。

（2）胸部理疗：超短波治疗。

第六节　慢性支气管炎

慢性支气管炎(chronic bronchitis)是气管、支气管黏膜及其周围组织的慢性非特异性炎症。临床上以咳嗽、咳痰或伴有气喘等反复发作为主要症状，每年持续 3 个月，连续 2 年以上。早期症状轻微，多于冬季发作，春夏缓解。晚期因炎症加重，症状可常年存在。

其病理学特点为支气管腺体增生和黏膜分泌增多。病情呈缓慢进行性进展，常并发阻塞性肺气肿，严重者常发生肺动脉高压，甚至肺源性心脏病。

一、病因及发病机制

（一）病因

正常情况下呼吸道具有完善的防御功能，对吸入的空气可发挥过滤、加温和湿化的作用；气道黏膜表面的纤毛运动和咳嗽反射等，借此可清除气道中的异物和病原微生物。下呼吸道还存在分泌型 IgA，有抗病原微生物的作用。

因此，下呼吸道一般能保持净化状态。全身或呼吸道局部防御和免疫功能减退，尤其是老年人，则极易罹患慢性支气管炎，且反复发作而不能治愈。

慢性支气管炎的病因极为复杂，迄今尚有许多因素还不够明了。近年来认为，以下因素与慢性支气管炎有关。

1.大气污染

化学气体如氯、氧化氮、二氧化硫等烟雾,对支气管黏膜有刺激和细胞毒性作用。空气中的烟尘或二氧化硫超过 $1\ 000\ \mu g/m^3$ 时,慢性支气管炎的急性发作就显著增多。其他粉尘如二氧化硅、煤尘、棉屑、蔗尘等也刺激支气管黏膜,并引起肺纤维组织增生,使肺清除功能遭受损害,为细菌入侵创造条件。

2.吸烟

现今公认吸烟为慢性支气管炎最主要的发病因素,吸烟能使支气管上皮纤毛变短、不规则,纤毛运动发生障碍,降低局部抵抗力,削弱肺泡吞噬细胞的吞噬灭菌作用,又能引起支气管痉挛,增加气道阻力。

3.感染

呼吸道感染是慢性支气管炎发病和加剧的另一个重要因素。据国内外研究,目前认为肺炎链球菌、流感嗜血杆菌和卡他莫拉菌可能为本病急性发作的最主要病原菌。

病毒对本病的发生和发展起重要作用。在慢性支气管炎急性发作期分离出的病毒有鼻病毒、乙型流感病毒、副流感病毒、黏液病毒、腺病毒、呼吸道合胞病毒等。病毒感染造成呼吸道上皮损害,有利于细菌感染,引起本病的发生和反复发作。肺炎支原体与慢性支气管炎发病的直接关系,至今不明。

4.过敏

过敏与慢性支气管炎的发病有一定关系,初步看来,细菌致敏是引起慢性支气管炎速发型和迟发型变态反应的一个原因。尤其是喘息型慢性支气管炎患者,有过敏史的较多,对多种抗原激发的皮肤试验阳性率高于对照组,痰内组胺和嗜酸性粒细胞有增高倾向;另一些患者血清中类风湿因子高于正常组,并发现重症慢性支气管炎患者肺组织内 IgG 含量增加,提示与Ⅲ型变态反应也有一定关系。变态反应使支气管收缩或痉挛、组织损害和炎症反应,继而发生慢性支气管炎。

5.其他

除上述因素外,气候变化,特别是寒冷空气能引起黏液分泌物增加,支气管纤毛运动减弱。在冬季,患者的病情波动与温度和温差有明显关系。自主神经功能失调,也可能是本病的一个内因,大多数患者有自主神经功能失调现象。部分患者的副交感神经功能亢进,气道反应性较正常人增强。

老年人性腺及肾上腺皮质功能衰退,喉反射减弱,呼吸道防御功能退化,单核-吞噬细胞系统功能衰退,也可使慢性支气管炎发病增加。

营养对支气管炎也有一定影响,维生素 C 缺乏,机体对感染的抵抗力降低,血管通透性增加;维生素 A 缺乏,可使支气管黏膜的柱状上皮细胞及黏膜的修复功能减弱,溶菌酶活力降低,易患慢性支气管炎。

遗传因素是否与慢性支气管炎的发病有关,迄今尚未证实。α_1-抗胰蛋白酶严重缺乏者能引起肺气肿,但无气道病变的症状,提示它与慢性支气管炎并无直接关系。

(二)发病机制

支气管黏膜上皮细胞变性、坏死,甚至脱落形成溃疡。纤毛变短、参差不齐,倒伏粘连,部分完全脱失。各级支气管腔内分泌物潴留。缓解期黏膜上皮修复,上皮层变薄、增生,鳞状上皮组织转化和肉芽肿形成。杯状细胞数目增多肥大,与纤毛细胞之比可为 1∶2(正常为 1∶(4～5)),分泌亢进。基底膜变厚或变性坏死。支气管腺体增生肥大,腺体厚度与支气管壁厚度比值常＞0.55～0.79(正常＜0.4)。黏液腺泡较浆液腺泡的数目明显增多,且浆液腺可转化为黏液腺。黏液腺泡肥大,形状不规则,其内充满分泌物,尚可见到增生的腺体侵入软骨环外周的淋巴组织中。

各级支气管壁各种炎症细胞浸润,以浆细胞、淋巴细胞为主,有时可见嗜酸性细胞。急性发作期则可见到大量中性粒细胞。黏膜上皮急性卡他炎症严重者为化脓炎症,支气管壁充血、水肿明显,腺体分泌更为旺盛。慢性支气管炎反复急性发作,病变可由上而下,逐渐波及至细支气管,管壁炎症细胞浸润,充血水肿,黏膜变性坏死和溃疡形成,其底部肉芽组织和机化纤维组织增生导致管腔狭窄。

黏膜上皮的坏死和管壁炎症的破坏使细支气管局部塌陷、狭窄、扭曲、变形或扩张,进而还可发生局灶性肺炎、小脓肿、肺泡壁纤维化等病变。这些病变还累及周围的肺组织和胸膜,引起纤维组织增生和胸膜粘连。

二、临床表现

(一)症状

本病起病多缓慢,病程较长。部分患者发病前有急性支气管炎、流感或肺炎等急性呼吸道感染史,由于迁延不愈而发展为本病,主要症状为慢性咳嗽、咳痰和气短或伴有喘息,症状初期较轻,随着病程进展,因反复呼吸道感染,急性发作愈发频繁,症状亦愈严重,尤以冬季为甚。

1.咳嗽

初期晨间咳嗽较重,白天较轻,晚期夜间亦明显,睡前常有阵咳发作,并伴咳痰,此系由于支气管黏膜充血、水肿,分泌物积聚于支气管腔内所致,随着病情发展,咳嗽终年不愈。

2.咳痰

以晨间排痰尤多,痰液一般为白色黏液性或浆液泡沫性,偶可带血,此多系夜间睡眠时咳嗽反射迟钝,气道腔内痰液堆积,晨间起床后因体位变动引起刺激排痰之故,当急性发作伴有细菌感染时,痰量增多,痰液则变为黏稠或脓性。

3.气短与喘息

病程初期多不明显,当病程进展并发阻塞性肺气肿时则逐渐出现轻重程度不同的气短,以活动后尤甚,慢性支气管炎并发哮喘或所谓喘息型慢性支气管炎的患者,特别在急性发作时,常出现喘息的症状,并常伴有哮鸣音。

(二)体征

早期多无任何异常体征,或可在肺底部闻及散在干、湿啰音,咳嗽排痰后啰音可消失,急性发作期肺部啰音可增多,其数量多寡视病情而定,慢性支气管炎并发哮喘的患者急性发作时可闻及广泛哮鸣音并伴呼气延长,晚期患者因并发肺气肿常有肺气肿的体征。

三、辅助检查

(一)血常规

缓解期患者白细胞总数及分类计数多正常。急性发作期并发细菌感染时,白细胞总数和中性粒细胞可升高。并发哮喘的患者血嗜酸性粒细胞可增多。

(二)痰液检查

急性发作期痰液外观多呈脓性。涂片检查可见大量中性粒细胞,并发哮喘者可见较多的嗜酸性粒细胞。痰培养可见肺炎链球菌、流感嗜血杆菌及卡他莫拉菌等生长。

(三)X 线

早期 X 线可无明显改变。反复急性发作者可见两肺纹理增粗、紊乱,呈网状或条索状及斑点状阴影,以下肺野为明显。此系由于支气管管壁增厚,细支气管或肺泡间质炎症细胞浸润或纤维化所致。

(四)肺功能检查

1 s 用力呼气量和 1 s 用力呼出量/用力肺活量比值早期多无明显变化。当出现气流受阻时,第 1 s 用力呼气容积(FEV$_1$)和 FEV$_1$ 与肺活量(VC)或用力肺活量(FVC)的比值则减少(<70%)。当小气道阻塞时,最大呼气流速-容量曲线在 75% 和 50% 肺容量时的流量可明显降低。闭合容积可增大。

四、诊断与鉴别诊断

(一)诊断

诊断主要依靠病史和症状。在排除其他心、肺疾患(如肺结核、尘肺、支气管哮喘、支气管扩张、肺癌、心脏病、心功能不全等)后,临床上凡有慢性或反复的咳嗽、咳痰或伴喘息,每年发病至少持续 3 个月,并连续两年或以上者,诊断即可成立。如每年发病持续不足 3 个月,而有明确的客观检查依据(如 X 线、肺功能等)亦可诊断。

根据临床表现,将慢性支气管炎分为单纯型与喘息型两型。前者主要表现为反复咳嗽、咳痰;后者除咳嗽、咳痰外尚有喘息症状,并伴有哮鸣音。

根据病程经过可分为 3 期,以使治疗有所侧重。

(1)急性发作期:指在 1 周内出现脓性或黏液脓性痰,痰量明显增加,或伴有发热等炎症表现,或 1 周内"咳""痰"或"喘"任何一项症状显著加剧,或重症患者明显加重者。

(2)慢性迁延期:指有不同程度的"咳""痰""喘"症状,迁延到 1 个月以上者。

(3)临床缓解期:指经治疗或自然缓解,症状基本消失或偶有轻微咳嗽和少量痰液,保持 2 个月以上者。

依据咳嗽、咳痰或伴喘息,每年发病持续 3 个月,连续 2 年或以上,并能排除其他心、肺疾患时,则可做出诊断。如每年发病持续时间不足 3 个月,而有明确的客观检查依据亦可予以诊断。

(二)鉴别诊断

1.支气管扩张

支气管扩张多于儿童或青年期发病,常继发于麻疹、肺炎或百日咳后,并有咳嗽、咳痰反复发作的病史,并发感染时痰量增多,呈脓性或伴有发热。病程中常反复咯血。在肺下部周围常可闻及不易消散的湿啰音。晚期重症患者出现杵状指(趾)。胸片上可见双肺下野纹理粗乱或呈卷发状。支气管碘油造影或薄层高分辨 CT(HRCT)检查,有助于确诊。

2.肺结核

活动性肺结核患者多有午后低热、消瘦、乏力、盗汗等中毒症状。咳嗽痰量不多,常有咯血。老年肺结核的中毒症状多不明显,常被慢性支气管炎的症状所掩盖而误诊。胸片上可发现结核病灶,部分患者痰结核菌检查可获阳性。

3.支气管哮喘

支气管哮喘常为特应质患者或有过敏性疾病的家族史。多于幼年发病。一般无慢性咳嗽、咳痰史。哮喘多突然发作,且有季节性,血和痰中嗜酸性粒细胞常增多,治疗后可迅速缓解。发作时双肺满布哮鸣音,呼气延长,缓解后可消失,且无症状,但气道反应性仍增高。慢性支气管炎并发哮喘的患者,病史中咳嗽、咳痰多发生在喘息之前,迁延不愈较长时间后始伴有喘息,且咳嗽、咳痰的症状多较喘息更为突出,平喘药物疗效不如哮喘等可资鉴别。

4.肺癌

肺癌多发生在 40 岁以上男性,并有多年吸烟史的患者,刺激性咳嗽常伴痰中带血和胸痛。胸片检查肺部常有块影或反复发作的阻塞性肺炎。痰脱落细胞及纤维支气管镜等检查,可明确诊断。

5.慢性肺间质纤维化

慢性肺间质纤维化咳少量黏液性非脓性痰,进行性呼吸困难,双肺底可闻及裂帛音,严重者发绀并有杵状指。胸片见中下肺野及肺周边部纹理增多、紊乱,呈网状结构,其间见弥散性细小斑点阴影。肺功能检查呈限制性通气功能障碍,弥散功能降低,PaO_2 下降。肺活检是确诊的手段。

五、治疗

(一)急性发作期的治疗

1.抗菌药物的应用

(1)阿莫西林 2~4 g/d,分 2~4 次口服。

(2)头孢拉定 1~2 g/d,分 2~4 次口服。

(3)琥乙红霉素 0.75~1.0 g/d,分 3~4 次口服。

(4)罗红霉素 0.15 g/次,每日 2 次。

(5)头孢克罗 0.25 g/次,每日 3 次。

(6)头孢呋辛 0.25 g/次,每日 3 次。

当慢支患者呼吸困难加重,咳嗽伴有痰量增加及脓性痰时,应根据患者所在地常见病原菌类型及药物敏感情况积极选用抗生素。由于多数慢支急性加重由细菌感染诱发,故抗感染治疗在慢支加重治疗中具有重要地位。慢支患者多有支气管肺部感染反复发作及反复应用抗生素的病史,且部分患者并发有支气管扩张,因此这些患者感染的细菌耐药情况较一般肺部感染患者更为严重。长期应用广谱抗生素和激素者易继发真菌感染,宜采取预防和抗真菌措施。

2.祛痰药的应用

(1)溴已新,8~16 mg/次,每日 3 次。

(2)盐酸氨溴索,30 mg/次,每日 3 次。

(3)稀化黏素,0.3 g/次,每日 3 次。主要药理作用是清除气道黏液功能,通过碱化黏液,选择性地刺激黏液分泌,改善纤毛功能,发挥拟交感神经效应,刺激纤毛运动。同时具有抗细菌和真菌作用,扩张支气管,改善通气功能。

慢支气道内可产生大量黏液分泌物,可促使继发感染,并影响气道通畅,应用祛痰药有利于气道引流通畅,改善通气。氨溴索能促进支气管纤毛运动,是有利于气道分泌物排出的口服药物。该药可增加呼吸道的分泌,促进肺部表面活性物质的产生,加强纤毛摆动,改善排痰功能。特别适用于慢性支气管炎的祛痰治疗。曾见有报道消化道症状,偶见过敏反应,主要为皮疹。剂量及用法:成人每次 30 mg,每日 3 次。

3.平喘药物的应用

支气管舒张剂可松弛支气管平滑肌、扩张支气管、缓解气流受限,是控制慢支症状的主要治疗措施。短期按需应用可缓解症状,长期规则应用可预防和减轻症状,增加运动耐力。但不能使所有患者的 FEV_1 得到改善。主要的支气管舒张剂有 β_2 激动剂、抗胆碱药及甲基黄嘌呤类,根据药物的作用及患者的治疗反应选用。定期用短效支气管舒张剂较为便宜,但不如长效制剂方便。不同作用机制与作用时间的药物联合可增强支气管舒张作用、减少不良反应。

慢支加重期住院患者宜在应用支气管舒张剂基础上加服或静脉使用糖皮质激素。激素的剂量要权衡疗效及安全性,建议口服泼尼松龙 30~40 mg/d,连续 10~14 d。也可静脉给予甲泼尼龙。延长给药时间不能增加疗效,相反使不良反应增加。慢支稳定期应用糖皮质激素吸入治疗并不能阻止其 FEV_1 的降低。吸入激素的长期规律治疗只适用于具有症状且治疗后肺功能有改善者。对 $FEV_1<50\%$ 预计值的慢支患者及反复加重要求抗生素或口服糖皮质激素者亦可考虑使用。有关长期吸入激素治疗慢支的效果和安全性目前尚无结论。

(二)缓解期的治疗

缓解期的治疗原则是增强体质,提高抗病能力和预防复发为主。可采用气管炎菌苗,每周皮下注射 1 次,剂量自 0.1 mL 开始,每次递增 0.1~0.2 mL,直至 0.5~1.0 mL 为维持量。一般在发作季节前开始注射,如有效应坚持使用 1~2 年。卡介苗多糖核酸,隔日肌内注射 1 次,每次 1 mL(含0.5 mg),注射 18 次为 1 个疗程,可连用 3 个疗程,可减少感冒及慢性支气管炎急性发作。亦可肌内注射人血丙种球蛋白,每次 5 mL,每 2~4 周 1 次,于发病季节前用药。克雷白肺炎杆菌提取的糖蛋白口服,首次治疗 8 d,2 mg/d,停服 3 周;第 2 次治疗 8 d,1 mg/d,停服 3 周;第 3 次治疗 8 d,1 mg/d,为 1 个疗程;或用肺炎链球菌、克雷白杆菌、流感嗜血杆菌等 8 种呼吸道感染的常见致病菌冻干提取物,每天空腹口服 1 次,每次 7 mg,每月连服 10 d,停 20 d,连续3 个月为 1 个疗程,可提高免疫力减少呼吸道感染。其他如甘露聚糖肽、酪蛋白注射液等亦可选用。加强锻炼,增强体质,加强个人卫生,避免各种诱发因素的接触和吸入。

第四章　心内科疾病

第一节　心力衰竭

心力衰竭(heart failure,HF)简称心衰,亦称为心功能不全(cardiac insufficiency),是由于初始的心肌损害和应力作用:包括收缩期和舒张期心室负荷过重和(或)心肌细胞数量和质量的变化(节段性如心肌梗死,弥散性如心肌炎),引起心室和(或)心房肥大和扩大(心室重塑),继以心室舒缩功能低下,逐渐发展而成,常是各种心脏病的严重阶段和最终结局。

一、急性心力衰竭

急性心力衰竭(acute heart failure)是指心脏排血量短期内急剧下降,甚至丧失排血功能,大多数发生在已有慢性充血性心力衰竭史的心脏疾病患者,在某些诱因下突然心力衰竭加重。临床上常见于严重的急性心肌炎、心肌梗死、严重心瓣膜狭窄、心室流出道梗阻、心房内球瓣样血栓或黏液瘤嵌顿、肺动脉主干或大分支梗死;急起的心脏容量负荷过重,如外伤、感染性心内膜炎、心肌梗死等所致瓣膜穿孔或损害,腱索断裂,乳头肌功能不全,心室间隔穿孔,主动脉窦瘤破入心腔,输液过快、过多;急起的心室舒张受限制,如急性大量心包积血或积液、快速异位心律、严重心律失常如心室颤动、心室停顿、显著心动过缓等。

临床上根据血流动力学特点,将急性心力衰竭分为急性左心衰竭和急性右心衰竭。急性全心衰竭则同时具有左、右心衰的表现。

按心脏排血功能减退的程度、速度和持续时间、代偿功能的差异,本病可有下述表现。

(1)昏厥(syncope):指心排血量减少致脑部缺血而发生短暂的意识丧失,若持续数秒钟以上,可发生四肢抽搐、呼吸暂停、发绀、意识消失或相应的心律失常(阿-斯综合征)。发作大多短暂,发作后意识常立即恢复。

(2)休克(shock):除有心功能不全征象外,尚有休克的临床表现。

(一)急性右心衰竭

急性右心衰竭即急性肺源性心脏病,在临床上较为少见。

(二)急性左心衰竭

急性左心衰竭较为常见,是临床上较常见的急危重症。

1.病因及发病机制

常见病因有高血压,急性心肌梗死,二尖瓣、主动脉瓣狭窄和(或)关闭不全,急性腱索及乳头肌断裂、瓣膜撕裂、穿孔、瓣膜重度连枷样脱垂、人工瓣膜损坏或急性左心房内血栓形成,急性重症心肌炎,老年或慢性病患者输液速度过快、过量等。

2.诊断

(1)临床表现:由于肺循环急性瘀血,导致液体由肺毛细血管内逸出至肺间质、肺泡,可影响气体交换和产生急性肺水肿。典型者常突然发生呼吸困难、高度气急、呼吸浅速、端坐呼吸、咳嗽。以肺泡性肺水肿为主时,常咳白色或粉红色泡沫样痰,面色灰白,口唇及肢端发绀、大汗、烦躁不安、心悸、乏力。以肺间质性水肿为主时,只是频频咳嗽而无泡沫样痰。体征包括双肺广泛水泡音和(或)哮鸣音,以间质性肺水肿为主者以哮鸣音和细啰音为主;肺泡性肺水肿则双肺满布大、小水泡音伴哮鸣音;心率增快可伴心律失常,心尖区可闻及奔马律及收缩期杂音,有时因双肺啰音可掩盖原有心脏杂音以致听不清楚;心界向左下扩大,可有交替脉;不同心脏病尚有各种相应体征和症状。血压可升高,舒张压常>12 kPa(90 mmHg);重症者血压下降,甚至休克。

(2)实验室及其他检查:叙述如下。

1)X线胸片:可见肺门有蝴蝶形态片状阴影并向周围扩展的肺水肿征象,心界扩大,心尖搏动减弱等。

2)心电图示:窦性心动过速或各种心律失常,心肌损害,左心房、左心室增厚等。动脉血气分析可有明显氧饱和度降低,二氧化碳含量正常或下降,pH>7.0。

(三)治疗

心源性昏厥发作大多历时短暂,以防治原发病和控制心律失常为主。一般可采用下列措施:轻者可让患者平卧,下肢抬高以增加回心血量;心动过缓者可注射阿托品;血压低者宜用升压药等。

急性左心衰竭是心脏急症,应分秒必争抢救治疗,其具体治疗措施如下。

(1)体位:将患者置于半坐卧位,两腿下垂,以改善肺活量和减少静脉回流,减轻心脏前负荷。

(2)迅速有效地纠正低氧血症:立即供氧并消除泡沫,可将氧气先通过加入40%～70%浓度乙醇湿化瓶后吸入,也可用1%硅酮溶液代替乙醇,或吸入二甲基硅油去泡气雾剂,降低泡沫的表面张力使泡沫破裂,改善肺通气功能。一般情况下可用鼻导管供氧,严重缺氧者亦可采用面罩高浓度、大剂量吸氧(5L/min),待缺氧纠正后改为常规供氧。

(3)镇静:立即皮下或肌内注射吗啡5～10 mg,必要时也可静脉注射5 mg;或哌替啶50～100 mg肌内注射。业已证实,吗啡不仅具有镇静、解除患者焦虑状态和减慢呼吸的作用,且能扩张静脉和动脉,从而减轻心脏前、后负荷,改善肺水肿症状。对高龄、哮喘、昏迷、严重肺部病变、呼吸抑制和心动过缓、房室传导阻滞者则应慎用或禁用。

(4)快速给予洋地黄负荷量:可用毛花苷C(西地兰)或毒毛花苷K。二尖瓣狭窄并快速型房颤或室上性心动过速所致左心房衰应首选毛花苷C,也可酌用β受体阻滞剂。

(5)利尿:应立即选用快作用强利尿剂,常用髓袢利尿剂,如静脉注射呋塞米(速尿)20～40 mg或布美他尼(丁尿胺)1～2 mg,以减少血容量和降低心脏前负荷。

(6)使用血管扩张剂:简便急救治疗可先舌下含服硝酸甘油0.5 mg,每次5～10 min,最多可用8次。若疗效不明显可改为静脉滴注血管扩张剂,常用制剂有硝酸甘油、硝普钠、酚妥拉明等。若应用血管扩张剂过程中血压<12/5.3 kPa(90/40 mmHg),可加用多巴胺以维持血压,并酌减血管扩张剂用量或滴速。

(7)氨茶碱:250 mg加于5%葡萄糖液20 mL内缓慢静脉注射,或500 mg加于5%葡萄糖液250 mL内静脉滴注,尤适用于有明显哮鸣音者,可减轻支气管痉挛和加强利尿作用。

(8)用止血带结扎四肢,每隔15 min轮流放松一个肢体,以减少静脉回流。

(9)必要时静脉注射地塞米松10～20 mg,以改善心肌代谢和减轻肺毛细血管通透性。

(10)必要时选用非洋地黄类正性肌力药物,如多巴酚丁胺、氨力农、米力农等。

(11)治疗原发病和纠正心律失常,消除诱因,如高血压者采用降压措施,二尖瓣狭窄者施行紧急二尖瓣球囊成形术或二尖瓣分离术。

二、慢性心力衰竭

慢性心力衰竭起病缓慢或隐袭,常常贯穿于基本心血管病的发展过程,也可以从急性心力衰竭演变而来。慢性心力衰竭,病程长,发展缓慢,其间可以有或长或短的好转与加重过程。临床见到的心力衰竭大多数为慢性心力衰竭。

(一)病因及发病机制

1.病因

(1)心脏冠状血管病变:主要是冠心病,包括心绞痛、心肌梗死、无症状心肌缺血等。

(2)高血压:包括高血压病、继发性高血压、原发性肺动脉高压等。

(3)心肌病变:常见的为原发性扩张型心肌病,感染性心肌炎,风湿性心肌炎,缺血性心肌病,某些全身性疾病的心脏表现,如系统性红斑狼疮、甲状腺功能异常等。

(4)心瓣膜病变:风湿性心脏瓣膜病、瓣膜脱垂综合征、老年性退行性瓣膜病等。

(5)先天性心血管病:心房或心室间隔缺损、法洛四联症等。

(6)心包病变:结核性或病毒性心包炎等。

(7)心脏肿瘤:包括原发性(如心脏淋巴瘤可首先表现为心力衰竭)和继发性心脏肿瘤。

(8)其他:维生素 B_1 缺乏症、Paget's 病、类癌综合征等。

2.诱因

(1)加重心脏负荷的因素,如感染、发热、贫血、饮水或输液过多过快、情绪激动、肥胖、饮酒、中晚期妊娠等。

(2)肾功能不全。

(3)肝功能不全。

(4)呼吸功能不全。

(5)甲状腺功能异常。

(6)高血压控制不力。

(7)肺梗死。

(8)心律失常。

(9)电解质紊乱,尤其是低钾低镁。

(10)治疗用药:包括 β 受体阻滞剂、某些钙拮抗剂、具有负性心脏作用的抗心律失常药物、潴钠制剂如类固醇激素等。

3.发病机制

(1)心肌组织结构破坏:包括心肌炎症、缺血、梗死、变性、肿瘤等。直接后果是有活力工作心肌减少或工作心肌顺应性异常,收缩及或舒张功能障碍。

(2)心肌的能量代谢障碍:包括心肌肌凝蛋白 ATP 酶活性障碍,高能磷酸键产量减少,甚至 ATP 耗竭等。但这些变化与心肌机械力学功能障碍的关系尚未阐明。

(3)心肌的兴奋-收缩偶联和复极-舒张偶联障碍:反映为心力衰竭时肌纤膜 L 型受体数量和功能异常,肌浆网钙通道减少。编码 Ca^{2+}-ATP 酶合成的 mRNA 减少,Ca^{2+}-ATP 酶数量减少。触发钙减少将削弱兴奋-收缩偶联中细胞内钙贮释放，Ca^{2+}重摄障碍，舒张钙升高，复极-舒张偶联障碍，甚或形成偶联机制异常的恶性循环，从而恶化心肌功能。

（4）心肌的跨膜信息传递障碍：表现为激动子或生物活性介质，膜受体或离子通道，G蛋白以及细胞内效应子数量、亚型比例和活性异常等。

（二）诊断

1.临床表现

（1）有症状心力衰竭。

1）左心衰竭。

A.病史与症状：包括以下几点。①存在有关心血管病病史和症状。②呼吸困难，呈劳力性。随心力衰竭加重，诱发呼吸困难的劳力强度逐渐减轻以致静息情况下也发生呼吸困难。最严重者可发生急性肺水肿。阵发性夜间呼吸困难和端坐呼吸：其本质均为不同程度的急性左心衰竭，前者发生于夜间睡眠后，后者发生于卧位，二者对左心衰诊断具有相对特征性。③咳嗽，其特征为劳力性或卧位后即时咳嗽，部分患者可有咯血，发生肺水肿时咳嗽频繁并伴有血性泡沫痰。④劳动耐力降低，易疲乏。可有头昏心悸，少尿及夜尿增多以及情绪和精神异常等。

B.体征：除原有心脏病体征外，可有：①心尖部舒张期奔马律；②交替脉；③双肺或双肺底湿性啰音；④严重左心衰还可有低血压和脉压减少，潮式呼吸、发绀以及运动肌萎缩等。

C.X线检查：可见肺瘀血（肺门阴影扩大，肺门血管影模糊不清），肺血重新分布征（上叶肺静脉扩张征），肺血管轮廓模糊不清，肺周围叶间裂积液或形成Kerley's线。全心衰竭时可见双侧或右侧胸腔积液。X线检查还能发现，原有心脏病的有关X线表现。

D.心电图：包括心力衰竭原发病改变，如缺血性心脏病的心电图改变，继发于心力衰竭的心电改变，如各种心律失常、低电压等。

E.超声心动图：可发现心力衰竭病因性疾病的心脏改变。收缩功能减退者左心室射血分值＜0.50，往往＜0.40。舒张功能减退者可见E/A＜1等。

F.心导管检查：左房平均压≥1.6 kPa或肺毛细血管嵌压（肺毛楔嵌压）≥1.99 kPa，左心室舒张末压≥1.6 kPa。可以有继发性肺动脉高压。休息时心输出量可正常、增高或降低。心输出量增高或正常的心力衰竭，运动试验心导管检查可发现运动负荷指数降低并伴有心室充盈压升高。

G.运动试验：①最大氧消耗量≤20 mL/(kg·min)、严重者可＜10 mL/(kg·min)；②无氧酵解阈值提前或降低。

H.臂舌时间延长。

I.血去甲肾上腺素及血管紧张素Ⅱ增高，血心钠素含量异常。

2）右心衰竭。

A.症状：上腹饱胀、食欲减退、疲乏无力、尿少及夜尿。右上腹痛，偶可十分剧烈。

B.体征：有以下几点。①颈静脉怒张：可有肝-颈静脉回流征阳性。②下垂性水肿：主要表现在双足或双踝，卧床患者则在骶尾部，严重时可波及全身。③肝大，轻者不能触及，重者可大至脐平。可伴有肝区压痛及触痛。伴有三尖瓣反流者可见到肝搏动。并发肝硬化时，肝脏可缩小变硬。脾大，约20%右心衰竭或全心衰竭出现脾大。④长期右心衰竭或全心衰竭可发生多浆膜腔积液，偶尔可见胸腔积液先于外周水肿出现。⑤发绀常较左心衰时常见。⑥三尖瓣听诊区可闻及舒张期奔马律。常能见到左心衰竭的体征及心脏病变的其他体征。

C.心导管检查:可见右房平均压≥1.1 kPa,右室舒张末压≥1.3 kPa,体静脉压可>1.18 kPa。

D.实验室检查:可有肝功异常、轻度蛋白尿等。

3)全心衰竭:同时存在左、右心衰竭的症状体征等,可以左心衰竭或右心衰竭的临床表现为主。

(2)无症状心力衰竭:也称隐匿性心力衰竭,是早期心力衰竭或有症状心力衰竭好转后的无症状期心力衰竭。①存在有关心血管病病史及体征或特殊检查依据。②运动试验显示VO_2 max降低,糖酵解阈提前。③不能用其他原因解释的血中去甲肾上腺素、血管紧张素Ⅱ增高。④特殊检查可见心房压或心室舒张末压或肺毛嵌压增高。

2.鉴别诊断

(1)右心衰竭需与心包积液、缩窄性心包炎、上腔静脉综合征、肾病、肝硬化等鉴别,一般根据病史及体征和特殊检查鉴别诊断不难。

(2)左心衰竭主要应与能引起呼吸困难的呼吸系统疾病鉴别,后者常有过敏及呼吸系统疾病病史、体征及特殊检查依据。

(三)治疗

1.处理原则

(1)积极寻找和纠正心力衰竭的病因和诱因,保护心脏,遏止或逆转心力衰竭的基本病理改变,防止心力衰竭发生发展。

(2)对抗神经激素持续过度活化,纠正血流动力学异常,改善心功能,减轻或消除心力衰竭症状。

(3)调节心脏负荷,提高运动耐力,改善生活质量。

(4)防治并发症,防止致残,延长寿命,降低病死率。

2.一般措施

(1)积极进行病因和诱因治疗,如瓣膜病变的纠正,抗高血压治疗,冠状动脉再通与重建,缩窄心包的剥脱等。

(2)帮助患者认识心力衰竭,增强战胜疾病信心,学会自我调整活动量及生活方式。注意限盐和合理休息。

(3)氧治疗:中重度心力衰竭应争取氧治疗,除发生急性肺水肿外不宜吸纯氧。鼻导管或面罩法,湿化处理后4～6L/min。

3.利尿剂治疗

(1)噻嗪类利尿剂:常用制剂为氢氯噻嗪(双氢克尿噻),成人每天25～50 mg,顿服或分2次口服。苄氟噻嗪,5～10 mg,顿服或分2次口服。特点是利尿作用温和可靠。长期应用能引起肾前性氮质血症,并能增高血糖,降低糖耐量,增加血尿酸及低密度脂蛋白。少数可引起皮疹、肝功损害、粒细胞减少及血小板减少等,应用时值得注意。

(2)袢利尿剂:适用于急慢性心力衰竭急性肺水肿,严重心力衰竭或难治性心力衰竭及伴有肾功能不全的心力衰竭。常用制剂如下:①呋塞米(呋喃苯胺酸)20～100 mg/d,顿服或分2次口服或静脉注射,效果不满意时可加用一种其他利尿剂。②丁尿酸(丁苯尿酸)12 mg/d,顿服或分2次口服,或分次静脉注射。③吡咯他尼3～16 mg/d,顿服或分次口服。特点是利尿作用强,但更容易引起电解质紊乱,甚至脱水和低血压。对老年患者应减量应用。少数可引起皮疹,胃肠不适及听力障碍。后者尤以依他尼酸应用时多见。

(3)保钾利尿剂:常用制剂如下。①醛固酮拮抗剂螺内酯,20～40 mg,每天 2～3 次,口服。②氨苯蝶啶,为集合管钠通道直接抑制剂,50 mg,每天 2～3 次,口服。特点是保钾利尿,但利尿作用弱,一般不单纯应用,肾功能不全者,应警惕高钾血症,不宜单独与 ACEI 合用。

4.ACEI 治疗

(1)适应证:各种程度的收缩功能障碍和舒张功能障碍性心力衰竭,尤其适用于阻止无症状心力衰竭向有症状心力衰竭发展。但心力衰竭伴有明显低血压及或明显肾功能不全(血肌酐≥400 μmol/L)者禁用或慎用。

(2)制剂选择及用法有以下几点。①卡托普利:为巯基 ACEI,主要经肾脏排泄,半衰期 2～3 h,作用时间 6～12 h。开始剂量 6.25 mg,每天 1～2 次,最大剂量应＜100 mg/d。②依那普利:为羧基 ACEI,半衰期 4～11 h,作用时间 12～24 h,大部分经肾、小部分经肠道排泄。开始剂量 2.5 mg,每天 1 次,最大剂量应＜40 mg/d。③赖诺普利,商品名利压定,为羧基 ACEI,排泄方式同依那普利,但直接以活性形式吸收,无须肝脏酯酶水解即可发挥作用。尤其适用于有肝功能损害者。半衰期 12～24 h,作用时间 30 h。开始剂量 2.5～5.0 mg/d,最大剂量应＜40 mg/d。④培哚普利,商品名雅施达,为含羧基 ACEI,药代动力学特征与依那普利相似。开始剂量 1～2 mg/d,最大剂量＜8 mg/d。⑤福辛普利,为唯一上市的含磷酸氧基 ACEI,亲脂性强,约 1/2 经肾,1/2 以胆肠排泄,尤其适用于老年人及肾功能受损害者。开始剂量 2.5～5.0 mg/d,最大量应＜20 mg/d。

(3)不良反应及注意事项有以下几点。①低血压,与大剂量利尿剂合用时及老年患者易出现。ACEI 应用必须自小剂量开始,逐渐加大剂量,达到理想治疗量后维持治疗并逐渐减量直至撤出。②高血钾及肾功能减退,可见于原有肾功能减退者,较少见。③咳嗽,有较高发生率,但一般不影响继续服药治疗。④血管性水肿,极少见,一经发生应停药并禁止再用。⑤偶见胃肠不适及中性粒细胞减少,停药后能恢复。

5.血管扩张剂治疗

制剂选择及用法有以下几点。①硝酸酯类:二硝酸异山梨醇酯(消心痛),10～40 mg,每天 2～3 次;或单硝酸异山梨酯(丽珠欣乐),10～20 mg,每天 2～3 次,主要不良反应为血管性头痛,心动过速。长期应用易产生耐药。②哌唑嗪:尤适用于高血压性心脏病合并心力衰竭,1～5 mg,每天 2～3 次,口服,易产生耐药。③肼屈嗪,10～75 mg,每天 3 次,口服,单用效果差,多与硝酸酯类合用。可能诱发红斑狼疮。④钙拮抗剂,适用于舒张功能障碍性心力衰竭或伴有冠状动脉痉挛的心力衰竭,其他心力衰竭宜慎用。一般选用尼莫地平,2.5～5.0 mg,每天 1～2 次,口服。

6.洋地黄治疗

(1)用药选择和用法有以下几点。①地高辛:初始剂量 0.25 mg/d,顿服或分 2 次口服。达稳态后给予 0.125 mg～0.25 mg/d 维持,可长期进行治疗。②毛花苷 C:适用于急性心力衰竭或口服困难者,0.2～0.4 mg 稀释后缓慢静脉注射,若 1 周以上未使用过洋地黄 24 h 内可重复 2～3 次。③毒毛旋花子苷 K 或 G,适应证同毛花苷 C,首次 0.25～0.5 mg,稀释后缓慢静脉注射,24 h 内总量＜1.5 mg。

(2)洋地黄中毒:用药量大或静脉给药过快可导致中毒。下列情况洋地黄中毒机会增加:

①老年人;②低钾、低镁;③巨大心脏或存在进行性弥散性心肌病变者;④肾功能减退者;⑤联合应用下列药物任何一种者:奎尼丁、普罗帕酮、维拉帕米、华法林、广谱抗生素等。洋地黄中毒主要引起胃肠症状,神经系统症状,心律失常及心力衰竭加重。严重中毒可引起高钾血症。处理包括:①即刻停用洋地黄制剂;②强化补钾补镁;③保证电解质稳定前提下加强利尿;④一般不使用抗心律失常药,心律失常严重者例外;⑤极重洋地黄中毒可寻求地高辛抗体 Fab 片段静脉注射或血液透析治疗。

7.β受体阻滞剂治疗

β受体阻滞剂给药方法及注意事项有以下几点。①在其他抗心力衰竭措施进行的同时运用β受体阻滞剂。②根据情况选用选择性或非选择性β受体阻滞剂。③小剂量开始,如普萘洛尔 2.5 mg/d,美托洛尔 12.5 mg/d,逐渐加大剂量,达到理想治疗效果后再巩固治疗并逐渐减量维持,可长程治疗。长期口服时不宜突然停药。适应证掌握不当,用药方法及给药剂量不适当时,β受体阻滞剂可使心力衰竭加重或恶化。

8.其他

(1)钾和镁治疗:心力衰竭有自然失钾倾向,加之利尿剂使用,低钾尤其是细胞内低钾是心力衰竭时必须设法避免和予以纠正的经常性治疗问题,低钾常伴有低镁。鼓励食用高钾食品,或氯化钾片 0.5~1.0 g,每天 3 次,或施乐凯 0.6~1.2 g,每天 2~3 次。可加入极化液中静脉滴注,2.5~5.0 g/d。

(2)辅酶 Q_{10}:为细胞代谢及细胞呼吸激活剂,可作为心力衰竭治疗的辅助用药。10~20 mg,每天 2~3 次,口服。

三、顽固性心力衰竭

顽固性心力衰竭是指经充分休息,限制水钠,给予利尿剂、洋地黄、血管扩张剂、ACEI、AngⅡ受体 AT_1 拮抗剂和非洋地黄类正性肌力药治疗,以及消除合并症和诱因后,仍有心力衰竭症状和临床状态未能改善甚至恶化,称为顽固性心力衰竭,亦称难治性心力衰竭。

(一)病因及发病机制

1.弥散性活动性心肌损害或弥散性心肌纤维化

弥散性活动性心肌损害或弥散性心肌纤维化,如原发性扩张型心肌病晚期、缺血性心肌病、慢性反复性心肌炎、糖尿病性心肌病晚期等。

2.长期持续心脏血流动力学严重紊乱

长期持续心脏血流动力学严重紊乱,如风湿性联合瓣膜病变晚期,难于手术或失去手术治疗机会的先天性心血管病晚期等。

3.心室壁瘤或乳头肌功能不全

略。

4.心力衰竭并发各种心律失常

心力衰竭并发各种心律失常,如房颤、房扑、持续性室上性心动过速或室性心动过速等。

5.电解质紊乱

(1)低钠血症:心力衰竭时全身钠往往增高 5%~40%,若水潴留程度超过钠潴留,则造成稀释性低钠血症。内源性稀释性低钠的机制尚不清楚,可能包括:①血管紧张素Ⅱ(ATⅡ)增高;②抗利尿激素增高;③肾功能损害;④不适当利尿。低钠血症常继发高肾素、高 ATⅡ、高儿茶酚胺血症及氮质血症。低钠血症可使心力衰竭恶化并使心力衰竭治疗失去应有疗效,且是心力衰竭并发心律失常的基础。持续低钠血症是心力衰竭预后不良的指标。

(2)低钾症:包括低血钾和组织低钾。原因包括:①RAAS持续过度活化;②利尿剂应用,排钾增多、继发性RAAS活化、代谢性碱血症;③水过多,稀释性低钾;④β受体兴奋剂应用;⑤总体镁和(或)血镁降低。低钾可损害心肌、骨骼肌及血管平滑肌,从而使衰竭心脏的功能恶化。低钾可使心电稳定性降低,干扰心肌兴奋-收缩及复极-舒张偶联,是发生心律失常和猝死的病理生理基础之一。在一些情况下血钾水平与组织钾贮备减低并不一致。

(3)低镁血症:几乎所有排钾机制均可引起镁丧失,但镁对组织的亲和力相对较大,且用于肾内交换的镁池较小,因此心力衰竭时低镁不如低钾和低钠常见。严重低钾的纠正正有赖足够的镁补充。

6.风湿活动

风湿活动为风心病心力衰竭难治的常见原因,常见于年轻患者。心力衰竭情况下典型风湿活动的发热和血沉增快少见。

7.感染

常见者为呼吸道感染和亚急性感染性心内膜炎(亚心炎)。

8.肾功能减退和肝功能减退

肾功能减退和肝功能减退与器官低灌注和体静脉系统瘀血有关。

9.甲状腺功能异常

心力衰竭合并甲状腺功能减退(甲减),老年人多见。

10.栓塞

心脏明显扩大及合并房颤的心力衰竭,心内栓子可进一步阻碍心内血流,小的栓子脱落可造成反复性肺、脑、肾、脾栓塞。

11.贫血

严重心力衰竭由于营养因素、肾性因素等可使生血功能障碍。

12.药物影响

药物影响包括治疗心力衰竭用药和其他治疗用药。

(二)诊断

尚无统一的诊断标准,下列诸项可作为顽固性心力衰竭的依据。

(1)存在前述慢性严重心血管病病史。

(2)有症状心力衰竭超过半年,往往是经年累月。在强化抗心力衰竭治疗下心力衰竭持续不见好转或进一步恶化,时间超过4周。

(3)心脏显著扩大,心率持续增快,血压偏低或脉压<25 mmHg(3.32 kPa)。可有显著发绀、倦怠、四肢发凉。

(4)顽固性水肿,持续呼吸困难,但无明显低氧血症。显著消瘦或呈恶病质。

(5)心脏指数经常<2.0L/(kg·min);LVEF常持续在10%~20%以下;最大氧耗量持续<14 mL/(kg·min)。

(6)持续血钠<130 mmol/L;持续血ATⅡ增高,血去甲肾上腺素增高。

(三)治疗

应努力澄清是否存在可纠正的心力衰竭病因并加以处理。真性难治性心力衰竭或终末期心力衰竭应力图通过调整用药、多管齐下延长患者寿命,等待心脏移植或心肌成形治疗。

1.呋塞米

呋塞米应采取个体化,寻找最佳治疗用药剂量。若主要为容量负荷过重,可间断加大袢利尿剂剂量,如呋塞米＞160 mg/d,甚至 1 000 mg/d,分次口服或静脉注射,或持续静脉滴注。一般可连续用药 2～5 d,再根据疗效调整剂量或换用其他利尿剂。可与一种抗醛固酮保钾利尿剂或噻嗪类利尿剂合用。若存在明显电解质及酸碱平衡紊乱或低血容量状态者,应停用袢利尿剂甚至暂停利尿剂,等上述情况改善后再恢复使用。

2.多巴酚丁胺

多巴酚丁胺 2～5 μg/(kg·min)间断静脉滴注,每天 1～2 次,可连续使用 1 周。或持续静脉滴注24～48 h,但不宜超过 72 h,间歇 2～3 d 可重复使用。整个疗程宜＜2 周。其主要不良反应是心动过速,给药速率应不使心率增加超过基础心率的 20％～40％。血压偏低者换用多巴胺4～10 μg/(kg·min)静脉滴注,后者尤其适用于伴有肾功能不全者使用。

3.磷酸二酯酶抑制剂

磷酸二酯酶抑制剂主要药物有氨力农、米力农、依诺昔酮、维那利酮。国产的氨力农用法为 5～10 μg/(kg·min),持续静脉滴注,每次 4～6 h,每天 1～2 次,连续应用宜＜5～7 d。应用中应注意监测心率、心律及血压变化。

4.硝普钠

硝普钠具有显著的直接动静脉扩张作用。若患者血压不持续低于基础血压 10％,可谨慎应用。应从小剂量开始,逐渐加大到理想治疗剂量。开始 5～25 μg/min 静脉持续滴注,24 h 后逐渐加大到 75～100 μg/min,最大滴药速率宜＜150 μg/min。连续应用不宜超过 7～10 d。硝普钠可与多巴胺或多巴酚丁胺联合应用。

5.酚妥拉明

酚妥拉明为 α 受体阻滞剂,能扩张血管并具有一定心肌正性变力和变时作用,尤其适用于肺毛细血管嵌压和中心静脉压较高的心力衰竭患者。应先个体化给药,若用微量输液泵,10～40 mg 酚妥拉明以 5％葡萄糖溶液稀释后 0.5～1.0 mg,间隔 1～2 min 1 次,静脉输入,共 3 次。观察 30 min,若无明显不良反应或见到血流动力学指标改善则改为静脉滴注,成人 0.2～0.5 mg/min,持续滴 4～6 h,每天 1～2 次,连续用药不宜＞10 d。可与多巴胺或多巴酚丁胺合用。

第二节　心律失常

一、窦性心律失常

正常的心律由窦房结发出冲动,通过正常传导途径引起心房、心室顺序激动,形成窦性心律。正常窦性心律有以下特点:①其频率在成人为 60～100 次/分,基本整齐;②心电图上 P′ 波规律出现,P′ 波在 I、II、III、aVF、V$_5$ 导联上直立,在 aVR 导联上倒置;③P-R 间期 0.12～

0.20 s;④同一导联 P-P 间距相差<0.12 s。

(一)窦性心动过速

窦性心动过速指窦性心律的频率在成人超过 100 次/分的窦性心律失常。

1.病因及发病机制

常见原因为交感神经兴奋或迷走神经张力降低。生理性窦性心动过速见于运动、兴奋、精神紧张等原因;病理性窦性心动过速见于感染、发热、贫血、甲状腺功能亢进、缺氧、心力衰竭、低血压和休克、心肌炎、心包炎、动静脉瘘等;使用肾上腺素或阿托品等药物也可短暂引起窦性心动过速。

2.诊断

(1)临床表现:临床无突然发作和突然终止的特点,一般无明显症状,主要为原发病的表现,少数患者可有心悸感。心率 100～160 次/分,第一心音可亢进,心尖区常可闻及二级以下收缩期杂音。脉搏有力,收缩压可增高,脉压增宽。刺激迷走神经可使心率暂时减慢。

(2)实验室及其他检查:①心电图检查心率>100 次/分,但一般<160 次/分;其余特点均符合窦性心律的心电图特点;②其他检查如血常规、甲状腺功能、心肌酶学等,主要是病因诊断。

(3)鉴别诊断:应与阵发性房性心动过速、心房扑动伴 2:1 房室传导阻滞及阵发性房室交界性心动过速相鉴别。

3.治疗

(1)病因治疗:窦性心动过速主要针对病因治疗。心肌炎所致者嘱患者注意休息、心肌营养药、必要时使用抗生素;甲状腺功能亢进症者予甲巯咪唑、嘧啶类等控制甲亢的药物,必要时予核素、手术、选择性甲状腺动脉结扎介入治疗等;贫血者根据贫血原因做相应治疗。

(2)对症治疗:在病因治疗同时,如心率控制欠佳,可加用 β 受体阻滞药,如阿替洛尔(氨酰心安)每次 12.5～25 mg,每天 1～2 次,日总量可用至 50～100 mg;或美托洛尔(甲氧乙心胺)每次 25～50 mg,每天 1～2 次,日总量可达 100～450 mg。

(二)窦性心动过缓

窦性心动过缓指窦性心律的频率在成人低于 60 次/分的窦性心律失常。

1.病因及发病机制

窦性心动过缓主要由迷走神经张力过高所致。生理性居多,见于运动员、健康年轻人或睡眠状态及刺激迷走神经时。病理性原因可见于低温、严重缺氧、黏液水肿、颅压增高、梗阻性黄疸、高血钾、心肌炎、心肌病等,病态窦房结综合征、急性下壁心肌梗死时也很常见。药物如洋地黄、β 受体阻滞药和其他抗心律失常药均是引起窦性心动过缓的常见原因。

2.诊断

(1)临床表现:临床一般无症状,当频率低于 40 次/分时,可有头晕、胸闷、乏力等主诉,严重时出现昏厥、诱发心绞痛或心力衰竭。心率 40～60 次/分,脉搏缓慢,收缩压可能增高,脉压可增宽;心率<40 次/分时可出现血压下降,尤其是伴有左心功能减退时。

(2)实验室及其他检查:①心电图检查心率<60 次/分,常伴有窦性心律失常,其余特点均符合窦性心律的心电图特点;②其他检查如血生化测定、心肌酶学、腹部超声检查等,主要是病因诊断。

(3)鉴别诊断:应与任何一种规则的过缓型心律失常相鉴别,如 2:1 窦房传导阻滞、2:1

房室传导阻滞、呈二联律的未下传房性早搏、房室交界性心律、心房扑动伴高度房室传导阻滞及房性逸搏心律等。

3.治疗

（1）病因治疗：药物引起者应减量或停药；颅内压增高所致者应降颅内压，若为颅内占位性病变则视情况手术治疗；梗阻性黄疸应解除梗阻；对心肌炎者应嘱其休息，并给予心肌营养药物；急性心肌梗死者应给予相应处理。

（2）对症治疗：病因治疗同时，若窦性心动过缓仍无好转且有症状者，可予阿托品、异丙肾上腺素、普鲁苯辛等药物做应急之用；不能纠正的症状性窦缓可安置永久性人工起搏器。

（三）窦性心律失常

窦性心律失常指窦性心律有显著的快慢不规则，同一导联 P-P 间距相差＞0.12 s 的窦性心律失常。

1.病因及发病机制

窦性心律失常主要由于迷走神经张力改变所致，常见于正常人，尤其是儿童和青少年，也可见于老年人，大多伴有窦性心动过缓。

2.诊断

（1）临床表现：症状和体征如下。①症状：临床上一般无症状，有显著心动过缓时可出现乏力、头晕、心悸等表现。②体征：有时发现心率变化与呼吸有关，即呼吸性窦性心律失常，表现为心率于吸气时加快，呼气时减慢，暂停呼吸时心律失常消失。而非呼吸性窦性心律失常与呼吸无关，多见于心脏病患者或与服用洋地黄类药物有关。还有表现为心室时相性窦性心律失常者，主要见于高度或完全性房室传导阻滞时，夹有 QRS 波的 P-P 间距较无 QRS 波的 P-P 间距为短。

（2）实验室及其他检查：心电图检查示同一导联 P-P 间距相差＞0.12 s，多伴有窦性心动过缓；其余特点均符合窦性心律的心电图特点。

（3）鉴别诊断：应与房性早搏、Ⅱ度Ⅰ型房室传导阻滞、Ⅱ度窦房阻滞、窦性早搏鉴别。

3.治疗

窦性心律失常无须特殊治疗。

（四）窦性静止

窦性静止也称窦性停搏，指窦房结在某一时间内不能形成冲动，出现心房和心室暂时停顿的一种窦性心律失常。

1.病因及发病机制

窦性静止可由迷走神经张力过高引起，如咽部受刺激、按压颈动脉窦或眼球及夜间熟睡时。各种器质性心脏病如心肌炎、心肌病、冠心病等所致的窦房结功能低下是窦性静止的常见原因。高血钾，洋地黄、奎尼丁等抗心律失常药物及使用拟胆碱类药物也可导致窦性静止。

2.诊断

（1）临床表现：临床症状轻重不一，轻者可无症状或偶尔出现心跳停顿感；严重者窦房结活动长时间停顿，心脏活动依靠下级起搏点维持。如同时有下级起搏点功能低下，则长时间心脏停顿，以至出现头晕、短暂昏厥甚至发作阿-斯综合征。听诊于心动周期中出现间歇性漏搏。

（2）实验室及器械检查：①心电图检查表现为一段长间歇，其中见不到 P' 波，此间歇的长度与窦性心律的基本 P-P 间距之间无整倍数关系；也可表现为长间歇中出现一个或多个房室交界性或室性逸搏,形成短阵交界性或室性心律;如合并下级起搏点功能低下时,心电图上的长间歇中无 P′波,也无 QRS 波。②其他检查如血生化、心肌酶学检查可以明确有无电解质紊乱、心肌炎或心肌梗死;阿托品试验可确认迷走神经张力参与引起窦性静止的成分大小;必要时做运动平板试验和冠脉造影以明确有无冠心病。

(3)鉴别诊断:应与显著窦性心律失常(P-P 间期很少超过 1.5 s)、未下传房性早搏(提前的异位 P′波埋于 T 波之中)、窦房传导阻滞(Ⅱ度Ⅰ型窦房阻滞的 P-P 间期变化呈文氏现象,Ⅱ度Ⅱ型窦房阻滞时长 P-P 间期常为短 P-P 间期的倍数)鉴别。

3.治疗

(1)病因治疗:纠正电解质紊乱,改善心肌缺血等措施。

(2)对症治疗:同"窦性心动过缓"。

(五)窦房结传导阻滞

窦房结传导阻滞指窦房结产生的冲动部分或全部不能到达心房,引起心房和心室一次或接连两次以上停搏的窦性心律失常。

1.病因及发病机制

迷走神经张力过高和颈动脉窦过敏、冠心病、急性下壁心肌梗死、心肌炎、心肌病、高血钾、洋地黄中毒、奎尼丁等抗心律失常药物过量均可引起窦房结传导阻滞;也有原因不明者;少数有家族史。

2.诊断

(1)临床表现:窦房结传导阻滞有Ⅰ、Ⅱ、Ⅲ度之分。不同于窦性静止的是所引起的心室停顿时间一般不长,故多无症状。于心动周期中可发现间歇性漏搏现象。

(2)实验室及器械检查。①心电图检查:Ⅰ度窦房阻滞在心电图上不能显示,故体表心电图上无法确立Ⅰ度窦房阻滞的诊断。Ⅲ度窦房阻滞时窦性 P′波长期消失,常被交界性或室性自主心律取代,与窦性静止很难区别,特别是合并有窦性心律失常时。Ⅱ度窦房阻滞多表现为莫氏型(Ⅱ度Ⅱ型),即延长的 P-P 间期为基本窦性心律 P-P 间期的倍数。Ⅱ度窦房阻滞呈文氏现象时(Ⅱ度Ⅰ型),可见 P-P 间距逐次缩短,直至出现一次甚长的 P-P 间期;该长 P-P 间期可达基本 P-P 间期的两倍;其后的 P-P 间期又逐次缩短,周而复始,但其后的第一个 P-P 间距是所有短 P-P 间期中最长者。②其他检查同"窦性静止"。

(3)在窦性心律失常的诊断中,体表心电图和心房电图无法明确判断窦房结电活动的起始点,因此在临床上大多数的窦性心律失常的诊断只能依靠推测而难以确诊。

窦房结电图可明确鉴别窦性与房性心律失常,确立窦房阻滞的诊断;区分体表心电图中 P′波形态变异的原因,如来自于异位心房除极还是来自于窦房结起搏点的转移等,可确诊窦房结内阻滞的存在。窦房结电图在临床上的应用,将为窦性心律失常的诊断提供极为有用的客观依据。

(4)鉴别诊断:窦房结传导阻滞应与窦性静止、窦性心律失常鉴别。

二、房性心律失常

(一)房性期前收缩

房性期前收缩通常称为房性早搏(房早),起源于窦房结以外心房的任何部位。房性早搏可发生于正常人,但更常见于器质性心脏病患者。其发生率随年龄增长而增加。

1.病因及发病机制

房性期前收缩可发生于各种致病因素,如感染、心肌缺血、各种药物、紧张状态、抽烟、酒精、咖啡因等均可激发期前收缩,各种器质性心脏病患者均可发生房性期前收缩。

2.诊断

(1)临床表现:该类患者主要表现为心悸,也可无症状。心悸程度与期前收缩频率有关。脉搏不齐,或听诊心律失常。

(2)实验室及其他检查:房性期前收缩的心电图特点是有提早出现的 P′ 波,P-R 间期超过120 ms(WPW 综合征除外),与窦性 P′ 波形态各异。

(3)鉴别诊断:当房性期前收缩发生在舒张早期,此时房室结尚未脱离前次搏动的不应期,可出现房早未下传或下传的 P-R 间期延长;发生很早的房性期前收缩的 P′ 波可重叠于前面的T 波之上(T 波形态出现异常),且不能下传心室,故无 QRS 波群出现,需与窦性停搏或窦房传导阻滞鉴别,关键点靠 T 波形态是否异常来区别。

3.治疗

(1)去除诱因:房性期前收缩通常无须治疗,只需控制或去除诱因即可。

(2)药物选择:有症状者或因房性期前收缩诱发心动过速时可选用镇静剂(如氯美扎酮0.2 g,每天 3 次)、β 受体阻滞剂或钙离子拮抗剂,亦可选用洋地黄类(如地高辛 0.125～0.25mg,每天1～3次)。

(二)房性心动过速

房性心动过速根据发生机制与心电图表现的不同,分为自律性房性心动过速、折返性房性心动过速及紊乱性房性心动过速。自律性与折返性房性心动过速常伴有房室传导阻滞,称为伴有房室阻滞的阵发性房性心动过速。

1.病因及发病机制

房性心动过速最常见于有明显器质性心脏病的患者,如冠心病(伴或不伴心肌梗死)、肺心病、充血性心力衰竭、洋地黄中毒、大量饮酒及各种代谢障碍等。

2.诊断

(1)临床表现:该类患者主要表现为阵发性心悸、头晕甚至心绞痛、急性心力衰竭等,突发突止,也可无症状。房性心动过速包括由于房室传导阻滞和 P′-R 间期发生改变所引起的节律和第一心音强度的改变;颈静脉图可见过多的 α 波;颈动脉窦按摩可增加房室传导阻滞的程度,使心室率在心动过速没有终止的情况下逐渐减慢。洋地黄中毒的患者行颈动脉窦按摩时可引起严重的室性心律失常,故要警惕。

(2)实验室及其他检查:房性心动过速时心房率一般在 150～200 次/分,P′ 波形态与窦性P′ 波不同(紊乱性房性心动过速有 3 种或以上形态各异的 P′ 波),P′ 波常位于心动周期的后半部分。

3.治疗

(1)治疗原发病:积极控制原发病。

(2)非药物治疗:深呼吸、屏气、压迫眼球或颈动脉窦(不可双侧同时进行),以刺激迷走神经反射能使部分患者终止发作。

(3)药物选择:未用过洋地黄者,可先考虑静脉使用洋地黄(如毛花苷 C 注射液 0.2～0.4 mg稀释后缓慢静脉推注),或 β 受体阻滞剂或钙离子拮抗剂(如维拉帕米 5～10 mg/5～

10 min静脉推注，如无反应15 min后可重复5 mg/5 min）；腺苷（如 ATP）10～20 mg，快速静脉注射，部分患者有胸闷、心悸、头晕等不良反应，严重者可出现心搏骤停，因此老年人及病态窦房结综合征患者慎用；地尔硫卓15～25 mg或0.25 mg/kg静脉推注，随后5～15 mg/h静脉滴注维持，以后若房性心动过速仍未终止，可考虑使用Ⅰa、Ⅰc或Ⅲ类抗心律失常药物。

（4）洋地黄中毒的处理：①立即停用洋地黄；②血钾不高者首选氯化钾口服，半小时内服完5 g，如未转复2 h后再口服2.5 g；或静脉滴注氯化钾2 g溶于5%葡萄糖注射液500 mL内，2 h滴完，检测心电图，以免出现高血钾；③已有高血钾或不能应用氯化钾者，可选用利多卡因、苯妥英钠、普萘洛尔；④心率不快者仅需停用洋地黄。

（5）消融治疗：药物治疗无效者，可考虑消融法，包括外科分离和射频导管消融。

（三）心房扑动与心房颤动

心房扑动与心房颤动是发生于心房内的、冲动频率较房性心动过速更快的心律失常。当心房异位起搏点的频率达250～350次/分，心房收缩快而协调为心房扑动。若频率>350次/分且不规则时，则为心房颤动。两者均可有阵发性和慢性持续型两种类型。

1. 病因及发病机制

心房扑动与颤动的病因基本相同，最常见者为风湿性心脏病、二尖瓣狭窄，其次为冠心病、甲亢性心脏病、心肌病（包括克山病）、心肌炎、高血压性心脏病。其他还有缩窄性心包炎、病态窦房结综合征等。少数阵发性房颤找不到明确病因，称特发性房颤。发病机制主要是折返激动及异位起搏点自律性增高，而以多发性折返或微型折返激动学说较为合理。

2. 诊断

（1）临床表现：对血流动力学与心脏功能的影响及其所引起的症状，主要取决于心室率的快慢及原来心脏病的轻重。阵发型和持续型初发时心室率常较快，心悸、胸闷等症状较显著。心室率较接近正常者对循环功能影响较小，症状亦较轻。快速心房颤动，左房压与肺静脉压急剧升高时可引起急性肺水肿。持续型心房颤动还易引起心房内血栓形成，部分血栓脱落可引起体循环动脉栓塞。心房颤动主要体征是心律绝对不规则，心音强弱不等，患者脉搏次数显著少于心搏数，称为脉搏短绌。心房扑动时心律可规则或不规则，视心房与心室传导比例而定，若规则地按比例传导如3:1或6:1等，则心室律规则。

（2）实验室及其他检查叙述如下。

1）心房扑动：①P'波消失，代之以形态、间距及振幅绝对规则、呈锯齿样的F波，频率250～350次/分；②最常见的房室传导比例为2:1，产生150次/分左右快而规则的心室率，其次是4:1的房室传导比例，形成70～80次/分的心室率。有时房室传导比例不恒定，引起不规则的心室率；③QRS波群形态与窦性心律时相同，也可有心室内差异性传导。

2）心房颤动：①P'波消失，代之以形态、间距及振幅均绝对不规则的f波，频率350～600次/分；②QRS波群间距绝对不规则，其形态和振幅可常有不等。

3. 治疗

心房扑动与心房颤动除针对病因和诱因治疗外，应注意心室率的控制，异位心律的转复及复发的预防。

（1）心房扑动：发作时心室率快者，宜用洋地黄治疗，一般应先用毛花苷C静脉注射，使心室率控制在100次/分以下，若心房扑动持续，宜考虑同步直流电或奎尼丁转复。心房扑动电复律成功率高，所需能量较小、较安全。口服奎尼丁或胺碘酮可终止其发作，反复发作者，需长期服奎尼丁或胺碘酮预防。

（2）心房颤动：治疗叙述如下。

1）急性房颤：首先针对原发病治疗。心室率快且症状明显者，首选毛花苷 C 静脉注射以减慢心室率，部分患者用毛花苷 C 后随着心率减慢转复为窦性心律。若房颤依然且症状严重，则可行电复律治疗。患者心功能正常，可选用洋地黄加美托洛尔口服可有效延长房室结的不应期，减慢房室传导，以降低心室率。

2）慢性房颤：心房颤动使心排血量明显减少，如能转复为窦性心律则对患者有利，但无论是电复律或药物复律都有一定的危险，且复律后还必须较长时间服药维持，复发率高。因此，在考虑复律时，须根据患者具体情况，估计复律的成功率和维持窦性心律的可能性，权衡利弊而做出决定。复律后可用奎尼丁或同类药物预防复发，如复律不成功或房颤复发，则以钙拮抗剂、β 受体阻滞剂或洋地黄控制心室率。

三、室性心律失常

（一）室性期前收缩

室性期前收缩或称室性早搏，简称室早，指起源于希氏束或以下的异位期前激动，为最常见的心律失常。

1.病因及发病机制

室早常见于冠心病、心肌病、风湿性心脏病及二尖瓣脱垂患者，可见于正常人。洋地黄、奎尼丁、三环类抗抑郁药中毒，电解质紊乱，精神不安，过量烟、酒、咖啡亦能诱发室早。此外，心肌炎、缺血、麻醉、手术及左心室假腱索等均可使心肌受到机械、电、化学性刺激而发生室早。

2.诊断

（1）临床表现：室早患者常见症状为心悸、心前区不适；若室早发作频繁可致心排血量减少，此时如患者已有左心功能减退则可出现低血压、昏厥、心绞痛等症状。一部分患者亦可不出现症状。心脏听诊可发现心律失常，室早后出现较长的停歇，室早之第二心音强度减弱，或仅能听到第一心音；两心室收缩不同步常表示第一心音与第二心音分裂；早搏时脉搏减弱，可有短细脉。

（2）实验室及其他检查：叙述如下。

1）心电图特点：①提前发生的 QRS 波群、宽大畸形、时限超过 0.12 s，ST-T 与主波方向相反。②配对间期（室早与其前的窦性搏动之间期）恒定。③室早后出现完全性代偿间歇。

2）室早心电图类型：①二联律指每个窦性搏动后跟随一个室早；②三联律指每两个正常搏动后出现一个室早；③成对室早指连续发生两个室早；④间位性室早指室早插入两个窦性搏动之间，不产生室早后停顿；⑤单形性室早指同一导联内室早形态相同者；⑥多形性室早指同一导联内室早形态不同、但配对间期相同者，而多源性室早配对间期不同；⑦舒张晚期室早指室早发生于正常窦律时下一个窦性 P' 波开始之后；⑧RonT 现象指室早落于前一 QRS-T 波群之 T 波的波峰上或附近；⑨室性并行心律指室早配对间期不恒定，但相邻两个室早之间存在倍数关系，可产生室性融合波；⑩频发室早指室早每分钟 5 次以上者。

3.治疗

（1）明确不伴有器质性心脏病的室早治疗：不论何种类型，预后一般良好，从危险-效益比的角度不支持常规抗心律失常治疗。对于这类患者应去除诱因；对于精神紧张及焦虑者可使用镇静剂或小剂量β受体阻滞剂,其治疗终点是缓解症状,而非明显减少室早数目;对个别心理压力大且有频发室早而暂时无法解决者,可考虑短期使用Ⅰb或Ⅰc类抗心律失常药物(如美西律100～150 mg,口服,每天3次;或普罗帕酮100～150 mg,口服,每天3次)。

(2)明确伴有器质性心脏病的室早治疗:特别是复杂室早伴有心力衰竭者(为高危患者),宜积极治疗。处理原则:①治疗原发病、控制促发因素;②首先选择具有心脏选择性、而无内源性拟交感活性的β受体阻滞剂;③国外不提倡首选Ⅰ类抗心律失常药物,而国内学者证实非心肌梗死患者使用美西律、普罗帕酮是较为安全有效的;④Ⅲ类抗心律失常药物(如胺碘酮)可用于治疗复杂室早,可使病死率降低,尤其适用于合并心力衰竭、心绞痛患者;⑤治疗终点仍存争议,对于高危患者减少室早数目仍是可接受的指标。

(3)需要紧急治疗的情况:急性心肌缺血、再灌注性心律失常、严重心力衰竭、心肺复苏后室早、正处于持续室速频发期的室早、Q-T间期延长所致室早及其他严重情况(如严重呼吸衰竭伴低氧血症等),尤其是急性心肌梗死24 h内出现复杂室早应积极处理,首选利多卡因静脉注射:先给负荷量1.0 mg/kg,3～5 min内静脉注射,继以1～2 mg/min静脉滴注维持。如无效,5～10 min后可重复负荷量,但1 h内最大用量不超过200～300 mg(4.5 mg/kg)。

(二)室性心动过速

室性心动过速简称室速,是较为严重的心律失常,病死率较高,多见于器质性心脏病患者。

1.病因及发病机制

最常见的病因为冠心病,首先是心肌梗死,其次是心肌病、心力衰竭、二尖瓣脱垂、瓣膜性心脏病、原发性心电异常(如Q-T间期延长综合征等)、代谢障碍、药物中毒等。

2.诊断

(1)临床表现:室速因其发作时心室率、持续时间、基础心脏病的不同而特点各异。非持续性室速(发作时间<30 s,能自行终止者)常突发突止,患者通常无症状。持续性室速(发作时间超过30 s,需药物或电复律方能终止者)常伴明显血流动力学障碍及心肌缺血症状。常见症状为心悸、心前区不适、胸闷、胸痛及乏力等,严重者可出现血压下降、心力衰竭、心绞痛、休克、昏厥等,频率极快的室速可发生Adams-Stokes综合征。听诊心室率常快而轻度不规则,第一、第二心音分裂。收缩期血压可随心搏变化。由于房室分离可致第一心音强度改变,可有舒张期奔马律,颈静脉间歇出现巨大α波。当心室搏动逆传持续夺获心房、心房与心室同时收缩时,颈静脉呈现规律而巨大β波。

(2)实验室及其他检查:叙述如下。

1)心电图特点:①连续出现3个或3个以上的室早;②QRS波群宽大畸形,时限超过0.12 s,ST-T方向与QRS主波方向相反;③心室率通常为100～250次/分,心律失常或正常;④存在房室分离(P'波与QRS波群无固定关系);⑤发作突然;⑥心室夺获(室速频率较慢时个别室上速冲动下传心室,表现为P'波之后略为提前出现一形态正常的QRS波群)及室性融合波(当室上性冲动下传与室性冲动同时或分别激动心室时可产生形态介于室上性与室性之间的QRS波群)。心室夺获与室性融合波是诊断室速的最重要依据。

2)室速的心电图类型:①单形性室速,室速发作时QRS波群形态恒定不变;②多形性室速,室速发作时QRS波群形态多变;③双向性室速,室速发作时QRS波群形态呈交替变换。

3.治疗

(1)有器质性心脏病基础的室速:叙述如下。

1)非持续性室速:可能是恶性室性心律失常的先兆。可按以下方案处理。①若电生理检查不能诱发持续性室速,治疗主要针对病因和诱因,治疗器质性心脏病、纠正诱因(如心力衰竭、电解质紊乱、洋地黄中毒等),同时应用β受体阻滞剂有助于改善症状和预后。若无效且室速发作频繁、症状明显者可参考持续性室速用药以预防或减少发作。②若电生理检查能诱发持续性室速者,治疗可参考持续性室速。③若患者左心功能不全或诱发出有血流动力学障碍的持续性室速或室颤,应首选埋藏式心脏复律除颤器(ICD);无条件则按持续性室速用药。

2)持续性室速:预后多不良,容易引起心脏性猝死。治疗原则为积极治疗基础心脏病,认真寻找可能存在的诱因(心力衰竭、电解质紊乱、洋地黄中毒等),及时治疗室速本身。①终止室速:有血流动力学障碍者立即同步电复律,情况紧急时亦可非同步转复。药物复律可考虑静脉使用利多卡因或胺碘酮(静脉注射负荷量 150 mg,10 min 静脉注射完,10～15 min 后可重复,随后 1～1.5 mg/min 静脉滴注 6 h,之后根据病情减量至 0.5 mg/min,24 h 总量一般不超过1.2～2.2 g)。多形室速而 Q-T 间期正常者先静脉给予β受体阻滞剂,如美托洛尔 5～10 mg稀释后在心电监护下缓慢静脉推注至室速终止,无效时可使用利多卡因或胺碘酮。药物治疗无效应予电复律。此外,心率在 200 次/分以下、血流动力学稳定的单形室速可置右心室临时起搏电极,抗心动过速起搏终止发作。②预防复发:除急性心肌梗死、电解质紊乱或药物等可逆性或一过性因素所致的持续性室速外均可安装 ICD,无条件者可给予胺碘酮治疗,亦可合用小剂量β受体阻滞剂;心功能正常者可选用索他洛尔或普罗帕酮。

(2)无器质性心脏病基础的室速:室速持续发作时间长、有血流动力学改变者宜电转复。药物治疗方案如下。

1)发作时的治疗:起源于右室流出道的特发性室速可选用维拉帕米、普罗帕酮、β受体阻滞剂、腺苷或利多卡因;左心室特发性室速首选维拉帕米静脉注射。

2)预防复发:右室流出道的特发性室速可选用β受体阻滞剂(有效率为 25%～50%)、维拉帕米(有效率为 20%～30%),β受体阻滞剂和钙离子拮抗剂合用可增强疗效。若无效可换用Ⅰc类(如氟卡尼)或Ⅰa类(如奎尼丁)药物(有效率为 25%～59%)、胺碘酮或索他洛尔(有效率为 50%左右)。左心室流出道的特发性室速可选用维拉帕米 160 mg/d,320 mg/d。

另外,特发性室速可用射频消融根治。

(三)心室扑动与心室颤动

心室扑动与心室颤动是最严重的心律失常。心室扑动时心室有快而微弱无效的收缩;心室颤动时则心室内各部分肌纤维发生更快而不协调的乱颤,两者对血流动力学的影响均等于心室停搏。

1.病因及发病机制

常见的有急性心肌梗死、严重低血钾症、药物如洋地黄、奎尼丁、氯喹等的毒性作用、心脏手术、低温麻醉及电击伤等。

发病机制与心房颤动相似。开始是一个室性过早搏动落在心室肌的易损期内,结果引起不规则的、缓慢的和紊乱的冲动沿着两侧心室传播,形成众多微折返所致。

2.诊断

(1)临床表现:心室扑动与颤动一旦发生,患者迅即出现心脑缺血综合征(Adarms-Stokes综合征)。表现意识丧失、抽搐,继以呼吸停止。检查时心音、脉搏消失,血压测不到。

(2)实验室及其他检查:心室扑动表现为规则而宽大的心室波,向上和向下的波幅不等,频率 150~250 次/分。心室颤动则表现为形态、频率及振幅均完全不规则的波动,频率为150~500 次/分。

3.治疗

心室扑动及颤动一旦出现,应立即行电击除颤等心肺复苏的抢救。患者取平卧头低位,在抢救现场可以掌根在心前区胸骨下端拳击 2~3 次后,继以胸外心脏按压及进行口对口或口对鼻的人工呼吸,并尽快建立有效的呼吸通道、静脉输液通道、心电图监测,静脉注射肾上腺素,必要时加用阿托品和利多卡因,以及应用一些其他药物如胺碘酮、溴苄胺等。电除颤后,若心室率过慢可行人工心脏起搏。

四、预激综合征

预激综合征(简称预激征)是指房室间除正常的传导系统外,尚存在着附加的传导径路(旁道、旁路、束),心房的激动沿着正常传导系统下传尚未到达心室肌之前,就较快地通过旁道预先使部分心室肌激动,引起心电图的特殊改变的临床综合征。

(一)病因及发病机制

预激综合征平均发生率为 1.5‰,可发生于任何年龄,以男性居多,患者常无其他心脏异常征象。先心病,如二尖瓣脱垂、三尖瓣下移畸形与心肌病等均可并发预激综合征。

(二)诊断

1.临床表现

预激本身不引起症状,当发生心动过速,尤其是频率过快的心动过速,可导致充血性心力衰竭、低血压甚至死亡。

2.实验室及其他检查

房室旁路典型预激心电图特点为:①窦性心律的 P-R 间期小于 0.12 s;②QRS 波群时限大于 0.12 s,并伴有某些导联的 QRS 波群起始升支粗钝(δ 波),而 QRS 终末部分正常;③继发性 ST-T 改变,与 δ 波及 QRS 主波方向相反;④心动过速的发生率为 1.8%,约 80% 为房室折返性心动过速、15%~30% 为房颤、5% 为房扑;⑤A 型胸导联 QRS 波群均向上,预激发生在左心室或右心室后底部;⑥B 型在 V_1 导联 QRS 波群向下,V_5、V_6 导联向上,预激发生在右心室前侧壁。

(三)治疗

1.一般治疗

(1)若患者只有预激的心电图异常而无心动过速的发生,则不需要电生理检查及治疗。

(2)预激综合征患者发作正向房室折返性心动过速发展,治疗可参考房室结内折返性心动过速,但建议不使用洋地黄,因其能缩短旁路不应期而使心室率增快。

2.复律

预激综合征患者发作房扑与房颤,伴有昏厥或低血压时,应立即给予电复律。药物方面宜选择延长房室旁路的药物与延长房室结不应期的药物合用,如联合应用普鲁卡因胺与普萘洛尔。不宜使用利多卡因与维拉帕米(可加快心室率甚至诱发室颤)。

3.导管或手术消融

导管或手术消融适应证为:①心动过速频繁发作、药物控制不理想者;②房颤或房扑经旁路快速前向传导、心室率极快者;③药物未能显著减慢心动过速时的心室率;④心脏电生理检查显示房颤发作时旁路的前向传导不应期短于 250 ms。

第三节　高血压

一、高血压病

　　高血压病是一种以动脉压升高为特征,可伴有心脏、血管、脑和肾等器官功能性或器质性改变的全身性疾病。高血压分为原发性和继发性高血压。原发性高血压称高血压病,是指那些查不出病因,以非特异性血压持续升高为主要表现的一类临床征象。在高血压人群中 90%以上属原发性高血压。继发性高血压,又称症状性高血压,即为某些疾病的临床表现之一,约占高血压的 10%。

(一)病因及发病机制

　　高血压病的发病原因比较复杂,它可能是在一定的内环境,如遗传缺陷、神经类型或内分泌特点的基础上,加以一定的外因,如精神神经因素、环境因素等综合的结果。原发性高血压的病因及其发展有遗传和环境两方面的因素。具体包括:①遗传因素;②膳食影响;③神经精神因素;④肥胖;⑤高胰岛素血症及胰岛素抵抗。

(二)诊断

1.临床表现

　　(1)症状与体征:高血压病起病一般较缓慢。初期,只有在精神紧张、情绪波动或体力劳动后血压暂时升高,然后仍能恢复正常,这个阶段可持续相当长。以后血压升高变得明显而持久,休息或去除诱因也不能使血压下降。因此,初期症状很少,仅在体检或因其他疾病就医时才偶然发现高血压。有些患者可有头痛、头晕、健忘、失眠、耳鸣、易怒等。有时可有心前区不适、心悸甚至心绞痛。

　　住院的高血压病患者因病情较重,症状可较多。体格检查早期除血压异常外可有第一心音及第四心音亢进,病程长者可有心浊音界扩大、主动脉收缩早期喷射音等。高血压的危害性在于它引起的各种严重并发症。随着高血压病程延长,心、脑、眼、肾、大动脉可出现损害而出现相应的临床表现。

　　(2)诊断标准:高血压的诊断有两种方法,根据偶测血压进行诊断和根据动态血压进行诊断。①偶测血压法:这种方法要求至少两次在不同场合下进行血压测量,每次测量值不少于 3 次的情况下,血压测量值均符合高血压的诊断标准,且必须排除继发性高血压方可做出诊断。②动态血压监测的诊断标准:a. 24 h 平均动脉压高于 18.0/11.3 kPa(135/85 mmHg);b.白天(6:00～22:00)血压读数超过 18.7/12.0 kPa(140/90 mmHg)和夜间(22:00～6:00)血压读数超过 16.0/10.7 kPa(120/80 mmHg)的次数≥白天和(或)夜晚各自总次数的 50%;c."血压负荷"即 24 h 血压读数超过 18.7/12.0 kPa(140/90 mmHg)的百分率>20%;d.美国高血压全国联合委员会于 1997 年发表的第六次报告认为,白天血压应<18.0/11.3 kPa(135/85 mmHg),夜间<16.7/10.0 kPa(125/75 mmHg)。

2.病理

高血压病的主要病理变化是动脉的病变,全身动脉血管都可发生不同程度的病变,尤其是心脏、肾脏、眼底及脑动脉。长期持续的血压升高可以引起高血压性心脏病,高血压性肾脏病。视网膜出血和脑出血。高血压即使程度较轻,但如持续存在,也可并发动脉粥样硬化及缺血性脑病。人群的解剖研究证实,在血压升高和冠状动脉粥样硬化之间存在着明显的关系,高血压是冠心病的重要危险因素。

3.实验室及其他检查

常规检查应包括尿常规、血常规、血生化检查(包括钾、钠、氯、血糖、血脂、肌酐、尿素氮、尿酸)和心电图检查。其他实验室检查则根据临床需要可做肌酐清除率、尿微量白蛋白、24 h尿蛋白、超声心动图、血儿茶酚胺、醛固酮、肾素活性、肾上腺B超和CT、肾血管造影和脑CT等检查。

4.鉴别诊断

首次发现血压升高后必须查明是原发性的还是继发性的。高血压病是一种原因不明的血压升高,包括高血压病各期与恶性高血压,必须与特殊原因引起的继发性血压升高相鉴别。继发性高血压主要有以下类型。

(1)肾实质性高血压:占在医院就医的成人高血压病的2%～4%。它包括急性或亚急性肾实质病变。如急性肾盂肾炎、非尿少性急性肾小球肾炎、急性肾小管坏死;单侧或双侧肾实质病变,如肾盂积水、单侧肾病、多囊肾等;慢性肾功能不全及无肾时、肾移植后和肾肿瘤等。可以通过查尿常规、血生化、B超、腹部CT等进行鉴别。

(2)肾血管性高血压:主要有先天性肾动脉狭窄、多发性动脉炎、肾动脉肌纤维结构不良、肾动脉硬化等。可通过B超、肾动脉造影等来鉴别。

(3)肾上腺性高血压:如嗜铬细胞瘤、原发性醛固酮增多症、先天性肾上腺增生、库欣综合征等。可通过血生化、B超、腹部CT、内分泌相关检查来鉴别。

(4)口服避孕药引起的高血压:可详细询问病史。

(5)其他:如为先天性主动脉缩窄、原发性甲状旁腺功能亢进等。通过B超、动脉造影、内分泌相关检查等可以鉴别。

(三)治疗

1.一般治疗

一般治疗即非药物治疗,是最安全、经济而有效的降压措施,包括以下几方面。

(1)限盐:盐与高血压之间有直接的联系,高血压患者必须限制食盐的摄入,北方可首先将每人每天平均食盐量降至6 g,南方可控制在6 g以下。

(2)减轻体重:减少膳食脂肪,控制摄入热能,保持膳食平衡,脂肪＜总热能的30%,饱和脂肪酸＜10%,增加新鲜蔬菜每天400～500 g,水果100 g,肉类30～100 g,鱼虾类50 g,奶类每天250 g,植物油20～25 mL,蛋类每周3～4个,少吃糖类和甜食。适当增加体育运动,如运动后自我感觉良好,且保持理想体重,则表明运动量和运动方式合适。保持体重指数(BMI)在20～24。

(3)戒烟、限酒:不吸烟,男性每天饮酒＜20～30 mL,女性＜15～20 mL,孕妇不饮酒。

(4)保持乐观心态,提高应激能力,提倡选择适合个体的体育、绘画活动,增加老年人社交活动,提高生活质量。

(5)加强宣传教育,提高人群的自我防病意识。

2.高血压的药物治疗

患者经一般治疗而血压仍不能降至正常者,宜选用降压药物治疗。根据具体病情合理地使用降压药物,对于将血压维持在正常或接近正常水平、减轻症状、延缓病情的进展,以及防止心脑血管意外、心力衰竭和肾衰竭等并发症,都有一定的积极作用。

(1)选药原则:高血压药物治疗应遵循低毒、高效、小剂量和以最低廉的费用,获取最佳的效果为选药原则。尽量选用长效、缓释、控释、谷峰比值＞50％、作用持久、降压平稳、患者依从性好的药物。还可以小剂量联合治疗以取得协同疗效,并减少不良反应。美国高血压诊断、评价和治疗国家联合委员会第五次报告推荐,对轻度高血压,应首选饮食和运动疗法,如无禁忌证,必要时可加用一种利尿剂或 β 受体阻滞剂。血管紧张素转换酶抑制剂和有些钙拮抗剂对肾脏功能、高血压性心脏病及心血管重建等有良好的保护作用。

高血压药物的联合应用:联合用药是在单一用药无效或单一用药剂量过大时采取的控制血压的一种方法。联合用药可以减轻或抵消单一药物引起的不良反应,还可以提高对药物的耐受性,有利于高血压的长期治疗。对于降压药物选择的"阶梯原则"也向比较灵活的"剪裁"方式发展,即在综合考虑个体所存在的危险因素的基础上进行个体化治疗。高血压的治疗也不再是单纯地仅把血压降低至正常范围,而是拓宽到包括降低或预防与高血压有关的心血管病、脑血管病和肾脏病的发病率和病死率方面。

(2)常用的降压药。

1)利尿剂:按照其效能可分为高效利尿剂、中效利尿剂和低效利尿剂。

高效利尿剂即髓袢利尿剂:如呋塞米 20～50 mg/d、依他尼酸、托拉塞米等。

中效利尿剂即噻嗪类利尿剂:有氢氯噻嗪 25～50 mg/d 及其类似物,如氯噻酮、吲哒帕胺 2.5 mg/d、美托拉宗等。

低效利尿药即潴钾利尿剂:有螺内酯 20～100 mg/d、氨苯蝶啶 25～200 mg/d、乙酰唑胺等。

2)β-肾上腺素能受体阻断剂:有选择性和非选择性两种,常用于降压的有阿替洛尔(氨酰心安)3.125～25 mg,每天 2～3 次;美托洛尔(美多心安)6.25～25 mg,每天 2～3 次;拉贝洛尔和卡维地洛 6.25～25 mg,每天 2～3 次等。

3)钙通道拮抗剂:目前在轻、中度高血压的治疗中使用缓释型维拉帕米 240～480 mg/d;盐酸地尔硫卓(硫氮卓酮、合心爽、恬尔心)治疗剂量在 60～360 mg/d;硝苯地平(心痛定)目前使用缓释(20～40 mg/d)或控释(30～60 mg/d)剂型;氨氯地平 2.5～10 mg/d;非洛地平 5～10 mg/d。

4)血管紧张素转换酶抑制剂(ACEI):卡托普利 12.5～50 mg,每天 3 次;依那普利 2.5～20 mg,每天 1～2 次;培哚普利 4 mg,每天 1 次;贝那普利 5～10 mg,每天 1～2 次;福辛普利 10～20 mg,每天 1 次;雷米普利 2.5～5.0 mg,每天 1～2 次;西拉普利 1～5 mg,每天 1 次;赖诺普利 10～40 mg,每天 1 次。

5)血管紧张素 Ⅱ 受体拮抗剂(ARB):氯沙坦 50～100 mg,每天 1 次;缬沙坦 80～160 mg,每天 1 次;伊贝沙坦 150～300 mg,每天 1 次;替咪沙坦 80～160 mg,每天 1 次。

6)β 受体阻断剂:哌唑嗪 2～20 mg/d;酚妥拉明 20～40 mg,每天 1～3 次;乌拉地尔 30～60 mg,每天 1～3 次。

（3）不同高血压状况的药物选择不同。

1）老年收缩期高血压：首选长效钙拮抗剂，其次为血管紧张素转换酶抑制剂（ACEI）或利尿剂。

2）高血压左心室肥厚：血流动力学因素（容量和压力负荷）和神经体液因素（肾上腺素、血管紧张素Ⅱ）。治疗首选：ACEI加利尿剂，限盐、减轻体重。

3）高血压伴冠心病或急性心肌梗死：首选β受体阻滞剂，ACEI，钙拮抗剂。避免降压过快引起反射性心动过速，心肌梗死应选用无内在拟交感神经作用的β受体阻滞剂。

4）高血压伴心力衰竭：首选ACEI加螺内酯类利尿剂，不宜用钙拮抗剂、β受体阻滞剂（重度心力衰竭时）。

5）高血压合并糖尿病：首选ACEI、β受体阻滞剂，可改善脂质水平和胰岛素敏感性。也可用钙拮抗剂，不宜应用大剂量利尿剂和β受体阻滞剂。

6）高血压合并高脂血症：首选减体重，限热能，加强体育锻炼。可用β受体阻滞剂降低总胆固醇，增加高密度脂蛋白胆固醇，或选用ACEI、钙拮抗剂等。不宜应用大量利尿剂和β受体阻滞剂。

7）高血压合并肾脏病变：可选用钙拮抗剂或双通道排泄的ACEI。如内生肌酐清除率<30 mL/min，不用ACEI。

8）高血压伴痛风高尿酸血症：可选钙拮抗剂，血管紧张素Ⅱ受体拮抗剂，不用利尿剂。

9）高血压伴哮喘、慢性支气管炎、肺气肿：可选钙通道阻滞剂，不宜用α或β受体阻滞剂。

10）高血压伴精神抑郁症：可选钙拮抗剂或ACEI，不宜用利血平、降压灵或甲基多巴。

11）高血压伴消化溃疡：可选用可乐定，不宜选用利血平和降压灵，两者能促进胃酸分泌，加重溃疡。

12）高血压伴脑血管病：急性缺血性脑卒中不宜降压太低，出血型脑卒中紧急降压。脑梗死溶栓治疗时慎用静脉降压药。病情稳定时选用尼莫地平。

13）妊娠期间高血压：可选用硝苯地平、肼屈嗪、哌唑嗪、β受体阻滞剂等。避免使用ACEI、ARB、利尿剂。

14）围手术期高血压：手术期间首选静脉用药，如压宁定等。也可用β受体阻滞剂、利尿剂、ACEI等。

二、高血压急症

高血压急症是指在高血压病程中，由于某种因素的刺激引起血压急剧或显著升高，导致直接危及生命的心、脑、肾等重要脏器的严重功能障碍甚至衰竭。原发性高血压和继发性高血压的任何时期均可发生。

（一）高血压危象

高血压危象是一种致命性的临床综合征，它是在各型高血压的各期，由于某种因素的刺激使周围小动脉发生暂时性强烈痉挛，引起血压进一步急剧升高而出现的一系列血管加压危象的特殊临床表现。危象发作时，患者血压显著升高，一般收缩压超过26.7 kPa（200 mmHg），舒张压超过14.7 kPa（110 mmHg），病情凶险，如不及时抢救，可导致死亡。

1.病因及发病机制

发生高血压危象的病因有两个方面：一是基础病因；二是诱发因素。

基础病因常见有以下几个方面。①缓进型或急进型高血压病。②多种肾性高血压包括肾动脉病变、急性与慢性肾小球肾炎、慢性肾盂肾炎、肾脏结缔组织病变所致的高血压。③嗜铬细胞瘤。④妊娠高血压综合征。⑤急性主动脉夹层动脉瘤和脑出血。⑥卟啉病（紫质病）。⑦颅外伤。

诱发因素主要有以下几种。①精神创伤、情绪激动、过度疲劳。②寒冷刺激等气候变化。③内分泌失调，如经期或绝经期。④在用单胺氧化酶抑制剂治疗的高血压患者进食富含酪氨酸的食物，如干酪、扁豆、腌鱼、红葡萄酒、啤酒等。⑤突然停服可乐定、β受体阻滞剂等。

2.诊断

（1）临床表现：高血压危象是高血压病程中的一种特殊临床现象，其发病突然，具有特征性的临床改变，依据临床特征及辅助检查，一般不难做出诊断。诊断依据有以下几点。

1）常有明确诱因，如精神刺激、过劳、寒冷、内分泌失调等。

2）血压显著升高，以收缩压升高更明显，收缩压常＞26.7 kPa（200 mmHg），舒张压也可增高到14.7 kPa（110 mmHg）以上。

3）有自主神经功能紊乱的表现。

4）相应脏器的改变，主要是前庭功能、眼底的相应改变。

5）血中游离肾上腺素或去甲肾上腺素水平增加，血糖升高等。

6）病变具有可逆性，发作常历时短暂，处理及时可迅速恢复，少数患者可因处理无效而并发严重心、脑、肾的改变。

（2）病理：高血压危象的主要病理生理特征是全身细小动脉暂时性强烈痉挛、血压骤增、神经-血管加压反应及继发的体液性反应。

1）血压急剧显著升高：这是血管痉挛的必然结果，而过高的血压可导致血液循环障碍和重要脏器功能衰竭。如前庭和耳蜗内听动脉痉挛可产生耳鸣、眩晕、恶心、呕吐、平衡失调、眼球震颤等；视网膜动脉痉挛可产生视物模糊以至失明；心、肾动脉痉挛可导致心、肾衰竭并加剧其他脏器的损害。

2）自主神经功能障碍：大量血管活性物质的释放可引起自主神经功能障碍，如出现异常兴奋、发热、出汗、口干、皮肤潮红或面色苍白、手足颤抖等。

3）继发的体液反应：如血中游离肾上腺素或去甲肾上腺素增加、血糖升高等。

4）相应脏器的功能改变：耳蜗前庭的改变如前所述，视网膜动脉痉挛除视力障碍外，眼底检查可出现视网膜渗出、出血和视神经盘水肿等；肠系膜动脉痉挛可出现腹部绞痛；心脏系统可出现心前区不适甚至心绞痛，还可出现心力衰竭及心律失常，心电图检查可出现心肌缺血；肾脏系统可出现尿频、排尿困难或尿少，如果出现肾功能不全，则可出现全身水肿；脑小动脉痉挛可出现短暂性脑局部缺血症状，如一过性感觉过敏、半身麻木、偏瘫和失语，严重时可出现短暂的精神障碍。

3.预后

高血压危象是由多种原因引起的一种高血压的特殊临床表现，病因复杂多样，预后亦随病因不同而不同。

多数患者原发病病情温和，如缓进型高血压及一些肾性高血压、嗜铬细胞瘤等，虽然发作时血压极度升高，症状凶险，但降压效果好，发作历时短暂，血压降低后症状迅速消失，预后相对较好。但原有高血压病病情严重，进展迅速的患者，如急进型原发性高血压、急进型肾炎等，预后因原发病的性质而较差。另外,那些并发高血压脑病、急性左心衰竭、急性肾衰竭的患者因脏器病变严重,降压药物效果差等,导致预后亦较差。除此之外,年龄、体质、基础脏器功能等均是影响预后的因素。

(二)高血压脑病

高血压脑病是在原来高血压病的基础上,在某种诱因的作用下,血压进一步急剧升高而引起的一组脑水肿、颅内压增高和局限性脑实质性损害的临床综合征。

1.病因及发病机制

高血压脑病是在血压极度升高的情况下,脑部小动脉发生强烈持续性痉挛,使脑血液循环发生急剧障碍而产生的一种临床综合征。临床上主要是颅内压增高和局灶性神经功能缺失的症候,包括头痛、恶心、呕吐、视力模糊、抽搐、意识障碍甚至昏迷。

高血压脑病可发生于任何类型的高血压,但多见于正常而突然出现高血压的疾病,如急进型肾小球肾炎。在原发性高血压中的发生率约占1%。此外,伴有肾衰竭的高血压患者易患高血压脑病,约10%高血压脑病患者并发心、肾功能危象。高血压脑病是高血压病的一种严重并发症,必须及时做出紧急有效的处理,否则易导致死亡。

2.诊断

(1)临床表现:血压升高可达26.7~34.7/18.7~24.0 kPa(200~260/140~180 mmHg)。最初患者可有弥散性头痛、恶心、烦躁不安,几小时或1~2 d后出现烦躁不安加重、兴奋或精神萎靡、嗜睡或木僵等意识障碍,进一步发展可出现昏迷,但大多数患者以烦躁不安为主,即使有昏迷,程度亦不深。此外,患者还可有强哭、强笑、判断力差、定向障碍、冲动行为等。意识障碍以外的症状有喷射性呕吐、颈项强直和视力障碍包括偏盲、黑矇甚至暂时性失明。局灶性脑实质损害的表现有暂时性偏瘫、局限性抽搐、四肢肌肉痉挛、失语、听力下降、刺激过敏等,病情严重者可出现心动过缓或心动过速、呼吸困难等,被认为可能是延髓或视丘下部缺血及局部酸中毒所引起。脑组织缺血缺氧还可引起局部或全身性癫痫发作,严重时可呈持续状态。据报道,癫痫发作占10%~40%。

(2)病理:由高血压脑病的发病机制可以推断,不管是脑血流过度灌注还是由小动脉痉挛所引起,其结果都可造成脑水肿。因此,病理检查首先是脑外观苍白、脑回变平、脑沟变浅、脑室变小、脑重量增加20%~30%。镜下可见脑小动脉管壁呈纤维素性坏死,血管内皮增生,中层肥厚,外膜增生,血管腔变小或血栓形成。脑实质肿胀,伴有点状出血甚至大片出血,也可有多发性微小梗死灶。静脉也可充血、淤积和扩张,静脉管壁发生坏死或严重萎缩。电镜检查见脑白质水肿特征,为细胞外间隙显著扩大,少数患者大脑半球皮质下白质有大量脱髓鞘改变。皮质弓状纤维消失。

(3)实验室及其他检查:叙述如下。

1)化验多属正常,偶见少数红、白细胞,蛋白质含量稍有增加。

2)眼底检查显示高血压性眼底特征,可有视网膜动脉弥散或局限性强烈痉挛、硬化或出血、渗出和视神经盘水肿。

3)脑电图检查可出现局限性异常或双侧同步慢波,有时有广泛性慢波。

4)脑脊液检查显示压力明显升高。

(4)鉴别诊断:叙述如下。

1)高血压危象:高血压脑病被许多人认为是发生在脑部的高血压危象,它与高血压危象有时有许多相似之处,需注意鉴别。

2)颅内占位病变:两种病都有颅内压增高的临床表现,但颅内占位病变多见于肿瘤、脑脓肿、脑积水、寄生虫病等,一般起病缓慢,病情逐渐加重。同时逐渐出现固定的局限性神经系统定位体征,不易在短期内消失,且颅内占位性病变因颅内压增高而代偿性引起血压极度升高的不多见。另外,眼底检查虽然有视神经盘水肿,但无视网膜小动脉痉挛等高血压性眼底改变,脑电图、CT 扫描、磁共振成像检查都是确切的鉴别手段。

3)出血性脑病:出血量较大时,也可出现明显脑水肿和颅内压增高的症状,且这类患者一般都有高血压病史,需与高血压脑病相鉴别。出血性脑病一般脑组织损伤程度重,常迅速发生昏迷,病情进展快,伴有明确的神经系统定位体征,如失语、偏盲、偏瘫、偏身感觉障碍等,如做脑脊液检查脑脊液可呈血性,CT 扫描和磁共振成像检查可发现明确的高密度阴影。

4)缺血性脑病:主要是脑血栓形成和脑栓塞。这两种缺血性脑病起病前一般无任何先驱症状,病变部位一般局限,多无严重的脑水肿和颅内压增高,因此头痛较轻,昏迷少见,血压也无急剧升高,但神经系统固定体征明确,脑 CT 或磁共振检查可发现局部梗死灶。

5)伴有不稳定高血压的急性焦虑状态:也需与高血压脑病相鉴别。但焦虑患者常有过多的主诉,如紧张性头痛、头晕、眼花等,眼底检查、心电图、尿化验等正常,而应用抗焦虑药物和镇静安眠药物有效。

3.预后

高血压脑病的预后主要取决于病因、病情严重程度、抢救时间及措施等方面。如果能够及早正确诊断和进行合理处理,一般都能在短时间内控制病情,不留任何后遗症。但若不能及时做出诊断或不能进行有效的抢救,可使病情恶化,脑水肿加重,颅内压进行性增高导致死亡或遗留永久性脑组织损伤的表现。

(三)急进型恶性高血压

急进型恶性高血压是指病情一开始即为急剧进展或经数年的缓慢过程后突然迅速发展并伴有重度视网膜病变和肾功能障碍的一类高血压。它可以发生于任何年龄的患者,但以 40 岁以下的青年人和中年人为多。它可以发生于原发性高血压,也可发生于继发性高血压,1%～5% 的原发性高血压可发展成为急进型高血压,而继发性高血压中有肾动脉狭窄、急性肾小球肾炎、嗜铬细胞瘤等,其中肾脏疾病引起急进型恶性高血压的约占 50% 以上,是其他原因的 2 倍。

恶性高血压既往和急进型高血压名称通用,但近年来的观点认为,急进型高血压和恶性高血压是同一种疾病的不同阶段,恶性高血压是急进型高血压的最严重的阶段,就眼底病变而言,急进型高血压可见眼底出血、渗出,伴或不伴有视神经乳头水肿,而恶性高血压均伴有眼底视乳头水肿。恶性高血压更多见于年轻人,舒张压常超过 18.6 kPa(140 mmHg),病情严重,发展迅速,常于数月至 1～2 年出现心、脑、肾损害的脑血管意外、心力衰竭、尿毒症等,肾脏损害最为显著,常有持续性蛋白尿、血尿和管型尿,最后多死于尿毒症、脑血管意外或心力衰竭。

急进型高血压和恶性高血压病理学改变和临床表现相似,眼底改变也可有重叠现象,极不易区别,因此人们通常把这种情况称为急进型恶性高血压。

1.病因及发病机制

急进型恶性高血压的发病机制至今不十分清楚,但病理学研究发现本病的主要病理改变是全身细小动脉纤维素样坏死或增值性硬化,并以肾脏的改变最明显,整个肾小动脉壁坏死,结构破坏和局灶性肾小球样扩张伴间断的收缩。目前认为急进型恶性高血压的发病机制与下列因素有关。①严重高血压的实际血压水平、升高速度及并存的靶器官损害。②免疫机制异常。③遗传因素。④吸烟。⑤口服避孕药。⑥肾素-血管紧张素系统异常。⑦抗利尿激素异常。⑧血中儿茶酚胺水平及机体对它的反应性。⑨激肽系统异常。⑩前列腺素系统异常。

2.诊断

(1)临床表现:患者可在原有高血压基础上或一开始就出现血压急剧升高,一般收缩压和舒张压均升高,常持续在 26.7/17.3 kPa(200/130 mmHg)以上,部分患者以舒张压增高更明显,可达 20.0 kPa(150 mmHg)以上。常见的自觉症状中首位为头痛,约占 85%,通常位于前头部或枕部,呈跳痛,72%以上患者有剧烈的头痛,清晨为重。常伴有恶心、呕吐、头晕、眼花、耳鸣、失眠等症状,多数有视力障碍,如视物模糊、暂时性失明。出现脑神经受损征象时,可有抽搐及昏迷。常出现心功能不全的表现,如心脏扩大、肺水肿等。约 40%患者有多尿和夜尿增多,进行性肾功能不全时肌酐增高,血及尿中醛固酮浓度增高,血浆肾素活性增高,并出现蛋白尿、管型尿和尿血。肾功能损害严重时出现急性少尿性肾功能不全。由于微小动脉内溶血和弥散性血管内凝血,可有溶血性贫血和出血表现。眼底视网膜有特征性改变包括小动脉收缩、絮状渗出、火焰状出血和视乳头水肿。本型高血压还易发生高血压脑病,与其血压急剧进行性升高有关。

(2)实验室及其他检查:叙述如下。

1)眼底检查有视网膜渗出、出血和(或)视神经乳头水肿。

2)有并存的不同程度的脑血管意外、心力衰竭及进行性肾衰竭的症状、体征、实验室检查异常。

3.预后

急进型恶性高血压发病急,进展快,血压升高显著,并发症出现早且多严重,常于数月至1~2年内发生严重的心、脑、肾损害和视网膜病变,若不及时采取有效降压措施,预后很差。据报道,1 年生存率仅 10%~20%,大多数在半年内死亡。死亡原因多为脑血管意外、心力衰竭、尿毒症等。

随着现代医疗条件的改善和治疗水平的提高,本病的预后较以往有明显的改善,长期生存率逐渐提高。例如,1 年生存率可达 45.5%,3 年生存率达 30.3%,亦有报道生存率更高的,如5 年生存率可达 60%以上。

急进型恶性高血压的预后除与诊治措施有关外,还受以下因素的影响。①血压水平,这是直接影响心、脑、肾等重要脏器功能的因素,收缩压在 34.7 kPa(260 mmHg)以上、舒张压在20.0 kPa(150 mmHg)以上者预后较差。②肾功能损害程度,其出现得越早,程度越重,预后就越差,尤其是当血中尿素氮超过 21.42 mmol/L 时,无氮质血症患者 5 年存活率是有氮质血症者的 2~3 倍。③血钾水平,血钾高预示肾功能损害严重,预后不良。④肾素活性水平,资料证实,高肾素-血管紧张素和急进型恶性高血压的发病机制密切相关,无疑是影响预后的重要因素。⑤心、脑并发症的严重程度。

(四)高血压急症的防治

1.治疗原则

高血压急症的治疗必须遵循以下原则。

(1)争分夺秒:在短时间内选用有效药物迅速将血压降至安全范围,同时还要注意高血压急症的最佳治疗是不仅能使血压迅速下降以减轻和防止进行性或不可逆性靶器官损害,同时又不能使血压下降过快、过低,以免引起局部或全身重要脏器灌注不足。

(2)降压幅度要合理:既要做到快速降压,又要使血压逐步下降。如果使血压急剧降至正常或正常以下,就有可能引起心、脑、肾等重要脏器灌注不足。目前一致的观点是最初 48 h 内的降压幅度不能超过治疗前平均动脉压的 25%,即舒张压不低于 13.3 kPa(100 mmHg),收缩压不低于 21.3 kPa(160 mmHg)。血压降至上述初步目标后维持数天,在随后的 1~2 周内,酌情将血压逐步降至正常。

(3)合理选用降压药物:根据高血压急症的原因、心脑肾功能状态、是否存在其他血管病变、降压药物的特点等统筹考虑。在某些情况下,药物的不良反应可抵消血压下降所取得的益处,如肼屈嗪能反射性地引起心率和心排血量增加,从而引起心悸和心绞痛,甚至发生心肌梗死。

(4)降压速度要适当:不同类型的高血压急症应有所区别,如脑血管痉挛的降压速度应快速而有力,因临床经验表明症状发生 1 h 内降压者,降压后 1~2 h 局限性神经体征可以恢复;而脑出血者虽然也应积极快速降压,但不宜使血压波动太大或使血压降得过低;高血压脑病也应立即快速降压。

(5)查明原因:高血压急症经治疗病情相对平稳后,应进一步查明原因,并采取相应预防措施防止复发。此外,在停用静脉降压药物之前就应开始口服降压药物。

2.院外一般处理

多数高血压急症发生于医院外,发现后不要急于送往医院,要首先进行初步救治后再送往医院。其具体做法如下。

(1)保持呼吸道通畅:首先要检查患者有无昏迷,对昏迷者要帮其摆正体位,抬高颈部,保持呼吸道通畅。若口内有异物,要迅速清除。

(2)控制出血:检查头颅等重要部位有无外伤性活动性出血并做相应处理。

(3)迅速呼救医护人员:在医护人员到来之前可采取以下措施。①无意识障碍者要稳定其情绪,避免躁动不安。②就近寻找降压药物让其舌下含化,常用药物有硝苯地平 10~20 mg,卡托普利 25~50 mg 咬碎后含化,多数患者可使血压有效下降。

(4)及早送医院:血压初步下降后,送医院进一步救治。

3.降压药物的选择

(1)硝普钠:将硝普钠 25~50 mg 置于 5% 葡萄糖液 250~500 mL 内,以 10 μg/min 的速度开始静脉滴注,以后每 10 min 增加 10 μg,至 40~75 μg/min,最高滴速不应超过 300 μg/min。静脉滴注过程中要密切监测血压。根据血压情况随时调整滴速,以免出现血压过低。一般将血压维持在 20.0~21.3/12.0~13.3 kPa(150~160/90~100 mmHg)为宜。

(2)乌拉地尔:用静脉滴注法,静脉滴注速度为 100~400 μg/min;紧急情况时也可以 12.5~25 mg 加入 10 mL 0.9% 氯化钠注射液中缓慢静脉注射,应用过程中亦应连续监测血压,防止血压过低。

(3)硝酸甘油:将硝酸甘油 5~30 mg 加入 5% 的葡萄糖液 500 mL 内以 20~200 μg/min 的滴速静脉点滴,可连续应用,尤其是在不适合应用硝普钠时该药更为有用。

(4)酚妥拉明:将酚妥拉明 5~10 mg 加入 10% 葡萄糖 20 mL 内缓慢静脉推注,待血压有所改善后,改用 10~20 mg 加入 10% 葡萄糖 250~500 mL,以 1~2 mg/min 的滴速静脉点滴。

(5)二氮嗪:应用剂量一般是 5 mg/kg,静脉注射速度 15 mg/min,注射后 1 min 内即起效,3~5 min 降压作用最明显。

(6)米诺地尔:口服开始剂量是 2.5 mg,每天 1~2 次,逐渐增加至 5~10 mg,每天 1~2 次,一般不超过 40 mg/d。

(7)肼屈嗪:口服剂量为 12.5~25 mg,每天 3 次,以后可根据需要增加至 50 mg,每天 3 次,静脉应用时以 6.25~12.5 mg 缓慢静脉内注射,或以 0.1 mg/min 的速度静滴,至总量 25 mg。

(8)哌唑嗪:常用剂量是 0.5~1 mg,每天 3 次,连用 2 周后可逐渐增加剂量,一般治疗量是 2~20 mg,每天 3 次。

(9)维拉帕米:一般采用 5~10 mg 加入 5% 葡萄糖 20 mL 内缓慢静脉注射,5 min 后可使血压下降,并可持续 30~60 min;国外也有用维拉帕米 25 mg 加入 5% 葡萄糖液 500 mL 内,以 1.6 μg/min 的滴速治疗高血压危象。

(10)呋塞米:一般常用剂量是 20~40 mg,缓慢静脉推注,并可重复应用。

(11)硝苯地平:常用口服剂量是 5~20 mg,每天 3~4 次。该药在紧急情况时一般是将 10~20 mg 药片置于舌下含化。

(12)卡托普利:常用口服剂量是 12.5~25 mg,每天 3 次,紧急情况时通常将 25~50 mg 舌下含化。

4.急救处理

(1)高血压脑病:治疗的目的为降压的同时不影响血液灌注,小心控制血压而不应将血压降至脑动脉自动调节的限度以下。一般在最初的 1~2 h 内逐渐将平均动脉压降低 20%~25%,或将舒张压降至 13.3 kPa(100 mmHg)。若血压降低后神经系统功能恶化应暂停降压,使血压有所回升,然后再缓慢降压。若血压降低而临床症状无明显改善,应考虑诊断的正确与否。可选药物有硝普钠、二氮嗪、柳胺苄心定,但有人认为硝普钠可使颅内压增高而影响脑部血流灌注,建议慎用。而由肾炎或子痫并发高血压脑病时,应首选卡托普利和肼屈嗪。甲基多巴虽然降压效果好,但影响意识水平;不宜选用 β 受体阻滞剂因在降压的同时能减少脑血流量也不宜应用。

(2)急进型恶性高血压和高血压危象:二者的治疗目的均是迅速降低血压,防止重要脏器并发症的发生。首选药物有卡托普利、硝苯地平、柳胺苄心定等,也可选用肼屈嗪、甲基多巴等,在降压的同时不影响肾血流量,使用安全。对无急、慢性肾功能不全的患者,应在 24 h 内将血压迅速降至 22.7/14.7 kPa(170/110 mmHg)水平。若已有急、慢性肾功能不全,则应将血压降得更低些,以降至 21.3/13.3 kPa(160/100 mmHg)水平较为理想。

5.并发症处理

(1)高血压合并脑血管意外:包括高血压合并脑出血、蛛网膜下腔出血和脑梗死。在多数情况下,缺血性脑血管意外的患者常无明显持续的血压升高,且轻、中度的血压升高有助于维持缺血区的血流灌注,对患者的临床过程无严重影响,大多在 1~2 d 后会自动下降,故对无严重血压升高的急性脑血管意外患者一般不主张积极降压治疗。但严重的高血压伴脑出血时适当的降压则可限制脑出血的量,防止脑出血进一步加重,但不适当的降压也会降低脑血流灌注。因此,在脑出血时,如果收缩压>28.0 kPa(210 mmHg),舒张压>13.3 kPa(100 mmHg)时方可考虑应用降压药物。首选药物有硝普钠、柳胺苄心定、卡托普利、硝苯地平等。降压时一定不能使血压过度下降,一般将血压降低 20%～25% 为宜,即以往血压正常者降至 21.3～22.7/12.7～13.3 kPa(160～170/95～100 mmHg),慢性高血压患者降至 24.0～24.7/14.0～14.7 kPa(180～185/105～110 mmHg)。可乐定和甲基多巴有中枢抑制作用,不宜应用。此外,脑血管意外多合并有脑水肿,还应予以脱水药以降低颅内压。

(2)高血压合并主动脉夹层血肿:该病是高血压急症的一种严重类型,在它的治疗中,降压治疗尤为重要,若处理不及时,则病死率极高。因此,临床上一旦怀疑该病,即应迅速降压,限制血肿的扩展或破裂。一般要求将收缩压降至 14.7～16.0 kPa(110～120 mmHg)或达到不影响脏器灌注所能耐受的最低水平。治疗应选用能减轻心脏收缩力、减少血压波动对主动脉内膜剪切力的药物,如 β 受体阻滞剂、樟磺咪芬、柳胺苄心定等。肼屈嗪能增加心输出量和心率,在此不能应用。

(3)高血压合并急性心肌梗死或不稳定性心绞痛:急性冠状动脉缺血时的治疗原则之一就是降低心肌收缩力、减少心肌耗氧量。而血压增高时,周围血管阻力增高,心肌做功必然增加,耗氧增加,可加重心肌缺血及引起心肌梗死面积扩大,因此,必须及时将血压降至正常范围内。治疗上建议在 30 min 内将血压降至安全水平。首先选择硝酸甘油快速静脉点滴,既可扩张小动脉和小静脉降低血压,又可改善冠状动脉供血,还可因降低心脏前后负荷而减少心肌做功和耗氧量。血压降低的标准以降低至症状缓解或舒张压降至 13.3 kPa(100 mmHg)为宜,降压时仍应将血压缓慢下降,过快或过低均可加重心肌缺血。另外也可选用硝苯地平、硝普钠、可乐定、拉贝洛尔等。肼屈嗪和二氮嗪能增加心率和心肌耗氧量,故列为禁忌药物。

(4)高血压合并急性左心衰竭:救治的原则是迅速减轻心脏的前后负荷,改善症状,其中以迅速降低血压尤为重要。在所选药物中,硝酸甘油和硝普钠较为理想,作用快,效果确切,不良反应少。其他药物有硝苯地平、卡托普利、酚妥拉明等。呋塞米静脉注射可迅速减少血容量,降低心脏前后负荷,在急性心力衰竭时效果确切。而柳胺苄心定和肼屈嗪则忌用,原因是柳胺苄心定有负性肌力作用,而肼屈嗪能反射性地增加心输出量和心率,因而会加重心肌损害。

(5)撤停综合征:这种情况是在高血压的治疗过程中突然停用中枢性降压药、β 受体阻滞剂等,使血压已正常或症状已消失的患者再次出现症状及血压升高,血压往往迅速升高,短期内即可升至原来水平甚至超过原来水平。治疗时,除应迅速恢复原来用药外,可选用硝普钠、拉贝洛尔、酚妥拉明。为了防止撤停综合征的产生,高血压需停药时必须逐渐减量,以后缓慢停药。

第四节　急性肺源性心脏病

急性肺源性心脏病是肺动脉主干或其分支发生广泛栓塞,使肺动脉压力急剧升高导致的心排血量降低和急性右心室扩张、右心衰竭。

一、病因及发病机制

肺动脉栓塞为最常见原因。栓子的来源主要有:①外周静脉血栓,以下肢深部静脉血栓、盆腔静脉血栓脱落为常见；②右心血栓，右心室及右心房的附壁血栓（如扩张型心肌病或右心衰竭）或心内膜炎赘生物脱落；③其他栓子，如癌栓、脂肪栓、羊水、气栓、寄生虫卵栓等。

血栓对肺循环影响程度因血管阻塞的部位、面积、肺循环原有的储备能力及肺血管痉挛的程度而异。如一般肺血管截面积减少 50％才会出现肺动脉压和肺血流的改变；＞65％可致严重循环障碍；＞85％时可能会发生休克或猝死。当肺动脉主干两侧的主要分支突然被巨大血栓阻塞，加上血栓中血块表面的血小板崩解释放出体液因子，如组胺、5-羟色胺、多种前列腺素等进入肺循环，可引起广泛肺细小动脉痉挛，或因多发的小栓子造成肺循环阻塞时，均可使肺动脉压急升，而肺动脉平均压骤然升高超过 5.2 kPa（40 mmHg）时，常导致急性右心室扩大和功能紊乱，发生急性肺源性心脏病。右心室扩张、功能紊乱可引起室间隔移向左心室，导致左心室充盈不足，其与肺血流的减少共同导致心排出量下降、血压下降，严重者引起休克、昏厥、猝死。

二、诊断

（一）临床表现

1.肺栓塞

突发的呼吸困难、窒息感、胸闷痛、发绀、咳嗽、咯血、肺部常有哮鸣音或湿性啰音。

2.心输出量下降

心悸、烦躁、面色苍白、大汗、四肢厥冷、低血压，甚至意识丧失、猝死。

3.肺动脉高压、右心室扩大

肺动脉瓣区第二心音亢进、分裂，以及肺动脉瓣区、三尖瓣区的收缩期和（或）舒张期杂音。

4.右心衰竭

颈静脉怒张、肝大伴压痛、肝颈静脉回流征阳性。

（二）病理

同病因及发病机制。

1.X 线检查

起病 12～36 h 后，肺部可出现肺下叶卵圆形或三角形浸润阴影，其底部连及胸膜，亦可有胸腔积液阴影。

两侧多发性肺动脉栓塞时，其浸润阴影类似支气管肺炎。重症患者可出现肺动脉段明显突出，心影增大及奇静脉与上腔静脉阴影增宽。

2.选择性肺动脉造影

选择性肺动脉造影可显示被阻塞的肺动脉管腔狭窄或血管影中断，远端血管造影模糊而肺野相对清晰。可帮助确诊栓塞部位和范围，为手术提供依据。

3.心电图

心电图大多数有异常，但特异性不高。心电图主要表现有电轴右偏，极度顺时针方向转位和右束支传导阻滞，肺性 P 波等，还可见心律失常。

4.放射性核素灌注肺扫描

用 ^{131}I、^{99m}Tc 等标志物静脉注射进行肺扫描，灌注扫描缺损者为肺栓塞，有助于早期诊断。阴性者基本可排除栓塞，但阳性者尚需排除其他肺部疾病，如结合胸部 X 线片分析，诊断可靠性可提高。

(四)鉴别诊断

急性肺源性心脏病应与其他原因引起的休克和心力衰竭鉴别,其中最重要的是与急性心肌梗死、尤其是急性右心室心肌梗死相鉴别。两者临床表现虽然相似,但是仔细监测心电图、心肌酶及心肌肌钙蛋白等的变化并不难区分。

三、治疗

治疗原则:积极对症处理使患者度过危险期,解除肺栓塞,并防止再栓塞。

(一)溶栓治疗

溶栓治疗主要用于发病 6 h 以内的大块肺栓塞。常用药有尿激酶及链激酶。①尿激酶:开始 10 min 内静脉注射 4 400 U/kg,以后 12~24 h 内静脉注射 4400 U/kg。②链激酶:皮试阴性后,先肌内注射异丙嗪 25 mg,半小时后用链激酶 50 万 U 加入 5% 葡萄糖液 100 mL,30 min 内静脉滴注完,以后每小时给 10 万 U,连续静脉滴注 24 h;有寒战、发热可用地塞米松 2.5~5 mg 同时静脉滴注。溶栓治疗停止后,应继续用肝素抗凝,以预防血栓再形成。

(二)抗凝治疗

如无禁忌证,在起病时或在停用链激酶后用肝素抗凝。首剂 250 U/kg 静脉注射,随后用 12 500 U 静脉滴注,每 4~6 h 1 次,使试管法凝血时间延长为正常值的 1.5~2.5 倍,肝素一般应用 7~10 d,后改服口服抗凝剂(如华法林)6 周,使凝血酶原时间延长为正常值的 1 倍,而有血栓形成倾向者需抗凝治疗 6 个月。

(三)手术治疗

肺动脉主干或患支内大块血栓,经溶栓治疗病情继续恶化或对溶栓治疗禁忌者及处于休克或呼吸衰竭患者,经选择性肺动脉造影定位后,在体外循环下切开肺动脉进行栓子摘除术。

(四)一般治疗

一般治疗包括卧床休息、吸氧、镇静、止痛,用吗啡 5~10 mg 皮下注射,解痉用阿托品 0.5 mg 静脉注射,以及纠正心力衰竭及心律失常等。

第五章 消化内科疾病

第一节 慢性胃炎

慢性胃炎(chronic gestritis)系指不同病因引起的胃黏膜的慢性炎症或萎缩性病变,其实质是胃黏膜上皮遭受反复损害后,由于黏膜特异的再生能力,以致黏膜发生改建,且最终导致不可逆的固有胃腺体的萎缩,甚至消失。本病十分常见,占接受胃镜检查患者的 80%～90%,男性多于女性,随年龄增长发病率逐渐增高。慢性浅表性胃炎、萎缩性胃炎、慢性糜烂性胃炎是三种最常见的慢性胃炎。小儿慢性胃炎、老年人慢性胃炎近几年临床发病率也逐渐升高。

一、病因及发病机制

(一)病因

现已明确 Hp 感染为慢性胃炎的最主要的病因,有人将其称为 Hp 相关性胃炎。但其他物理性、化学性及生物性有害因素长期反复作用于易感人体也可引起本病。病因持续存在或反复发生即可形成慢性病变。目前认为慢性胃炎是由多种因素作用造成:幽门螺杆菌感染、遗传因素、年龄、吸烟、饮酒、食物刺激、药物、缺铁性贫血、金属接触、温度、放射治疗、胃内潴留、十二指肠液反流、免疫因素、其他细菌、病毒感染等。慢性胃炎是由于各种有害因素作用于易感人体而形成。虽然病因不同而病理过程可能相似,由轻到重,由浅表到萎缩。浅表性胃炎的炎症细胞浸润腺颈部较多,病理上可见到炎症细胞穿过腺颈部。有医者认为此病理改变在胃炎发展的病理过程中具有重要意义。腺颈部是腺体的生发中心,炎症引起腺颈部细胞的破坏,细胞更新率下降。导致腺体不可逆的改变,最终形成萎缩性胃炎。因此,萎缩性胃炎可以看作是各种因素引起胃黏膜病变的最后结局。

(二)发病机制

慢性胃炎的病理变化主要局限于黏膜层,有一系列基本病变,这些病变的程度不同又可分成浅表性胃炎和萎缩性胃炎。慢性胃炎的病理变化主要有以下几种改变。

1.细胞浸润

正常胃黏膜固有层仅有极少量的单核细胞,如果比较明显可认为是病态。淋巴细胞常见于慢性炎症。中性粒细胞常见于急性炎症,或慢性炎症的活动期。嗜酸细胞比较少见。

2.白细胞游走(Leucopedesis)

在腺窝上皮或腺管上皮细胞间,可见 3～5 成团的白细胞向外移动,与周围的细胞境界清楚,最后排出到腺窝或胃腔。此种现象说明炎症有活动性。

3.管型(cast)

管型有 3 种。

(1)主要由中性粒细胞构成,在急性炎症时白细胞游走,排出到腺窝而成。

(2)腺细胞变性排出到腺窝而成。也有人认为腺细胞管型是人为的,由于取活检时黏膜受活检钳的压挤而成。作者曾用离体胃做实验,在同一部位,同时用活检钳及手术刀取黏膜,结果两块组织都有管型,说明管型并非因钳子压挤而成。

(3)黏液管型系因黏液分泌过多,堆积于腺窝内而成。

4.核分裂象

正常黏膜约每12个腺窝可见1个核分裂象,多在颈部。炎症或其他损伤时核分裂象明显增多,说明细胞分裂加速。

5.囊性变

由于腺管的破坏、修复、萎缩及纤维化使腺窝颈部发生梗阻,引起腺管的继发性单纯性扩张而形成囊。正常时偶尔可见,在萎缩性胃炎时最多见。

6.腺管颈部及腺窝部毛细血管非常脆弱,受炎症的影响常可见血管扩张或出血

肉眼可见小出血点或出血性糜烂,如出血范围广泛,可造成颈窝固有层血管的广泛破裂,前者意义不大,后者可造成糜烂或大量出血。

7.腺管颈部进行性坏死

急性炎症、手术后或慢性炎症活动期,常见颈部细胞坏死。范围或大或小,同时有中性粒细胞浸润,严重时颈部以上黏膜脱落,形成或大或小的糜烂。腺窝内常见管型。因此管型常是颈部坏死的一个线索。

8.腺萎缩

腺体变短数目减少。主细胞、壁细胞减少甚至消失。

9.纤维化

胃黏膜也像其他黏膜一样,纤维化是组织破坏后的修复过程。在腺萎缩时最常见。正常黏膜固有层虽可见极少量的胶原纤维和成纤维细胞,但无纤维化的表现。

10.腺窝增生

腺窝层迂曲、不整齐,常见于腺管萎缩之后。

11.假幽门腺组织转化

胃体腺萎缩之后常出现类似幽门腺的黏液腺,称为假幽门腺。

12.肠上皮组织转化

慢性胃炎特别萎缩性胃炎常伴有肠上皮组织转化。少数见于浅表性胃炎,偶见于正常黏膜。轻重不一但典型者与肠绒毛无异。

13.贮留病变

在血色病患者的胃底黏膜固有层中,可见含铁血黄素沉着,但无炎症现象,主细胞内亦可见色素。淀粉样变性患者黏膜内可见淀粉样物质沉着,甚至形成肿瘤样结节。原发性者常伴腺萎缩,但无炎症表现。萎缩性胃炎或老年人常有脂肪沉着。

14.淋巴滤泡增生

正常在黏膜基底部偶可见淋巴滤泡,腺体萎缩后淋巴滤泡增生,明显者表面呈结节状。

二、临床表现

1.症状

慢性胃炎最常见的症状是上腹疼痛和饱胀,与溃疡病相反空腹时比较舒适,饭后不适,可能因容受舒张功能障碍,进食虽不多但觉过饱,患者常诉"胃弱"或"胃软",常因冷食、硬食、辛辣或其他刺激性食物引起症状或使症状加重,这些症状用抗酸药及解痉药不易缓解,多数患者诉食欲缺乏。

此外,出血也是慢性胃炎的症状之一,尤其是合并糜烂,可以是反复小量出血,亦可为大出血,急诊胃镜检查提示,在上消化道出血的病因中,急慢性胃炎占 20%～40%,出血以黑便为多见,一般持续 3～4 天后自动止血,数月或数年后可再发,胃炎的病理变化与症状并不一致,不一致的原因有两个可能性。

(1)盲目活组织检查未能取到病变部位,目前纤维胃镜直视下作活组织检查,阳性率已达80%～90%。

(2)症状并非来源于胃,可能由于肝胆系统疾病引起,另外无症状的"健康人"活组织检查阳性的问题,仍应诊断胃炎,因为很多疾病都可以无症状或症状轻微,如溃疡病、肝硬化、肝癌及肺癌等,经过健康检查才被发现,因此部分胃炎患者无症状并不足为奇。根据临床研究,Hp感染与否和临床症状的轻重无明显关系。

2.体征

多数患者有黄、白色厚腻舌苔,单纯溃疡患者无舌苔或有薄白苔,是两种胃病的不同点,上腹部可有压痛,少数患者消瘦,贫血,此外无特殊体征。

3.分类

(1)慢性浅表性胃炎:慢性浅表性胃炎是慢性胃炎中最常见的类型。表现为上腹疼痛,疼痛多数无规律,腹胀、嗳气、反复出血等。多数患者可无症状。

(2)萎缩性胃炎:临床表现不仅缺乏特异性,而且与病变程度并不完全一致。临床上,有些慢性萎缩性胃炎患者可无明显症状。

但大多数患者可有上腹部灼痛、胀痛、钝痛或胀满、痞闷,尤以食后为甚,食欲缺乏、恶心、嗳气、便秘或腹泻等症状。

(3)慢性糜烂性胃炎:可发生于任何年龄及性别。起病往往较急且重,出现上消化道大出血,出现呕血、黑便、休克,出血停止后常易复发。

(4)小儿慢性胃炎:症状无特异性,多数有不同程度的消化不良症状,临床表现的轻重与胃黏膜的病变程度并非一致,且病程迁延。

(5)老年人慢性胃炎:平时症状可较轻微,有的到出血或癌变等并发症出现时才被发现。

三、检查

(一)实验室检查

1.胃酸

浅表性胃炎胃酸正常或略低,而萎缩性胃炎则明显降低,空腹常无酸。

2.胃蛋白酶原

由主细胞分泌,在胃液、血液及尿中均可测得,蛋白酶水平高低基本与胃酸平行,但主细胞比壁细胞数量多,所以在病态时,胃酸分泌常常低于蛋白酶原的分泌。

3.内因子(IF)

IF 由壁细胞分泌,壁细胞减少 IF 分泌也减少,两者是严格平行的,正常分泌量平均为7 700 U/h,检查 IF 对萎缩性胃炎及恶性贫血的诊断有帮助,IF 明显减少有利于以上3 种疾病的诊断,恶性贫血患者极少数在胃液中尚可检出微量 IF,但不足以供维生素 A、维生素 B_{12}

吸收用,慢性萎缩性胃炎 IF 也可减少到 400~600 U,但可以维持低水平的维生素 B_{12} 吸收,据 Ardeman 的研究 400~500 U 的 IF 可以供吸收 1 μg 维生素 B_{12} 之用,食物刺激胃液分泌每5~10 mL 即含 IF 400~500 U,因此可以解释萎缩性胃炎虽 IF 分泌也很低但不发生恶性贫血。

4.胃泌素

胃泌素由胃窦 G 细胞分泌,胃泌素能促进胃液特别是胃酸分泌,由于反馈作用胃酸低时胃泌素分泌增多,胃酸高时胃泌素分泌减低,此外血清胃泌素高低与胃窦黏膜有无病变关系密切,无酸的患者理应胃泌素升高,但若不高说明胃窦黏膜病变严重 G 细胞减少。

5.壁细胞抗体(PCA)

PCA 在 A 型胃炎的阳性率较高,此抗体的检测有助于慢性胃炎的分型,对慢性胃炎发生的病理过程的认识及治疗有帮助。

6.胃泌素分泌细胞抗体(GCA)

1979 年 Vandelli 检查 106 例 B 型胃炎,GCA 阳性者 8 例,A 型 35 例全部为阴性,恶性贫血患者 35 例及供血员 115 例也全部为阴性。

(二)影像学检查

1.胃镜检查

悉尼分类系统对胃镜检查的描述词作了一系列的规定,包括对水肿、红斑、脆性、渗出、扁平糜烂、隆起糜烂、结节、皱襞肥大、皱襞萎缩、血管透见及出血点进行描述,一般来说浅表性胃炎胃镜所见为花斑样潮红如麻疹患儿的皮肤(或称红白相间),在小弯垂直部则为线状潮红在纵行皱襞的顶端;其次是黏液分泌增多,附着在黏膜上不易剥脱,脱落后黏膜表面常发红或有糜烂,咽下或反流的黏液常含有气泡,而且随蠕动而流动,不难鉴别;再次是水肿的表现,黏膜苍白,小凹明显而且反光强;最后是糜烂,由于腺窝以上的表皮剥脱发生糜烂且常伴出血。萎缩性胃炎胃镜检查有 2 个突出的表现。

(1)颜色改变,多呈灰,灰白,灰黄或灰绿色,同一部位深浅可不一致,境界常不清,范围或大或小,萎缩范围内也可能残留红色小斑。

(2)因为黏膜变薄加之注气膨胀,黏膜下血管常可显露,轻者血管网,重者可见如树枝状的血管分支,暗红色微带蓝色,易与皱襞相混,根据血管走行方向与胃的长轴垂直,可资鉴别。

血管显露与胃内压力有密切关系,根据试验连续注气 2 000 mL(压迫注气钮 2 min),患者如无嗳气胃内压气达 20 mmHg,此时正常胃黏膜也可以显露小血管网,特别胃底最容易,胃内压在 1.3~2 kPa(10~15 mmHg)时轻、中、重 3 型萎缩性胃炎均能显露血管;0.66~1.33 kPa(5~10 mmHg)时,只中、重型可以显露,轻者不显露;0~0.66 kPa(0~5 mmHg)时,只重型显露。根据以上结果,胃内压以 1.3~2.0 kPa,注气量约 1 000 mL 为最适合。浅表与萎缩两型胃炎胃镜诊断与病理诊断的符合率为 60%~80%,但胃镜所见与病理所见尚无一致规律,也难以用病理变化来解释胃镜所见如花斑样潮红,血管透见等。

2.X 线检查

浅表性胃炎 X 线无阳性发现,萎缩性胃炎可见皱襞细小或消失,张力减低,黏膜的增生肥厚易被认为是肿瘤,胃窦部黏膜粗乱常诊断为肥厚性胃炎但不能被活组织检查证实,用双重对比造影法可发现胃小区,因而对肠上皮组织转化及丘疹样糜烂的诊断,开辟了新的途径。

四、诊断与鉴别诊断

（一）诊断

根据患者的症状，如饭后上腹部饱胀、疼痛及厚腻的舌苔，可疑胃炎的存在，但肯定诊断进一步明确部位及程度就必须通过胃镜及活组织检查，同时还必须除外溃疡病、胃癌、慢性肝病及慢性胆囊病，切不可满足于胃炎的诊断。

参考慢性胃炎的悉尼分类法，慢性胃炎的诊断应包括病因，病变部位，组织形态学（包括炎症、活动性、萎缩、肠上皮组织转化以及 Hp 有无），并对病变程度进行分级（无、轻、中、重），与组织学平行，对内镜所见也进行分类诊断并分级。

（二）鉴别诊断

1.胃癌

慢性胃炎之症状如食欲缺乏、上腹不适、贫血等及少数胃窦炎的 X 线征与胃癌颇相似，需特别注意鉴别，绝大多数患者纤维胃镜检查及活检有助于鉴别。

2.消化性溃疡

两者均有慢性上腹痛，但消化性溃疡以上腹部规律性、周期性疼痛为主，而慢性胃为疼痛很少有规律性并以消化不良为主，鉴别依靠 X 线钡餐透视及胃镜检查。

3.慢性胆道疾病

慢性胆道疾病，如慢性胆囊炎、胆石症常有慢性右上腹不适、腹胀、嗳气等消化不良的症状，易误诊为慢性胃炎，但该病胃肠检查无异常发现，胆囊造影及 B 超异常可最后确诊。

4.其他

如肝炎、肝癌及胰腺疾病亦可因出现食欲缺乏、消化不良等症状而延误诊治，全面细微的查体及有关检查可防止误诊。

五、治疗

慢性胃炎尚无特效疗法，一般主张无症状者无须进行治疗。若有症状可参考下列方法进行治疗。

1.避免引起急性胃炎的因素

避免引起急性胃炎的因素，如戒除烟酒，避免服用对胃有刺激性的食物及药物如NSAID 等。

2.饮食治疗

原则与溃疡病相似，多次少餐，软食为主，避免生冷及刺激性食物，更重要的是根据患者的饮食习惯和多年经验，总结出一套适合自己的食谱。

3.药物治疗

Hp 相关性胃炎需进行根除 Hp 的治疗。而其他慢性胃炎尚无特效疗法，大多不能使胃炎逆转，因此主要是对症治疗。慢性胃炎多数胃酸偏低或无酸，但其本身无特殊治疗，可适量给予稀盐酸和胃蛋白酶。如 1% 盐酸 10 mL，口服，3 次/日；胃蛋白酶合剂 10 mL，口服，3 次/日。但胃液分泌量每天达 1.5～2.5 L，30 mL 的 1%盐酸根本不能改变胃液的 pH。还有些患者服盐酸后反觉胃部不适，可能是黏膜糜烂，盐酸刺激所致。

近年来发现 Hp 与慢性胃炎尤其是活动性胃炎的关系密切。为慢性胃炎的治疗提出了一个新课题。对 Hp 阳性慢性胃炎患者应采用抗 Hp 治疗。Hp 的消灭有助于活动性炎症的消除。试验证明 Hp 对多种抗生素敏感,包括甲硝唑(灭滴灵)、阿莫西林(羟氨苄青霉素)、四环素、头孢菌素及庆大霉素等。此外,胶体铋对 Hp 也有效果。我们单用呋喃唑酮(痢特灵)治疗慢性胃炎,剂量 0.1 g 口服,3 次/日,4 周为 1 个疗程,Hp 清除率可达 54%,加大剂量采用大剂量清除率可达 80%,并发现 Hp 清除后症状改善,活动性炎症消退,但与胃黏膜病变的程度关系不大。Hp 的复发和耐药是两个比较突出的问题。有些治疗方案停药后 Hp 很快再度繁殖,一般认为在停药后 1 个月 Hp 阴性者,患者常于 12 个月后仍保持 Hp 阴性(即 Hp 根除)。单用一种药物容易引起 Hp 耐药,因此,目前国际上推崇三联疗法,并取得较好的 Hp 根除率,最高达 90% 以上。常用的联合方案有两类:包括铋制剂在内的三联疗法;包括 PPI(质子泵抑制剂)在内的三联疗法。

在溃疡病治疗过程中发现,有些治疗溃疡病的药物在治疗溃疡病的同时,胃窦炎也明显好转,如前列腺素 E 和硫糖铝。前列腺素 E 具有抑酸和细胞保护作用,硫糖铝有刺激前列腺素的释放,刺激黏液和 HCO_3^- 的分泌,促进上皮细胞再生作用。

对于胃壁细胞抗体(PCA)阳性的慢性胃炎患者,特别是合并恶性贫血者可试用肾上腺皮质激素,如泼尼松 5 mg,口服,3 次/日,2～4 个月,但临床效果不肯定,因此不作为常规治疗。此外合并贫血者,若为缺铁,应补充铁剂。大细胞贫血者根据维生素 B_{12} 或叶酸缺乏分别给予补充,方法是维生素 B_{12} 50～100 mg/d 肌内注射,20～30 d,叶酸 5～10 mg,3 次/日,直至症状和贫血完全消失。胃泌素对胃黏膜确有营养作用,曾有过试用的报道,效果也不满意。因为腺体萎缩,作为生发中心的腺颈部已不复存在,不可能再新生腺管。而且根据试验,萎缩性胃炎的细胞更新率已经比正常高 1 倍,其增生部位主要在腺表面上皮,故不宜使用。

第二节　胃　癌

胃癌是源自胃黏膜上皮细胞的恶性肿瘤,占胃恶性肿瘤的 95%。胃癌在我国发病率很高,病死率占恶性肿瘤的第一位,全国胃癌平均病死率高达 20/10 万,男性高于女性,男:女约 3:1。发病年龄高峰为 50～60 岁。大量的普查资料表明,胃癌的发病原因与环境、种族、生活习惯、饮食、遗传等有关,与胃局部病变,如胃息肉、肠上皮组织转化、萎缩性胃炎等也有关系,但确切原因尚不清楚。

一、病因

胃癌病因和发病条件可能与下列因素有关。

1.癌前病变和癌前疾病

胃黏膜上皮的异型上皮增生和胃黏膜肠上皮组织转化较正常胃黏膜或其他的胃黏膜病变更容易发生癌变,故此受到研究者的注意。癌前疾病则是一个临床概念,是指某些疾病发生胃癌机会较多,如胃息肉、胃腺瘤性息肉,多发性息肉直径大于 2 cm 时,恶变可能性大,胃溃疡为胃癌的癌前疾病,其恶变率各家报道不一,国内资料为 6%～18%。慢性萎缩性胃炎患者在

10～20 年约有 10％的病例发生胃癌。慢性萎缩性胃炎伴胃酸缺乏、恶性贫血、肠上皮组织转化等，是胃癌的高危因素。

2.饮食习惯和食物

经口摄入的食物在胃内长时间停留，而某些食物原料可能是人类和动物的致癌因素，如研究发现油煎鱼、咸鱼、咸肉、咸食物、腌制蔬菜、动物脂肪、油炸食品等与胃癌发病呈阳性相关（正相关）；相反，新鲜蔬菜、芹菜、莴苣、南瓜、茄子、西红柿、各种水果和含大量维生素 C 的食品均呈阴性相关（负相关），其他如进食时生气，进食不定时、进食快、暴饮暴食、吸烟等都可能引起胃黏膜屏障的损伤，因而发生胃癌疾患，导致癌前疾病或病变，发展为癌。

统计分析，高发国家（日本）移民到低发国家的人群，仍保持对胃癌的易感性，但他们后代的胃癌危险性，与移居国当地人群非常接近，这提示幼年的环境接触和饮食致癌与胃癌发生有关。近年来认为，由饮食摄入硝酸盐在胃内所转化的致癌性亚硝基化合物，是胃癌的病因之一，在胃黏膜损伤的内因基础上，长时间接触外因致癌物的作用，可导致发病，终致癌变。

二、病理

胃恶性肿瘤中 90％以上是胃癌，其余不到 10％的肿瘤包括中胚叶肿瘤，如恶性淋巴瘤和平滑肌肉瘤。胃癌病理的大体分型如下。

1.早期胃癌

癌组织限于黏膜层和黏膜下层，不论是否有淋巴结转移。通常根据形态简分为隆起型、平坦型、凹陷型。

2.中、晚期胃癌

按照国际通用的 Borrmann 分型：Ⅰ型结节蕈伞型、Ⅱ型溃疡局限型、Ⅲ型溃疡浸润型、Ⅳ型弥散浸润型。胃癌的组织学分型：胃癌经常表现为多种组织像的混合，以占优势的成分进行分类，分为普通类型和特殊类型两大类。普通类型包括乳头状腺癌、管状腺癌、低分化腺癌、黏液腺癌、印戒细胞癌。特殊类型包括腺鳞癌、鳞癌、类癌、未分化癌及胃溃疡癌变。

胃癌扩散的方式有直接扩散、淋巴道或血管扩散。直接扩散是侵犯邻接器官，胃癌趋向在早期向黏膜下浸润，并直接侵犯十二指肠和食管、大小网膜、肝叶、胰腺或结肠，亦可腹腔内扩散种植，直到直肠前凹，特别是双侧卵巢转移（Krukenberg 瘤）并兼有因广泛腹膜和网膜种植的腹腔积液，腹腔积液可呈浆液或血性浆液性。淋巴道扩散经沿胃供应动脉的各站淋巴结直到腹腔动脉处的淋巴结，通过胸导管转移到锁骨上淋巴，成为著名的 Troisier 征或称 Virchow 结。研究全胃切除或广泛胃切除标本，发现脾门淋巴结和胰腺体尾沿途的淋巴结也经常受累。

三、临床表现

早期胃癌多数患者无明显症状，少数人有恶心、呕吐或是类似溃疡病的上消化道症状。疼痛与体重减轻是进展期胃癌最常见的临床症状。患者常有较为明确的上消化道症状，如上腹不适、进食后饱胀，随着病情进展上腹疼痛加重，食欲下降、乏力。根据肿瘤的部位不同，也有其特殊表现。贲门胃底癌可有胸骨后疼痛和进行性吞咽困难；幽门附近的胃癌有幽门梗阻表现；肿瘤破坏血管后可有呕血、黑便等消化道出血症状。

腹部持续疼痛常提示肿瘤扩展超出胃壁，如锁骨上淋巴结肿大、腹腔积液、黄疸、腹部包块、直肠前凹扪及肿块等。晚期胃癌患者常可出现贫血、消瘦、营养不良甚至恶病质等表现。胃癌的扩散和转移有以下途径。

1.直接浸润

贲门胃底癌易侵及食管下端,胃窦癌可向十二指肠浸润。分化差浸润性生长的胃癌突破浆膜后,易扩散至网膜、结肠、肝、胰腺等邻近器官。

2.血行转移

血行转移发生在晚期,癌细胞进入门静脉或体循环向身体其他部位播散,形成转移灶。常见转移的部位有肝、肺、胰、骨骼等,以肝转移为多。

3.腹膜种植转移

当胃癌组织浸润至浆膜外后,肿瘤细胞脱落并种植在腹膜和脏器浆膜上,形成转移结节。直肠前凹的转移癌,直肠指检可以发现。女性患者胃癌可发生卵巢转移性肿瘤。

4.淋巴转移

淋巴转移是胃癌的主要转移途径,进展期胃癌的淋巴转移率高达70%左右,早期胃癌也可有淋巴转移。胃癌的淋巴结转移率和癌灶的浸润深度呈正相关。胃癌的淋巴结转移通常是循序逐步渐进,但也可发生跳跃式淋巴转移,即第一站无转移而第二站有转移。终末期胃癌可经胸导管向左锁骨上淋巴结转移,或经肝圆韧带转移至脐部。

四、检查

(一)影像诊断

1.X 线检查

胃的 X 线双重对比造影,可显示较细小和浅在病变,但对早期胃癌的假阴性误诊率可达30%左右。

2.B 超检查

在 X 线或胃内镜检查确诊胃癌后可做此项检查以了解胃癌侵犯胃壁程度(超声内镜),有无肝脏及胃周围淋巴结转移,帮助估计手术切除可能性和手术范围。

3.CT 检查

确诊后有条件可做 CT 检查以了解胃周围、肝脏及后腹膜淋巴结有无转移。

4.光学纤维内镜检查

光学纤维内镜检查可在直视下观察到病变部位、大小,能发现微小癌和多发病变,直视下活检胃黏膜做细胞病理学检查,是确诊的决定性手段,同时还可做细胞刷、冲洗液脱落细胞的细胞学检查等。

(二)实验室诊断

实验室一般性辅助检查如血常规、大便潜血、生化及免疫学检查均无特殊确诊意义。

(三)其他检查

多种放射性核素(如^{32}P、^{131}I、^{99m}Tc)可用于诊断胃癌,但因技术设备要求较高,尚难广泛应用。生化学及免疫学检查包括酶学检查(如测定胃液中乳酸脱氢酶及 β-葡萄糖醛酸酶活力)、胃液极谱值测定、胃液锌离子呈色反应检查,以及免疫学检查癌胚抗原(CEA)、胎儿硫糖蛋白抗原(FSA)、肿瘤相关抗原等虽有一定的阳性率,但其特异性差,尚难推广应用。

(四)组织学检验

病理及细胞学检查,胃镜下胃黏膜活检、针刺活检、浅表淋巴结或肿块活检,做细胞病理学检查,如为阳性均可确诊。

五、诊断

1.症状

早期表现为上腹不适,约为80%患者有此表现,将近50%胃癌患者有明显食欲减退或食欲缺乏。

晚期可出现乏力,腰背疼及梗阻后出现恶心、呕吐、进食困难。

2.体征

早期无特殊体征,晚期可见上腹肿块,直肠指诊可及肿块,左锁骨上淋巴结肿大,同时贫血、消瘦、腹腔积液等恶病质表现。

3.实验室检查

早期可疑胃癌,游离胃酸低度或缺如,红细胞压积、血红蛋白、红细胞数下降,大便潜血(＋)。血红蛋白总数低,白/球倒置等。水电解质紊乱,酸碱平衡失调等化验异常。

4.X线

X线表现气钡双重造影可清楚显示胃轮廓、蠕动情况、黏膜形态、排空时间,有无充盈缺损、龛影等。检查准确率近80%。

5.纤维内镜检查

纤维内镜检查是诊断胃癌最直接准确有效的诊断方法。

6.脱落细胞学检查

有的学者主张临床和X线检查可疑胃癌时行脱落细胞学检查。

7.B超

B超可了解周围实质性脏器有无转移。

8.CT检查

CT检查了解胃肿瘤侵犯情况,与周围脏器关系,有无切除可能。

9.免疫学

CEA、FSA、GCA、YM球蛋白等检查。

六、鉴别诊断

对胃炎、良性肿瘤、淋巴瘤等,也可通过上述检查予以鉴别。

七、治疗

胃癌的治疗与其他恶性肿瘤的治疗相同,均应将手术治疗作为首选的方法,同时根据情况合理地配合化疗、放疗、中医中药和免疫治疗等综合治疗。

根据TNM分期,当前采用综合治疗方案,大致如下。

Ⅰ期胃癌属于早期胃癌,主要以手术切除为主。对个别Ⅱa+Ⅱc型侵及黏膜下层,淋巴结出现转移者,应配合一定化疗。

Ⅱ期胃癌属于中期胃癌,主要以手术切除为主。有的辅助化疗或免疫疗法。

Ⅲ期胃癌多侵及周围组织并出现较广泛淋巴结转移,虽以手术切除为主,但应配合化疗、放疗、免疫治疗和中医中药治疗。

Ⅳ期胃癌已属晚期,多采用非手术疗法,有适于手术者尽量切除原发与转移病灶,配合化疗、放疗、免疫、中医中药综合疗法。

(一)放射治疗

1.术前放疗

术前放疗指对某些进展期胃癌,临床上可摸到肿块,为提高切除率而进行的术前局部照射。每次 200 cGy,5 次/周,共 4 周,总量为 4 000 cGy。停止放疗后 10～14 d 行手术。可增加局部切除率,但不能影响淋巴结转移的程度,术前费时 6 周。因此对 5 年生存率的影响难以估价。

2.术中放疗

术中放疗指肿瘤切除后建立胃肠吻合前,针对以腹腔动脉为中心的术野进行一次大剂量照射,以 3 000～3 500 cGy 为宜。对进展期胃癌可提高 5 年生存率约 10%。术中确保将肠道隔离在照射野外,防止放射性并发症的发生。

3.术后放疗

多数学者认为术后放疗无效。

(二)化疗

早期胃癌可不用化疗,其他进展期胃癌均应适当化疗。

1.周身化疗

临床上决定化疗方案。首先考虑肿瘤病理类型、部位、病期等因素。胃癌多为腺癌,常选用 5-FM、MMC、ADM、MeCCNu 等药物。术后第一年应做 3 个疗程,每疗程约 2 个月,休息 2 个月后做第 2 疗程。第二、第三年每年做 2 个疗程,第四、第五年每年做 1 个疗程,5 年后可不必化疗。

2.腹腔化疗

可术后腹腔置管或腹腔埋置化疗泵及插管化疗,增加局部浓度。

(三)免疫疗法

免疫治疗与化疗并用,可延长患者生命。常用干扰素、IL-2、BCG 等药物。

第三节　胃下垂

胃下垂是由于膈肌悬力不足,支撑内脏器官韧带松弛,或腹内压降低,腹肌松弛,导致站立时胃大弯抵达盆腔,胃小弯弧线最低点降到髂嵴连线以下。常伴有十二指肠球部位置的改变。正常人的胃在腹腔的左上方,直立时的最低点不应超过脐下 2 横指,其位置相对固定,对于维持胃的正常功能有一定作用。

一、病因

腹内脏器正常位置主要由三个因素予以固定:①横膈的位置及膈肌的活动力。②腹内压力的维持,特别是腹肌张力以及腹壁和腹内脂肪层厚度的托垫作用。③邻接脏器或某些相关韧带的固定作用。胃-十二指肠两端是固定的,这主要依靠食管的贲门部以及胃-膈、胃-肝、胃-脾和胃-结肠等韧带的固定,而且十二指肠空肠弯亦固定在后腹壁;但正常胃囊其他部位可上下、左右或前后在一定范围内略有移动。一般来说,幽门常位于剑突和脐连线中点或脐水平附近。因体型不同,胃的正常形态可分为三种形状,即高力型(牛角型)、正张力型(丁型)和低张力型(鱼钩型)。由于体形和体质因素,膈肌悬吊力不足,胃-膈、胃-肝等韧带松弛或被切断,腹内压下降或腹肌极度松弛等因素,可使正常胃呈极度鱼钩状。这种无张力型胃,即形成胃下垂。

凡能造成膈肌位置下降的因素,如膈肌活动力降低,腹腔压力降低,腹肌收缩力减弱,胃-膈韧带、胃-肝韧带、胃-脾韧带、胃-结肠韧带过于松弛等,均可导致胃下垂。

不良的饮食习惯会造成胃下垂。比如经常空腹、暴饮暴食等都会出现胃下垂的现象,并且患此病会让患者非常地痛苦。悬吊、固定胃位置的肌肉和韧带松弛无力以及腹部压力下降,使胃整个位置降低、胃蠕动减弱。妇女生产后,腹压突然下降,或瘦长体型、慢性消耗性疾病,以及长期从事站立工作或卧床少动的人,容易患此病。

患者因长期劳累,大脑过度疲劳,强烈的神经刺激和情绪波动不断作用于大脑皮层,使皮层和皮层下中枢功能失调,致使自主神经功能紊乱,使胃紧张力减弱,蠕动缓慢,功能减退。但少数患者,因胃肠蠕动亢进,食物在胃内停留时间较短,营养物质不易被吸收,消化功能低下,故日渐消瘦,也可导致胃下垂和其他内脏下垂。引起胃下垂的原因分为先天和后天两种。

1.先天性

多见于无力型体形者,身体瘦弱,胸廓狭小,皮肤苍白,皮下脂肪菲薄或肌肉营养不良,第十肋游离等。先天性胃下垂患者,常可并发其他内脏(如肾、肝、脾、横结肠、子宫等内脏下垂),所以又叫全内脏下垂。

2.后天性

多与慢性消耗病合并存在,或在大病初愈之后为其他消化系统疾病的并发症。如慢性胃炎等;腹肌松弛或腹内压降低,如妇女多次生育,腹部肿瘤切除术,体重突然减轻,或胸腔内压增加,如长期咳嗽、闷气、心界下移等,均可引起胃下垂。

二、临床表现

轻度下垂者一般无症状,中度以上者常出现胃肠动力差,消化不良的症状。下垂明显者可以出现如下症状。

1.消化系统症状

患者食欲减退、顽固性腹胀,以食后症状尤为突出,经常嗳气不止,左腹有下坠感和压迫感,且于食后或行走时加重,平卧时减轻。胃部多有闷痛、隐痛,剧烈疼痛比较少见,患者食欲明显降低,并有畏食、厌食的表现。有时便秘,有时腹泻,或有腹泻便秘交替出现。便秘,多为顽固性,可能由于同时有横结肠下垂,使结肠肝曲与脾曲呈锐角,而致通过缓慢。

2.腹胀及上腹不适

患者多自述腹部有胀满感、沉重感、压迫感。腹痛,多为持续性隐痛。常于餐后发生,与食量有关。进食量愈大,其疼痛时间愈长,且疼痛亦较重。同时疼痛与活动有关,饭后活动往往使疼痛加重。

3.恶心、呕吐

常于饭后活动时发作,尤其进食过多时更易出现。这是因为一次进入较大量食物,加重了胃壁韧带之牵引力而致疼痛,随之出现恶心、呕吐。

4.全身症状

多表现为逐渐消瘦,由于胃下垂的多种症状长期折磨患者,使其精神负担过重,因而产生失眠、头痛、头昏、迟钝、抑郁等神经精神症状。还可能有低血压、心悸以及站立性昏厥等其他表现。

5.体征

患者身体瘦长,皮下脂肪缺乏,肌张力低下,直立时上腹凹陷,下腹膨隆,有明显振水音,腹肌松弛,左下腹触压明显疼痛。少数患者可见肢体多关节松弛。

6.体检

可见瘦长体型,上腹部压痛点因立卧位变动而不固定,有时用冲击触诊法,或患者急速变换体位时,可听到脐下振水声,上腹部易扪到主动脉搏动,常同时伴有肝下垂、肾下垂及结肠下垂。

三、诊断和鉴别诊断

(一)诊断依据

(1)上腹压痛不固定,可随体位改变,某些患者触诊时可听到脐下振水声,也有少数下垂明显者同时有肝、右肾及结肠下垂征象。

(2)超声波检查,饮水使胃腔充盈后,超声波测出胃下缘下移入盆腔。

(3)X线钡餐检查,为胃下垂最可靠诊断方法。胃下垂程度以胃小弯切迹低于髂嵴连线水平 1～5 cm 为轻度,6～10 cm 为中度,11 cm 以上为重度。

(二)胃下垂诊断标准

(1)多发生于瘦长体型、经产妇及消耗性疾病进行性消瘦者等。

(2)轻者无明显症状,重者可有上腹不适,多在餐后、站立及劳累后加重,有饱胀、厌食、恶心、嗳气及便秘等症状。亦可出现站立性昏厥、低血压、心悸、乏力、眩晕等"循环无力症"的其他内脏下垂的表现。

(3)肋弓下角常<90°;站立时腹主动脉搏动明显;振水声,以双手托扶下腹部往上则上腹坠胀减轻;也可同时伴有肝、肾、结肠下垂的现象。

(4)X线检查可见胃角部低于髂嵴连线;胃幽门管低于髂嵴连线;胃呈长钩形或无力型,上窄下宽,胃体与胃窦靠近,胃角变锐。胃的位置及张力均低,整个胃几乎位于腹腔左侧。

(三)鉴别诊断

1.急性胃扩张

急性胃扩张常发生于创伤、麻醉和外科手术后数小时至一两天内或饱餐后不久出现,患者感上腹胀满或持续性胀痛,继而出现呕吐,主要为胃内容物,量小,但发作频繁,虽吐而腹胀不减,患者可迅速出现水电解质紊乱,甚至休克,X线腹部平片可见扩大的胃饱和致密的食物残渣阴影,服少量的钡剂可见扩张的胃型。询问病史有助鉴别。

2.胃潴留

功能性胃潴留多由于胃张力缺乏所致。此外,胃部或其他腹部手术引起的胃运动障碍,中枢神经系疾病、糖尿病所致的神经病变,以及迷走神经切断术等均可引起本病。尿毒症、酸中毒、低钾血症、低钠血症、全身或腹腔内感染、剧烈疼痛、严重贫血以及抗精神病药物和抗胆碱能药物的应用也可致本病。呕吐为本病的主要表现,日夜均可发生。呕吐物常为宿食,一般不含胆汁,上腹饱胀和疼痛亦多见。如有呕吐宿食,空腹时腹部有振水音,即提示胃潴留。进食 4 h 后,仍可从胃反出或自胃腔内抽出食物则可获证实。胃肠钡餐检查时,钡剂在 4 h 后仍存留 50%,或 6 h 后仍未排空,均为本症之佐证。

本病应与消化性溃疡、慢性胃炎、慢性肝炎、胃神经官能症、慢性胆囊炎、胃癌、胃扩张、幽门梗阻等病相鉴别。

四、治疗

1.一般治疗

胃下垂的治疗,首先要去除病因,以锻炼和饮食调养为主。经常参加体育活动,着重对腹肌进行锻炼;没有体育器械者,可采取仰卧起坐的简便方法,每日做三至五次,每次做累为止。饮食要少食多餐,选择易消化而富于营养的食物,餐后应卧床休息 45 min 至 1 h,以减轻胃的负担;减少站立时间,避免过度劳累。加强体质锻炼,改变生活习惯或去除可能的病因。

2.对病治疗

如腹痛可给予镇痛剂。便秘可采用胃肠动力药物或润滑剂。嗳气、腹胀、恶心明显者,可服用吗丁啉、莫沙比利、维生素 B_6 以促进胃蠕动、增加胃的张力。食欲缺乏、消化不良者,可给予多酶片、酵母片助消化,必要时可应用胰岛素及蛋白合成剂苯丙酸诺龙等以增加腹腔内脂肪及加强腹肌张力。正规胰岛素 4～8 U 于餐前皮下注射,三餐前半小时服用甲苯磺丁脲 0.5 g;试用苯丙酸诺龙肌内注射,第 1 个月每周 2 次,每次 25 mg,第 2 个月每周注射 1 次,连续 3 个月为 1 个疗程。

第四节　上消化道大量出血

从食管到直肠称为人体的消化道。以十二指肠和空肠的交点为界,上面为上消化道,下面为下消化道。因此,上消化道应包括食管、胃、十二指肠以及胰腺、胆道的出血,统称为上消化道出血。其中溃疡病约占半数,食管胃底静脉曲张占 25%,近年来急性出血性胃炎和糜烂性胃炎伴发出血的病例也有所增长,有 5% 左右病例的出血病灶未能确定,即使剖腹探查也未能找到出血原因。其临床表现以呕血和黑便为主,常伴有血容量不足的临床表现,是常见的急症。

一、病因

1.炎症与溃疡性因素

(1)食管炎、食管糜烂或溃疡(包括 Barrett 食管)、反流性食管炎。

(2)急、慢性胃炎,尤急性糜烂出血性胃炎(急性胃黏膜病变或称应激性溃疡,其中如系重度烧伤后引起的应激性溃疡常称为 Curling 溃疡;出血性脑血管病变及脑肿瘤所致的溃疡称之为 Curling 溃疡)。急性胃黏膜病变引起的出血占上消化道出血的 20% 左右。

(3)胃、十二指肠溃疡病,是引起出血的最常见病因。尤其是十二指肠溃疡病,占上消化道出血的 70%～80%。

（4）胃十二指肠溃疡手术后（毕罗Ⅰ或Ⅱ式手术）所致的吻合口炎或溃疡，残胃炎或残胃溃疡也是较多见的出血病因。

（5）强酸、强碱及酚类等化学物质引起的食管、胃与十二指肠的烧伤，必然会导致黏膜的糜烂与溃疡形成，最终发生出血。

（6）急性坏死出血性胰腺炎，当发生坏死出血后，血液可经主胰管进入十二指肠，也可因并发出血性十二指肠炎所致。

（7）其他炎症性病变尚有胃及十二指肠结核、克罗恩病（Crohn 病）、胃血吸虫病及胃嗜酸性肉芽肿等。

2.机械性因素

（1）食管裂孔疝：当食管下端炎性水肿明显或已发生糜烂、溃疡时常可引起较大量出血。此外，如疝入胸腔的部分胃发生嵌顿或梗阻时，则可引起大出血。

（2）食管下端黏膜裂伤：也称 Mallory-Weiss 综合征。出血多因食管-胃连接部的黏膜发生撕裂所致。占上消化道出血的 5％左右。

（3）器械或异物损伤食管：如误吞鱼刺而刺破食管黏膜或吞入缝针刺破食管等。

（4）胆道病变：如胆囊、胆管结石嵌顿、胆道蛔虫等均可导致胆管出血。

（5）胃扭转：可能系发生扭转部位的血管和黏膜缺血、损伤而致出血。

（6）胃黏膜脱垂：脱垂的胃黏膜如嵌顿于幽门管，再加之幽门管持续性痉挛，即可引起嵌顿黏膜缺血、糜烂，甚至引起坏死而致出血。但此种情况十分少见。

（7）食管、胃及十二指肠憩室：食管憩室好发于食管上部后壁；胃憩室可发生于胃的任何部位，但较少见；十二指肠憩室较多见，且多位于十二指肠壶腹部或十二指肠降部内侧，常紧邻乳头部。憩室出血多因憩室炎或糜烂所致。

3.血管性因素

（1）食管及胃底曲张静脉破裂：引起静脉曲张的病因较为复杂，可因肝内或肝外的各种病变而导致门静脉高压，最后引起食管、胃底静脉曲张，如发生破裂则可导致大出血，占上消化道出血的 8％～10％。

（2）Dieulafoy 病（胃黏膜下恒径动脉破裂）：系紧贴黏膜下的小动脉在胃黏膜的炎症、糜烂后发生破裂而导致出血，也可是胃黏膜下层曲张的小动脉瘤破裂而致出血。近年来随着急诊胃镜的广泛开展，因本病发生大出血者日趋增多，多见于中、老年患者。其出血特点常呈喷射状或呈搏动性出血。

（3）主动脉-食管、胃肠道瘘或动脉瘤破裂常导致大出血，见于以下疾病：胸主动脉瘤破入食管；腹主动脉、肝总动脉或脾动脉瘤破入胃、十二指肠；胃动脉瘤、胃十二指肠动脉瘤或胰十二指肠动脉瘤破裂出血，胃十二指肠动静脉或胰十二指肠动静脉畸形或血管发育不良而致出血；食管异物（如较大的鱼刺）穿破胸主动脉或主动脉弓后，如时间过长，当拔除异物后可引起食管内大出血。

（4）遗传性毛细血管扩张症（hereditary telangiectasis）：系罕见的家族性先天性疾病。血管扩张可发生于消化道的任何部位。

（5）蓝色橡皮瘤痣综合征（blue rubber bleb nerus 综合征）：此综合征罕见，其特点是皮肤及消化道同时发生海绵状或毛细血管性血管瘤，瘤表现为蓝色斑痣样。如发生破裂，则可导致出血。

（6）动脉炎：①结节性多动脉炎。当病变侵犯胃肠道黏膜下层及肌层小动脉时，常可形成囊状动脉瘤，如发生破裂即导致出血。②系统性红斑狼疮（SLE）。发生出血主要是胃肠道黏膜的血管炎所致。③弹性假黄色瘤（Pseudoxanthoma elasticum）。属罕见的一种结缔组织疾病，发生出血是因胃肠道血管的弹力纤维遭受破坏所致。

（7）胃动脉硬化：患者多为老年人，常伴全身性的动脉粥样硬化，诱因多为乙醇、粗糙食物及药物，出血停止后钡餐或胃镜检查可无异常发现。

4. 肿瘤性因素

（1）良性肿瘤：①食管、胃及十二指肠息肉或息肉病。②食管、胃及十二指肠的平滑肌瘤或神经纤维瘤等。

（2）恶性肿瘤：①食管癌、胃癌。也是引起出血较常见的病因，占上消化道出血的10%～20%。②十二指肠癌。原发性十二指肠癌并不多见。③胃、十二指肠平滑肌肉瘤或淋巴瘤，也较少见。④类癌。发生在胃、十二指肠的类癌较少见。⑤胆囊、胆管癌（主要为胆总管癌）或Vater壶腹癌。在癌肿中，是较为多见的出血原因。⑥肝癌破入胆道、胰腺癌破入胰管。少数胰头癌可因浸润十二指肠后而引起大出血。⑦纵隔恶性肿瘤如破入食管，则可表现为上消化道出血，但较少见。

5. 全身性疾病

（1）血液系统疾病：包括白血病、血友病、血小板减少性紫癜、过敏性紫癜（尤其是腹型过敏性紫癜）、再生障碍性贫血、弥散性血管内凝血及其他凝血机制障碍性疾病，均可导致上消化道出血。

（2）重度肺气肿及肺源性心脏病：系因高碳酸血症和长期慢性缺氧而引起胃黏膜屏障功能减退，最终导致胃黏膜糜烂出血。

（3）心脏疾病：如风心病、先天性心脏病、心肌病与缩窄性心包炎等：如发生右心衰竭时可引起体循环淤血，若淤血持续时间过长可使胃、十二指肠黏膜缺血、缺氧。重者，胃肠黏膜可发生糜烂、出血。

（4）急性传染病：如流行性出血热、钩端螺旋体病及重症肝炎等可发生上消化道出血。

（5）其他：如尿毒症、败血症等均可引起上消化道出血。

二、临床表现

1. 呕血与黑便

呕血与黑便是提示上消化道出血的最直接证据。患者和家属均能较准确提供呕血和（或）黑便的信息。如呕血和（或）黑便次数多，每次的量亦多，则提示患者出血量大。

2. 失血性周围循环衰竭

若在短时间内出血量超过1 000 mL以上时，患者常出现周围循环衰竭的症状，除头晕、乏力、心悸外，常伴冷汗、四肢厥冷、脉搏细弱、心跳加速、心音低钝、呼吸气促、血压下降等失血性休克表现。少数患者在出血后有一过性昏厥或意识障碍（系暂时性或一过性脑缺血所致）。部分患者，尤老年患者可有烦躁不安的表现，系脑缺氧所致。

3. 发热

上消化道大出血后，多数患者可有低热，但一般不超过38.5 ℃，可持续3～5 d。发热可能是失血性周围循环衰竭后，引起背侧丘脑下部体温调节中枢功能不稳定所致。但其确切机制尚不清楚。上消化道大量出血导致急性周围循环衰竭。失血量太大,出血不止或治疗不及时可引起机体的组织血液灌注减少和细胞缺氧。进而可因缺氧、代谢性酸中毒和代谢产物的蓄积,造成周围血管扩张,毛细血管广泛受损,以致大量体液淤滞于腹腔内脏与周围组织,使有效血容量锐减,严重地影响心、脑、肾的血液供应,终于形成不可逆转的休克,导致死亡。在出血周围循环衰竭发展过程中,临床上可出现头昏、心悸、恶心、口渴、黑蒙或昏厥;皮肤由于血管收缩和血液灌注不足而呈灰白、湿冷;按压甲床后呈现苍白,且经久不见恢复。静脉充盈差,体表静脉往往瘪陷。

三、检查

(一)实验室检查

1.血常规变化

在出血的早期,患者的血红蛋白、红细胞计数及血细胞比容等可无变化,只有当组织液渗入血管内或补给等渗液体扩充血容量、血液被稀释后才出现贫血的表现,患者常呈正细胞正色素性贫血,网织红细胞常升高。大出血后,白细胞计数可达$(10\sim20)\times10^9$,出血停止后 $2\sim3$ d才恢复正常。肝硬化门静脉高压患者出血后白细胞计数可不增高,其原因是患者常存在有脾功能亢进。

2.氮质血症

上消化道出血后,由于血液进入肠道,其蛋白质消化产物被肠黏膜吸收,故可引起血中尿素氮浓度增高,称肠源性尿素氮增高。在出血后的数小时,尿素氮即可增高,一般在 $24\sim48$ h达高峰。如尿素氮继续升高,可能是继续出血或者系大出血后,因有效血容量减少,而致肾血流量与肾小球滤过率降低所导致的肾性尿素氮增高。因此,在排除了肾性尿素氮升高的因素之后,监测血尿素氮的变化是判断出血是否停止的一项有用指标。

3.上消化道出血的病因诊断

常可依赖红细胞、白细胞及血小板都减少,除可见于再生障碍性贫血外,还可见于肝硬化、肝功能异常,如血清胆红素浓度增高(结合与非结合胆红素都增高)、总蛋白、清蛋白降低而球蛋白增高、转氨酶增高等有利于肝硬化的诊断。出血后短期内胆红素浓度增高应考虑胆道、胰腺及壶腹部病变。

(二)其他辅助检查

1.B超检查

如发现肝硬化、门静脉高压的特征性改变,即有利于肝硬化的诊断;如发现局部胃黏膜显著增厚则有利于胃癌的诊断。

2.CT 或 MRI 检查

对诊断肝硬化、胆道病变及胰腺病变有较大的帮助。

3.X 线钡餐检查

一般而言,在大出血时不宜行 X 线钡餐检查,因有可能加重出血或再出血,故多主张钡餐检查在出血停止、病情稍稳定以后进行。

但此时钡餐检查的病因诊断阳性率则明显降低,如对急性胃黏膜病变、应激性溃疡等的诊断会发生困难。这些病变可在短期内恢复正常。但是钡餐检查对于食管静脉曲张、消化性溃疡或胃癌等病变仍有重要诊断价值。

4.胃镜检查

胃镜检查是诊断上消化道出血重要的方法之一,且可在出血后的 24～48 h 内行紧急胃镜检查,以确定食管、胃或十二指肠有无出血性病变,其阳性率可达 95% 左右。如发现病变后再行活组织病理检查,则可确定病变的性质;如果是在出血停止后再做胃镜检查,则其阳性率可大为降低,有可能仅达 40%～50%。

5.选择性血管造影

经上述检查手段还不能明确出血的病因时,可行选择肠系膜上动脉插管造影检查。多主张在出血的情况下立即行造影检查,其出血的部位或病变的性质多数可获得诊断,如发现造影剂从某破裂的血管处溢出,则该血管处即是出血的部位。当发现异常的病变血管时,可根据该异常血管影做出是否有血管畸形的病因诊断。

四、诊断与鉴别诊断

(一)诊断

1.症状体征

略。

2.实验室及其他辅助检

略。

3.出血量的判断

消化系统急危重症上消化道出血时,若每天出血量达 5 mL 以上,粪便隐血试验即可呈阳性;每天出血量超过 50 mL 时,粪便可呈黑色。黑便一般较黏稠,如柏油状。若胃内积聚的血量超过 350 mL 以上时,则可引起呕血。由于血液在胃内停留或停留时间较长,血液中的血红蛋白经胃酸的作用而形成正铁血红蛋白(methemoglobin),故呕出物的色泽呈棕褐色或似咖啡渣样。

当血液在肠道停留时间较长,则血红蛋白与硫化物结合而形成硫化亚铁,所以粪便呈黑色。如果患者出血量大,血液在胃内停留时间很短,则呕出的血色可呈暗红,甚至鲜红,且常有凝血块。

同样道理,大出血时如血液在肠道内停留时间过短,则可排出暗红色血液,或者看似黑便,但用水稀释后,可见到有暗红的血液混在其中。一般而言,出血量的大小与破裂血管的大小、动脉或静脉破裂有密切关系。较大静脉血管破裂,其出血量大;小动脉破裂的出血量也大;广泛的毛细血管渗血,其出血量一般也较大。

4.出血是否停止的判断

(1)呕血和(或)黑便的次数与量:经积极治疗后,患者呕血和(或)黑便的次数与量显著减少,提示出血减轻;当患者无再呕血、黑便或数天无黑便或大便已转为黄色则提示出血已基本停止。

(2)临床表现:患者出血后的症状,如头晕、心慌、冷汗等减轻或消失,脉搏及血压维持在正常水平,即脉搏不再增快,血压不再降低则提示出血已经停止。

(3)实验室检查:红细胞计数、血红蛋白及血细胞比容均较稳定,不再进行性下降或血尿素氮逐渐降至正常,均提示出血已经停止。

(4)如患者留置有胃管,则从胃管抽吸出的血液其色泽逐渐变淡,提示出血已减轻,当抽出含有胆汁的清亮胃液时,则提示出血已经停止(胆汁系从十二指肠反流入胃内,如不伴有血液时,提示降部无出血性病变或者出血病变已停止出血)。

5.上消化道出血的病因诊断

根据患者的病史、症状与体征,部分患者可做出初步的病因诊断,而确诊常需依赖有关实验室检查和其他辅助检查。

(二)鉴别诊断

1.胃与十二指肠溃疡病

(1)胃与十二指肠溃疡病是引起上消化道出血最常见的原因。胃溃疡占上消化道出血病因的10%～15%,而十二指肠溃疡占上消化道出血病因的25%～30%。

(2)既往有溃疡病史或有溃疡病出血史,多数患者以冬春季节好发。

(3)疼痛多位于上腹部,多呈隐痛、烧灼样痛。多数十二指肠溃疡者有饥饿痛或夜间痛醒。

(4)疼痛一般具节律性。胃溃疡多为餐后0.5～1 h疼痛发作,持续1～2 h,至下餐前疼痛逐渐缓解;十二指肠溃疡疼痛多在餐后3～4 h发作(即饥饿时疼痛),进食后疼痛常消失。

(5)服用制酸剂、H_2受体拮抗药或质子泵抑制剂疼痛可缓解或消失。

(6)少数病例可无上腹痛,无反酸、嗳气等症状,而仅以呕血和(或)黑便为首发症状,此种病例占消化性溃疡病例总数的10%～15%。

(7)X线钡餐检查,如发现龛影征对诊断有重要帮助。

(8)胃镜检查,可在直视下观察溃疡的形态与大小,结合活组织病理检查可确立诊断。

2.急性胃黏膜病变

(1)急性胃黏膜病变是引起上消化道出血的重要病因之一,占上消化道出血病因的20%左右。

(2)常有引起胃、十二指肠黏膜损害的诱因存在。这些诱因包括:①服用过阿司匹林等非甾体消炎药、肾上腺糖皮质激素、某些抗生素等。②饮酒,尤其是酗酒后。③多种应激状态,如颅脑外伤、急性脑血管疾病、重度烧伤等。④败血症,严重肝、肾功能损害等。

(3)常有上腹疼痛或隐痛,反酸、恶心、呕吐等前驱症状,也可以呕血和(或)黑便为首发症状。

(4)在出血后的24～48 h内做急诊胃镜检查,如发现胃、十二指肠黏膜弥散性充血、水肿,多处有出血糜烂灶时即可确诊。

3.肝硬化

(1)肝硬化是引起上消化道出血的重要病因之一,占上消化道出血病因的8%～10%。

(2)常有病毒性肝炎史、长期饮酒史或慢性血吸虫病史。

(3)肝功能代偿期,多数患者有食欲缺乏、四肢乏力、腹部膨胀等症状,可有皮肤色素沉着、肝脾大等体征。

(4)肝功能失代偿期,患者除有明显的消化道症状外,常有腹壁静脉显露、腹腔积液、蜘蛛痣和肝掌,脾大更显著,常伴有脾功能亢进表现,即表现为红细胞、白细胞及血小板都减少。也可呈白细胞与血小板的减少。

(5)多数情况下腹腔积液呈漏出液表现。

(6)B超检查可发现肝硬化及门静脉高压的特征性改变,如肝脏缩小,边缘呈锯齿状,肝内光点密集,门静脉、脾静脉内径增宽,脾大,肝前间隙可发现腹腔积液或发现大量腹腔积液(液性暗区)。如系血吸虫病所致,则肝内呈网络状结构。

(7)CT 或 MRI 检查结果与 B 超相类似。

(8)上消化道钡餐检查可发现食管下端与胃底静脉曲张。

五、治疗

1.一般治疗

卧床休息;观察神色和肢体皮肤是冷湿或温暖;记录血压、脉搏、出血量与每小时尿量;保持静脉通路并测定中心静脉压;保持患者呼吸道通畅,避免呕血时引起窒息;大量出血者宜禁食,少量出血者可适当进流质;多数患者在出血后常有发热,一般无须使用抗生素。

2.补充血容量

当血红蛋白低于 90 g/L,收缩血压低于 12 kPa(90 mmHg)时,应立即输入足够量的全血。对肝硬化伴静脉高压的患者要提防因输血而增加门静脉压力激发再出血的可能性。要避免输血、输液量过多而引起急性肺水肿或诱发再次出血。

3.上消化道大量出血的止血处理

(1)胃内降温:通过胃管以 10 ℃～14 ℃冰水反复灌洗胃腔而使胃降温,从而可使其血管收缩、血流减少并可使胃分泌和消化受到抑制。出血部位纤溶酶活力减弱,从而达到止血目的。

(2)口服止血剂:消化性溃疡的出血是黏膜病变出血,用血管收缩剂如去甲肾上腺素 8 mg加冰盐水 150 mL 分次口服,可使出血的小动脉强烈收缩而止血。此法不主张对老年人使用。

(3)抑制胃酸分泌和保护胃黏膜:H_2 受体拮抗剂如甲氰咪胍因抑制胃酸提高胃内 pH 的作用,从而减少 H^+ 反弥散,促进止血,对应激性溃疡和急性胃黏膜病变出血的防治有良好作用。近年来作用于质子泵的制酸剂奥美拉唑,是一种 H^+-K^+-ATP 酶的阻滞剂,大量出血时可静脉注射,一次 40 mg。

4.内镜直视下止血

局部喷洒 5%碱式硫酸铁溶液,其止血机制在于可使局部胃壁痉挛,出血周围血管发生收缩,并有促使血液凝固的作用,从而达到止血目的。内镜直视下高频电灼血管止血适用于持续性出血者。由于电凝止血不易精确凝固出血点,对出血面直接接触可引起暂时性出血。近年已广泛开展内镜下激光治疗,使组织蛋白凝固,小血管收缩闭合,立即起到机械性血管闭塞或血管内血栓形成的作用。

5.食管静脉曲张出血的非外科手术治疗

(1)气囊压迫:是一种有效的,但仅是暂时控制出血的非手术治疗方法。半个世纪以来,此方法一直是治疗食管静脉曲张大出血的首选方法,近期止血率 90%。三腔管压迫止血的并发症有:①呼吸道阻塞和窒息。②食管壁缺血、坏死、破裂。③吸入性肺炎。最近几年,对气囊进行了改良,在管腔中央的孔道内,可以通过一根细径的纤维内镜,这样就可以直接观察静脉曲张出血及压迫止血的情况。

(2)经颈内静脉门体分流术(TIPS):经颈内静脉门体分流术(TIPS)是指经颈静脉插管至肝静脉后,穿刺肝实质至肝内门静脉分支,将可扩张的金属支架植入后建立肝内门静脉与下腔静脉之间的分流道,以使整个肝外门静脉系区域的压力显著降低,从而达到治疗胃食管静脉曲张破裂出血和腹腔积液等门脉高压并发症。

当药物治疗和内镜下常规治疗方法均不能控制急性出血时,患者的病死率可达80%。其中,许多患者因全身状况差、病情危重和严重的肝病而不适宜并较少接受外科手术。根据既往经验,这类患者接受急诊外科分流术亦有较高的病死率(31%～77%)。多项研究表明,急诊TIPS对于90%～100%的急性出血患者有效,早期再出血发生率为16%～30%,早期或6周住院病死率为17%～55%。虽然缺乏随机对照研究,但临床实践已达成共识,即TIPS是内科和内镜治疗无效的急诊静脉曲张出血唯一的"救命治疗(rescue therapy)"。药物和内镜治疗是预防静脉曲张再出血的一线治疗。药物或内镜下治疗对于预期1年内再出血率为40%～50%的患者疗效有限。几项研究结果均提示,与内镜治疗相比,TIPS可显著降低再出血的发生率,但也以增加肝性脑病的发生率为代价,而病死率没有明显差异。因为接受内镜治疗或TIPS之后,患者的病死率没有显著差异,所以TIPS多在药物和内镜止血无效的情况下作为二线治疗进行的。

(3)降低门脉压力的药物治疗:使出血处血流量减少,为凝血过程提供了条件,从而达到止血。不仅对静脉曲张破裂出血有效,而且对溃疡、糜烂、黏膜撕裂也同样有效。可选用的药物有血管收缩剂和血管扩张剂二种:①血管加压素及其衍生物,以垂体后叶素应用最普遍,剂量为0.4 U/min连续静脉滴注,止血后每12 h减0.1 U/min。可降低门脉压力8.5%,止血成功率50%～70%,但复发出血率高,药物本身可致严重并发症,发如门静脉系统血管内血栓形成,冠状动脉血管收缩等,应与硝酸甘油联合使用。该品衍生物有八肽加压素、三甘氨酰赖氨酸加压素。②生长抑素及其衍生物:近年合成了奥曲肽(善得定,Sandostatin),能减少门脉主干血流量25%～35%,降低门脉压12.5%～16.7%,又可同时使内脏血管收缩及抑制胃泌素及胃酸的分泌。适用于肝硬化食管静脉曲张的出血,其止血成功率70%～87%。对消化性溃疡出血之止血效率87%～100%。静脉缓慢推注100 μg,继而每小时静脉滴注量为25 μg。③血管扩张剂:不主张在大量出血时用,而认为与血管收缩剂合用或止血后预防再出时用较好。常用硝苯啶与硝盐类药物如硝酸甘油等,有降低门脉压力的作用。

第五节 肠梗阻

肠梗阻(intestinal obstruction,ileus)指肠内容物在肠道中通过受阻。为常见急腹症,可因多种因素引起,起病初,梗阻肠段先有解剖和功能性改变,继则发生体液和电解质的丢失,肠壁循环障碍、坏死和继发感染,最后可致毒血症、休克,甚至死亡。当然,如能及时诊断,积极治疗大多能逆转病情的发展,以致治愈。

一、病因

1.机械性肠梗阻

(1)肠内异物:肠石,寄生虫,大的胆石及粪块堵塞或嵌顿。

(2)肠道内息肉,新生物,良恶性肿瘤或淋巴瘤堵塞。

(3)肠套叠。

（4）肠先天性异常：包括先天性肠道内闭锁，肠道有先天性的纤维幕或蹼形成，梅克尔憩室狭窄等，肠先天性异常一般较少见。

（5）肠道或腹膜炎症性病变：如肠结核、克罗恩病、结核性腹膜炎、放射性肠炎及 NSAIDs 等药物导致的肠道炎性溃疡所致的狭窄等。

（6）肠粘连：常因腹腔或盆腔手术后，或腹腔内慢性炎症性病变（如结核性腹膜炎、克罗恩病等）所致，手术后发生肠粘连以小肠粘连者为多。

（7）疝：如腹股沟斜疝、腹内疝，包括网膜囊内疝、股疝等发生嵌顿。

（8）肠扭转：扭转多见于肠系膜肿瘤或其基底部狭窄等原因所致。

（9）肠管外肿瘤等压迫：如腹腔内、网膜、肠系膜的巨大肿瘤、腹膜后巨大肿瘤、胰腺假性囊肿等均可使肠管受压，严重者发生肠梗阻，近年来肠管外压迫所致的肠梗阻有增多的趋势。

2.运动障碍性肠梗阻

运动障碍性肠梗阻是因肠壁肌肉活动紊乱，导致肠内容物不能运行，而非肠腔内外有机械性因素引起肠梗阻，因此也称为假性肠梗阻，其病因有：

（1）手术后麻痹性肠梗阻：常见于手术后。

（2）非手术麻痹性肠梗阻：常见于电解质紊乱（尤以血钾、钠、镁异常多见）；多种全身性或腹腔内炎症，如败血症、腹腔内脓肿、重症胰腺炎及肾盂肾炎、肺炎等；重金属中毒；尿毒症；脊髓炎；甲状腺功能减退。

（3）由于肠平滑肌病变或肌间神经丛等病变导致肠肌肉活动障碍所致的肠梗阻，常称为慢性假性肠梗阻，多见于小肠平滑肌病变、肠肌间神经丛病变、神经元性疾病、代谢内分泌疾病、小肠憩室病、药物性因素等。

3.急性缺血性肠梗阻

（1）系肠管的血供发生障碍所致，常可造成肠壁肌肉活动消失，如肠管血供不能恢复，则肠管极易发生坏死，尤其是经终末支供血的肠管，肠管血供发生障碍多见于各种原因所致的肠系膜动脉血栓形成或栓塞，以及肠系膜静脉血栓形成等。

（2）按肠管血供情况可分为单纯性肠梗阻和绞窄性肠梗阻。单纯性肠梗阻仅表现肠内容物通过困难，而无肠管血液供应障碍，但单纯性肠梗阻可演变为绞窄性肠梗阻。绞窄性肠梗阻表现为肠内容物通过受阻，并伴有肠管血运障碍。

（3）按梗阻的程度可分为完全性肠梗阻和不完全性肠梗阻。完全性肠梗阻肠内容物完全不能通过。不完全性肠梗阻：部分肠内容物仍可通过梗阻部，不完全性肠梗阻可演变为完全性肠梗阻。

（4）按梗阻部位亦可分为 3 类：高位性小肠梗阻、低位性小肠梗阻和结肠梗阻。高位性小肠梗阻一般指发生于十二指肠及空肠的梗阻。低位性小肠梗阻一般指发生于远端回肠的梗阻。结肠梗阻一般好发于左半结肠，尤以乙状结肠或乙状结肠与直肠交界处好发。

（5）按起病的缓急可分为急性肠梗阻和慢性肠梗阻。绞窄性肠梗阻一般都是急性肠梗阻，也是完全性的。

二、临床表现

1.症状

急性肠梗阻有 4 个主要症状。

(1)腹痛：为阵发性绞痛,空肠或上段回肠梗阻,每3～5 min发作1次,回肠末端或大肠梗阻,每6～9 min发作1次,发作间歇期疼痛缓解,绞痛期间伴有肠鸣音亢进,肠鸣音呈高调,有时可闻气过水声,麻痹性肠梗阻可以无腹痛,高位小肠梗阻绞痛可以不严重,中段或低位肠梗阻则呈典型剧烈的绞痛,位于脐周或定位不确切,每次绞痛可持续数秒到数分钟,如果阵发性绞痛转为持续性腹痛,则应考虑已发展为绞窄性肠梗阻了。

(2)呕吐：梗阻以后,肠管的逆蠕动使患者发生呕吐,呕吐物开始为胃内容物,以后为肠内容物,高位小肠梗阻绞痛不重,但呕吐频繁,中段或远端小肠梗阻,呕吐出现较晚,低位小肠梗阻呕吐物有时呈"粪便样"(feculent vomitting)是由于肠内容物的滞留,细菌的过度生长,分解肠内容物所致。

(3)腹胀：多发生在晚期,高位小肠梗阻不如低位者明显,结肠梗阻因回盲瓣存在,很少发生反流,梗阻常为闭襻性,故腹胀明显,绞窄性肠梗阻时,腹部呈不对称性膨胀,可以摸到膨大的肠襻。

(4)排气与排便停止：肠梗阻患者,一般都停止由肛门排便与排气,但是肠系膜血管栓塞与肠套叠可以排出稀便或血性黏液,结肠肿瘤、憩室或胆石梗阻的患者也常常有黑色大便。

2.体征

(1)心率：单纯性肠梗阻,失水不重时,心率正常,心率加快是低血容量与严重失水的表现;绞窄性肠梗阻,由于毒素的吸收,心率加快更为明显。

(2)体温：正常或略有升高,体温升高是肠管绞窄或肠管坏死的征象。

(3)腹部体征：应注意是否有手术瘢痕,肥胖患者尤其应注意腹股沟疝及股疝,因为皮下脂肪过多容易忽略膨胀的肠管有压痛,绞痛时伴有肠型或蠕动波,若局部压痛伴腹肌紧张及反跳痛,为绞窄性肠梗阻的体征,听诊时应注意肠鸣音音调的变化,绞痛时伴有气过水声,肠管高度扩张,可闻及"叮叮"(tinkling)的金属音(高调)。

(4)直肠指诊：注意直肠是否有肿瘤,指套是否有鲜血,有鲜血应考虑到肠黏膜病变、肠套叠、血栓等病变。

三、检查

(一)实验室检查

(1)血红蛋白及白细胞计数,肠梗阻早期正常,梗阻时间较久,出现脱水征时,则可以发生血液浓缩与白细胞增高,白细胞增高并伴有核左移时,表示肠绞窄存在。

(2)血清电解质、二氧化碳结合力、血气分析、尿素氮、血球压积的测定都很重要,用以判断脱水与电解质紊乱情况,及指导液体的输入。

(3)血清无机磷、肌酸激酶(creatine kinase)及其同工酶的测定对诊断绞窄性肠梗阻有重要意义,许多实验证明,肠壁缺血、坏死时血中无机磷及肌酸激酶升高。

(二)影像学检查

1.X线检查

X线检查对肠梗阻的诊断十分重要,空肠与回肠气体充盈后,其X线的图像各有特点:空肠黏膜皱襞对系膜缘呈鱼骨状平行排列,其间隙规则犹如弹簧状;回肠黏膜皱襞消失,肠管的轮廓光滑;结肠胀气位于腹部周边,显示结肠袋形。

小肠梗阻的X线表现:梗阻以上肠管积气、积液与肠管扩张,梗阻后在肠腔内很快出现液面,梗阻时间越长,液面越多,低位梗阻液面更多,液面一般在梗阻5～6 h后出现,立位检查可见到阶梯样长短不一的液平面,卧位检查时可见到胀气肠襻的分布情况,小肠居中央,结肠占据腹部外周。高位空肠梗阻时,胃内出现大量的气体和液体;低位小肠梗阻,则液平面较多;完全性梗阻时,结肠内无气体或仅有少量气体。

绞窄性肠梗阻的表现:在腹部有圆形或分叶状软组织肿块影像,还可见个别膨胀固定肠襻呈"C"字形扩张或"咖啡豆征"。

麻痹性肠梗阻的表现:小肠与结肠都呈均匀的扩张,但肠管内的积气和液面较少,若系由腹膜炎引起的麻痹性肠梗阻,腹腔内有渗出性液体,肠管漂浮其中,肠管间距增宽,边缘模糊,空肠黏膜皱襞增粗。

2.B超检查

腹内可形成软性包块,内可见肠腔声像蠕动,可见液体滞留,肠套叠可见同心圆肠腔声像,纵面可见多层管壁结构,利用B超诊断肠梗阻待进一步研究提高。

四、诊断与鉴别诊断

(一)诊断

1.患者是否有肠梗阻

有腹部疼痛伴有呕吐,早期应与一些急腹症相鉴别。此外也常需要与胃肠炎、食物过敏等相鉴别。确定腹痛是肠绞痛,除根据其疼痛性质外,最好是在疼痛发作时听诊腹部,若听到亢进的肠鸣音时,说明腹痛是由肠痉挛引起,此外X线检查可进一步做出诊断,正常人除胃泡及结肠中有气体之外,十二指肠壶腹部偶尔可见气泡,小肠部位无气体存在,肠梗阻的肠管扩张,同时其中充以液体与气体,在立位时可见阶梯形液面,液面一般在梗阻5～6 h出现,因此对可疑患者,应重复进行腹部透视检查是可以确诊的。

2.是否为绞窄性肠梗阻

绞窄性肠梗阻有以下特点。

(1)发病比较急骤,腹部绞痛较剧烈,疼痛为持续性或持续腹痛伴有阵发性加剧。

(2)肠管的绞窄若发生在腹腔内,而非腹壁疝绞窄,多出现局部腹膜刺激征象,局部有压痛及肌紧张,腹部有时可触及包块。

(3)体温升高,白细胞明显升高($>10×10^9$/L)。

(4)休克的表现,由于肠管绞窄,血液与血浆渗出,若绞窄肠襻较长则失血可以严重,此外肠绞窄后,肠管内细菌繁殖产生毒素,因此绞窄性肠梗阻患者早期出现休克。

(5)脱水与电解质紊乱比单纯性梗阻明显,代谢性酸碱紊乱也明显。

3.肠梗阻的部位

小肠梗阻部位的高低与治疗有密切关系,高位梗阻引起死亡的原因是体液的丢失,低位小肠梗阻时则为肠管膨胀引起的严重后果;结肠梗阻,如乙状结肠扭转,则不单是补液的问题,急迫要解决的是结肠梗阻的缓解,如何区别高位、低位小肠梗阻,主要是依靠临床主要症状。高位梗阻,呕吐是突出的症状,肠绞痛与腹胀均不明显,低位小肠梗阻时,则肠绞痛与腹胀为突出的表现,呕吐的次数较少,结肠梗阻,则以腹胀为突出,可无呕吐,绞痛也不严重,X线检查可以识别肠管黏膜的排列与结肠袋的形状,可以考虑梗阻部位,平卧时X线的腹部平片,细致地研究扩张的小肠可以看出梗阻的部位,在立位X线检查,若盲肠内有较大的液平面存在时,是大肠梗阻的特征。

4.肠梗阻的原因

肠梗阻以粘连、肿瘤、炎症及扭转为常见的原因,如以往有过手术史,则梗阻的原因以粘连为最可能;如有反复肠梗阻发作的病史,每次发作时又合并腹膜刺激症状与发热,则 Crohn 病的可能性最大;老年人的梗阻多由结肠肿瘤,乙状结肠扭转,粪便堵塞所致,有心血管病史者可能是肠系膜血管栓塞,两岁以下的幼儿则以肠套叠的可能性最大。

(二)鉴别诊断

绞窄性肠梗阻是急腹症之一,故常需与消化性溃疡穿孔、急性重症胰腺炎、胆囊穿孔、急性阑尾炎或阑尾穿孔等疾病相鉴别,一般而言,根据上述每种疾病的临床表现,实验室检查,X 线检查或 CT,MRI 等检查,鉴别诊断常无困难。

五、治疗

肠梗阻的治疗,在于缓解梗阻,恢复肠管的通畅。值得注意的是对患者生命的威胁不完全在于肠梗阻本身,而是由于肠梗阻所引起的全身病理生理变化。为了挽救患者生命,应及时纠正水与电解质紊乱,减少肠腔膨胀。手术治疗应在全身的病理生理变化纠正后再进行。

1.胃肠减压

患者一旦诊断明确后,应即进行胃肠减压,以减轻腹胀。对老年患者还可以预防误吸的发生。胃管保持在胃内,可吸出由肠管逆流到胃内的液体与气体,从而减少肠管膨胀的程度,有利于手术探查。对于单纯性粘连性肠梗阻,仅用胃肠减压与静脉输液,有时可以解除梗阻,避免再次手术。应用胃肠减压 12 h 后,重复进行 X 线检查,若小肠充气减少,结肠充气时,则证明肠梗阻有所缓解。

2.水与电解质的补充

根据肠梗阻的部位,梗阻的时间长短,以及化验检查的结果来进行水与电解质的补充。由于呕吐与胃肠减压所丢失的液体,与细胞外液相似,因此补充的液体以等渗液为主。对严重脱水的患者,术前进行血容量的补充尤其重要,否则在麻醉情况下可引起血压下降。绞窄性肠梗阻,血浆及全血的补充尤为重要,特别是在血压及脉率已发生改变时。

3.抗生素的应用

单纯性肠梗阻无须应用抗生素。对绞窄性肠梗阻则须使用,可减少细菌繁殖,尤其当肠管发生坏死而引起腹膜炎时,更应使用。

第六节　消化性溃疡

消化性溃疡(peptic ulcer)主要指发生于胃和十二指肠的慢性溃疡,是一多发病、常见病。溃疡的形成有各种因素,其中酸性胃液对黏膜的消化作用是溃疡形成的基本因素,因此得名。酸性胃液接触的任何部位,如食管下段、胃肠吻合术后吻合口、空肠以及具有异位胃黏膜的 Meckel 憩室都可发生溃疡。绝大多数的溃疡发生于十二指肠和胃,故又称胃、十二指肠溃疡。

一、病因

近年来的实验与临床研究表明,胃酸分泌过多、幽门螺杆菌感染和胃黏膜保护作用减弱等因素是引起消化性溃疡的主要环节。胃排空延缓和胆汁反流、胃肠肽的作用、遗传因素、药物因素、环境因素和精神因素等,都和消化性溃疡的发生有关。

1.胃酸分泌过多

盐酸是胃液的主要成分,由壁细胞分泌,受神经、体液调节。已知壁细胞内含有 3 种受体,即组胺受体(hirstamine receptors)、胆碱能受体(cholinergic receptors)和胃泌素受体(gastrin receptors),分别接受组胺、乙酰胆碱和胃泌素的激活。当壁细胞表面受体一旦被相应物质结合后,细胞内第二信使便激活,进而影响胃酸分泌。

在十二指肠溃疡的发病机制中,胃酸分泌过多起重要作用。十二指肠溃疡患者的胃酸基础分泌量(BAO)和最大分泌量(MAO)均明显高于常人;十二指肠溃疡绝不发生于无胃酸分泌或分泌很少的人。食糜自胃进入十二指肠后,在胃酸和食糜的刺激兴奋下,胰腺大量分泌胰液泌素、胰酶泌素、促胆囊收缩素,肠黏膜除分泌黏液外,也释放激素如肠高血糖素、肠抑胃肽(GIP)、血管活性肠肽(VIP),这类激素具有抑制胃酸分泌和刺激胃泌素分泌的作用,故十二指肠黏膜释放这些激素的功能减退时,可引起胃酸分泌增高,促成十二指肠溃疡的形成。

胃溃疡在病程的长期性、反复性,并发症的性质,以及在胃酸减少的条件下溃疡趋向愈合等方面,均提示其发病机制与十二指肠溃疡有相似之处。但是,胃溃疡患者的 BAO 和 MAO 均与正常人相似,甚至低于正常;一些胃黏膜保护药物(非抗酸药)虽无减少胃酸的作用,却可以促进溃疡的愈合;一些损伤胃黏膜的药物如阿司匹林可引起胃溃疡,以及在实验动物不断从胃腔吸去黏液可导致胃溃疡等事实,均提示胃溃疡的发生起因于胃黏膜的局部。由于胃黏膜保护屏障的破坏,不能有效地对抗胃酸和胃蛋白酶的侵蚀和消化作用,而致溃疡发生。

2.幽门螺杆菌感染

Hp 感染是慢性胃炎的主要病因,是引起消化性溃疡的重要病因。在 Hp 黏附的上皮细胞可见微绒毛减少,细胞间连接丧失,细胞肿胀、表面不规则,细胞内黏液颗粒耗竭,空泡样变,细菌与细胞间形成黏着蒂和浅杯样结构。

3.胃黏膜保护作用

正常情况下,各种食物的理化因素和酸性胃液的消化作用均不能损伤胃黏膜而导致溃疡形成,乃是由于正常胃黏膜具有保护功能,包括黏液分泌、胃黏膜屏障完整性、丰富的黏膜血流和上皮细胞的再生等。无论是黏液抑或重碳酸盐,单独均不能防止胃上皮免受胃酸和胃蛋白酶的损害,两者结合则形成有效的屏障。这一梯度的形成取决于碱分泌的速率及其穿过黏液层的厚度,而黏液层的厚度又取决于黏液新生和从上皮细胞表面丢失入胃腔的速率。上述因素中任何一个或几个受到干扰,pH 梯度便会减低,防护性屏障便遭到破坏。

4.胃排空延缓和胆汁反流

胃溃疡病时胃窦和幽门区域的这种退行性变可使胃窦收缩失效,从而影响食糜的向前推进。胃排空延缓可能是胃溃疡病发病机制中的一个因素。

十二指肠内容物中某些成分,如胆汁酸和溶血卵磷脂可以损伤胃上皮。十二指肠内容物反流入胃可以引起胃黏膜的慢性炎症。受损的胃黏膜更易遭受酸和胃蛋白酶的破坏。胃溃疡病时空腹胃液中胆汁酸结合物较正常对照者的浓度显著增高,从而推想胆汁反流入胃可能在胃溃疡病的发病机制中起重要作用。

5.胃肠肽的作用

已知许多胃肠肽可以影响胃酸分泌,但只有胃泌素与消化性溃疡关系的研究较多。关于胃泌素在寻常的消化性溃疡发病机制中所起的作用,尚不清楚。

6.遗传因素

现已一致认为消化性溃疡的发生具有遗传素质,而且证明胃溃疡和十二指肠溃疡病系单独遗传,互不相干。胃溃疡患者的家族中,胃溃疡的发病率较正常人高 3 倍;而在十二指肠溃疡患者的家族中,较多发生的是十二指肠溃疡而非胃溃疡。

7.药物因素

某些解热镇痛药、抗癌药等,如吲哚美辛、保泰松、阿司匹林、肾上腺皮质激素、氟尿嘧啶、氨甲蝶呤等曾被列为致溃疡因素。非类固醇抗炎药,如吲哚美辛、保泰松、布洛芬、萘普生等,也可在不同程度上抑制前列腺素的合成,从而在理论上可以产生类似阿司匹林的临床效应。利血平等药具有组胺样作用,可增加胃酸分泌,故有潜在致溃疡作用。

8.环境因素

吸烟可刺激胃酸分泌增加,长期大量吸烟不利于溃疡的愈合,亦可致复发。食物对胃黏膜可引起理化性质损害作用。暴饮暴食或不规则进食可能破坏胃分泌的节律性。据临床观察,咖啡、辛辣调料、泡菜等食品,以及不良饮食习惯,均可能是本病发生的有关因素。

9.精神因素

根据现代的心理-社会-生物医学模式观点,消化性溃疡属于典型的心身疾病范畴之一。心理因素可影响胃液分泌。

二、临床表现

(一)消化性溃疡疼痛特点

1.长期性

由于溃疡发生后可自行愈合,但每于愈合后又好复发,故常有上腹疼痛长期反复发作的特点。整个病程一般 6～7 年,有的可长达一二十年,甚至更长。

2.周期性

上腹疼痛呈反复周期性发作,乃为此种溃疡的特征之一,尤以十二指肠溃疡更为突出。中上腹疼痛发作可持续几天、几周或更长,继以较长时间的缓解。全年都可发作,但以春、秋季节发作者多见。

3.节律性

溃疡疼痛与饮食之间的关系具有明显的相关性和节律性。在一天中,早晨 3 点至早餐的一段时间,胃酸分泌最低,故在此时间内很少发生疼痛。十二指肠溃疡的疼痛好在二餐之间发生,持续不减直至下餐进食或服制酸药物后缓解。一部分十二指肠溃疡患者,由于夜间的胃酸较高,尤其在睡前曾进餐者,可发生半夜疼痛。胃溃疡疼痛的发生较不规则,常在餐后 1 h 内发生,经 1～2 h 后逐渐缓解,直至下餐进食后再复出现上述节律。

4.疼痛部位

十二指肠溃疡的疼痛多出现于中上腹部,或在脐上方,或在脐上方偏右处;胃溃疡疼痛的位置也多在中上腹,或在剑突下和剑突下偏左处。疼痛范围约数厘米直径大小。因空腔内脏的疼痛在体表上的定位一般不十分确切,故疼痛的部位也不能准确反映溃疡所在解剖位置。

5.疼痛性质

多呈钝痛、灼痛或饥饿样痛,一般较轻而能耐受,持续性剧痛提示溃疡穿透或穿孔。

6.影响因素

疼痛常因精神刺激、过度疲劳、饮食不慎、药物影响、气候变化等因素诱发或加重;可因休息、进食、服制酸药、以手按压疼痛部位、呕吐等方法而减轻或缓解。

(二)消化性溃疡其他症状与体征

1.其他症状

本病除中上腹疼痛外,尚可有唾液分泌增多、胃灼热、反胃、嗳酸、嗳气、恶心、呕吐等其他胃肠道症状。食欲多保持正常,但偶可因食后疼痛发作而惧食,以致体重减轻。全身症状可有失眠等神经官能症的表现,或有缓脉、多汗等自主神经系统不平衡的症状。

2.体征

溃疡发作期,中上腹部可有局限性压痛,程度不重,其压痛部位多与溃疡的位置基本相符。

三、检查

1.内镜检查

不论选用纤维胃镜或电子胃镜,均作为确诊消化性溃疡的主要方法。在内镜直视下,消化性溃疡通常呈圆形、椭圆形或线形,边缘锐利,基本光滑,为灰白色或灰黄色苔膜所覆盖,周围黏膜充血、水肿,略隆起。

2.X线钡餐检查

消化性溃疡的主要X线影像是壁龛或龛影,指钡悬液填充溃疡的凹陷部分所造成。在正面观,龛影呈圆形或椭圆形,边缘整齐。因溃疡周围的炎性水肿而形成环形透亮区。

3.Hp感染的检测

Hp感染的检测方法大致分为四类:①直接从胃黏膜组织中检查Hp,包括细菌培养、组织涂片或切片染色镜检细菌。②用尿素酶试验、呼吸试验、胃液尿素氮检测等方法测定胃内尿素酶的活性。③血清学检查抗Hp抗体。④应用多聚酶链反应(PCR)技术测定Hp-DNA。细菌培养是诊断Hp感染最可靠的方法。

4.胃液分析

正常男性和女性的基础酸排出量(BAO)平均分别为 2.5 和 1.3 mmol/h,(0~6 mmol/h),男性和女性十二指肠溃疡患者的BAO平均分别为5和3 mmol/h。当BAO>10 mmol/h,常提示胃泌素瘤的可能。五肽胃泌素按 6 μg/kg 注射后,最大酸排出量(MAO),十二指肠溃疡者常超过40 mmol/h。由于各种胃病的胃液分析结果,胃酸幅度与正常人有重叠,对溃疡病的诊断仅为参考。

四、诊断与鉴别诊断

(一)诊断

依据本病慢性病程,周期性发作及节律性上腹痛等典型表现,一般可以做出初步的诊断。但消化性溃疡的确定诊断,尤其是症状不典型者,需要通过钡餐X线和(或)内镜检查才能建立。

（二）鉴别诊断

1.胃癌

胃良性溃疡与恶性溃疡的鉴别十分重要,两者的鉴别有时比较困难。以下情况应当特别重视:①中老年人近期内出现中上腹痛、出血或贫血。②胃溃疡患者的临床表现发生明显变化或抗溃疡药物治疗无效。③胃溃疡活检病理有肠组织转化或不典型增生者。临床上,对胃溃疡患者应在内科积极治疗下,定期进行内镜检查随访,密切观察直到溃疡愈合。

2.慢性胃炎

本病亦有慢性上腹部不适或疼痛,其症状可类似消化性溃疡,但发作的周期性与节律性一般不典型。胃镜检查是主要的鉴别方法。

3.胃神经官能症

本病可有上腹部不适、恶心呕吐,或者酷似消化性溃疡,但常伴有明显的全身神经官能症状,情绪波动与发病有密切关系。内镜检查与 X 线检查未发现明显异常。

4.胆囊炎胆石症

多见于中年女性,常呈间歇性、发作性右上腹痛,常放射到右肩胛区,可有胆绞痛、发热、黄疸、Murphy 征阳性。进食油腻食物常可诱发。B 超检查可以做出诊断。

5.胃泌素瘤

本病又称 Zollinger-Ellison 综合征阳性,有顽固性多发性溃疡,或有异位性溃疡,胃次全切除术后容易复发,多伴有腹泻和明显消瘦。患者胰腺有非 β 细胞瘤或胃窦 G 细胞增生,血清胃泌素水平增高,胃液和胃酸分泌显著增多。

6.功能性消化不良

功能性消化不良中的溃疡样(ulcer-like)型症状酷似消化性溃疡,其鉴别有赖于内镜或 X 线检查。

五、治疗

本病确诊后一般采取综合性治疗措施,包括内科基本治疗、药物治疗、并发症的治疗和外科治疗。治疗消化性溃疡的目的在于:缓解临床症状;促进溃疡愈合;防止溃疡复发;减少并发症。但目前现有的各种疗法尚不能改变消化性溃疡的自然病程和根治溃疡。

（一）内科治疗

1.生活

消化性溃疡属于典型的心身疾病范畴,心理-社会因素对发病起着重要作用,因此乐观的情绪、规律的生活、避免过度紧张与劳累,无论在本病的发作期或缓解期均很重要。当溃疡活动期,症状较重时,卧床休息几天乃至 1～2 周。

2.饮食

在 H_2 受体拮抗药问世以前,饮食疗法曾经是消化性溃疡的唯一或主要的治疗手段。1901 年,Lenhartz 指出少食多餐对患者有利。其后,Sippy 饮食疗法问世,并一直被在临床上沿用达数十年之久。Sippy 饮食主要由牛奶、鸡蛋、奶油组成,以后还包括了一些"软"的非刺激性食物,其原理在于这些食物能够持久地稀释和中和胃酸。对消化性溃疡患者的饮食持下列观点:①细嚼慢咽,避免急食,咀嚼可增加唾液分泌,后者能稀释和中和胃酸,并可能具有提高黏膜屏障作用。②有规律地定时进食,以维持正常消化活动的节律。③当急性活动期,以少吃多餐为宜,每天进餐 4~5 次即可,但一旦症状得到控制,应鼓励较快恢复到平时的一日 3 餐。④饮食宜注意营养,但无须规定特殊食谱。⑤餐间避免零食,睡前不宜进食。⑥在急性活动期,应戒烟酒,并避免咖啡、浓茶、浓肉汤和辣椒酸醋等刺激性调味品或辛辣的饮料,以及损伤胃黏膜的药物。⑦饮食不过饱,以防止胃窦部的过度扩张而增加胃泌素的分泌。

3.镇静

对少数伴有焦虑、紧张、失眠等症状的患者,可短期使用一些镇静药或安定剂。

4.避免应用致溃疡药物

应劝阻患者停用诱发或引起溃疡病加重或并发出血的有关药物,包括:①水杨酸盐及非类固醇抗炎药(NSAIDs)。②肾上腺皮质激素。③利血平等。如果因风湿病或类风湿病必须用上述药物,应当尽量采用肠溶剂型或小剂量间断应用。

(二)药物治疗

治疗消化性溃疡的药物主要包括降低胃酸的药物、根除幽门螺杆菌感染的药物和增强胃黏膜保护作用的药物。

1.降低胃酸的药物

包括制酸药和抗分泌药两类。

制酸药与胃内盐酸作用形成盐和水,使胃酸降低。种类繁多,有碳酸氢钠、碳酸钙、氧化镁、氢氧化铝、三硅酸镁等,其治疗作用在于:①结合和中和 H^+,从而减少 H^+ 向胃黏膜的反弥散,同时也可减少进入十二指肠的胃酸。②提高胃液的 pH,降低胃蛋白酶的活性。胃液 pH 为 1.5~2.5 时,胃蛋白酶的活性最强。制酸药分可溶性和不溶性两大类,碳酸氢钠属于可溶性,其他属于不溶性。前者止痛效果快,但长期和大量应用时,不良反应较大。含钙、铋、铝的制酸剂可致便秘,镁制剂可致腹泻,常将两种或多种制酸药制成复合剂,以抵消其不良反应。抗分泌药物主要有组胺 H_2 受体拮抗剂和质子泵抑制剂两类。组胺 H_2 受体拮抗剂选择性竞争 H_2 受体,从而使壁细胞内 cAMP 产生及胃酸分泌减少,故对治疗消化性溃疡有效。胃酸分泌最后一步是壁细胞分泌膜内质子泵驱动细胞 H^+ 与小管内 K^+ 交换,质子泵即 H^+-K^+-ATP 酶。质子泵抑制剂可明显减少任何刺激激发的酸分泌。

2.Hp 感染的治疗

对 Hp 感染的治疗主要是应用具有杀菌作用的药物。清除指药物治疗结束时 Hp 消失,根除指药物治疗结束后至少 4 周无 Hp 复发。临床上要求达到 Hp 根除,消化性溃疡的复发率可大大降低。体外药物敏感试验表明,在中性 pH 条件下,Hp 对青霉素最为敏感,对氨基糖苷类、四环素类、头孢菌素类、氧氟沙星、环西沙星、红霉素、利福平等高度敏感,对大环内酯类、呋喃类、氯霉素等中度敏感,对万古霉素有高度抗药性。但 Hp 对铋盐中度敏感。

3.加强胃黏膜保护作用的药物

已知胃黏膜保护作用的减弱是溃疡形成的重要因素,近年来的研究认为加强胃黏膜保护作用,促进黏膜的修复是治疗消化性溃疡的重要环节之一。

(1)胶态次枸橼酸铋(CBS)商品名 De-Nol、德诺、迪乐。CBS 对消化性溃疡的疗效大体与 H_2 受体拮抗剂相似。CBS 在常规剂量下是安全的,口服后主要在胃内发挥作用,仅约 0.2% 吸收入血。严重肾功能不全者忌用该药。少数患者服药后出现便秘、恶心、一时性血清转氨酶升高等。

(2)前列腺素 E:是近年来用于治疗消化性溃疡的一类药物。前列腺素具有细胞保护作用,能加强胃肠黏膜的防卫能力,但其抗溃疡作用主要基于其对胃酸分泌的抑制。

(3)硫糖铝:硫糖铝是硫酸化二糖和氢氧化铝的复合物,在酸性胃液中,凝聚成糊状黏稠物,可附着于胃、十二指肠黏膜表面,与溃疡面附着作用尤为显著。

(4)表皮生长因子(EGF):EGF 是一种多肽,由唾液腺、Brunner 腺和胰腺分泌。EGF 不被肠道吸收,能抵抗蛋白酶的消化,在黏膜防御和创面愈合中起重要作用,EGF 不仅能刺激黏膜细胞增殖,维护黏膜光整,还可增加前列腺素、巯基和生长抑素的释放。胃肠外的 EGF 还能抑制壁细胞的活力和各种刺激引起的酸分泌。

(5)生长抑素:生长抑素能抑制胃泌素分泌,而抑制胃酸分泌,可协同前列腺素对胃黏膜起保护作用。主要应用于治疗胃、十二指肠溃疡并发出血。

4.促进胃动力药物

在消化性溃疡病例中,如见有明显的恶心、呕吐和腹胀,实验室检查见有胃潴留、排空迟缓、胆汁反流或胃食管反流等表现,应同时给予促进胃动力药物。如甲氧氯普胺(Metoclopramide)、多潘立酮(Domperidone)、西沙必利(Cisapride)。

5.药物治疗的抉择

当今用以治疗消化性溃疡的药物种类众多,新的药物又不断问世,如何抉择,尚无统一规范,以下意见可供临床参考。

(1)药物的选用原则:组胺 H_2 受体拮抗剂可作为胃、十二指肠溃疡的首选药物。抗酸剂和硫糖铝也可用作第一线药物治疗,但疗效不及 H_2 受体拮抗剂。前列腺素拟似品 Misoprostol 主要预防 NSAIDs 相关性溃疡的发生。奥美拉唑可用作第一线药物,但在更多的情况下,用于其他药物治疗失败的顽固性溃疡。Hp 阳性的病例,应采用双联或三联疗法根除 Hp 感染。

(2)难治性和顽固性溃疡的治疗:经正规内科治疗无明显效果,包括溃疡持久不愈合,或在维持治疗期症状仍复发,或发生并发症者,称难治性溃疡;十二指肠溃疡经 8 周,胃溃疡12 周治疗而未愈合者,称为顽固性溃疡。这时,可尝试增加 H_2 受体拮抗剂的剂量,或应用奥美拉唑,后者可使90%的顽固性溃疡愈合。铋剂和抗生素联合治疗清除 Hp 感染,对某些顽固性溃疡也有一定效果。如果药物治疗失败宜考虑手术。

(3)NSAIDs 相关性溃疡的治疗:阿司匹林和其他 NSAIDs 能抑制黏膜合成前列腺素,削弱细胞保护作用,增加黏膜对损伤的敏感性,导致消化性溃疡,尤其是胃溃疡。相当多的胃溃疡患者,尤其是老年人,有服用 NSAIDs 病史。NSAIDs 性溃疡常无症状(50%),不少患者以出血为首发症状。

NSAIDs 性溃疡发生后应尽可能停用 NSAIDs,或减量,或换用其他制剂。H_2 受体拮抗剂对此种溃疡的疗效远较对一般的溃疡为差。有人认为奥美拉唑有良好效果,不管是否停用 NSAIDs,均可使溃疡愈合。Misoprostol 单用或与 H_2 受体拮抗剂合用,已被证明有助于溃疡愈合。

(4)溃疡复发的防治:消化性溃疡是一慢性复发性疾病,约80%的溃疡病治愈后在一年内复发,五年内复发率达100%。如何避免复发是个尚未解决的问题。已经认识到吸烟、胃高分泌、长期的病史和以前有过并发症、使用致溃疡药物、幽门螺杆菌感染是导致溃疡复发的重要危险因素,临床上对每一个消化性溃疡患者要仔细分析病史和作有关检查,尽可能地消除或减少上述危险因素。

(5)消化性溃疡的维持治疗:由于消化性溃疡治愈停药后复发率甚高,并发症发生率较高,而且自然病程长达 8~10 年,因此药物维持治疗是个重要的实施。有下列三种方案可供选择:①正规维持治疗:适用于反复复发、症状持久不缓解、合并存在多种危险因素或伴有并发症者。维持方法:西咪替丁 400 mg,或雷尼替丁 150 mg,或法莫替丁 20 mg,睡前服用 1 次,也可口服硫糖铝 1 g,每日 2 次。正规长程维持疗法的理想时间尚难定,多数主张至少维持 1~2 年,对于老年人、预期溃疡复发可产生严重后果者,可终身维持。②间隙全剂量治疗:在患者出现严重症状复发或内镜证明溃疡复发时,可给予 1 个疗程全剂量治疗,据报告有 70%以上患者可取得满意效果。③按需治疗:本法系在症状复发时,给予短程治疗,症状消失后即停药。对有症状者,应用短程药物治疗,目的在于控制症状,而让溃疡自发愈合。事实上,有相当多的消化性溃疡患者在症状消失后即自动停药。按需治疗时,虽然溃疡愈合较慢,但总的疗效与全程治疗并无不同。下列情况不适此法:60 岁以上,有溃疡出血或穿孔史,每年复发 2 次以上以及合并其他严重疾病者。

(三)并发症的治疗

1.大量出血

消化性溃疡病并发大量出血,常可引起周围循环衰竭和失血性贫血,应当进行紧急处理:①输血输液补充血容量、纠正休克和稳定生命体征是重要环节。②同时给予全身药物止血,如生长抑素 25 μg 稀释后静脉滴注,以后每小时注入 250 μg,治疗 24~48 h 有止血作用。组胺 H_2 受体拮抗剂能减少胃酸分泌,有助于止血、溃疡愈合,可选择西咪替丁 0.8 g/d 或法莫替丁 40 mg/d,溶于 500 mL 葡萄糖中,静脉滴注。也可选用质子泵抑制剂奥美拉唑 40 mg/d 加入补液中滴注。③内镜下局部止血,可选用局部喷洒 1‰肾上腺素液、5%孟氏液、凝血酶 500~1 000 U 或立止血 1~2 kU。或者于出血病灶注射 1%乙氧硬化醇、高渗盐水肾上腺素或立止血。或者应用电凝、微波、激光止血,常可获得良好的疗效。

以下情况考虑紧急或近期内外科手术治疗:①中老年患者,原有高血压、动脉硬化,一旦大出血,不易停止。②多次大量出血的消化性溃疡。③持续出血不止,虽经积极治疗措施未见效。④大量出血合并幽门梗阻或穿孔,内科治疗多无效果。

2.急性穿孔

胃十二指肠溃疡一旦并发急性穿孔,应禁食,放置胃管抽吸胃内容物,防止腹腔继发感染。无腹膜炎发生的小穿孔,可采用非手术疗法。饱食后发生穿孔,常伴有弥散性腹膜炎,需在 6~12 h 内施行急诊手术。慢性穿孔进展较缓慢,穿孔毗邻脏器,可引起粘连和瘘管形成,必须外科手术。

3.幽门梗阻

功能性或器质性幽门梗阻的初期,其治疗方法基本相同。①静脉输液,以纠正水、电解质代谢紊乱或代谢性碱中毒。②放置胃管连续抽吸胃内潴留物 72 h 后,于每日晚餐后 4 h 行胃灌洗术,以解除胃潴留和恢复胃张力。③经胃灌洗术后,如胃潴留已少于 200 mL,表示胃排空已接近正常,可给流质饮食。④消瘦和营养状态极差者,宜及早予以全肠外营养疗法。⑤口服或注射组胺 H_2 受体拮抗药。⑥应用促进胃动力药如吗丁啉或西沙必利,但禁用抗胆碱能药物如何托品、颠茄类,因此类药物能使胃松弛和胃排空减弱而加重胃潴留。

第六章 风湿免疫疾病

第一节 风湿热

风湿热(rheumatic fever)是一种常见的反复发作的急性或慢性全身性结缔组织炎症,主要累及心脏、关节、中枢神经系统,皮肤和皮下组织。临床表现以心肌炎和关节炎为主,可伴有发热、毒血症、皮疹、皮下小结、舞蹈病等。它通常发生于链球菌感染后2~4周,是对咽部A组溶血性链球菌感染的变态反应性疾病,急性发作时通常以关节炎较为明显,但在此阶段风湿性心脏炎可造成患者死亡。急性发作后常遗留轻重不等的心脏损害。

一、病因

(一)感染因素

虽然风湿热的病因和发病机制迄今尚未完全阐明,但目前公认风湿热是由于A组乙型链球菌咽部感染后,产生自身免疫性疾病。业已证实,人体组织和链球菌的某些结构有交叉抗原性,因此机体可错将链球菌误认为是"自体",而不产生正常免疫反应将其清除;一旦机体免疫功能发生改变,链球菌作为抗原进入人体可产生相应抗体。目前已能检出多种自身抗体,如抗心肌抗体,抗M蛋白抗体,抗心瓣膜多糖抗体,抗神经元抗体等,该类抗体不仅与链球菌有关抗原发生反应,同时也可作用于自身心肌、心瓣膜、神经组织及结缔组织的有关抗原,造成自身免疫反应,导致相应组织损伤,引起风湿热的发生。在风湿热的发生发展过程中,细胞免疫机制也起重要作用。通过免疫组织化学技术证实,风湿热病灶以T淋巴细胞浸润为主,风湿热患者血循环中有淋巴细胞反应增强以及一系列细胞免疫反应标记物激活,如白介素(IL-1,IL-2),TNF-γ增高,白细胞移动抑制作用增强,自然杀伤细胞(NK)和单核细胞毒性增高,T淋巴细胞对链球菌抗原反应加强,吞噬细胞产生自由基,外周血和心脏组织细胞中促凝血活性增高等,均表明细胞免疫在风湿热发病过程中起重要作用。

近年来有关学者对病毒感染学说较为关注,认为风湿热可能与柯萨奇B3,B4病毒感染有关,其根据是:在部分风心病患者血清中柯萨奇B3,B4抗体滴定度明显升高;风心病患者左房及心瓣膜上曾发现嗜心病毒;当爪哇猴感染柯萨奇B4病毒后,可产生类似风心病的病理改变,但此学说尚未被普遍接受,且难以解释青霉素确实对预防风湿热复发有显著疗效,不少学者认为,病毒感染可能为链球菌感染创造条件,在风湿热发生过程中起诱因作用。

(二)遗传因素

最近发现风湿热患者中有遗传标记存在,应用一种含有称为883B细胞同种抗原(allogeneic antigen)的血清,大约72%风湿热患者呈阳性反应,针对B细胞同种抗原也已产生出单克隆抗体D8/17,急性风湿热患者80%~100%呈阳性,而对照组仅15%阳性,因此有可能采用单克隆抗体来筛选急性风湿热易感人群。通过免疫遗传学的研究,发现风湿热患者及其亲属中,其免疫系统的细胞上有特殊的抗原表达,多数报道伴同HLA-DR4频率增高,此外也有

HLA-DQA1 和 DQB1 某些位点出现频率增高,该研究的进展有可能在广大人群中发现风湿热和易患者,以进行针对性防治。多数学者认为,遗传因素可作为易患因素之一,但同一家庭中多个成员的发病,最可能原因还是与生活环境相同和易于互相感染有关。

(三)免疫因素

免疫功能状态的变化也可能参与风湿热的发生。在风湿热和风湿活动时常有免疫球蛋白 IgG,IgA 和 IgM 升高;血中虽有白细胞增多,但其吞噬能力降低,淋巴细胞转化试验结果显示淋巴细胞向原淋巴细胞转化率降低,表明有细胞免疫功能缺陷,此外细胞介导的免疫反应在本病病程中也很重要。

至于营养不良学说,微量元素与风湿热的关系(目前发现缺锌与风湿热及风心病的免疫病理学机制有密切关系),内分泌障碍等还在继续探索中。总之,风湿热的发病机制错综复杂,它是链球菌咽部感染后和机体免疫状态等多种因素共同作用的结果。

二、病理

风湿热是全身性结缔组织炎症,根据病变发生的过程可以分为 3 期。

(一)变性渗出期

结缔组织中胶原纤维分裂、肿胀,形成玻璃样和纤维素样变性,变性病灶周围有淋巴细胞、浆细胞、嗜酸性粒细胞、中性粒细胞等炎症反应的细胞浸润,本期可持续 1～2 个月,然后恢复或进入第 2,3 期。

(二)增殖期

在上述病变的基础上出现风湿性肉芽肿或风湿小体(Aschoff body),这是风湿热的特征性病变,是病理学确诊风湿热的依据和风湿活动的指标。小体中央有纤维素样坏死,其边缘有淋巴细胞和浆细胞浸润,并有风湿细胞,风湿细胞呈圆形、椭圆形或多角形,胞浆丰富呈嗜碱性,胞核空,具有明显的核仁,有时出现双核或多核形成巨细胞,而进入硬化期,此期可持续3～4 个月。

(三)硬化期

风湿小体中央的变性坏死物质逐渐被吸收,渗出的炎症细胞减少,纤维组织增生,在肉芽肿部位形成瘢痕组织。由于本病常反复发作,上述 3 期的发展过程可交错存在,历时需 4～6 个月,第 1 期和第 2 期中常伴有浆液渗出和炎症细胞浸润,这种渗出性病变在很大程度上决定着临床上各种症状的产生,在关节和心包的病理变化以渗出性为主,而瘢痕的形成则主要限于心内膜和心肌,特别是瓣膜。

风湿热的炎症病变累及全身结缔组织的胶原纤维,早期以关节和心脏受累为多,而后以心脏损害为主,各期病变在受累器官中有所侧重,如在关节和心包以渗出为主,形成关节炎和心包炎,以后渗出物可完全吸收,少数心包渗出物吸收不完全,极化形成部分粘连,在心肌和心内膜主要是增殖性病变,以后形成瘢痕增殖,心瓣膜的增殖性病变及粘连常导致慢性风湿性心瓣膜病。

三、临床表现与分型

(一)临床表现

在风湿热的典型临床症状出现之前 2～5 周,常有咽喉炎或扁桃体炎等上呼吸道链球菌感染的临床表现,如发热、咽喉痛、颌下淋巴结肿大、咳嗽等症状,经治疗症状消失后,可无任何不适,感染轻者可无明显临床症状,有时轻症患者会完全遗忘此病史,临床上仅1/3~1/2风湿热患者能主诉出近期的上呼吸道感染的病史。

典型的临床表现为发热、关节炎和心脏炎、环形红斑、皮下结节和舞蹈病也偶尔见。

1. 发热

50%~70%患者有发热,热型不规则,高热多见于少年儿童,成人多中等度发热,轻症病例往往仅有低热,甚至无发热,低热有时仅在常规定期测温时才被发现。

2. 关节炎

典型的关节炎呈游走性,多发性,同时侵犯数个大关节,以膝、踝、肘、腕、肩关节较常见。急性发作时受累关节呈红、肿、灼热、疼痛和压痛,活动受限制,急性期过后不遗留关节变形。典型的风湿性游走性关节炎系指在较短时间内,如 24~48 h,关节炎(痛)可从一个部位转移到另一位置。关节症状受气候影响较大,对天气变化甚为敏感,常在天气转变前(尤其是变冷及雨天)出现明显关节痛,气候稳定后症状减轻。水杨酸制剂对风湿关节炎有极好的疗效,用药后多于 48 h 内病情得到缓解。对轻症的关节炎患者,常需要仔细检查,逐个关节进行检查才能发现关节炎的存在。轻症患者可仅有关节痛,偶尔表现为髋关节、指趾关节、颈椎、下颌关节或胸锁关节痛,胸肋关节痛常被误诊为心肌炎,心脏神经官能症,肋间神经痛。近年的病例中关节炎约占 57%,关节痛约占 70%。

3. 心脏炎

典型的心脏炎患者常主诉有心悸、气短、心前区不适、疼痛等,瓣膜炎时可有新的心尖区高调、收缩期吹风样杂音,疾病早期此杂音响度呈易变性,但不随体位和呼吸变化;亦可有心尖区短促低调舒张中期杂音,此舒张期杂音称为 Carey Coombs 杂音,该杂音与二尖瓣狭窄杂音的区别为前者不存在左心房与左心室之间的明显压力阶差,如心底部(胸骨左缘)主动脉瓣区新出现舒张中期柔和的吹风样杂音,尤其在急性风湿性心脏炎无二尖瓣杂音时应考虑为主动脉瓣炎所致,心肌炎常伴有心尖区收缩期及舒张期杂音,心动过速(入睡后仍心率超过100 次/分)是心肌炎的早期表现。对上呼吸道链球菌感染后出现进行性心悸、气促及心功能减退,应予严密追踪,以排除早期心肌炎,病情严重时可有充血性心力衰竭的症状和体征,如心动过速,呼吸困难,咳嗽,端坐呼吸,甚至出现肺水肿,这是由于左心室容量超负荷所致。X 线或超声心动图可显示心脏增大,心包炎可表现为心音遥远,心包摩擦音或胸痛,二尖瓣关闭不全的杂音有时可被心包摩擦音遮盖,至心包炎消退后才被发现。超声心动图检查可测出心包积液,心电图可有低电压,胸前各导联 ST 段抬高,X 线可有心影增大,坐立位时心影下部增大呈烧瓶样;平卧时心底部明显增宽,心腰消失。近年报道心脏炎发生率约占 45%。

4. 环形红斑

临床上少见,其在风湿热的出现率各家报道不一,为 6%~25%,为淡红色的环状红晕,中央苍白,多分布在躯干或肢体的近端,时隐时现,有时几个红斑互相融合成不规则环形,其大小变化不一,痒不明显,压之褪色。

5. 皮下结节

皮下结节亦属少见,据统计其出现率在 2%~16%不等,为稍硬、无痛的小结节,多发现于关节伸侧的皮下组织,尤其在肘、膝、腕、枕或胸腰椎棘突处,与皮肤无粘连,无红肿炎症,常在心脏炎时出现。

6.舞蹈病

舞蹈病发生在儿童期,4～7 岁儿童较多见,成人几乎不发生,一般出现在初次链球菌感染后 2 个月或以上,由风湿热炎症侵犯基底核所致,为一种无目的、不自主的躯干或肢体动作,如挤眉、眨眼、摇头转颈、努嘴伸舌、肢体表现为伸直和屈曲、内收和外展、旋前和旋后等无节律的交替动作,激动兴奋时加重,睡眠时消失,情绪常不稳定是其特征之一。本病须与其他神经系统的舞蹈症鉴别,由于其在风湿热的后期出现,故常不伴有其他明显的风湿热临床表现,国内报道其发生率在 3%左右,国外报道可高达 30%。

7.其他表现

进行性疲倦、乏力、贫血、肌痛、多汗、鼻出血、瘀斑等也相当常见,皮肤的不典型表现可为结节性红斑和多形红斑,有时可有严重腹痛,酷似急性阑尾炎和急腹症,可能是由于风湿性血管炎所致,若发生风湿性肾炎,可有尿红细胞和蛋白,至于风湿性肺炎、胸膜炎和脑炎,近年已比较少见。

(二)临床分型

根据风湿热的疾病过程,可分为下列 4 型。

1.暴发型

本型多见于儿童,急性起病,病情凶险,常因严重心脏炎、充血性心力衰竭、风湿性肺炎等于短期内死亡。此型在国内已少见,由于过去很长时间无新发病例,人群免疫力下降,近年报道有本型病例发生。

2.反复发作型

本型最常见,在复发时具有重复以往临床表现的特点,复发常在初发风湿热后 5 年内可能性最大。有下列情况者复发率较高:①既往有风湿性心脏病者。②有风湿热复发病史者。③咽部链球菌感染后症状明显,免疫反应较强者(如 ASO 等抗体效价较高者)。④本次链球菌感染距离前次风湿热发作时间少于 2 年者。⑤年龄较轻者。⑥不能坚持继发性预防者,有上述一种或多种情况者,其复发率在 18%～58%,单纯关节炎患者预后良好,无关节畸形发生,心脏炎患者的预后与反复发作次数,每次发作的严重程度,能否坚持继发性预防和早期抗风湿治疗有关。

3.慢性型(或称迁延型)

病程持续半年以上,常以心脏炎为主要表现。在疾病过程中,症状缓解和加剧反复交替出现,既往有心脏受累,特别是有心脏增大或瓣膜病者发生率较高,但亦有为初发风湿热者。能坚持继发性预防和足够疗程抗风湿治疗者预后较好,放弃预防及治疗者预后较差。有统计约 1/3 瓣膜受累的慢性型患者,因放弃预防或治疗不坚持而于 6 年内死亡。

4.亚临床型(隐性风湿热)

本型一般无特征性临床表现,有时仅有疲倦乏力、面色苍白、低热、肢痛,可有咽痛或咽部不适史,查体仅发现有颌下淋巴结压痛(提示近期有过扁桃体炎),化验室检查常有红细胞沉降率(ESR)加速、α-糖蛋白增高,ASO 效价增高,血清循环免疫复合物(CIC)持续增高,抗心肌抗体阳性,心电图正常或有轻度 P-R 间期延长,维持一段时间后可因风湿热活动性加剧而出现典型临床表现,或病情呈隐匿进行,若干年后出现慢性风湿性心脏病。

风湿性心脏炎是风湿热最重要的临床表现,常发生于关节炎后 2 周内,心包常为渗出性炎症,可有摩擦音和胸痛等症状;缩窄性心包炎罕见,心肌常有淋巴细胞浸润,并可有局灶性坏死。心肌的 Aschoff 小体是风湿性心脏病的病理学特征,它是结缔组织中胶原纤维发生纤维蛋白样肿胀和变性,继以炎性细胞浸润而形成的肉芽肿。新的柔和的反流性心脏杂音提示存在瓣膜炎,瓣叶边缘由细胞浸润和纤维化形成的疣状病变是瓣膜炎的特征,二尖瓣瓣叶上的疣状病变可引起柔和的舒张中期杂音(Carey Coombs 杂音),瓣膜炎最常累及二尖瓣,主动脉瓣次之,极少累及三尖瓣和肺动脉瓣,心脏炎的心电图变化包括 ST 段或 T 波改变;有时有心脏传导异常,并可能引起昏厥。

四、辅助检查

(一)实验室检查

1.免疫学检测

(1)抗链球菌溶血素"O"(antistreptolysin O,ASO)测定:一般认为 ASO 滴度>500 U 才有价值,但也有人认为成人>250 U,5 岁以上儿童>333 U,应考虑其滴度增高。目前认为一次试验结果对诊断意义不大,若多次试验(最好每 2 周 1 次)结果逐渐增高,则对风湿热和风湿活动诊断价值较大,如抗体长期恒定在高单位,多为非活动期,若由高单位逐渐下降,则为疾病缓解期,发病早期用过抗生素或激素者,ASO 可不增高,此外,患某些肝炎、肾炎、肾病综合征及多发性骨髓炎时,ASO 也可非特异性增高。

(2)抗链球菌胞壁多糖抗体(ASP)测定:根据链球菌胞壁多糖与人心瓣膜糖蛋白有共同抗原性的特性,应用 ELISA 法测定 ASP-IgM,IgG,风湿性心瓣膜炎的阳性率高达80%以上。相反,非风湿性心瓣膜病,链球菌感染后状态,急性肾炎,病毒性心肌炎等阳性率仅约 10%～13%。本试验在反映风湿热活动方面优于血沉降,在反映链球菌感染后的免疫反应方面优于ASO,有较高的敏感性和特异性。

(3)抗链球菌激酶(antistreptokinase,ASK)测定:风湿热时 ASK 滴度增高,常>800 U。

(4)抗透明质酸酶(antihyaluronidase,AH)测定:风湿热时常>128 U。

(5)抗链球菌脱氧核糖核酸酶 B(ADNase B)测定:风湿热时,儿童常>250 U,成人>160 U。

(6)抗链球菌二磷酸吡啶核苷酸酶(ASDA)测定:超过 1:275 U 提示风湿热或风湿活动。

一般认为能同时检查以上链球菌抗体试验中的 2 项,每 2 周 1 次,若试验中的一种其两个稀释管或两个以上稀释管的抗体滴度增高,是风湿热或风湿活动的有力佐证。

2.血液检查

(1)血沉增快,与血中白蛋白降低,γ-球蛋白及 α_2-球蛋白升高有关,当风湿热并发心力衰竭或应用水杨酸类、激素时可不增快。

(2)C 反应蛋白(心肺复苏)阳性,表明血清中有能沉淀肺炎链球菌膜上 C 多糖体的球蛋白存在,本试验虽无特异性,但其水平与风湿活动程度成正比。

(3)反映结缔组织胶原纤维破坏的血液检查有以下三项:①血清黏蛋白试验:血清黏蛋白>40 mg/L(4 mg/dL)为阳性。②血清二苯胺反应>0.25 光密度单位。③血清糖蛋白增多:a_1>20%,a_2>38%,此外,血白蛋白己糖增高(正常值(1210±21) mg/L);氨基己糖增高(正常值为(830±41) mg/L)。

3.循环免疫复合物检查

(1)补体试验:血清补体 C3 增高,免疫球蛋白 IgA,IgG 也可增高。

（2）外周血淋巴细胞促凝血活性：基于风湿热有细胞免疫参与，应用链球菌胞膜或胞壁多糖抗原为特异性抗原，刺激患者外周血淋巴细胞，发现其凝血活性增高，阳性率达 80% 以上（正常人、单纯链球菌感染、病毒性心肌炎、冠心病者，阳性率仅为 4%～14%），可作为风湿热或风湿活动的证据。

（3）抗心肌抗体测定：其原理是链球菌胞膜与哺乳动物心肌具有共同抗原性，可吸附风湿热患者血清中特异性抗心肌抗体，其阳性率可高达 70%，尤其对判断有无心脏受累有较大意义。

4.其他

风湿性心肌炎时血清磷酸肌酸激酶（CPK）及其同工酶（CPK-MB），谷草转氨酶（GOT）可增高，其增高程度与心肌炎严重程度相平行。

（二）影像学检查

1.心电图

风湿性心脏炎患者典型变化为房室传导阻滞（P-R 间期延长较多见），房性及室性期前收缩，亦可有 ST-T 改变，心房纤颤和心包炎也偶可发生，过去认为 P-R 间期延长常见，甚至可高达 70%～80%，近年仅见于 1/3 左右病例。ST-T 改变表示可能有心肌炎，常规导联（除 aVR 外）呈弓背向下的 ST 抬高提示可能有心包炎。

2.超声心动图

20 世纪 90 年代以来，应用二维超声心动图和多普勒超声心动图检查风湿热和风湿性心脏炎的研究有较大的进展，不但对临床症状明显的心脏炎，心瓣膜超声改变有较高的阳性率。Vasan R.S 等还发现 2 例急性风湿热，虽无心脏炎临床症状（有多关节炎和舞蹈症），也有二尖瓣超声的改变，二尖瓣前叶出现小结节，经治疗后追踪复查，此结节样改变消失，故作者认为此等变化应属急性风湿热的一种超声心脏炎表现，目前认为最具有诊断意义的超声改变包括以下几项。

（1）瓣膜增厚：可呈弥散性瓣叶增厚或局灶性结节样增厚，前者出现率可高达 40%，后者可高达 22%～27%，均以二尖瓣多见，其次为主动脉瓣，局灶性结节大小约为 3～5 mm，位于瓣膜小叶的体部和（或）叶尖，此等结节性增厚是最特征的形态学改变，多认为与风湿性赘生物形成有关，其形态和活动度与感染性心内膜炎的赘生物不同。

（2）二尖瓣脱垂：其发生率各家报道差异甚大，可高达 51%～100%，低至 5%～16%，此种差异被认为与检查者的技术熟练程度和警惕性有关，瓣膜脱垂以二尖瓣前叶多见（占 51%～82%），单纯二尖瓣后叶（占 7%）和主动脉瓣（15%）脱垂则较少见。

（3）瓣膜反流：是最常见的瓣膜改变，二尖瓣反流远较主动脉瓣和三尖瓣反流常见，对操作熟练者来说能准确区别生理和病理范围的反流，如结合彩色多普勒超声准确性更高，据统计二尖瓣反流发生率高达 84%～94%，其中重度反流在复发性风湿热可达 25%。

（4）心包积液：多属小量积液，发生于初发风湿热占 7%，复发性风湿热占 29%，值得注意的是：尽管风湿热时，可有上述多种超声心动图的表现，但在无心脏炎临床证据时，不可轻易单凭超声心动图的某些阳性改变而做出风湿热或风湿性心脏炎的诊断，以免与其他病因如原发性二尖瓣脱垂、各种非风湿性心瓣膜病、心肌病、心包炎所致的超声变化混淆。

3.X 线

临床上只有严重的心脏炎心脏较明显增大时才能在体检时查出，大多数风湿性心脏炎的心脏增大是轻度的,如不做 X 线胸片检查难以发现,有时还须通过治疗后心影的缩小来证实原有心脏炎的心脏增大曾经存在。

五、诊断

(一)诊断标准

迄今风湿热尚无特异性的诊断方法,临床上沿用修订 Jones 诊断标准。

(1)主要表现:心脏炎,多关节炎,舞蹈症,边缘性红斑,皮下结节。

(2)次要表现:发热,关节痛,既往风湿热或风湿性心脏病史。

(3)链球菌感染依据:ASO 或其他抗链球菌抗体增加,咽部 A 组链球菌培养阳性,近期发生的猩红热。

具备 2 个主要表现,或 1 个主要表现和 2 个次要表现,如再有以前链球菌感染依据的支持,提示有风湿热存在的极大可能性。

(二)鉴别诊断

1.其他病因的关节炎

(1)类风湿性关节炎:为多发性对称指掌等小关节炎和脊柱炎,特征是伴有“晨僵”和手指纺锤形肿胀,后期出现关节畸形,临床上心脏损害较少,但超声心动图检查可以早期发现心包病变和瓣膜损害,X 线显示关节面破坏,关节间隙变窄,邻近骨组织有骨质疏松,血清类风湿因子阳性,免疫球蛋白 IgG,IgM 及 IgA 增高。

(2)脓毒血症引起的迁徙性关节炎:常有原发感染的征候,血液及骨髓培养呈阳性,且关节内渗出液有化脓趋势,并可找到病原菌。

(3)结核性关节炎:多为单个关节受累,好发于经常活动受摩擦或负重的关节,如髋、胸椎、腰椎或膝关节,关节疼痛但无红肿,心脏无病变,且常有其他部位的结核病灶,X 线显示骨质破坏,可出现结节性红斑,抗风湿治疗无效。

(4)结核感染过敏性关节炎(Poncet 病):体内非关节部位有确切的结核感染灶,经常有反复的关节炎表现,但一般情况良好,X 线显示无骨质破坏,水杨酸类药物治疗症状可缓解但反复发作,经抗结核治疗后症状消退。

(5)淋巴瘤和肉芽肿:据报道白血病可有 10% 病例出现发热和急性多关节炎症状,且关节炎表现可先于周围血常规的变化,因而导致误诊,其他淋巴瘤和良性肉芽肿也有类似的报道。

(6)莱姆关节炎(Lyme 病):此病是由蜱传播的一种流行病,通常在蜱叮咬后 3~21 d 出现症状,临床表现为发热,慢性游走性皮肤红斑,反复发作性不对称性关节炎,发生于大关节,可有心脏损害,多影响传导系统,心电图示不同程度的房室传导阻滞,亦可出现神经症状如舞蹈症、脑膜脑炎、脊髓炎、面神经瘫痪等。实验室检查循环免疫复合物阳性,血沉增快,血清特异性抗体测定可资鉴别。

2.亚急性感染性心内膜炎

亚急性感染性心内膜炎多见于原有心瓣膜病变者,有进行性贫血、脾大、瘀点、瘀斑、杵状指,可在心内膜或心脏的瓣膜上发现赘生物。

3.病毒性心肌炎

病毒性心肌炎发病前或发病时常有呼吸道或肠道病毒感染,主要受累部位在心肌,偶可累及心包,极少侵犯心内膜,发热时间较短,可有关节痛但无关节炎,心尖区第一心音减低及二级收缩期杂音,心律失常多见;无环形红斑,皮下结节等,实验室检查示白细胞减少或正常,血沉,ASO,C 反应蛋白均正常,补体结合试验及中和抗体阳性,心肌活检可分离出病毒。

4．链球菌感染后状态(链球菌感染综合征)

在急性链球菌感染的同时或感染后 2～3 周出现低热,乏力,关节酸痛,血沉增快,ASO 阳性,心电图可有一过性期前收缩或轻度 ST-T 改变,但无心脏扩大或明显杂音,经抗生素治疗感染控制后,症状迅速消失,不再复发。

六、治疗

风湿热的治疗目的应包括下列 4 方面:清除链球菌感染病灶;早期观察心脏炎是否存在并加以处理;控制充血性心力衰竭;缓解关节及其他症状。由于临床病型的多样化,病情的严重程度有较大的差异,故在治疗上应实行个别化处理。

(一)一般治疗

应注意保暖,避免受寒及潮湿,如有心脏受累应卧床休息,避免体力活动及精神刺激,待体温、血沉正常,心动过速控制或其他明显的心电图变化改善后继续卧床休息3～4 周,然后逐步恢复活动。急性关节炎患者早期亦应卧床休息,至血沉、体温正常然后开始活动。

(二)抗生素的应用

应用抗生素的目的是消除链球菌感染,治疗咽部炎症及扁桃体炎。迄今为止,青霉素仍然是最有效的链球菌杀菌剂,常用剂量为 80～160 万 U/d,分 2 次肌内注射,疗程为 10～14 d,以后用苄星青霉素(长效青霉素)120 万 U/月,肌内注射,多数能控制咽喉部感染,但亦有少数患者,上呼吸道链球菌感染反复发作,以致成为慢性或迁延型风湿热,对此可采取下列措施:①缩短苄星青霉素的注射间隔为 1～3 周 1 次,至上呼吸道感染较稳定地控制后,维持 3～4 周间隔的预防性治疗。②加用口服抗生素,如红霉素、林可霉素、罗红霉素或头孢类药物。

(三)抗风湿治疗

关于选择水杨酸制剂或激素作为抗风湿首选药物的问题,在历史上曾有过长时间争论,经过 20 世纪 60 年代美国、英国和加拿大三国进行多中心的长达 15 年的研究,美国 8 家医院(1960—1965 年)的联合研究,结果显示两者疗效相当,对以后心脏瓣膜病的形成无显著的统计学差异。近年的观点是:风湿性关节炎的首选药物为非甾体类抗炎药,常用阿司匹林(乙酰水杨酸),开始剂量成人 3～4 g/d,小儿 80～100 mg/(kg·d),分 3～4 次口服。对心脏炎一般采用糖皮质激素治疗,常用泼尼松,开始剂量成人 30～40 mg/d,小儿1.0～1.5 mg/(kg·d),分 3～4 次口服,病情控制后减量至 10～15 mg/d 维持治疗。为防止停用激素后出现反跳现象,可于激素停止使用前 2 周或更长一些时间加用阿司匹林,待前者停用2～3 周才停用阿司匹林,病情严重如并发心包炎或心肌炎并急性心力衰竭者可静脉滴注地塞米松 5～10 mg/d或氢化可的松 200 mg/d,至病情改善后,改口服激素治疗,对一时未能确定有无心脏炎的病例,可根据杂音、心率、心律情况做出抉择。一般来说,心尖区或主动脉瓣区有Ⅱ级以上收缩期杂音或新近出现舒张期杂音,或有持续性窦性心动过速,或心律失常无其他原因解释者,应按心脏炎处理,采用激素治疗,单纯关节炎的疗程为 6～8 周,心脏炎的疗程最少 12 周,如病情迁延者,应根据临床表现及实验室检查结果,延长其疗程。

(四)舞蹈病的治疗

在上述治疗基础上加用镇静剂,如地西泮、巴比妥类或氯丙嗪等,尽量避免强光、噪音刺激。

(五)亚临床型风湿热的处理

既往无风湿性心脏炎病史者,只需定期观察追踪及坚持青霉素预防,无须特殊处理;如有过心脏炎或现患风湿性心脏病者,可根据化验室检查(如 ESR,糖蛋白,CIC,抗心肌抗体,ASP 和 PCA 试验等),超声心动图,心电图和体征等几方面的变化而制订具体治疗措施。

如化验室检查基本正常仅个别项目异常,心电图、超声心动图无特殊者,应继续观察,无须抗风湿治疗。

如化验室检查变化明显,心电图、超声心动图改变不明显者,可注射苄星青霉素 120 万 U,进行 2 周抗风湿治疗(一般用阿司匹林),如 2 周后化验室结果回复正常,不能诊断风湿热,因为该病化验室改变不可能如此迅速恢复正常,如 2 周化验室改变极微,再继续治疗 2 周后复查有关项目,如仍不好转,同时又有可疑症状或体征时,应高度怀疑风湿热,需进行治疗,必要时住院观察和处理。化验室检查变化明显,心电图、超声心动图又有明显变化而无其他原因可解释者,虽然症状体征不明显,仍应住院观察,做出正确诊断或作短疗程治疗。

(六)其他疗法

风湿热是与链球菌感染有关的免疫性疾病,如经上述治疗仍反复发作或经久不愈,可试用下列措施。

(1)易地治疗,以去除链球菌感染和其他诱发风湿热发作的外界因素。

(2)改变机体高度过敏状态,可试用免疫调节或提高机体免疫力的药物和食物,如花粉、蜂王浆之类。

第二节　银屑病性关节炎

银屑病性关节炎(psoriasis arthritsi,PA)又名关节病型银屑病(arthropathic psoriasis),是一种与银屑病相关的炎性关节病。本病病程迁延,易复发,晚期形成关节强直,导致残废。银屑病在关节炎患者中较为常见,比普通人群多 2~3 倍,而关节炎在银屑病患者中也较普遍。Leczinsky 在 10 年调查中发现,银屑病中关节炎的发生率为 6.8%,大大超过非银屑病患者群中关节炎的发生率。女性比男性更易罹患。据 Nobol 报道,PA 约占银屑病患者的 1%。由于本病和 Reiter 综合征,强直性脊椎炎均与 HLA-B27 有关,且类风湿因子阴性,临床表现又有相似之处,因此被归入血清阴性性脊椎关节病。

一、病因

(一)遗传因素

在银屑病性关节炎的发病机制中,遗传因素具有明显重要性,并显示遗传的多基因性。早期的家族研究提示,在患有银屑病的先症者家庭中,PA 的患病率增高。在一项研究中发现,88 例先症者中有 11 例发生 PA,最近发现组织相容性抗原 HLA-A1,B16,B17,B27,B39,Cw6 和 D7 与银屑病性关节炎有关,约半数患者有 HLA-B27,而单纯银屑病的组织相容性抗原为

HLA-B13,B17,Cw6 及 DR7。McHugh 发现,HLA-DR7 与慢性重症外周关节病相关;HLA-B27 与脊椎炎或中轴性病变、青少年银屑病性关节炎累及骶髂关节显著相关。

(二)免疫异常

已有的研究证据提示,在银屑病的发病机制中免疫机制起重要作用。用 HLA-DR 抗体和单克隆抗体 OKT6 双标记免疫荧光试验证明,HLA-DR$^+$角朊细胞(keratinocyte)存在于银屑病皮损和滑膜细胞中,而不出现于正常外观的皮肤上,也不在郎罕氏细胞(Langerhans cell)上,HLA-DR 的表达与疾病的活动性相关,在具有 HLA-DR$^+$角朊细胞的患者中,银屑病性关节炎的发生率较高,因此用免疫化学染色检查银屑病皮损中的 HLA-DR$^+$角朊细胞,可能有助于预测银屑病患者并发关节炎的高危性,HLA-DR4 与关节炎中骨侵蚀的发生有关。

病毒或细菌感染可引起免疫异常:最近发现,在人类免疫缺陷病毒(HIV)感染的人群中,银屑病的发病率高于普通人群,关节炎可发生在 HIV 感染的任何阶段,且症状严重,有人从关节液中分离出 HIV,并在单核细胞与淋巴中获得证实。在银屑病的斑块内,有革兰阳性菌聚集,抗链球菌抗体升高;在银屑病和银屑病性关节炎患者中,滑膜液内淋巴细胞转化对链球菌的应答增强。

上述证据提示,免疫的相互作用和在银屑病与关节病中的免疫因素参与,DR$^+$角朊细胞,郎罕氏细胞或其他类似细胞能加工处理细菌或其他抗原,并与真皮 T 细胞相互作用而导致发病,但这些不能证明免疫异常是银屑病性关节炎的主要发病原因。

(三)其他因素

寒冷、潮湿、季节变换、精神紧张、忧郁、内分泌紊乱、创伤等,已被认为是在具有遗传倾向的个体中促发 PA 的重要环境因素。已有局部外伤后发生肢端骨质溶解的病例报道,有人认为关节损伤引起关节炎的机制与银屑病皮肤的 Koebner 现象相类似。

二、临床表现

PA 通常起病隐袭,疼痛常比类风湿性关节炎轻,偶尔呈急性痛风样起病,发病年龄多在 30~40 岁之间,13 岁以下儿童较少发生,关节症状与皮肤症状可同时加重或减轻;可在银屑病多次反复加重后出现关节症状;亦或于脓疱型和红皮病型银屑病并发关节症状。Gladman 分析 PA 220 例,68% 初患银屑病患者,平均经 12.8 年后出现关节炎;15% 患者在 1 年内发生银屑病和关节炎;17% 患者发生关节炎,平均经 7.4 年出现银屑病。

(一)关节表现

根据银屑病性关节炎的表现特点,将该病分为五种临床类型。

1.少数指(趾)型

此型最多见,约占 70%,为 1 个或数个指关节受累,非对称性,伴关节肿胀和腱鞘炎,使指(趾)呈肠膨状。

2.类风湿关节炎样型

此型占 15%,为对称性、多发性关节炎伴爪状手,患者可表现出类似类风湿性关节炎的临床特点,出现晨僵,对称性受累,近端指关节梭形肿胀,晚期向尺侧偏斜,偶有类风湿结节或类风湿因子,阳性。有人诊断这类病例属于类风湿性关节炎与银屑病的重叠。

3.不对称性远端指(趾)间关节型

此型占 5%,主要累及远端指(趾)间关节,表现为红肿、畸形。常从足趾开始,以后累及其他关节,指骨无尺侧偏斜,疼痛较类风湿性关节炎轻,常伴指甲营养不良,男性较多见。

4.残毁性关节炎型

此型占5%,为严重关节破坏型,多侵犯手、足多个关节和骶髂关节,特征为进行性关节旁侵蚀,以致骨质溶解,伴或不伴骨质性关节强硬,酷似神经病性关节病,为无痛性。此型的皮肤银屑病常广泛而严重,为脓疱型或红皮病型。

5.强直性脊柱炎型

此型占5%,表现为单纯性脊柱炎或脊柱炎与外周关节炎重叠。脊椎病变为非边缘性韧带骨赘,尤多见于胸椎和腰椎,骨突关节间隙狭窄和硬化,椎间盘连接处侵蚀和椎体前缘骨性增生,主要发生于颈椎下部,周围关节炎累及远端指(趾)关节,表现为双侧对称性或单侧不对称性侵蚀性关节炎,炎症除发生在滑膜,还可沿肌腱附着点进入骨骼区域,部分患者骶髂关节可受累。本型的临床特点为脊椎僵硬,发生静止状态后和在早晨,持续30 min以上。

(二)指(趾)甲变化

据统计,PA患者中80%伴甲异常。甲受累可提供早期诊断线索,因为甲床和指骨有着共同的供血来源,爪甲的慢性银屑病性损害会引起血管改变,最终影响其下的关节,已发现骨改变的程度与指甲变化的严重性密切相关,并且两者常发生于同一指(趾)。常见的甲变化有:点状凹陷,横断,纵嵴,变色,甲下角化过度,甲剥离等。

(三)皮肤表现

皮肤损害好发于头皮和四肢伸侧,尤其肘、膝部位,呈散在或泛发性分布,损害为丘疹和斑块,圆形或不规则形,表现覆以丰富的银白色鳞屑,鳞屑去除后显露发亮的薄膜,去除薄膜可见点状出血(Auspitz征),这三大特征具有诊断意义。

(四)其他表现

在银屑病性关节炎中,可伴发其他系统损害,常见的有急性前葡萄膜炎、结膜炎、巩膜炎、干燥性角膜炎;炎性肠病和胃肠道淀粉样变性病;脊椎炎性心脏病以主动脉瓣关闭不全、持久性传导阻滞、原因不明的心脏肥大为特征,还可有发热、消瘦、贫血等全身症状。

三、辅助检查

本病尚无特异性检测方法,血沉增快,轻度贫血,γ-球蛋白和α_2-球蛋白升高,均为非特异性变化。10%～20%患者血中尿酸轻度增高,类风湿因子阴性,狼疮细胞、抗核抗体及其自身抗体均为阴性,滑膜液检查亦为非特异性,白细胞计数在$(2\sim15)\times10^9/L$,以中性粒细胞为主,偶尔大量渗液中白细胞计数可达$100\times10^9/L$,滑膜液黏度降低。

本病与类风湿关节炎相似,常累及远端指(趾)间关节、骶髂关节和脊椎。常见的X线表现为软骨消失;关节面侵蚀;关节间隙变窄;残毁性关节炎显示明显的骨质溶解和强直,可出现"笔套征象";孤立的边缘性或非边缘性韧带骨赘;绒毛状骨膜炎;骨质疏松和骨组织囊性变。

四、诊断

(一)诊断

根据病史、临床症状和实验室检查资料可以诊断。

皮肤银屑病是PA的重要诊断依据,皮损出现在关节炎后者诊断困难,细致的病史,银屑病家族史,儿童时代的滴状银屑病,检查隐蔽部位的银屑病(如头皮、脐或肛周)和特征性放射学表现(尤其是手关节的"笔帽状"骨改变)可提供重要线索,但应除外其他疾病和定期随访。

(1)指(趾)甲表现:顶针样凹陷(>20 个),指甲脱离、变色、增厚、粗糙、横嵴和甲下过度角化等。指(趾)甲病变是唯一的银屑病可能发展为 PSA 的临床表现。

(2)关节表现:累及一个或多个关节,以指关节、跖趾关节等手足小关节为主,远端指间关节最易受累,常呈不对称、关节僵硬、肿胀、压痛的功能障碍。

(3)脊柱表现:脊柱病变可有腰背痛和脊柱强直等症状。

银屑病患者有炎性关节炎表现即可诊断银屑病关节炎。

因部分患者银屑病变出现在关节炎以后,此类患者的诊断较困难,应注意临床和放射学检查,如银屑病家族史,寻找隐蔽部位的银屑病变,注意受累关节部位,有无脊柱关节病等。但在做出诊断前应排除其他疾病。

(二)鉴别诊断

1.类风湿性关节炎

类风湿性关节炎为游走性多发性关节炎,好发于四肢小关节,对称受累,晚期掌指关节向尺侧偏斜,皮肤可见类风湿性结节,类风湿因子阳性。

2.Reiter 综合征

本病典型病例具有非特异性尿道炎,眼结膜炎,关节炎(特别是下肢持重关节)和皮肤病变,本征患者可伴有蛎壳样银屑病皮疹,关节症状也和银屑病性关节炎很相似,对这类不典型病例需经一段时期的随访才能确诊。

3.强直性脊柱炎

强直性脊柱炎好发于 30 岁以下男性,早期症状有腰痛,腰骶部不适感,间歇性或两侧交替出现坐骨神经痛,下肢和腰部有僵直感,晚期脊椎和下肢变成强硬的弓形,X 线表现脊椎竹节样畸形。

4.痛风

痛风引起的急性关节炎起病急,多于夜间发作,白天减轻,经数月至数年反复发作,形成慢性痛风,产生关节畸形和僵硬,根据临床症状,高尿酸血症,痛风石排出物,滑膜液检出尿酸盐结晶。本病秋水仙素、别嘌呤醇治疗有效,有助于鉴别。

五、治疗

本病目前治疗方法虽多,但大多数只能达到近期临床效果,而不能制止复发。

(一)一般治疗

患者应适当休息,减轻劳动强度,避免过度疲劳和关节损伤。每天应对所有关节进行足够的活动和锻炼,以保持和增进关节功能。

(二)药物治疗

1.解热镇痛药物

这类药物消炎作用较强,对消除炎症性疼痛效果显著。目前,常用肠溶阿司匹林、吲哚美辛、吡罗昔康、氨糖美辛、布洛芬等。最近有吲哚美辛致使银屑病皮损加重的报道,因此对该药的使用尚有争议。

2.抗肿瘤药物

这类药物虽有一定疗效,但有毒性反应,且停药后易复发。所以并不是治疗银屑病的方向,在应用时要严格选择适应证。用药前和用药期间,定期检查肝、肾功能和白细胞计数。对银屑病关节炎有效的药物有以下几种。

(1)甲氨蝶呤(MTX):主要作用于细胞周期的 DNA 合成期(S 期),给药 36 h 后,全部银屑病表皮细胞均受到抑制。

关于用药方法,意见不一。有单剂量口服、肌内注射或静脉注射,每周用量为 25~50 mg;亦有每日口服 2.5 mg,连服 5 d,休息 2 d,再服 5 d,休息 7 d。Weinstein 提供表皮细胞动力学原理,提出口服 2.5~7.5 mg,每 12 h 1 次,在 36 h 内共服 3 次,以后每周以同样方法给药。

(2)丙亚胺(Rozoxane,ICRF159):主要作用于有丝分裂前期(G₂)的晚期和有丝分离(M)的早期。对银屑病性关节炎的疗效可能优于 MTX。原有肝病的患者不宜用 MTX 或用药后出现肝脏毒性反应者应停用本药。Atherton 等报道该药能迅速抑制伴发的关节炎。主要不良反应是中性粒细胞减少,可迅速发生,有时很严重,甚至可能致死。

用法:最初剂量为 125 mg,每日 3 次,每周 2 d。4~8 周后根据白细胞计数,适当增加剂量,125 mg 或 250 mg,每日 3 次,每周 2 d,交替使用。对银屑病性关节炎亦可每周给药 3 d。

(3)淋巴细胞抑制剂:环孢菌素 A 可抑制 T 淋巴细胞,主要是辅助性 T(TH)细胞,使 HLA-DR 抗原表达减少。一般每日 5~12 mg/kg,口服给药。通常要求血浆中浓度不低于 100ng/mL,在 200ng/mL 以上最有效,但高于 400 ng/mL 易引起肾脏毒性反应,超过 600 ng/mL 以上要出现神经系统毒性。本药不可与酮康唑或左旋溶肉瘤素合用,以免血浆浓度高而产生严重的不良反应。

(4)重金属制剂:对比研究显示,重金属制剂对银屑病性关节炎有较高的缓解作用,而对银屑病性皮损无效。常用甲砷酸钠又称卡古地钠,每日 100 mg,肌内注射,10~20 d 为一个疗程。

(5)抗癌药:氯喹对银屑病的疗效不定。有人报道对光感性和银屑病性关节炎效果较好;亦有人报道在治疗过程中可诱发红皮病型银屑病,目前很少用。

(6)皮质类固醇激素:目前,一般不主张用此类药物治疗银屑病关节炎,有时仅用于其他药物治疗无效而病情又严重的患者。

3. 中医治疗

中医认为银屑病性关节炎多由风湿痹阻、肝肾不足所致。

(1)风湿痹阻:以关节肿痛为主,病程相对较短。

治则:祛湿清热,解毒通络。

方剂:独活寄生汤加减。

药用:秦艽、防风、桑枝、独活、威灵仙、白鲜皮、土茯苓、当归、赤芍、鸡血藤、牛膝。

上肢症状为主加姜黄、海风藤;下肢症状为主加防己。

(2)肝肾不足:以关节变形、活动受限为主,病程较长。

治则:健步虎潜丸化裁。

药用:熟地、山萸肉、当归、丹皮、杜仲、续断、木瓜、狗脊、龟板、虎骨、乌蛇、土茯苓、伸筋等。

(3)中成药:①雷公藤片:系醋酸乙酯提取物,含雷公藤甲素,具有较强的抗炎和免疫抑制作用。每次 2 片,每日 3 次。亦可用雷公藤多苷片每日 1~1.5 mg/kg,分 3 次服用。②昆明山海棠片:每片含昆明山海棠乙醇膏粉 0.5 mg(折含生药 2 g),每次 3~6 片,每日 3 次。一次量不超过 18 片。

4.外用药

外用药主要针对银屑病皮损。常用药物有：5％硫磺、5％～10％水杨酸、2％～10％煤焦油、0.1％～1％蒽林、1：1万～1：2万芥子气、0.05％氮芥、10％～15％喜树碱、2％～5％驱虫豆素、0.025％～0.1％维生素 A 酸等，配成软膏、溶液或酊剂。

(三)物理治疗

1.光化学疗法

光化学疗法又称补骨脂素长波紫外线疗法。本疗法对周围型银屑病性关节炎有效，但对中轴性关节炎无效。治疗方法：口服 8-甲氧补骨脂素(8-MOP)0.6 mg/kg,2 h 后进行 UVA 照射。采用稍低于最小红斑量的治疗剂量，每周 2～3 次。疗程不宜过长，总累积量不宜超过 $500～600 J/cm^2$。

2.体外光化学法

最近 Wilfer 报道对银屑病性关节炎有效。治疗后血沉、疼痛、晨僵持续时间、握力、关节肿胀均有不同程度改善。

(四)关节局部治疗

关节腔内、腔上囊内或腱鞘内用长效皮质类固醇激素注射治疗有一定疗效。但反复注射容易引起感染。

手术治疗对部分已出现关节畸形和功能障碍的患者可采用关节成形术，以恢复关节功能。目前髋、膝修复术已获成功。但在外科手术后关节僵硬仍是个尚未解决的问题，在银屑病性关节炎中此类风湿性关节炎更为突出。

第三节　皮肌炎

皮肌炎(dermatomyositis,DM)又称皮肤异色性皮肌炎(poikilodermatomyositis)，属自身免疫性结缔组织疾病之一，是一种主要累及横纹肌，呈以淋巴细胞浸润为主的非化脓性炎症病变，可伴有或不伴有多种皮肤损害，也可伴发各种内脏损害。

一、病因

确切病因尚不够清楚，可能为病毒感染，机体免疫异常对自我的异常识别以及血管病变，三者亦可能有相互联系，例如横纹肌纤维的慢性病毒感染可导致肌纤维抗原性的改变，被免疫系统误认为"异己"，从而产生血管炎而发生本病。

(一)免疫学研究

鉴于患者血清免疫球蛋白增高，肌肉活检标本示微小血管内有 IgG,IgM 和 C3 以及补体膜攻击复合物 C56～C9 沉积，沉着的程度似与疾病活动性相关。Arahata 和 Engel 证实在DM 的炎症性病灶中有 B 细胞的显著增多，提示局部体液效应的增强，但亦有学者认为这些抗体的沉积是肌肉损伤的后果而非其原因，亦有学者发现患者周围血淋巴细胞在加入横纹肌抗原后其转化率以及巨噬细胞移动抑制试验较对照组为高，且与其活动度呈正相关，经用糖皮质激素后减低,患者周围血淋巴细胞在体外组织培养对肌母细胞有细胞毒作用,其损伤作用可能是释放淋巴毒素或直接黏附和侵入肌纤维。

(二)感觉学说

近年来有学者将患者的肌肉和皮损作电镜观察,发现肌细胞核内,血管内皮细胞,血管周围的组织细胞和成纤维细胞质和核膜内有类似黏病毒或副黏病毒的颗粒。有报道从 11 岁女孩病变肌肉中分离出柯萨奇(Coxackie)A9 病毒,故提出感染学说,然而在动物实验中至今未能证实,从患者血液中不能测出抗病毒的抗体。在小儿皮肌炎患者,发病前常有上呼吸道感染史,抗链球菌"O"值增高,以抗生素合并皮质类固醇治疗可获良效,提出感染变态反应学说。

(三)血管病变学说

血管病变特别在儿童型 DM 曾被描述,任何弥散性血管病变可以产生横纹肌的缺血,从而引起单个纤维的坏死和肌肉的梗死区,在 DM/PM 特别儿童患者中有毛细血管的内皮细胞损伤和血栓的证据,且有免疫复合物沉积在肌肉内血管中,以及毛细血管基底膜增厚,毛细血管减少特别在肌束周区。

二、病理

(一)肌肉改变

肌肉广泛或部分地受侵犯,肌纤维初期呈肿胀、横纹消失,肌浆透明化,肌纤维膜细胞核增加,肌纤维分离、断裂。在进行性病变中肌纤维可呈玻璃样、颗粒状、空泡状等变性,有时甚至坏死,或肌肉结构完全消失代以结缔组织,有时可见钙质沉着、间质示炎症性改变,血管扩张、内膜增厚、管腔狭窄,甚至栓塞,血管周围有淋巴细胞伴同浆细胞和组织细胞浸润,主要发生在横纹肌中,有些病例平滑肌和心肌也可发生相同病变。

亦有学者认为 DM 最特征性的病理改变为束周萎缩,即肌纤维的萎缩和损伤常集中于肌束周围,横断面上往往见肌束边缘的肌纤维直径明显缩小,产生原因有人认为 DM 的病变较多局限于肌外衣,肌外衣的纤维性增厚造成环绕肌束边缘的肌纤维萎缩,亦有人解释束周萎缩是血管损伤处外周肌束血管中断造成慢性缺血的结果。

(二)皮肤改变

在初期水肿性红斑阶段,可见表皮角化,棘层萎缩,钉突消失,基底细胞溶胶化变性、真皮全层黏液性水肿,血管扩张、周围为主淋巴细胞浸润,间有少许组织细胞,有色素减退,在进行性病变中,胶原纤维肿胀、均质化和硬化,血管壁增厚,皮下脂肪组织黏液样变性,钙质沉着,表皮进一步萎缩,皮肤附件亦萎缩。

三、临床表现

本病可发生于任何年龄,女性略占多数,有些病例发作前有前驱症状,如不规则发热,雷诺现象,关节痛,头痛,倦怠和乏力等,发病多数呈缓慢起病,少数呈急性或亚急性发病,肌肉和皮肤病变是本病的两组主要症状,皮损往往先于肌肉数周至数年发病,少数先有肌病,随后出现皮损,部分患者肌肉和皮肤同时发病。

(一)肌肉症状

通常患者感乏力,随后有肌肉疼痛,按痛和运动痛;进而由于肌力下降,呈现各种运动功能障碍和特殊姿态。由于肌肉病变的多少,轻重,部位的差异等,症状可有所不同,一般通常有抬臂、头部运动或下蹲后站起困难,步态拙劣,有时由于肌力急剧衰减,可呈现特殊姿态,如头部下垂,二肩前倾等,重者全身不能动弹,甚至翻身困难。当咽、食管上部和腭部肌肉受累时可出现声音嘶哑和吞咽困难;当膈肌和肋间肌累及可发生气急和呼吸困难;心肌受累可产生心力衰竭,眼肌累及发生复视,病变肌肉质地可如正常或呈柔软感,有时纤维性变后而发硬或坚实,可促使关节挛缩影响功能,亦有报道有重症肌无力病样综合征即无痛性肌软弱,在活动后加剧,病变肌肉上面的皮肤可增厚或呈水肿性。

(二)皮肤症状

本病通常在面部特别是上眼睑发现紫红色斑,逐渐弥散地向前额、颧颊、耳前、颈和上胸部V字区等扩展,头皮和耳后部亦可累及。闭眼近睑缘处可见明显扩张的树枝状毛细血管,偶见弯曲顶端有针头大小瘀点的毛血管。以眼睑为中心出现眶周不等程度水肿、紫红色斑片具有一定特征性,四肢、肘、膝,尤其掌指关节和指间关节伸面出现紫红色丘疹、斑,以后变萎缩,有毛细血管扩张,色素减退和上覆细小鳞屑,偶见溃破,称 Gottron 征,亦具有特征性。在甲根皱襞可见僵直毛细血管扩张和瘀点,有助于诊断。有些病例躯干部亦可出现皮疹,呈弥散性或局限性暗红色斑或丘疹,位于胸骨前或肩胛肌间或腰背部皮肤,通常皆无瘙痒,疼痛,感觉异常,但少数病例可有剧痒,损害呈暂时性,反复发作,其后相互融合,持续不退,上有细小鳞屑,口腔黏膜亦出现红斑。

在慢性病例中有时尚可出现多发角化性小丘疹,斑点状色素沉着,小细血管扩张,轻度皮肤萎缩和色素脱失,称血管萎缩性异色病性皮肌炎,偶尔在异色病样疹基础上皮疹呈现淡红色甚至棕红色,损害广泛,尤以头面部为著,像酒醉后外观,伴较多深褐色、灰褐色针头大色素斑,并可见大量蟠曲树枝状成堆成团扩张的毛细血管,称之恶性红斑,常提示伴发恶性肿瘤。

此外,可有皮下结节,钙质沉积排出皮肤形成瘘管。有时在非典型病例中仅在眼睑,一侧或两侧或鼻根部出现紫红色斑,或头皮部出现弥散性红斑,糠秕样脱屑,脱发,或为荨麻疹,多形红斑样,网状青斑,雷诺现象等,部分病例对日光过敏。

小儿患者除上描述外,其特点是发病前常有上呼吸道感染史,无雷诺现象和硬皮病样变化,在皮肤、肌肉、筋膜中有弥散或局限性发生钙质沉着,较成人为常见,有血管病变,胃肠道出现溃疡和出血,与成人不同。

此外,患者可有发热,发热可为本病的初发症状,亦可在本病的发展过程中发生,常为不规则低热,在急性病例中热度可较高,约 40% 病例有发热;可有关节痛,肘、膝、肩和指关节发生畸形和运动受阻,多数继发于邻近肌肉病变的纤维经挛缩所致,X 线摄片在有些病例中见关节间隙消失,骨皮质破坏,约 20% 有关节病变,浅表淋巴结一般无明显肿大,少数颈部淋巴结可成串肿大;心脏累及病例有心功能异常,心动过速或过缓,心脏扩大,心肌损害,房颤和心力衰竭,亦可有胸膜炎,间质性肺炎;约 1/3 病例肝轻度至中等度肿大,质中坚,消化道累及钡餐示食管蠕动差,通过缓慢,食管扩张,梨状窝钡剂滞留;眼肌累及呈复视,视网膜有时有渗出物或出血,或有视网膜脉络膜炎、蛛网膜下隙出血。

此外,本病可与系统性红斑狼疮和硬皮病等病重叠。

四、辅助检查

(一)血常规

血常规通常无显著变化,有时有轻度贫血和白细胞增多,约 1/3 病例有嗜酸性粒细胞增高,红细胞沉降率中等度增加,血清蛋白总量不变或减低,白球蛋白比值下降,白蛋白减少,球蛋白增加。

(二)免疫学检测

DM/PM 患者血清中可检测出两类自身抗体。

1.直接抗肌肉及其成分的抗体

Wada 等用高度纯化的肌浆球蛋白经放射免疫测定,发现 PM 患者的血清中肌浆球蛋白抗体的阳性率为 90%,其他结缔组织病患者未发现此抗体。Nishikai 等发现肌炎中患者的肌红蛋白抗体的阳性率为 71%,其他结缔组织病患者低于 15%,正常人则未发现。

2.抗核抗体和细胞质抗体

LE 细胞约 10% 阳性,抗核抗体约 1/5~1/3 病例阳性,核型主要为微小斑点型。

(1)抗 J0-1 抗体:抗原为氨胺酰 tRNA 合成酶,抗胞质抗体,PM 中阳性率为 30%~40%,DM 中<5%,儿童型 DM 中罕见。亦可见于重叠综合征尤其伴有干燥综合征患者。其与间质性肺部疾患密切关联。

(2)抗 Mi-2 抗体:Mi-2 抗原为一核蛋白,约 8% 病例阳性,儿童型 DM 及伴恶性肿瘤的 DM 偶见。

(3)抗 PM-1/PM-Scl 抗体:抗原为核仁蛋白,阳性率为 8%~12%,亦可见于与硬皮病重叠的病例。

(4)抗 PL-7 抗体:即抗苏氨酰 tRNA 合成酶抗体,肌炎患者中阳性率为 3%~4%。

(5)抗 PL-12 抗体:即抗丙氨酰 tRNA 合成酶抗体,阳性率为 3%,在非肌炎患者中抗PL-7 和 PL-12 抗体均属罕见,两者与 J0-1 抗体相关的疾患为同一亚类肌炎。

肌炎患者中发现的其他细胞质抗体有:①Fer 抗体。②Mas 抗体,两者均属罕见。③Ro/SS-A 抗体和 La/ss-B 抗体,肌炎患者的阳性率通常为 7%~8%,常见于与其他结缔组织病重叠的病例。④抗 U1SmRNP 抗体,在 DM/PM 患者中阳性率为 10%~15%。

3.补体

约 1/3 患者 C4 轻度至中等度降低,C3 偶尔减少,有报道 DM 病例遗传性 C2 缺陷。有的病例循环免疫复合物增高。直接免疫荧光法测定病变肌肉中毛细胞血管壁特别是儿童病例显示有 IgG、IgM 和补体沉积,但在病变皮肤皮损局灶性真皮表皮交界处可见局灶性 Ig 和 C 沉积,但无连续性沉积,与 SLE 不同。

(三)尿肌酸测定

正常情况下,肌酸的合成过程首先是精氨酸将脒基转移给甘氨酸而成胍乙酸,其次是胍乙酸接受蛋氨酸的甲基成为肌酸,在肝脏内合成,大部分由肌肉摄取,以含高能磷酸键的磷酸肌酸形式存在,其中高能磷酸键在磷酸肌酸激酶的催化下可转移给二磷腺苷而生成三磷腺苷,当三磷腺苷合成增加时,一部分磷酸即可通过逆向反应而储存在磷酸肌酸中。肌酸在肌肉内代谢脱水形成肌酐以后从尿中排出。在发育期、妇女月经来潮前后和老年人可有生理性肌酸尿,但其 24 h 排出总量不超过每千克体重 4 mg。患本病时由于肌肉的病变,所摄取的肌酸减少,参加肌肉代谢活动的肌酸量亦减少,形成肌酐量因之亦减少,血中肌酸量增高而肌酐量降低,肌酸从尿中大量排出而肌酐排出量却降低。皮肌炎患者 24 h 肌酸排出量可高达 2 g。

(四)血清酶测定

血清肌酸磷酸激酶(CPK)、醛缩酶、谷草转氨酶(AST)、谷丙转氨酶(ALT)、乳酸脱氢酶测定值增高,特别 CPK,血清酶的增高常与本病肌肉病变的消长平行,可反映疾病的活动性,一般在肌力改善前 3~4 周降低,临床复发前 5~6 周升高,可预示病情的恶化。当患者 CPK 值增高,其 CKMM1：CKMM＜30％和 CKMM3：CKMM1＞1 时提示 PM 病情严重,未经治疗的活动性肌炎患者通常异常,但此酶对肌肉无特异性,肝脏内具有较多的醛缩酶,肝病时该酶亦可增高。碳酸酐酶Ⅲ为唯一在骨骼肌的同工酶,骨骼肌损伤时可增高。

(五)肌电图检查

肌电图呈肌原性萎缩相,常见的为失神经纤维性颤动,病变肌肉示失神经现象,呈现不规则不随意的放电波形,罹患肌肉不是全部肌纤维同样受累,其中多半有正常的肌纤维散在。轻用力时呈短时限的多相运动单位,最大用力时呈低电压干扰相多波增加。

(六)其他检查

肌红蛋白存在于骨骼和心肌中,严重的肌损伤可释放大量的肌红蛋白,血清肌红蛋白测定可作为衡量疾病活动程度的指标,尿中出现可见的血红蛋白样色素;病情加重时排出增多,缓解时减少。亦有报道尿 3-甲基组氨酸排出增多为肌肉损伤的标志,缺点是无特异性。

五、诊断

(一)诊断

根据患者对称性近端肌肉乏力,疼痛和触痛,伴同特征性皮肤损害,如以眶周为中心的紫红色水肿性斑,Gottron 征和甲根皱襞僵直扩张性毛细血管性红斑,一般诊断不难,再结合血清肌浆酶和 CPK,LDH,AST,ALT 和醛缩酶的增高,24 h 尿肌酸排出量增加,必要时结合肌电图的改变和病变肌肉的活组织检查,可以确诊本病。

(二)鉴别诊断

本病需与下列疾病相鉴别。

1. 系统性红斑狼疮

系统性红斑狼疮(SLE)皮损以颧颊部水肿性蝶形红斑,指(趾)节伸面暗红斑和甲周为中心的水肿性紫红斑、指(趾)间关节和掌(蹠)指(趾)关节伸面紫红斑以及甲根皱襞的僵直毛细血管扩张红斑有所区别;SLE 多系统病变中以肾主要累及,而皮肌炎以肢体近端肌肉累及为主,声音嘶哑和吞咽困难亦较常见,此外血清肌浆酶和尿肌酸排出量的测定在皮肌炎患者有明显增高,需要时肌电图和肌肉活组织检查可资鉴别。

2. 系统性硬皮病

皮肌炎的后期病变如皮肤硬化,皮下脂肪组织中钙质沉着,组织学上也可见结缔组织肿胀、硬化、皮肤附近萎缩等,但在系统性硬皮病初期,有雷诺现象,颜面和四肢末端肿胀、硬化以后萎缩为其特征;肌肉病变方面皮肌炎初期病变即已显著,为实质性肌炎,而在系统性硬皮病中肌肉病变通常在晚期出现,且为间质性肌炎可作鉴别。

3. 风湿性多肌痛症

风湿性多肌痛症(polymyalgia rheumatica)通常发生在 40 岁以上,上肢近端发生弥散性疼痛较下肢为多,伴全身乏力,患者不能道出来疼痛来自肌肉还是关节,无肌无力,由于失用可有轻度消瘦,血清 CPK 值正常,肌电图正常或轻度肌病性变化。

4. 嗜酸性肌炎

嗜酸性肌炎(eosinophilic myositis)特征为亚急性发作肌痛和近端肌群无力,血清肌浆酶可增高,肌电图示肌病变化,肌肉活检示肌炎伴同嗜酸性细胞炎性浸润,有时呈局灶性变化,为嗜酸性细胞增多综合征病谱中的一个亚型。

六、治疗

(一)治疗原则

急性期应卧床休息,以避免肌肉的损伤,加强病情观察,做好抢救准备,如发绀、呼吸困难、呼吸衰竭时应及时给予吸氧,必要时应用呼吸器。病变累及心肌,有心功能不全或传导功能失常时,则按心功能不全抢救及治疗心律失常。观察药物的疗效及毒副反应。

缓解期逐渐增加活动量,不宜做剧烈运动,从短距离散步开始,逐渐锻炼肌力。每日可进行温水浴,轻轻按摩肌肉,尽量料理个人的生活,以减慢肌力下降速度,提高协调能力,延缓肌肉萎缩的发生。同时,避免日光直射曝晒或受冻,以免增加肌肉、皮肤的损害。

另外,应给予营养丰富易消化的高蛋白、高维生素,尤其含维生素 C、维生素 E 较高的饮食,以促进机体蛋白的合成,加强肌力恢复。对于有吞咽困难者,予以半流质或流质饮食,采用少食多餐方法进食。有呛咳者要注意进食不可过快,以免呛入气管,引起吸入性肺炎等,必要时给予鼻饲。

(二)药物治疗

药物治疗以糖皮质激素或糖皮质激素加免疫抑制剂联合治疗为主。糖皮质激素是目前治疗本病的首选药物。常用泼尼松每天 1 mg/kg。根据症状及实验室检查情况,调整用量。对重症病例及激素治疗效果差或为了减少激素用量和减少不良反应,可加用免疫抑制剂。常用环磷酰胺 100 mg/d 或硫唑嘌呤 100～150 mg/d 或氨甲蝶呤每周 25～50 mg。但激素、免疫抑制剂等不良反应较大,疗效有限,患者痛苦。

(三)皮肤护理

皮肌炎急性期皮肿红肿或出现水疱但无渗出时,可局部使用炉甘石洗剂或单纯粉剂处理。渗出多时局部使用 3% 硼酸溶液或 1:8 000 高锰酸钾溶液等进行冷湿敷处理。

防止皮肤感染是重要环节,注意环境清洁,每日更换衣裤及被单,减少感染机会。对于皮损局部每日清洁,尽可能保持干燥,尽量暴露皮损部位,不予包裹,以防加重皮肤损伤。如出现感染时,则可根据局部温度、分泌物的颜色、气味等,必要时进行细菌培养,给予对症处理。

第四节　混合性结缔组织病

混合性结缔组织病(mixed connective tissue disease,MCTD)是近年来发现的一种重叠综合征,具有与其他结缔组织病例如系统性红斑狼疮、皮肌炎和系统性硬化症相类似的表现,但与三者中任何一个又不完全符合,不能归属于任何一种结缔组织病的综合征,因而称为混合结缔组织病。本病在临床上极少有肾脏损害表现,但在免疫学血清检查有高滴度的抗 RNP 抗体,而且激素治疗效果良好。

一、病因

(一)免疫因素

本病的病因尚无定论,鉴于本病并发有系统性红斑狼疮、皮肌炎和系统性硬化症的混合表现,故对本病是一种独立疾病还是同一种疾病的不同亚型,尚有争议,但总的说来以自身免疫学说为公认,即可能是在遗传免疫调节功能失调的基础上,对自身组织损坏、退化和变异的成分出现自身抗体,从而引起免疫病理过程。

其理由为:①本病与自身免疫疾病中系统性红斑狼疮、皮肌炎和系统性硬化症有很多共同表现。②测得敏感而特异的高滴度的抗 RNP 抗体,表皮基底膜处有免疫球蛋白沉着,免疫荧光学检查有与系统性红斑狼疮相似的斑点型抗核抗体。③抗核抗体几乎全部阳性,而且其他血清抗体如类风湿因子、抗核因子等也有部分阳性。④在自身免疫病的代表性疾病系统性红斑狼疮的肾脏病变处,部分患者可查出抗 RNP 抗体。

有人发现混合结缔组织病患者血清中有一种抗淋巴毒抗体(抗淋巴细胞抗体),此抗体本质是 IgM,对周围 T,B 细胞均有破坏作用,它的活性与周围血液白细胞及淋巴细胞数呈反比,在病情活动期其活性升高,在缓解期则活性降低,有皮肤、神经、食管症状者阳性率高,但与肾脏改变、关节症状无关。

(二)遗传因素

分析证明,凡是带有人白细胞抗原-B8(HLA-B8)者,均容易发生混合性胶原病,而且其抑制性 T 淋巴细胞(T_8 细胞)功能低下,有人认为 B8 可能是免疫反应控制失调的标志,抑制性 T 淋巴细胞与免疫反应基因控制有关,当 T 淋巴细胞功能低下时,免疫反应基因即失去控制,结果导致体内免疫失调(体液免疫和细胞免疫失调),当抑制性 T 淋巴细胞功能低下时,可引起体液免疫亢进,细胞免疫低下,T_8 细胞还可抑制自身免疫的反应性,它的功能一旦缺损,就可出现自身抗原抗体反应,形成免疫复合物,抗原过剩形成的可溶性免疫复合物,又可随血液循环而到达身体其他脏器,并在那里沉淀和引起组织损伤。

(三)病毒感染

病毒感染导致自身免疫功能障碍的机制可能有以下 3 个方面。

(1)受病毒感染的 T 细胞细胞毒作用增强,导致组织细胞破坏。

(2)病毒感染的 T 细胞功能受抑制,导致增强的 B 细胞产生抗体。

(3)宿主内源性感染或内源性病毒产物,通过病毒对 HLA-B8 阳性宿主的异体化作用,可把病毒种植于白细胞表面上,因而出现抗病毒和抗病毒感染的细胞反应,这些反应包括细胞免疫反应和体液免疫反应,病毒可使组织成分发生变化而出现自身抗原性,刺激 B 细胞产生相应抗体,发生抗原抗体反应,形成免疫复合物,引起组织损伤,受病毒感染的细胞在细胞毒作用下,释放出碎片,可使机体发生自身致敏作用,因而产生抗细胞成分抗体。

另外,病毒刺激淋巴细胞可产生中和因子,促使自身免疫的发生。

二、病理

皮肤镜检可见表皮过度角化,上皮萎缩;真皮内胶原纤维水肿、增生;皮下脂肪组织有变性坏死;皮下组织小血管管壁增厚,内膜增生、肿胀,伴有不同程度的炎性浸润,血管周围纤维组织增生、透明变性。

肌肉镜检有变性,横纹肌横纹不清。本病的病理特征既是系统性红斑狼疮、皮肌炎和系统性硬化症三者的综合,又有不同之处,如肌肉有不同程度的炎性改变与系统性硬化症不同;血管呈一般的炎症改变,无类纤维蛋白变性,又不同于系统性红斑狼疮。

三、临床表现

典型的临床表现为雷诺现象,多关节炎或多关节痛,手和手指呈弥散性肿胀或手指呈圆锥状变细或外观呈腊肠样,食管运动功能低下和有多发性肌痛,肺部病变。本病起病方式变化多端,多数以雷诺现象为最早表现,但也有以肌肉疼痛和触痛同时伴有肌无力起病者,还有的患者是以发热、多关节炎为早期主诉,有的患者则以红斑皮损、发热、心肌炎、心律失常、全身淋巴结肿大为早期特征。

患者可表现出组成本疾病的各种结缔组织病(SLE、SSc、PM、DM 或 RA)的临床表现。然而 MCTD 具有的多种临床表现并非同时出现,重叠的特征可以相继出现,不同的患者表现亦不尽相同。在该病早期与抗 U1RNP 抗体相关的常见临床表现是双手肿胀、关节炎、雷诺现象、炎性肌病和指端硬化等。

大多数患者有易疲劳、肌痛、关节痛和雷诺现象。若患者出现手或手指肿胀、高滴度斑点型 ANA 时,应仔细随诊。未分化结缔组织病(UCTD)患者若出现高滴度抗 U1RNP 抗体预示以后可能进展为 MCTD;急性起病的 MCTD 较少见,表现包括 PM、急性关节炎、无菌性脑膜炎、指趾坏疽、高热、急性腹痛和三叉神经痛。

(一)发热

不明原因发热可能是 MCTD 最显著的临床表现和首发症状。

(二)关节症状

关节疼痛和僵硬几乎是所有患者早期症状之一。60%患者最终发展成典型关节炎,常伴有与 RA 相似的畸形,如尺侧偏斜、天鹅颈和纽扣花畸形。放射学检查缺乏严重的骨侵蚀性病变,但有些患者也可见关节边缘侵蚀和关节破坏。50%~70%患者类风湿因子(RF)阳性。

(三)皮肤黏膜病变

大多数患者在病程中出现皮肤黏膜病变。雷诺现象是 MCTD 最常见和最早期的表现之一,常伴有手指肿胀或全手肿胀。有些患者表现为狼疮样皮疹,尤其是面颊红斑和盘状红斑。黏膜损害包括颊黏膜溃疡、干燥性复合性口生殖器溃疡、青斑血管炎、皮下结节和鼻中隔穿孔。

(四)肌痛

肌痛是 MCTD 常见的症状,但大多数患者没有明确的肌无力、肌电图异常或肌酶的改变。MCTD 相关的炎性肌病在临床和组织学方面与特发性炎性肌病(IIM)相似,兼有累及血管的 DM 和细胞介导的 PM 病变特点。大多数患者的肌炎往往在全身疾病活动的背景下急性发作,这些患者对短疗程大剂量糖皮质激素治疗的反应良好。而轻症炎性肌病者常隐匿起病,对糖皮质激素治疗的反应较差。一些伴发 MCTD 相关多发性肌炎的患者可出现高热。

(五)心脏症状

心脏全层均可受累。20%的患者心电图(EEG)不正常,最常见的改变是右心室肥厚、右心房扩大和心脏传导异常。心包炎是心脏受累最常见的临床表现,见于 10%~30%的患者,出现心包填塞少见。心肌受累日益受到重视,一些患者的心肌受累是继发于肺动脉高压,而肺动脉高压在早期阶段常无症状。对存在劳累性呼吸困难的患者,应注意筛查肺动脉高压。多普勒超声估测右室收缩压能检测到亚临床的肺动脉高压,确定诊断需要通过右心导管显示休息时平均舒张期肺动脉压>25 mmHg(1 mmHg=0.133 kPa)。

(六)肺脏症状

75%的患者有肺部受累,早期通常没有症状。30%～50%的患者可发生间质性肺病,早期症状有干咳、呼吸困难、胸膜炎性疼痛。高分辨率 CT(HRCT)是诊断间质性肺病间质最敏感的检查方法,^{99m}Tc-二乙烯三胺戊乙酸(DTPA)肺扫描用于筛查和观察疗效。HRCT 的最常见早期征象是小叶间隔增厚、周边和下肺叶为主的磨砂玻璃样改变。未经治疗的间质性肺病通常会进展,4 年随访中 25%的患者可发展为严重肺间质纤维化。如前所述,肺动脉高压是 MCTD 最严重的肺并发症。不同于硬皮病,在 MCTD 中肺动脉高压通常是继发于肺间质纤维化,是由于肺小动脉内膜增生和中膜肥大所致。

(七)肾脏症状

25%患者有肾脏损害。高滴度的抗 U1RNP 抗体对弥散性肾小球肾炎的进展有相对保护作用。弥散性肾小球肾炎和实质间质性病变很少发生,通常为膜性肾小球肾炎,有时也可引起肾病综合征,但大多数患者没有症状。有些患者出现肾血管性高血压危象,与硬皮病肾危象类似。

(八)消化系统症状

胃肠道受累见于 60%～80%患者。表现为上消化道运动异常,食管上段和下段括约肌压力降低,食管远端 2/3 蠕动减弱,进食后发噎和吞咽困难。并可有腹腔出血、胆道出血、十二指肠出血、巨结肠、胰腺炎、腹腔积液、蛋白丢失性肠病、原发性胆汁性肝硬化、自身免疫性肝炎、吸收不良综合征等。腹痛可能是由于肠蠕动减弱、浆膜炎、肠系膜血管炎、结肠穿孔或胰腺炎等所致。

(九)神经系统症状

中枢神经系统病变并不是本病显著的临床特征。与 SSc 一样最常见的是三叉神经病。头痛是常见症状,多数可能是血管性头痛。有些患者头痛伴发热、肌痛,有些表现病毒感染综合征。这些患者中有些出现脑膜刺激征,脑脊液检查无菌性脑膜炎。无菌性脑膜炎也可能是一种非甾体类抗炎药(尤其是舒林酸和布洛芬)的超敏反应。一种新的但非常罕见的与抗 U1RNP 抗体相关的中枢系统疾患是脑出血。其他神经系统受累包括癫痫样发作、器质性精神综合征、多发性周围神经病变、脑栓塞和脑出血等。

(十)血管受损

雷诺现象几乎是所有患者的一个早期临床特征。中小血管内膜轻度增生和中层肥厚是 MCTD 特征性的血管病变,也是本病肺动脉高压和肾血管危象的特征性病理改变。血管造影显示 MCTD 患者中等大小血管闭塞的发生率高,且大多数患者的甲襞毛细管显微镜检查血管襻扩张与 SSc 患者的表现相同。73%患者可见"灌木丛型"(bushy pattern)的形态。45%患者抗内皮细胞抗体阳性,携带此抗体的患者易发生肺部病变和自发流产。抗 U1RNP 抗体可诱导内皮细胞释放致炎细胞因子,在血管病变中起致病作用。

(十一)血液系统症状

75%的患者有贫血。60%的患者 Coombs 试验阳性,但溶血性贫血并不常见。75%的患者可有以淋巴细胞系为主的白细胞减少,这与疾病活动有关。血小板减少、血栓性血小板减少性紫癜、红细胞发育不全相对少见,低补体血症可见于部分病例。50%患者 RF 阳性,尤其是同时伴有抗 A2/RA33 抗体存在者,常与严重的关节炎相关。抗心磷脂抗体(ACL)或狼疮抗凝物均有报道。

(十二)其他症状

患者可有干燥综合征(SS)、慢性淋巴细胞性甲状腺炎(桥本甲状腺炎)和持久的声音嘶哑。1/3 患者有发热、全身淋巴结肿大、肝脾大。

四、辅助检查

(一)血常规

白细胞一般正常或下降,若并发感染,白细胞可升高,红细胞可有轻度或中度下降,血小板也可降低,病情活动时血沉增快。

(二)尿常规

部分患者有少量蛋白尿、红细胞,有时可见管型。

(三)生化检查

肌肉受累时常见血清肌酶(谷丙转氨酶,谷草转氨酶,肌酸磷酸激酶,醛缩酶,乳酸脱氢酶)升高,3/4 患者蛋白电泳示 γ-球蛋白升高。

(四)免疫学检查

荧光抗核抗体滴定度升高,而且呈斑点型,血清补体水平正常,抗 dsDNA 抗体 12% 为阳性,E-玫瑰花结试验及植物血凝素(PHA)试验多数偏低,血凝试验测得可提取的核抗原(ENA)抗体滴定度均很高(1：1 000～1：100 万),而系统性红斑狼疮滴定度低(1：10～1：1 000),可提取的核抗原(ENA)抗体和抗核糖核蛋白(RNP)抗体滴度升高,对本症的临床诊断有重要意义。

皮肤荧光检查可见到免疫球蛋白沉积及斑点型上皮核染色,少数患者类风湿因子、狼疮细胞、Coombs 试验阳性。

(五)心电图检查

多数为窦性心动过速,个别患者呈心肌炎性改变或室性期前收缩,心房纤颤,游走性心律,冠状动脉供血不足等改变。

(六)肌电图检查

2/3 患者呈不同程度的炎症性肌病改变。

(七)影像学检查

胸部 X 线片示两肺呈肺间质性改变,多见于两下肺野,增粗的肺纹理交织成细网状,30% 的患者可出现不规则大小的片状阴影,有时可有少量胸腔积液,心脏在病程早期或活动期表现为心包积液或心肌炎,心脏阴影呈普遍性扩大,搏动消失或减弱。

钡餐检查:食管主要改变为蠕动减弱,甚至消失,管腔松弛扩张,钡剂通过缓慢,滞留时间长,以中下段为明显;小肠表现肠管扩张,黏膜皱襞变粗、紊乱及蠕动减慢,钡剂散在,类似小肠吸收不良综合征。

(八)肺功能测定

2/3 患者表现气体弥散功能下降,约半数患者有限制性通气功能障碍。

（九）其他

当发现有甲状腺肿大时,要进行甲状腺活组织检查,若活检病理切片见腺泡内胶质减少,腺泡被组织细胞和巨细胞肉芽肿所替代,腺泡间有不同程度的淋巴细胞、浆细胞浸润和纤维化,则为并发慢性淋巴细胞性甲状腺炎的可靠证据。

五、诊断

（一）诊断标准

本病目前尚无明确和统一的诊断标准,主要依据综合判断,凡临床上遇到多关节炎或关节痛,雷诺现象,无固定部位肌肉疼痛,不明原因的手指肿胀,不同程度的贫血及血沉增快,或患者同时有系统性红斑狼疮,皮肌炎,系统性硬化症三者或其中二者的不典型临床特征,即应考虑到本病的可能,应进行 ANA 检查,凡滴定度大于 1：160,且呈斑点型,抗 RNP 抗体滴定度升高,即可确诊。1987 年 Sharp 对该病提出如下诊断标准：

1. 主要标准

(1)肌炎(重度)。

(2)肺部累及：①CO_2 弥散功能<70%。②肺动脉高压。③肺活检显示增殖性血管损伤。

(3)雷诺现象或食管蠕动功能降低。

(4)手肿胀或手指硬化。

(5)抗 ENA 抗体滴度≥1：10 000,抗 U1RNP 抗体阳性,抗 Sm 抗体阴性。

2. 次要标准

(1)脱发。

(2)白细胞减少或小于 $4×10^9$/L。

(3)贫血。

(4)胸膜炎。

(5)心包炎。

(6)三叉神经病变。

(7)关节炎。

(8)颊部红斑。

(9)血小板减少<$100×10^9$/L。

(10)肌炎(轻度)。

(11)既往有手背肿胀史。

3. 确诊

(1)临床 4 个主要标准。

(2)血清学抗 RNP 抗体阳性,滴度>1：4 000,除外抗 Sm 抗体阳性。

4. 可能诊断

(1)临床：①3 个主要标准。②2 个主要标准(1、2 或 3)及 2 个次要标准。

(2)血清学抗 RNP 抗体阳性,滴度>1：1 000。

5. 可疑诊断

(1)临床：①3 个主要标准。②2 个主要标准。③1 个主要标准或 3 个次要标准。

(2)血清学抗 RNP 抗体阳性,滴度≥1：100。

（二）鉴别诊断

本病与系统性红斑狼疮、皮肌炎、系统性硬化症有相似之处，因此应注意与上述疾病鉴别，可依靠临床特征表现及免疫学特异检查，必要时再结合组织学病理变化，一般不难鉴别，仅靠临床症状而与系统性红斑狼疮相关的重叠综合征鉴别颇为困难。本病还须与成人 Still 病，血管炎类疾病鉴别，后二者可提取性核抗原（ENA）抗体，抗 RNP 抗体阴性。

六、治疗

本病的治疗以 SLE、PM/DM、RA 和 SSc 的原则为基础。

疲劳、关节和肌肉痛者，可应用非甾体抗炎药、抗疟药、小剂量泼尼松（<10 mg/d）。

以关节炎为主要表现者，轻者可应用非甾体抗炎药，重症者加用抗疟药或甲氨蝶呤或肿瘤坏死因子（TNF）抑制剂。

有雷诺现象者注意保暖，避免手指外伤和使用 β 受体阻滞剂、戒烟等。应用二氢吡啶类钙通道阻滞剂，如硝苯地平，每日 30 mg；α 受体阻滞剂，如哌唑嗪。

急性起病的指坏疽，可局部药物性交感神经阻断（受累指趾基部利多卡因浸润）、抗凝、局部应用硝酸盐类药物；输注前列环素；可使用内皮素受体拮抗剂，如波生坦。

以肌炎为主要表现者，给予泼尼松 1~1.5 mg/(kg·d)，难治者加用甲氨蝶呤、静脉注射免疫球蛋白（IVIG）治疗。

肺动脉高压是 MCTD 致死的主要原因，应该早期、积极治疗原发病。无症状的肺动脉高压：试用糖皮质激素和环磷酰胺、小剂量阿司匹林和血管紧张素转换酶抑制剂（ACEI）如卡托普利 12.5~25 mg，每日 2~3 次；酌情使用内皮素受体拮抗剂，口服波生坦。伴有症状的肺动脉高压：静脉注射前列环素、应用 ACEI、抗凝、内皮素受体拮抗剂，口服波生坦；酌情使用西地那非。

肾脏病变者、膜性肾小球肾病轻型不需要处理；进展性蛋白尿者试用 ACEI 或小剂量阿司匹林联合双嘧达莫；严重者酌情使用泼尼松 15~60 mg/d，加环磷酰胺冲击治疗每个月 1 次或苯丁酸氮芥每日给药。肾病综合征：单独应用肾上腺皮质激素通常效果不佳；小剂量阿司匹林联合双嘧达莫预防血栓形成并发症；ACEI 减少蛋白丢失；试用泼尼松 15~60 mg/d，加环磷酰胺冲击治疗每个月 1 次或瘤可宁每日给药。必要时可进行透析。

食管功能障碍者，吞咽困难：轻者无须治疗；伴反流者应用质子泵抑制剂，严重者使用抑酸与促动药联合治疗；内科治疗无效者，可采取手术治疗。肠蠕动减弱者使用胃肠促动药，如甲氧氯普胺。小肠细菌过度繁殖可应用四环素、琥乙红霉素。胃灼热、消化不良者升高床的头部、戒烟、减轻体质量、避免咖啡因；应用 H_2 受体阻断药、质子泵抑制药；酌情使用甲氧氯普胺和抗幽门螺杆菌药物。

心肌炎可试用糖皮质激素和环磷酰胺，避免应用地高辛。不完全传导阻滞者避免应用氯喹。在使用上述药物时应定期查血、尿常规和肝、肾功能，避免不良反应。

第七章　神经内科疾病

第一节　阿尔茨海默病

流行病学调查发现,阿尔茨海默病(AD)是痴呆最常见的原因。65 岁以后,每增加 5 岁,AD 的发病率就会增加 1 倍;85 岁以上的老年人中,约 50% 患有 AD。预计 2050 年以后,AD 的患病率将是目前的 4 倍,将给患者家庭和整个社会造成越来越沉重的负担。

人们一直以来都认为痴呆是年龄增长不可避免的结局。由于缺乏对痴呆早期诊断重要性的认识,并且认为治疗措施有限,所以 AD 患者通常都难以得到最佳的诊断和治疗,研究显示,只有不到 50% 的患者进行过正规的诊断,而接受正规治疗的患者就更少。

一、病因

Alzheimer 病的病因迄今不明,一般认为 AD 是复杂的异质性疾病,多种因素可能参与致病,如遗传因素、神经递质、免疫因素和环境因素等。

1. 神经递质

AD 患者海马和新皮质的乙酰胆碱(Acetylcholine,Ach)和胆碱乙酰转移酶(ChAT)显著减少,Ach 由 ChAT 合成,皮质胆碱能神经元递质功能紊乱被认为是记忆障碍及其他认知功能障碍的原因之一,Meynert 基底核是新皮质胆碱能纤维的主要来源,AD 早期此区胆碱能神经元减少,是 AD 早期损害的主要部位,出现明显持续的 Ach 合成不足;ChAT 减少也与痴呆的严重性、老年斑数量增多及杏仁核和脑皮质神经元纤维缠结的数量有关,但对此观点尚有争议,AD 患者脑内毒蕈碱 M_2 受体和烟碱受体显著减少,M_1 受体数相对保留,但功能不全,与 G 蛋白第二信使系统结合减少;此外,也累及非胆碱能递质,如 5-羟色胺(Serotonin,5-HT)、γ-氨基丁酸(GABA)减少 50%,生长抑素(Somatostatin)、去甲肾上腺素(Norepinephrine)及 5-HT 受体、谷氨酸受体,生长抑素受体均减少,但这些改变为原发或继发于神经元减少尚未确定,给予乙酰胆碱前体如胆碱或卵磷脂和降解抑制剂毒扁豆碱,或毒蕈碱拮抗药直接作用于突触后受体,并未见改善。

2. 遗传素质和基因突变

10% 的 AD 患者有明确的家族史,尤其 65 岁前发病患者,故家族史是重要的危险因素,有人认为 AD 一级亲属 80~90 岁时约 50% 发病,风险为无家族史 AD 的 2~4 倍,早发性常染色体显性异常 AD 相对少见,目前全球仅有 120 个家族携带确定的致病基因,与 FAD 发病有关的基因包括 21 号、14 号、1 号和 19 号染色体,迄今发现,FAD 是具有遗传异质性的常染色体显性遗传病。

(1)某些家族 21 号染色体上淀粉样蛋白前体(amyloid protein precursor,APP)基因突变,已发现早发性 FAD 有几种 APP 基因突变,发病年龄<65 岁,极少见。

(2)有些家系与 14 号染色体上的跨膜蛋白早老素 1(presenilin 1,PS1)基因突变有关,

FAD 起病早,与 30%～50% 的早发性 AD 有关,是 55 岁前发病的 FAD 的主要原因,呈恶性病程。

(3)已发现一个德国家系 FAD 与位于 1 号染色体上的跨膜蛋白早老素 2(presenilin 2,PS2)基因突变有关,可能是 $A\beta_1$-42 过量导致 FAD。

(4)位于 19 号染色体上的载脂蛋白 $E\epsilon$-4(Apo E4)等位基因多态性存在于正常人群,Apo E4 等位基因可显著增加晚发 FAD 或 60 岁以上散发性 AD 的风险;ApoE 有 3 个等位基因:$\epsilon2,\epsilon3,\epsilon4$,可组成 $\epsilon4/\epsilon4,\epsilon4/\epsilon3,\epsilon4/\epsilon2,\epsilon3/\epsilon3,\epsilon3/\epsilon2$ 和 $\epsilon2/\epsilon2$ 等基因型,$\epsilon4$ 增加 AD 的发病风险和使发病年龄提前,$\epsilon2$ 减少 AD 的发病风险和延迟发病年龄,Apo $E\epsilon4/\epsilon4$ 基因型 80 岁后发生 AD 的风险是非 $\epsilon4$ 基因型的 3 倍,常在 60～70 岁发病,以上为统计学结果,不表示必然关系,对结果的解释必须谨慎,只能看作敏感因素,Apo $E\epsilon4$ 不能简单地用于 AD 的诊断。

(5)其他蛋白如 α_2 巨球蛋白及其受体,低密度脂蛋白受体相关蛋白(low-density lipoprotein receptorrelated protein)基因,也显著增加老年人 AD 的患病风险。

3. 免疫调节异常

免疫系统激活可能是 AD 病理变化的组成部分,如 AD 脑组织 B 淋巴细胞聚集,血清脑反应抗体(brain-reactive antibodies),抗 NFT 抗体,人脑 S100 蛋白抗体,β-AP 抗体和髓鞘素碱性蛋白(MBP)抗体增高;AD 的 B 细胞池扩大,可能反映神经元变性和神经组织损伤引起的免疫应答,外周血总淋巴细胞,T 细胞和 B 细胞数多在正常范围,许多患者 CD_4/CD_8 细胞比值增加,提示免疫调节性 T 细胞缺损,AD 患者 IL-1、IL-2 和 IL-6 生成增加,IL-2 的生成与病情严重性有关,AD 患者外周血 MBP 和含脂质蛋白(PLP)反应性 IFN-γ 分泌性 T 细胞显著高于对照组,CSF 中 MBP 反应性 IFN-γ 分泌性 T 细胞是外周血的 180 倍,但这种自身应答性 T 细胞反应的意义还不清楚。

4. 环境因素

流行病学研究提示,AD 的发生亦受环境因素影响,文化程度低、吸烟、脑外伤和重金属接触史,母亲怀孕时年龄小和一级亲属患 Down 综合征等可增加患病风险;Apo E2 等位基因,长期使用雌激素和非甾体类抗炎药可能对患病有保护作用,年龄是 AD 的重要危险因素,60 岁后 AD 患病率每 5 年增长 1 倍,60～64 岁患病率约 1%,65～69 岁增至约 2%,70～74 岁约 4%,75～79 岁约 8%,80～84 岁约为 16%,85 岁以上 35%～40%,发病率也有相似增加,AD 患者女性较多,可能与女性寿命较长有关,头颅小含神经元及突触较少,可能是 AD 的危险因素。

二、临床表现

1. 患者起病隐袭

精神改变隐匿,早期不易被家人觉察,不清楚发病的确切日期,偶遇热性疾病、感染、手术、轻度头部外伤或服药患者,因出现异常精神错乱而引起注意,也有的患者可主诉头晕,难于表述的头痛,多变的躯体症状或自主神经症状等。

2. 逐渐发生的记忆障碍(memory impairment)或遗忘

逐渐发生的记忆障碍是 AD 的重要特征或首发症状。

(1)近记忆障碍明显:患者不能记忆当天发生的日常琐事,记不得刚做过的事或讲过的话,忘记少用的名词,约会或贵重物件放于何处,易忘记不常用的名字,常重复发问,以前熟悉的名字易搞混，词汇减少，远事记忆可相对保留，早年不常用的词也会失去记忆，Albert 等检查患者记忆重要政治事件日期和识别过去及当前重要人物的照片，发现记忆丧失在某种程度上包括整个生命期。

（2）Korsakoff 遗忘状态：表现为近事遗忘，对 1～2 min 前讲过的事情可完全不能记忆，易遗忘近期接触过的人名、地点和数字，为填补记忆空白，患者常无意地编造情节或远事近移，出现错构和虚构，学习和记忆新知识困难，需数周或数月重复，才能记住自己的床位和医生或护士的姓名，检查时重复一系列数字或词，即时记忆常可保持，短时和长时记忆不完整，但仍可进行某些长时间建立的模式。

3.认知障碍（cognitive impairment）

认知障碍是 AD 的特征性表现，随病情进展逐渐表现明显。

（1）语言功能障碍：特点是命名不能和听与理解障碍的流利性失语，口语由于找词困难而渐渐停顿，使语言或书写中断或表现为口语空洞，缺乏实质词，冗赘而喋喋不休；如果找不到所需的词汇，则采用迂回说法或留下未完成的句子，如同命名障碍；早期复述无困难，后期困难；早期保持语言理解力，渐渐显出不理解和不能执行较复杂的指令，口语量减少，出现错语症，交谈能力减退，阅读理解受损，朗读可相对保留，最后出现完全性失语，检查方法是让受检者在1 min内说出尽可能多的蔬菜、车辆、工具和衣服名称，AD 患者常少于 50 个。

（2）视空间功能受损：可早期出现，表现为严重定向力障碍，在熟悉的环境中迷路或不认家门，不会看街路地图，不能区别左、右或泊车；在房间里找不到自己的床，辨别不清上衣和裤子以及衣服的上下和内外，穿外套时手伸不进袖子，铺台布时不能把台布的角与桌子角对应；不能描述一地与另一地的方向关系，不能独自去以前常去的熟悉场所；后期连最简单的几何图形也不能描画，不会使用常用物品或工具如筷子、汤匙等，仍可保留肌力与运动协调，系由于顶-枕叶功能障碍导致躯体与周围环境空间关系障碍，以及一侧视路内的刺激忽略。

（3）失认及失用：可出现视失认和面容失认，不能认识亲人和熟人的面孔，也可出现自我认识受损，产生镜子征，患者对着镜子里自己的影子说话，可出现意向性失用，每天晨起仍可自行刷牙，但不能按指令做刷牙动作；以及观念性失用，不能正确地完成连续复杂的运用动作，如叼纸烟、划火柴和点烟等。

（4）计算力障碍：常弄错物品的价格，算错账或付错钱，不能平衡银行账户，最后连最简单的计算也不能完成。

4.精神障碍

（1）抑郁心境，情感淡漠、焦虑不安、兴奋、欣快和失控等，主动性减少、注意力涣散、白天自言自语或大声说话，害怕单独留在家中，少数患者出现不适当或频繁发笑。

（2）部分患者出现思维和行为障碍等，如幻觉、错觉、片段妄想、虚构、古怪行为、攻击倾向及个性改变等，如怀疑自己年老虚弱的配偶有外遇，怀疑子女偷自己的钱物或物品，把不值钱的东西当作财宝藏匿，认为家人做密探而产生敌意，不合情理地改变意愿，持续忧虑，紧张和激惹，拒绝老朋友来访，言行失控，冒失的风险投资或色情行为等。

（3）贪食行为，或常忽略进食，多数患者失眠或夜间谵妄。

5.其他

检查可见早期患者仍保持平常仪表，遗忘、失语等症状较轻时患者活动、行为及社会交往无明显异常；严重时表现为不安、易激惹或少动、不注意衣着、不修边幅、个人卫生不佳；后期仍保留习惯性自主活动,但不能执行指令动作,通常无锥体束征和感觉障碍、步态正常,视力、视野相对完整,如病程中出现偏瘫或同向偏盲,应注意是否并发脑卒中、肿瘤或硬膜下血肿等;疾病晚期可见四肢僵直、锥体束征、小步态、平衡障碍及尿便失禁等,约 5% 的患者出现癫痫发作和帕金森综合征,伴帕金森综合征的患者往往不能站立和行走,整天卧床,生活完全依靠护理。

三、检查

1. 实验室检查

作为痴呆症评估内容的一部分,是确定痴呆症病因和老年人中常见并存疾病所不可或缺的检查项目,甲状腺功能检查和血清维生素 B$_{12}$ 水平测定是确定痴呆症其他特殊原因的必查项目,还应进行下列检查:全血细胞计数;血尿素氮,血清电解质和血糖水平测定;肝功能检查,当病史特征或临床情况提示痴呆症的原因可能为感染,炎性疾病或暴露于毒性物质时,则还应进行下列特殊实验室检查:如梅毒血清学检查、血沉、人类免疫缺陷病毒抗体检查或重金属进行筛查。

2. 酶联免疫吸附(ELISA)夹心法

检测 AD 患者脑脊液 TAU 蛋白、AB 蛋白、生化检测 CSF 多巴胺、去甲肾上腺素、5-HT 等神经递质及代谢产物水平的变化。

3. PCR-RFLP 技术

检测 APP,PS-1 和 PS-2 基因突变有助于确诊早发家族性 AD,Apo E4 基因明显增加的携带者可能为散发性患者,但这些指标尚不能用作疾病的临床诊断。

4. 测定 Apo E 表型

Apo E 多态性是 Alzheimer 病(AD)危险性的重要决定因子,Shimaro 等(1989)首先描述 AD 与 ε4 的关系,他们运用 IEF 研究发现 AD 患者 ε4 频率比对照组高 2 倍,此后,Rose 研究组等相继报道迟发性家族性 AD(FAD)患者 ε4 频率增高,这些研究都描述、证实和讨论了 ε4 与 AD 的关系;Schachter 等(1994)率先报道百岁老人普遍携带 ε2 等位基因,高龄老人携带 ε2 数量是年轻人的 2 倍,因此,ε2 基因似乎不仅可保护人们免患 AD,而且还与长寿有关。

5. 脑电图

AD 患者的脑电地形图中,δ 及 θ 功率弥散性对称性增强,α 功率在大部分区域下降。

6. 脑 CT

在弥散性脑萎缩的 CT 诊断中,颞叶和海马萎缩,下角扩大(横径>7.7 mm)有助于 AD 患者与正常脑老化的鉴别,脑 CT 可排除如由脑积水、慢性硬膜下血肿、脑肿瘤和脑梗死等所致与 AD 相似的痴呆等症状和临床病程的器质性脑病,AD 于早期其脑 CT 可能正常,AD 是海马型痴呆,尸检和 CT 可见海马萎缩,海马萎缩与早期记忆损害有关,这预示可能发生 AD,因此,CT 示海马萎缩可作为早期诊断的标志。

7. 单光子发射计算机断层摄影术——SPECT

研究证明,AD 的脑血流恒定地减少,其减少程度与痴呆严重程度相关,颞、顶、枕三级联合皮层在认知和学习上有重要作用。

对 132 例认知缺损者做随访研究发现:双颞顶区灌注减少者,AD 的符合率达 80%,观察临床诊断为 AD 者的 CT 和 SPECT,在 86% 患者的 CT 发现海马及其周围结构萎缩的同时,SPECT 显示颞叶血流减少,且与其萎缩程度呈正相关,其中 10 例经病理证实为 AD 者均有以上表现,推测海马结构及其周围组织的萎缩可导致投射纤维的破坏和缺失,致使其对应支配的大脑皮质之代谢和脑血流减少。

8.正电子发射断层摄影术——PET

PET证明AD的大脑代谢活性降低,以联合皮质下降最为明显;95%患者的大脑葡萄糖代谢下降与其痴呆的严重程度一致,退行性变的痴呆,尤其是AD,代谢障碍远在神经影像学发现形态学改变之前就已出现,可引起记忆和认知改变,典型的代谢降低区域是突出地分布在顶-颞联系皮质,此后是额叶皮质,不影响原始皮质、底节、背侧丘脑和小脑,随疾病的进展,颞-顶和额联系区的特征区域葡萄糖脑代谢率降低会进一步恶化,与痴呆严重程度相关。

这些典型分布有助于将AD和其他疾病的鉴别,依靠典型的受累和非受累区域的所见可区分AD与非AD,具有极高敏感性和特异性,PET利用这些有特异性的代谢率就可在早期,仅有轻度的功能性异常、记忆障碍和轻度痴呆时发现AD,在各种试验的区值中,葡萄糖代谢率与临床症状的严重程度相关最密切,但是感觉运动皮层的葡萄糖代谢并不依痴呆的程度而改变,独特的神经心理障碍与典型AD分布的局部代谢紊乱范围有明显联系:以记忆减退为主时,双侧颞叶代谢下降;语言障碍与左颞顶皮层代谢下降有关;视觉结构行为改变和失用有右顶功能障碍。

9.神经心理学及量表检查

其对痴呆的诊断与鉴别有意义,常用简易精神状态检查量表(mini-mental state examination,MMSE),韦氏成人智力量表(WAIS-RC),临床痴呆评定量表(CDR)和Blessed行为量表(BBBS)等,神经心理测试可确定记忆、认知、语言及视空间功能障碍的程度,建立痴呆的诊断,Hachinski缺血积分(HIS)量表用于与血管性痴呆的鉴别。

四、诊断与鉴别诊断

(一)诊断

目前临床广泛应用NINCDS-ADRDA诊断标准,由美国国立神经病语言障碍卒中研究(NINCDS)和Alzheimer病及相关疾病协会(ADRDA)建立的NINCDS-ADRDA专题工作组(1984)推荐,内容如下。

1.很可能的Alzheimer病(probable Alzheimer's disease)

①临床检查确认痴呆,神经心理测试MMSE及Blessed痴呆量表支持;②必须有2种或2种以上认知功能障碍;③进行性加重的记忆力及其他智能障碍;④无意识障碍,可伴精神和行为异常;⑤发病年龄40~90岁,多发于65岁后;⑥排除其他可导致进行性记忆和认知功能障碍的脑部疾病。

2.可能的Alzheimer病(possible Alzheimer's disease)

①特殊认知功能障碍进行性加重,如语言(失语),运动技能(失用)和知觉(失认)。②日常生活能力减退和行为异常。③类似疾病家族史,并有神经病理证据。④实验室检查:腰穿常规检查,EEG呈非特异性改变如慢活动增加,CT检查显示脑萎缩,必要时可复查。

3.排除导致痴呆的其他脑部疾病,Alzheimer病的临床特点

①疾病进展过程中可有稳定期。②并发症状包括抑郁、失眠、尿失禁、妄想、错觉、幻觉、感情或行为失控、体重减轻等。③某些患者有神经系统体征,尤其疾病后期,如肌张力改变,肌阵挛或步态失调等。④疾病后期可能有抽搐发作。⑤CT检查脑为正常范围。

4.不支持可能的 Alzheimer 病的临床特征

①突发卒中样起病。②局灶性神经系统体征,如偏瘫,感觉缺失,视野缺损和共济失调,尤其疾病早期发生。③病程早期出现抽搐发作和步态障碍。

5.可考虑为 Alzheimer 病的临床症状

①患者有痴呆综合征的表现,但缺乏足以引起痴呆的神经、精神或躯体疾病证据。②患者可伴躯体或脑部疾病,但不能导致痴呆。③患者表现为单一认知功能障碍,有进行性加重病程,缺乏明显的病因。

6.确诊的 Alzheimer 病(definite Alzheimer's disease)

①符合很可能的 Alzheimer 病的临床诊断标准。②尸检或脑活检组织病理改变符合 Alzheimer 病的特征表现。

(二)鉴别诊断

1.轻度认知功能障碍(MCI)

仅有记忆力障碍,无其他认知功能障碍,如老年性健忘。人类的单词记忆、信息储存和理解能力通常在 30 岁达到高峰,近事和远事记忆在整个人生期保持相对稳定。健忘是启动回忆困难,通过提示回忆可得到改善,遗忘是记忆过程受损,提示也不能回忆。AD 患者还伴有计算力、定向力和人格等障碍,这在正常老年人很少见。

2.谵妄

起病较急,通常由系统性疾病或脑卒中引起,谵妄时可意识模糊,痴呆患者意识清楚。

3.抑郁症

DSM-Ⅳ 提出抑郁症状包括抑郁心境,诉说情绪沮丧,对各种事物缺乏兴趣和高兴感,有罪或无用感,食欲改变或体重明显减轻,睡眠障碍如失眠或睡眠过度,活动减少,易疲劳或体力下降,难以集中思维或优柔寡断,反复想到死亡或自杀,临床诊断抑郁心境至少要有一个症状,诊断重度抑郁要有 5 个以上症状,持续超过 2 周。

4.皮克病(Pick's disease)

早期表现为人格改变,自知力差和社会行为衰退、遗忘,空间定向及认知障碍出现较晚,CT 显示特征性额叶和颞叶萎缩,与 AD 的弥散性脑萎缩不同。

5.血管性痴呆(VD)

多有卒中史,认知障碍发生在脑血管病事件后 3 个月内,痴呆可突然发生或呈阶梯样缓慢进展,神经系统检查可见局灶性体征;特殊部位如角回、背侧丘脑前部或旁内侧部梗死可引起痴呆,CT 或 MRI 检查可显示多发梗死灶,除外其他可能病因。

6.帕金森病(PD)

PD 患者的痴呆发病率可高达 30%,表现为近事记忆稍好,执行功能差,但不具有特异性,神经影像学无鉴别价值。

须注意约 10% 的 AD 患者可发现 Lewy 小体,20%~30% 的 PD 患者可见老年斑和神经元纤维缠结,Guamanian Parkinson 痴呆综合征患者可同时有痴呆和帕金森病症状,常在脑皮质和白质发现神经元纤维缠结,老年斑和 Lewy 小体不常见。

7.弥散性 Lewy 体痴呆(dementia with Lewybody,DLB)

表现为帕金森病症状,视幻觉,波动性认知功能障碍,伴注意力、警觉异常,运动症状通常出现于精神障碍后一年以上,患者易跌倒,对精神病药物敏感。

8. 额颞痴呆(FTD)

较少见,起病隐袭,缓慢进展,表现为情感失控,冲动行为或退缩,不适当的待人接物和礼仪举止,不停地把能拿到的可吃或不可吃的东西放入口中试探,食欲亢进,模仿行为等,记忆力减退较轻,Pick 病是额颞痴呆的一种类型,病理可见新皮质或海马神经元胞质内出现银染包涵体 Pick 小体。

9. 正常颅内压脑积水(NPH)

多发生于脑部疾病,如蛛网膜下隙出血、缺血性脑卒中、头颅外伤和脑感染后,或为特发性,出现痴呆、步态障碍和排尿障碍等典型三联征,痴呆表现以皮质下型为主,轻度认知功能减退,自发性活动减少,后期情感反应迟钝,记忆障碍,虚构和定向力障碍等,可出现焦虑,攻击行为和妄想,早期尿失禁、尿频,后期排尿不完全,尿后滴尿现象,CT 可见脑室扩大,腰穿脑脊液压力正常。

10. 其他

AD 尚需与酒精性痴呆,颅内肿瘤,慢性药物中毒,肝衰竭,恶性贫血,甲状腺功能减低或亢进,Huntington 舞蹈病,肌萎缩侧索硬化症,神经梅毒等相鉴别。

五、治疗

对 AD 的治疗,至今仍未找到特异疗效的方法。目前治疗主要从以下方面着手进行。

(一)常规治疗

1. 与递质障碍有关的治疗

针对 AD 患者存在递质系统障碍,学者们开展了广泛性的治疗。尤其对胆碱能系统缺陷的治疗研究较多。为提高胆碱能活性的治疗分 3 类。

(1)增强乙酰胆碱合成和释放的突触前用药如胆碱和卵磷脂:许多研究显示在一定条件下,如在胆碱活性增加或对胆碱额外需求时,增加脑内局部胆碱和卵磷脂,能诱导乙酰胆碱合成增加。认为应用胆碱和卵磷脂的治疗是可行的。尤其治疗方便、安全,已广泛用于临床。但多年临床观察未发现对 AD 的症状有改善,结果令人失望。因为在正常情况下,胆碱的摄取是饱和的,增加细胞胆碱和卵磷脂,并不能增加乙酰胆碱的合成和释放。

(2)限制乙酰胆碱降解以提高其活性的药物如毒扁豆碱:毒扁豆碱是经典的胆碱酯酶抑制剂,应用后可增加突触间隙乙酰胆碱的浓度,提高中枢胆碱能活性,改善 AD 患者的症状。临床应用一般从每天 6 mg 开始,逐渐加量。显效范围 10～24 mg/d,分 4～6 次口服。患者在记忆、学习、行为和实际操作上似有改善。但随治疗时间延长,疗效反而减弱,且有不良反应,因而应用有限。对 1 组 20 例 AD 患者长期用毒扁豆碱治疗,采用双盲、交叉评定疗效。结果有些患者表现行为有改善;但用正规神经心理测验检查,结果表明无效应。

他克林(Tacrine)(四氢氨基吖啶,THA)或是中枢神经系统的强抗乙酰胆碱酶药。又因结构上的原因还能提高乙酰胆碱释放及延长突触前胆碱能神经元活性,自 Summers 等报道他克林治疗 17 例 AD,14 例的认知缺陷明显改善后,引起学者们更多的研究。

Davis 等总结 8 篇他克林治疗 AD 的报道。4 篇肯定了他克林的疗效,AD 患者的认知功能有改善;但另 4 篇观察结果认为他克林治疗 AD 的效果可疑或无效。结合其他作者的研究结果,Davis 等认为他克林治疗 AD 时,用量要充足,每天 160 mg。但仅 1/4 的患者能耐受此剂量。判断是否有效则应观察 30 周。治疗从小剂量开始,40 mg/d,用 6 周,第 6 周增至

80 mg/d,第13 周起,120 mg/d,第19 周起160 mg/d。不良反应是恶心、呕吐、转氨酶升高、灶性肝细胞坏死。治疗前及治疗中,均应检测肝功能。

(3)突触后用药即胆碱能激动剂:氯贝胆碱(氨甲酰甲胆碱)为高选择性乙酰胆碱受体动剂,可显著提高乙酰胆碱系统的活性。但它不通过血-脑屏障,需在腹壁等处置药泵,或通过导管给予脑室内注射。治疗后患者的记忆、情绪、行为、学习和生活自理能力可显著改善。部分患者有恶心,少数有抑郁。

关于 AD 的神经递质障碍和有关的药物治疗已取得很大进展。但已知药物的治疗作用小,或疗效短。且 AD 有多种递质系统障碍,应注意有针对性地选择用药,或联合用药。AD 是皮质神经元进行性变性。至病程晚期,神经元及突触已破坏,药物失去靶细胞则难以发挥作用。早期诊断及早期治疗,可能对病情的发展有缓解作用,对改善症状有效。

2.改善脑循环和脑代谢

学者们也试图用改善脑代谢的药物来治疗 AD。如萘呋胺(草酸萘呋胺酯)即克拉瑞啶(Clarantin),研究认为萘呋胺(克拉瑞啶)可直接促进三羧酸循环,有效地增强细胞内代谢,促进葡萄糖的运转,提高对葡萄糖和氧的利用;还可延缓细胞衰老过程。动物试验证明萘呋胺(克拉瑞啶)有保护海马神经对抗缺血性损害。临床观察结果表明萘呋胺(克拉瑞啶)对智力损伤的老年人,可改善其日常活动能力、记忆和智力。

用大剂量吡拉西坦(脑复康)治疗可能性大的 AD,观察 1 年。结果证明大剂量吡拉西坦(脑复康)可延缓 AD 患者的病情发展,对改善命名、远和近记忆有较大作用。银杏叶特殊提取物的制剂可改善神经元代谢,对神经递质障碍有阳性影响。用银杏叶制剂治疗原发性退行性痴呆,采用神经心理学的方法观察,证明有显著疗效。

维生素类(维生素 B_{12}、维生素 B_6、维生素 E 等)治疗 AD 也有报道。维生素 B_{12} 在乙酰胆碱合成过程中,对前体物胆碱的合成起辅酶作用。维生素 B_6 为神经递质生物合成的辅酶。辅酶 Q10 同线粒体内的 ATP 合成有关。ATP 被维生素 B_6 及其酶反应所利用。维生素 E 防止体内过氧化物生成,对延缓衰老有作用。这些维生素类可使 AD 患者的某些症状有改善。

3.钙离子拮抗剂的治疗作用

脑细胞钙代谢失衡与老化的关系已引起广泛的注意和重视。随着年龄的增长,人体逐渐出现钙自体平衡失调,细胞内钙浓度过高或超载,如果钙超载发生在神经细胞,可引起神经可塑性及认知功能降低,出现痴呆。尼莫地平(尼莫通)是二氢吡啶类钙通道阻滞剂第 2 代新药,原先用于治疗和预防蛛网膜下隙出血后脑血管痉挛所致的缺血性神经障碍等。后因发现钙离子水平升高与大脑老化和痴呆有关,故而推断阻断钙进入神经元的药物应能减少或推迟老年人脑功能的丧失。动物实验表明,该药在神经元中是一种强的钙拮抗剂。它作用于神经元依赖性 L 型钙通道上的双氢吡啶受体,使细胞内钙离子浓度降低,促进受伤神经元的再生,增强衰老动物中枢神经系统可塑性,改善学习和记忆能力。在临床治疗中,尼莫地平(尼莫通)对高血压、AD 所致的记忆障碍有明显疗效。但其确切机制尚未阐明。

4.雌激素的治疗作用

雌激素替代疗法可明显延缓 AD 的发生,尤其是对老年妇女痴呆有一定作用,其机制尚不清楚。Tang 等随访长达 5 年的 1 124 例绝经后妇女发现,服用雌激素者降低产生老年性痴呆的危险性30%～40%,服用者 156 例中仅 6% 产生老年性痴呆,而未服用者 968 例中 16% 患老年性痴呆。但到目前为止,尚未有一大规模的双盲、安慰剂、随机的研究表明雌激素在老年性痴呆中的确切作用,有待于进一步的研究加以阐明。

5.神经代谢激活剂

主要包括神经营养因子、吡拉西坦(脑复康)、茴拉西坦(三乐喜)、胞磷胆碱、三磷腺苷(ATP)、细胞色素 C 等。这类药物可促进脑细胞对氨基酸、磷脂及葡萄糖的利用,从而起到增强记忆力、反应性和兴奋性,改善或消除精神症状的作用。这类药在临床上已得到广泛的应用。

6.干扰 Aβ 形成和沉积的药物

AD 老年斑的核心成分是 Aβ,它是由 APP 在加工修饰过程中经不同的剪切方式形成的 $39\sim43$ 个氨基酸残基所组成,它被认为是 AD 发病的主要原因之一。用人工合成的 $Aβ_1$-42 免疫接种,经动物试验结论:$Aβ_1$-42 免疫接种可产生抗 $Aβ_1$-42 抗体,引起单核/小胶质细胞的激活,从而清除了 $Aβ_1$-42,因此,免疫疗法成为 AD 的一种新的治疗方法。Aβ 免疫接种在美国已进入临床试用。

7.基因治疗

利用重组技术将正常基因替换有缺陷的基因,达到根治基因缺陷的基因治疗,目前尚不能实现。

基因修饰细胞的移植是神经系统疾病基因治疗的离体方法。其基本理论是正常的供体组织或基因修饰的自体细胞移植物,可纠正畸变的神经回路,替换神经递质,并提供神经营养因子而修复中枢神经系统功能。将正常神经元功能和存活所需的神经生长因子输入到中枢神经系统,治疗 AD 已做了大量研究。

神经生长因子是最重要的生物活性因子,已知最典型的神经营养因子,对某些神经元具有分化形成、成活和生长的重要功能。海马部分神经切除的大鼠,学习和记忆能力显著下降,并与中枢胆碱能神经功能的下降呈正相关,且伴有脑中神经生长因子表达下降。输入外源性神经生长因子,可有效地防止中枢胆碱能神经系统损害,动物的学习、记忆改善。已有首例用神经生长因子治疗 AD 的报道。脑内注射后 1 个月,系列词语记忆改善,但其他认知功能无变化。神经生长因子正谨慎地用于临床,它的应用可能逆转或至少减慢 AD 患者的智能衰退。但还有许多亟待解决的问题。

8.将基因工程和脑移植技术结合起来

(1)建立 AD 的动物模型。

(2)建立神经生长因子(NGF)基因修饰的星形胶质细胞株。

(3)确定神经生长因子(NGF)基因修饰星形胶质细胞株在体外的有效表达。

(4)移植细胞的存活、生长、发育、与宿主整合及基因修饰细胞表达 NGF 的形态学证实。

(5)基因修饰细胞及胚胎脑隔细胞的脑内移植。

(6)基因修饰细胞移植后,对 AD 的行为治疗作用的评价(Morris 水迷宫)。

9.干细胞治疗

干细胞是一种未分化细胞,具有自我复制和分化成多种功能细胞的能力。神经干细胞不仅存在于胚胎神经系统,也存在于成年脑的某些部位,如海马、纹状体、视下核等处。现在,无论是胚胎神经干细胞或成年神经干细胞,都已成功分离,可在体外培养和传代,再接种到脑内仍可存活和扩增。采用神经干细胞治疗老年痴呆有以下几种途径或思路:①从流产的人脑胚分离神经干细胞,经体外扩增后,接种到脑内使之继续复制、扩增。②将来自人脑的神经干细胞进行培养,加入生长因子、细胞因子、维A酸类化合物或促生长的天然成分定向分化为所需功能细胞以治疗神经退行性疾病。③癌基因或长寿基因转染形成的永生性神经干细胞,可为老年痴呆的基因治疗提供一个性能优越的载体。④成年脑内不少部位存在神经干细胞,但处于静止状态,不进行扩增,可通过载体把某些生长因子带入中枢,诱发和促进内源性神经干细胞的增生和分化。

(二)择优方案

目前治疗老年痴呆的药物种类甚多,治疗AD的研究经验指出,患者往往对某种特定药物的反应有显著差别。这种反应的差别与以下因素有关:AD发病阶段,痴呆的程度(早期、中期或晚期)、脑功能损伤程度、遗传因素和存在于个体间的药物反应。在此推荐的药物是临床上特别是近来在临床上常用的疗效较好的药物。

1.促进脑循环、脑代谢的药物

银杏黄酮苷(金纳多)是由银杏叶中提取出来的有效成分制成的现代药品。已大量应用于临床,是一种安全有效促智药。

2.钙离子拮抗剂

尼莫地平,因老年特别是老年痴呆患者的神经细胞积累过多的钙离子,是形成老化和老年痴呆发病的动因之一,国内外研究证明尼莫地平不仅选择性扩张脑血管,增加血流量,且对神经细胞有直接的作用。现我国各大、中医院已广泛使用尼莫地平治疗各型痴呆病,疗效较好。

3.清除自由基抗氧化药物

中药丹参是迄今为止发现的抗氧化作用最强的天然产物之一,可改善记忆。

4.胆碱酯酶抑制剂

石杉碱甲(Huperzine A)其作用强度是毒扁豆碱的3倍。临床上用于治疗老年痴呆和单纯记忆障碍,有确切的治疗效果,且未有明显的不良反应。

(三)康复治疗

1.高压氧治疗

高压氧治疗是指在超过1个标准大气压环境下吸入氧气而达到治疗目的的一种有效医疗方法,它是医学领域中一个重要组成部分。可用于各种原因所致老年性痴呆且有氧代谢的能量代谢障碍。实验研究表明,高压氧治疗有利于改善脑缺氧及消除脑水肿。高压氧可增加血氧含量,提高血氧分压,增加血氧弥散能力,改善脑组织的供氧状态。Boerama的观察证明,高压氧可促进脑血管的修复,从而有利于脑功能的恢复,一般主张应用1ATA氧压。压力过高可能引起脑血流量重新增加,并影响脑代谢进行。高压氧治疗的次数应根据脑电图的改善而决定。为减少脑缺氧后遗症发生,一般应治疗1～2个疗程。

2.药物治疗

参考择优方案。

3.物理治疗

(1)作业疗法:根据患者的功能障碍,选择一些患者感兴趣、能帮助其恢复功能和技能的作业,让患者按指定要求进行训练,如积木、拼板、书法、绘画、针织等。使患者集中精力,增强注意力、记忆力,增加体力及耐心,增加愉快感,重建对生活的信心。

(2)现实导向治疗:早期的研究显示,现实导向(reality orientation)治疗,可提高痴呆患者的认知功能(Hanley,1981)。近期的研究通过观察MMSE和言语流利度证实了现实导向治疗的效果。两个研究(Karlsson,1985;Widerlov,1989)探讨了整合提高(integrity-promoting)护理程序对 AD 患者的作用,即增加情绪、智力和体力交流,在实行这一程序 2 个月后,实验组的短期记忆和视觉感受明显改善,对照组的病情恶化。而且与实验组相比,对照组患者注意力下降,心不在焉显著增加,此外,一个重要的发现是实验组 CSF 中生长抑素显著增加,而对照组下降。在另一个研究中,AD 患者和多发性梗死痴呆,接受这一程序治疗 3 个月(Widerlov,1989)。短期记忆,着装能力和体力活动改善,而混乱(confusion)减少。

(3)经皮电神经刺激(TENS):Scherder 在一系列研究中观察了增加躯体感觉刺激对早期 AD 患者记忆、独立生活能力和情绪的影响。这些刺激包括经皮电刺激、触觉神经刺激和两者结合等(Scherder 等,1998)。其研究结果表明,与安慰剂治疗的对照组相比,刺激组 AD 患者的非语言短期记忆,非语言和语言性长期记忆和语言流利程度均显著改善。更具体来说,这些改善提示:治疗后患者学习新事物,从记忆库里再处理熟悉信息、储存、翻译和再处理非语言信息等方面的能力改善。独立生活能力和情绪方面也有较大程度的改善。

(4)光治疗:以人工光源或日光辐射能量治疗疾病的方法称为光疗法。老年大鼠的研究表明:通过环境刺激,可改善昼夜时间系统解剖和功能的退变。Witing(1993)证实,增加白天环境光的强度,可使老年大鼠紊乱的睡眠活动昼夜节律恢复至青年大鼠的水平。Lucassan 等证实增加光刺激可防止与衰老有关的视交叉上核(SCN)加压素神经元数目的减少。以上证据均为光治疗提供了有利的依据,虽然具体的治疗方法还需要进一步的研究,但光治疗不失为一种有前景的治疗方法。光疗法所采用的人工光源有红外线、可见光、紫外线、激光 4 种。

(5)体育锻炼治疗:有研究表明在正常老化和视交叉上核损毁的大鼠静息和活动期的破碎指数明显增加,健美训练可显著改善破碎指数,从而为 AD 提供新的治疗策略。现有的结构和功能研究表明,老年大鼠,在某种意义上讲,老年健康和痴呆患者的中枢神经系统仍保存有相当的可塑性。总之,越来越多的证据表明,神经元的激活对衰老和老年性痴呆的退行性改变具有保护作用,尽管其他的可能机制不能排除,DNA 的损伤和修复间平衡的改善可能是其机制之一。通过体育锻炼以达到对神经元的刺激,促进其功能的恢复,这将为治疗老年性痴呆提供新的策略和思路。

(6)磁疗法:应用磁声治疗疾病的方法称为磁疗法。磁场作用于人体时可以改变人体生物电流的大小和方向,并可感应产生微弱的涡电流,影响体内电子运动的方向和细胞内外离子的分布、浓度和运动速度,改变细胞膜电位,影响神经的兴奋性,改变细胞膜的通透性、细胞内外的物质交换和生物化学过程。磁场的方向还可以影响体内脂质、肌浆球蛋白、线粒体等大分子的取向而影响酶的活性和生物化学反应,人本身也是一磁体。已有研究表明,一定强度的磁场对人体有利,故研究磁疗法在老年性痴呆中的应用有着十分实际的意义。

(7)传导热疗法:以各种热源为介体,将热直接传导于人体以治疗疾病的方法称为传导热疗法。常用的传导热源有蜡、沙、泥、热空气、蒸汽、坎离砂、化学热袋等,一般取材方便、设备简单、容易操作、应用方便。各种传导热源作用于人体时共同的主要治疗作用是温热效应,能促进神经系统的修复再生,可改善老年性痴呆患者神经元丧失状况,从而起到改善其智力的作用。

(8)冷疗法:以低于人体温度的低温治疗疾病的方法称为冷疗法。冷疗法又称冷冻疗法。治疗时使人体温度呈一定程度的下降,但不致造成细胞死亡、组织破坏。冷疗法不同于冷冻,冷冻的温度低于冷疗法,达到冰点以下,可使细胞内外溶质浓缩,形成冰晶、冰屑,可致细胞损伤、死亡。本节仅叙述局部冷冻疗法。其对神经系统的影响:冷刺激可使轴突反应减弱,运动神经抑制,继而感觉神经抑制,神经传导速度减慢,甚至暂时丧失功能,感觉的敏感性降低,因而有解痉、镇痛,甚至麻醉的作用。但瞬间的冷刺激可引起神经兴奋,有利于神经系统的修复和再生,有利于改善 AD 患者神经元丧失的状况,从而有利于 AD 患者的康复。冷疗法治疗技术主要包括:冰袋法、冰贴法、冷敷法、浸泡法、蒸发冷冻法。

第二节　多发性硬化

一、定义

多发性硬化(MS)是一种中枢神经系统炎性脱髓鞘疾病。临床表现各种各样,取决于CNS 硬化斑块的部位。具有反复发作(时间上多发性)和多部位受累(空间上多发性)的临床特点,疾病晚期往往造成患者残疾,影响生活质量。

二、流行病学

MS 的发病率、患病率与地区的纬度有关。纬度越大 MS 发病率越高。MS 患病率高的地区是北欧、中欧、前苏联欧洲部分的中西部、美国北部、加拿大南部、新西兰和澳大利亚西南部地区;低发病区是亚洲、非洲大部分地区、阿拉斯加、墨西哥、南美洲北部的加勒比海地区。苏格兰北部、雪特兰岛及奥克尼群岛的患病率高达 100/10 万~300/10 万人,是迄今为止患病率最高的地区。我国是 MS 的低发区,遗憾的是尚无详细的流行病学资料。从笔者收治的患者分布来看,主要来自于东北三省、内蒙古、山西等地区。

人种不同对发病亦有一定影响。北美及欧洲的高加索人 MS 的患病率高于非洲黑种人及亚洲人。尽管 MS 在有色人种中患病率低,但在世界各地的分布也是不均匀的,即高纬度地区其患病率高,低纬度患病率低。人种不仅影响 MS 易感性,而且也影响 MS 的表现形式包括临床表现、病变部位、病程及预后。在日本及中国,MS 患者常有视神经及脊髓的严重受累,而小脑受累少见。CSF 中 IgG 指数升高及出现寡克隆区带者较少见。头部 MRI 多数正常。

MS 的发病年龄通常在 15~50 岁,2/3 的患者发病年龄为 20~40 岁。一般女性多见,女:男=2:1。

移民能改变 MS 的危险性,移民者 MS 患病率与其所移居地相同。易感个体在早期(通常小于 15 岁)由 MS 高发病区移居到低发区其患 MS 的危险性随之降低,在此时间后从高发区移居到低发区并不影响患 MS 的危险性。

MS 的发病也与遗传因素有关。MS 在患者亲属中的患病率较普通人群高;单卵双胞胎的患 MS 概率是双卵双胞胎的 6~10 倍;MS 与某些 HLA 基因型相关联。

三、病理

基本病理改变为髓鞘脱失及炎性细胞浸润。采用淀粉样前体蛋白(APP)免疫组化技术分析,MS 病灶早期即有轴索的明显损害,其神经功能缺损可能与此关系更密切,因此目前日益受到重视。

四、病因及发病机制

MS 的发病可能与遗传、环境等多种因素有关,在这些因素的作用下触发了异常的免疫应答过程,出现免疫调节机制的紊乱,引起中枢神经系统多发性局灶性髓鞘脱失。

MS 首次发病前 10%～40%有感染诱因,近 30%的患者病情加重与上呼吸道感染或肠道病毒感染有关。但至今尚未找到病毒直接致病的证据。

外伤、妊娠和分娩、感染、疫苗接种等均可促发 MS,IFN-γ 也可使 MS 病情恶化。美国神经病学学会(AAN)指南(2002)提到,前驱感染(甚至是普通的上呼吸道感染如感冒)可使 MS 恶化的危险性增加(A 级推荐)。对于疫苗接种的建议为:①MS 患者应遵循疾病预防和控制中心(CDC)的免疫接种适应证(流感:A 级推荐;乙型肝炎、水痘、破伤风:C 级推荐。其他疫苗:U 级推荐,专家意见);②出现明显的 MS 临床复发表现时应推迟接种,一般为复发后的 4～6 周。但对此没有证据(U 级推荐,专家意见)。③对于外伤后需要接种破伤风疫苗的患者,即便是在 MS 复发期,建议按时接种,但对此无确切的证据(U 级推荐,专家意见)。④对于 MS 患者接种流感疫苗的好处,专家各持己见。建议应根据个体情况,权衡利弊(U 级推荐,专家意见)。⑤对于依赖轮椅和卧床的肺功能受限患者,建议接种肺炎球菌疫苗,但没有证据(U 级推荐,专家意见)。

五、临床表现

MS 的临床表现多种多样,取决于病灶部位。因为 MS 是一种脱髓鞘疾病,因此其神经功能障碍主要是神经纤维走行的白质病变所致。典型 MS 症状包括:核间性眼肌麻痹、Lhermitte 征、震颤、步态不稳、感觉障碍、疼痛、肌无力、视力下降、复视、眩晕、言语障碍、吞咽困难等。MS 很少出现皮质症状(失语、失用、失认、痴呆、癫痫发作、视野缺损、意识障碍)、精神症状、锥体外系症状等。典型 MS 发作形式为急性起病,数天至 1～2 周进展,3～4 周开始缓解。

六、辅助检查

主要的辅助检查手段包括脑或脊髓 MRI、诱发电位(视觉诱发电位、脑干听觉诱发电位、体感诱发电位)及 CSF 免疫学检查等,这些检查有助于确定病灶部位、发现亚临床病灶及鉴别诊断。

1. MRI

MRI 在 MS 诊断中具有非常重要的价值。它不仅有助于 MS 的诊断,也有助于了解病灶的活动性,是新药临床试验的重要评价指标。MS 在 MRI 典型表现为病变大小 >3 mm(T_2 像),圆形或椭圆形,分布于近皮质、天幕下、脑室周围,多发 T_2 像高信号病灶,部分伴有 Gd 强化,强化呈环状或半环。但也有呈肿瘤样的不典型表现。

2003 年,AAN 指南介绍了 MRI 在可疑 MS 患者的使用价值。①强有力证据支持:基于一致的 Ⅰ 级、Ⅱ 级及 Ⅰ 级证据,在临床孤立综合征(CIS)患者,MRI T_2 像发现 3 个以上白质病灶是未来 7～10 年发展为 CDMS 的极为敏感的预测指标($>80\%$)(A 级推荐)。小于 3 个(1～3 个)的白质病灶也可能对未来发展为 MS 具有同样的预测价值,但这种关系需要进一步阐明;临床孤立综合征(CIS)后(及基线 MRI 评价后)3 个月以上出现新的 T_2 病灶或 Gd 增强病灶对以后发展为 CDMS 具有高度预测价值(A 级推荐);在具有以上 MRI 异常表现的 CIS

患者,诊断为其他疾病而非 MS 的可能性很低(A 级推荐)。②良好证据支持:基线 MRI 发现 2 个以上 Gd 增强病灶对未来发展为 CDMS 具有很高预测价值(B 级推荐)。③证据不足以支持:从已有的证据中难以确定 MRI 特征对诊断原发进展型 MS(PPMS)有帮助(U 级推荐)。

2. 诱发电位

2002 年,AAN 指南介绍了诱发电位在 MS 诊断中的应用价值:①视觉诱发电位(VEP)检查很可能对发现患者发展为 CDMS 的危险性增加有帮助(指南,Ⅱ级);②体感诱发电位(SEP)检查可能对发现患者发展为 CDMS 的危险性增加有帮助(选择,Ⅱ级);③目前证据尚不能推荐脑干听觉诱发电位(BAEP)作为一项判断患者发展为 CDMS 的危险性增加的有用检查(指南,Ⅱ级)。

3. CSF 免疫学检查

CSF 检查对 MS 诊断及鉴别诊断均有益。一般而言,MS 患者 CSF 白细胞$<50/mm^3$,蛋白质<100 mg/dL,寡克隆区带(OB)可以阳性,24 h 鞘内 IgG 合成率增加。值得注意的是,OB 并非 MS 的特异性指标,其他慢性感染也可以阳性,在临床高度怀疑 MS 的患者,OB 阳性更支持诊断。遗憾的是,多发生于亚洲的视神经脊髓炎(NMO)其 OB 阳性率低。

七、临床分型

MS 通常分为 4 型:①复发缓解型(RR),急性发病历时数天到数周,数周至数月多完全恢复,两次复发间病情稳定,对治疗反应最佳,最常见,50%的患者经过一段时间可转变为继发进展型。②继发进展型(SP),复发-缓解型患者出现渐进性神经症状恶化,伴有或不伴有急性复发。③原发进展型(PP),发病后病情呈连续渐进性恶化,无急性发作。进展型对治疗的反应较差。④进展复发型(PR),发病后病情逐渐进展,并间有复发。

八、诊断

MS 临床表现多样,缺乏特异性。诊断难度较大,主要依赖临床,缺乏特异性生物学检测指标。诊断的关键点是排除其他疾病。随着 MRI 技术的广泛使用,诊断的准确性也大大提高,但是仍有很多患者难以及早确诊。

早在 20 世纪 60~70 年代,基于临床表现建立了几个诊断标准,包括 Schumacher(1965)、McAlpine(1972)、Rose(1976)等,这些标准的最大缺点是无影像及实验室诊断依据,容易将其他疾病误诊为 MS。20 世纪 80 年代后诊断标准不断完善。

1. Poser 诊断标准(1983)

该标准将诊断分为四种情况:临床确定、实验室确定、临床可能、实验室可能,该标准引入诱发电位、脑脊液免疫学指标作为重要的诊断依据,应用较为广泛,但是在亚洲,OB 阳性率低,对实验室确定及实验室可能的诊断帮助不大。

在上述诊断标准中,临床证据是指出现神经系统症状及体征,可有客观证据,也可无客观证据。可以完全是患者的主观感觉或在病史中提供的,也可为经医生检查发现的阳性体征。神经系统检查提供的客观体征可提示中枢神经系统存在一个或以上的受损部位(大脑、脑干、小脑、视神经、脊髓)。在两个临床证据中,其中一个可以用病史来代替,此病史足以提示多发性硬化的一个典型病损部位并且无别的疾病可以解释(如 Lhermitte 征、手失去功能、视神经炎、一过性轻截瘫、典型的复视、肢体麻木)。

病变的亚临床证据是指通过各种检查发现的中枢神经系统病变。这些检查包括诱发电位、影像学检查等。

对于发作次数的判定(时间),两次发作间隔必须是 1 个月以上,每次发作历时必须超过 24 h。对于病灶多发性判定(空间)是指症状和体征不能用单一的病灶解释。如同时发生双侧视神经炎或两眼在 15 d 内先后受累,应视为单一病灶。只有中枢神经系统明确存在不同部位(大脑、脑干、小脑、视神经、脊髓)的损害,才能认为是两个以上的病灶。

标准中的实验室证据系指脑脊液寡克隆区带阳性或鞘内 IgG 合成率增加。其他检查都属于临床检查的附加部分。

2. McDonald 诊断标准(2001)

该标准将诊断分为确诊 MS(完全符合标准,其他疾病不能更好地解释临床表现)、可能 MS(不完全符合标准,临床表现怀疑 MS)及非 MS(在随访中发现其他能更好解释临床表现的疾病诊断)。该诊断的特点是突出了 MRI 在 MS 诊断中的作用,特别是 MRI 病灶在时间及空间上的多发性,对于 MS 早期诊断更有价值,为及早应用疾病修正治疗(DMT)提供了充分证据,而且特别提出了原发进展型 MS 的诊断。但是该诊断定义的脑部病灶的数目值得商榷,所定义的脊髓病灶长度不超过 3 个脊柱节段在亚洲应用时不完全相符。

与 Poser 标准相似,McDonald 标准将发作定义为具有 MS 所见到的神经功能障碍,临床表现包括主观描述或客观体征,最少持续 24 h,应排除假性发作或单次发作性表现。两次发作间隙大于 30 d。

MRI 病灶空间多发性的证据(必须具备下述 4 项中的 3 项):①1 个 Gd 强化病灶或 9 个长 T_2 信号病灶(若无 Gd 强化病灶);②1 个以上幕下病灶;③1 个以上邻近皮质的病灶;④3 个以上室旁病灶(1 个脊髓病灶等于 1 个脑部病灶)。

MRI 病灶在时间上呈多发性的证据:①临床发作后至少 3 个月行 MRI 检查在与临床发作病灶不同的部位发现 Gd 强化病灶;②在 3 个月检查无 Gd 强化病灶,再过 3 个月复查显示 Gd 强化病灶或新发现的 T_2 病灶。

对于 2 次以上发作、2 个以上临床病灶的患者,在诊断 MS 应注意 MRI、CSF、VEP 至少应该有一项异常,如果上述检查均无异常,诊断应谨慎,必须排除其他疾病。

3. McDonald 诊断标准(2005)

对 2001 年颁布的 McDonald 标准进行了修改:首先在 MRI 病灶中,将脊髓病灶与天幕下病灶视为具有同等价值,1 个脊髓增强病灶等同于 1 个脑部增强病灶,1 个脊髓 T_2 病灶可代替 1 个脑内病灶;其次,对于 MRI 时间多发性的证据,临床发作 30 d 后出现新的 T_2 病灶;再次,病灶的大小必须在 3 mm 以上;最后,CSF 阳性不再作为 PPMS 必不可少的条件。

4. McDonald 诊断标准(2010)

2010 年修订的 McDonald 诊断标准能够较为快速诊断 MS,与过去标准相比其敏感性及特异性相同,简化了诊断过程,要求 MRI 检查次数减少(取消了 MRI 检查时间间隔的限制),对 MRI 时间上及空间上多发性的标准也进行了修改。

5. 中国 MS 诊断及治疗专家共识(2006,2010)

MS 的诊断必须以患者的病史、症状和体征为基础;当临床证据尚不足以做出诊断时,应寻找其他亚临床的证据,如 MRI、诱发电位(主要是 VEP)、脑脊液寡克隆区带(OB)等。CT 检查不能支持诊断。推荐应用 2005 年改版的 McDonald 标准。

在 MS 诊断中应该强调如下几点:①脑内病灶的数目是观察的一个方面,更重要的是观察病变的分布、病灶的活动性及病灶特点,病灶有时间上或空间上多发,不能用其他病因来解释,尤其要重点观察近皮质病灶、脑室旁病灶、幕下病灶、胼胝体病灶;②CSF OB/24 hIgG 合成率应统一检测方法,实现检测的标准化,使各组间资料具有可比性;③为了排除其他疾病,应根据患者的发病特点拟定不同的辅助检查项目,包括自身抗体、抗中性粒细胞胞质抗体(ANCA)、类风湿因子、抗 O、血管紧张素转化酶(ACE)、血沉、特殊感染检查(HIV、梅毒、HBV、HCV)、脑血管病相关检查(TCD、血脂、血糖、血管 B 超、DSA)等;④为了及早给予疾病修正(DMT)治疗,可以采用国外的临床孤立综合征(CIS)诊断,但必须对内涵进行限定。

九、鉴别诊断

应与 MS 相鉴别的疾病包括:①炎症性疾病:系统性红斑性狼疮、干燥综合征、结节性多动脉炎、白塞病、原发性中枢神经系统血管炎和副肿瘤性脑脊髓炎;②血管性疾病:大动脉狭窄、线粒体脑病和 CADASIL;③肉芽肿性疾病:结节病、Wegener′s 肉芽肿、淋巴瘤样肉芽肿病;④感染性疾病:病毒性脑炎、神经 Lyme 病、艾滋病、人 T 细胞白血病病毒Ⅰ型感染、神经梅毒、进行性多病灶脑白质病、Whipple′s 病和亚急性硬化性全脑炎;⑤遗传性疾病:肾上腺脑白质营养不良、异染性脑白质营养不良、脊髓小脑性共济失调和遗传性痉挛性截瘫;⑥营养缺乏性疾病:亚急性联合变性和叶酸缺乏;⑦非器质性疾病:癔症、抑郁和神经症;⑧其他:Arnold-Chiari 畸形、脊髓肿瘤和血管畸形。

十、治疗

目前尚无特效疗法。20 世纪 70 年代采用 ACTH 及皮质类固醇治疗。80 年代采用免疫抑制药(环磷酰胺、环孢素、硫唑嘌呤、甲氨蝶呤等)治疗。90 年代开始使用疾病修正治疗(DMT)如 β-干扰素及醋酸格里默,DMT 的诞生大大改变了 MS 治疗现状,可明显降低缓解复发型 MS 的发作次数。以后又有米托蒽醌、那他珠单抗等进入临床。目前正在进行新型口服免疫抑制药或单抗如 Fingolimod、Cladribine、Teriflunomide、Laquinimod、Fumarate、Alemtuzumab、Rituximab 等治疗 MS 的临床试验。本节主要介绍 MS 治疗指南中推荐的一些治疗方法。

1. 美国神经病学学会颁布的 MS 治疗指南(2002)

(1)糖皮质激素

1)依据几项Ⅰ级及Ⅱ级研究结果,糖皮质激素治疗能促进急性发病的 MS 患者的神经功能恢复。急性发病的 MS 患者可考虑用糖皮质激素治疗(A 级推荐)。

2)短期使用糖皮质激素后对神经功能无长期效果(B 级推荐)。

3)目前尚无令人信服的证据表明,糖皮质激素用药剂量或用药途径影响临床效果(C 级推荐)。

4)依据一项Ⅱ级研究结果,规律的激素冲击对复发缓解型 MS 患者的长期治疗有用(C 级推荐)。

(2)β-干扰素(IFN-β)

1)依据几项Ⅰ级研究结果,IFN-β 能降低 MS 患者的发作次数(A 级推荐)。IFN-β 治疗减轻 MRI 显示的疾病严重性如 T_2 信号显示的病灶体积减小,也可能延缓肢体残疾的进展(B 级推荐)。

2)对于极有可能发展为临床确诊 MS 或已经是复发缓解型 MS 或继发进展型 MS 患者使

用 IFN-β 治疗是十分恰当的(A 级推荐)。IFN-β 对继发进展型 MS 但无复发的患者疗效不肯定(U 级推荐)。

3)尽管目前尚无足够证据证实,但 IFN-β 较其他疗法更适合于治疗某些 MS 患者如发作次数多或疾病早期的患者(U 级推荐)。

4)依据 I 级、II 级研究及几项一致的 III 级研究结果,IFN-β 治疗 MS 可能存在剂量反应曲线(B 级推荐),然而这种明显的剂量效应关系部分是由于各研究间应用 IFN-β 的次数(而非剂量)不同所致。

5)依据几项 II 级研究结果,IFN-β 用药途径可能对临床疗效影响不大(B 级推荐)。可是药物不良反应因用药途径不同而各异。虽无详细的研究,但不同类型 IFN-β 临床效果并无差别(U 级推荐)。

6)依据几项 I 级研究结果,MS 患者的 IFN-β 治疗受中和抗体产生的影响(A 级推荐)。IFN-β1a 产生中和抗体的发生率较 IFN-β1b 低(B 级推荐)。中和抗体的生物学效应尚不清楚,可能会降低 IFN-β 的临床治疗效果(C 级推荐)。尚不清楚皮下用药或肌内注射 IFN-β 在免疫原性方面有无差别(U 级推荐)。在使用 IFN-β 治疗的个体测定中和抗体的临床用途尚不明了(U 级推荐)。

(3)醋酸格里默

1)依据 I 级研究结果,Glatiramer acetate 在复发缓解型 MS 患者能减少临床及 MRI 病灶发作次数(A 级推荐)。Glatiramer acetate 治疗能减轻 MRI 显示的疾病严重性如 T_2 信号显示的病灶体积缩小,也可能延缓复发缓解型 MS 患者残疾的进展(C 级推荐)。

2)对于复发缓解型 MS 患者使用 Glatiramer acetate 治疗是十分恰当的(A 级推荐)。尽管认为 Glatiramer acetate 对进展型 MS 患者也有作用,但无令人信服的证据证实(U 级推荐)。

(4)环磷酰胺

1)依据 I 级研究结果,环磷酰胺冲击治疗似乎不能改变进展型 MS 的病程(B 级推荐)。

2)依据一项 II 级研究结果,较年轻的进展型 MS 患者采用环磷酰胺冲击并追加治疗有一些效果(U 级推荐)。

(5)甲氨蝶呤:依据一项局限而模棱两可的 I 级证据,甲氨蝶呤对改变进展型 MS 患者的病程可能有帮助(C 级推荐)。

(6)硫唑嘌呤

1)依据几项似乎有矛盾的 I 级、II 级研究结果,硫唑嘌呤可能降低 MS 患者的复发率(C 级推荐)。

2)对残疾的进展无效(U 级推荐)。

(7)环孢素

1)依据 I 级研究结果,环孢素对进展型 MS 具有一些治疗效果(C 级推荐)。

2)该治疗常出现的不良反应尤其是肾脏毒性以及较小的治疗效果使得该治疗难以被接受(B 级推荐)。

(8)静脉免疫球蛋白

1)至今对静脉免疫球蛋白的研究普遍病例数较小,缺乏临床及 MRI 预后的完整资料,有些采用的方法有疑问。因此仅显示静脉免疫球蛋白可能降低复发缓解型 MS 的发作次数(C

级推荐）。

2)静脉免疫球蛋白对延缓疾病进展效果甚微(C级推荐)。

(9)血浆交换

1)依据一致的Ⅰ级、Ⅱ级、Ⅲ级研究结果,血浆交换对进展型 MS 的治疗效果很小或无效(A级推荐)。

2)依据一项小样本Ⅰ级研究结果,血浆交换对以前无残疾患者的急性期严重脱髓鞘有治疗效果(C级推荐)。

2. AAN 指南(2003)——米托蒽醌在 MS 治疗中的应用

基于一项Ⅰ级及几项Ⅱ级或Ⅲ级研究证据,米托蒽醌对临床恶化的 MS 患者的疾病进展有一定效果(B级推荐),然而这种药物应限制使用,因为毒性较大。对于疾病迅速进展而其他治疗无效的患者应该使用。

基于几个结果一致的Ⅱ级及Ⅲ级研究证据,米托蒽醌可降低复发型 MS 患者的临床发作次数,降低发作相关的 MRI 结局(B级推荐)。然而其潜在毒性相当程度上限制了在复发型 MS 患者的使用。因为米托蒽醌的潜在毒性,应在有使用细胞毒性化疗药物经验的医生严密观察下使用(A级推荐)。米托蒽醌治疗的患者应常规监测心、肝、肾功能(A级推荐)。

3. 欧洲神经病学协会联合(EFNS)MS 复发治疗指南(2005)

来自几个Ⅰ级临床试验研究及 Meta 分析的一致证据表明,糖皮质激素对 MS 复发治疗有效,因此,在 MS 时,每天应静脉至少 500 mg 的甲泼尼龙,连用 5 d(A级推荐)。静脉用甲泼尼龙(1 g/d,3 d),口服减量用于治疗急性视神经炎(B级推荐)。

没有证据表明,静脉或口服甲泼尼龙在治疗效果及不良反应方面有显著差异,但延长治疗时间,口服治疗可能不良反应发生率增高。因为已有的临床试验病例数少,静脉或口服用药的效果差异不能排除。然而,针对特定的糖皮质激素最佳剂量,激素冲击治疗后是否缓慢减量尚未在 RCT 充分阐述。这提示需要新的随机对照试验评价风险/效益比及特定激素在治疗 MS 复发时的不良反应,剂量,用药途径。

尚无充分的数据确定对甲泼尼龙治疗反应较好的患者亚组,但在临床,MRI、CSF 提示疾病活动性高的患者更有效(C级推荐)。在对甲泼尼龙治疗反应差的患者,应考虑使用较高剂量(达 2 g/(kg·d),5 d)(C级推荐)。

炎性脱髓鞘病患者包括 MS 患者在甲泼尼龙治疗无效时,可能从血浆交换中获得益处,但仅有 1/3 的患者有反应。这种治疗仅限于严重复发的患者(B级推荐)。

在静脉甲泼尼龙治疗后应考虑采用加强的多学科康复治疗计划,这可能更进一步促进患者恢复(B级推荐)。

4. 中国多发性硬化专家共识(2006,2010)

(1)急性期治疗

1)糖皮质激素(具有循证医学证据的治疗药物):激素治疗的原则为大剂量、短疗程,不主张小剂量长时间应用激素。适用于 MS 的糖皮质激素为甲泼尼龙。有报道在激素冲击的同时加用丙种球蛋白,但研究结论认为与单用激素相比无明显优势,因此不推荐联合用药。

2)血浆置换:在 MS 的疗效不肯定,一般不作为急性期的首选治疗,仅在没有其他方法时作为一种可以选择的治疗手段。

3)静脉注射大剂量免疫球蛋白(IVIg):从目前的资料看,IVIg 的总体疗效仍不明确,仅作为一种可选择的治疗手段。用量是 0.4 g/kg,连续用 5 d 为 1 个疗程,如果没有疗效,则不建议患者再用;如果有疗效但疗效不是特别满意,可继续每周用 1 d,连用 3～4 周。没有充足的证据证实长期治疗对患者有益。

4)急性期的对症治疗:疼痛可用卡马西平、安定类药等,对比较剧烈的三叉神经痛、神经根性疼痛,还可应用加巴喷丁等。精神症状可按精神疾病治疗,特别有严重抑郁者应预防自杀,并选择氟西汀、盐酸帕罗西汀等抗抑郁药物。疲劳是 MS 患者较明显的症状,可用金刚烷胺。膀胱直肠功能障碍建议配合药物治疗或借助导尿等处理。

(2)缓解期治疗

1)β-干扰素(具有循证医学证据的治疗药物):用于治疗 MS 的 β-干扰素有 β1a-干扰素和β1b-干扰素。临床研究证实,β-干扰素能减少复发次数,并降低 MRI 上 T_2 病灶负荷。一旦开始 β-干扰素的治疗,如果疗效肯定且患者可以耐受,则应长期连续治疗。

2)醋酸格里默(具有循证医学证据的治疗药物):人工合成的 4 种氨基酸随机组合的多肽。也可减少复发次数。

3)那他珠单抗(具有循证医学证据的治疗药物):针对白细胞黏附分子 α-4 整合素的单克隆抗体。那他珠单抗的 Ⅰ 期、Ⅱ 期、Ⅲ 期临床试验都证实了其良好的疗效。但临床应用时发现可能引起进行性多灶性白质脑病(PML),对于那他珠单抗的疗效和安全性仍需要更多的临床研究证实。

4)其他治疗药物:目前没有证据证实 IVIg、环磷酰胺和硫唑嘌呤哪种药物对 MS 的疗效更好,但如果在缓解期无法应用 β-干扰素,以上药物可以作为治疗的选择,具体选择何种药物应根据患者情况,药物不良反应等综合考虑,权衡利弊。对年轻的育龄女性,不主张用免疫抑制药。

5. AAN 指南(2007):β-干扰素中和抗体对临床及影像影响的评价

(1)证据

1)IFN-β 治疗 MS 均伴有中和抗体的产生(NAbs)(A 级证据)。

2)中和抗体的存在(特别是高滴度时)伴 IFN-β 疗效的降低(B 级证据)。

3)IFN-β1a 治疗产生中和抗体的概率比 IFN-β1b 低(B 级证据)。

4)因为现有资料差别很大、大多数患者即使持续治疗中和抗体也消失,因此不同类型IFN-β的血清中和抗体滴度及持续时间的差异很难确定,IFN-β 中和抗体的血清阳性率很可能受一种以上的因素影响:类型、剂量、用药途径或使用频率(B 级证据)。

5)每周 1 次肌内注射 IFN-β1a 免疫原性较每周多次皮下注射的 IFN-β 制剂(IFN-β1a 或IFN-β1b)为低(A 级证据)。

6)因为在许多持续治疗的患者中和抗体也可消失,因此这些差异的持续时间也难确定(B级证据)。

7)虽然持续高滴度中和抗体(≥100～200 nU/mL)伴有 IFN-β 治疗效果的降低,但没有足够的资料提示中和抗体检测能够就何时检测、采用何种方法检测、需要多少次检测以及采用多少的阳性界值提供特别的推荐(U 级证据)。

(2)推荐:由于证据缺乏,不能就该问题提供任何推荐。

十一、病程及预后

病程短者可于数月内死亡,长者可达 30 年以上,无症状的缓解期可持续几十年。起病的前几年复发率最高,约 20% 的患者首次起病后一直呈慢性、进行性加重。据统计,起病 15 年后约 30% 的患者仍可工作,40% 可以步行。1991 年 Sadovinck 等分析加拿大和英国的 3126 例 MS 患者,自 1972—1988 年共死亡 145 例(4.64%),其中 119 例(82.1%)明确死因,56 例(47.1%)死于 MS 的并发症,18 例(15.1%)死于自杀,19 例(15.9%)死于恶性肿瘤,13 例(10.9%)死于心肌梗死,7 例(5.9%)死于卒中,余 6 例(5.1%)为其他。

第三节 脑囊虫病

脑囊虫病是猪绦虫幼虫(囊尾蚴)寄生脑部所致。脑囊虫病的发病率颇高,占人囊虫病的 60%~92%,在我国主要流行于东北、华北、西北、山东一带,而河南、西藏、青海、四川、云南、福建等地亦有散发。患者以青壮年为多见。

一、病因与病理

1. 病因

人因食入被猪绦虫卵污染的食物或是已患肠绦虫病的患者呕吐时虫卵逆流入胃,在十二指肠内孵化,六钩蚴逸出,穿入肠壁,随血循环而至身体各处,发育成为囊尾蚴,寄生于皮下组织、肌肉、脑、眼、肝等处。其在脑部寄生者即为脑囊虫病。

2. 病理

脑部病变以大脑皮质为最多见,软脑膜、脑池、脑室及椎管内亦均可受累。大体上可表现为 3 种形式。①广泛型:在脑实质内有甚多散在的、大小不等的囊虫结节广泛分布;②孤立型:在脑室内(以第四脑室为最常见)有孤立性囊虫囊肿,常导致脑脊液通路的阻塞;③葡萄串状囊肿:有较多囊虫囊肿成团成簇地位于脑基底部、脑池处。急性期可见脑局部炎症、水肿、坏死,慢性期可见胶质增生、萎缩、机化、脑膜粘连,可形成纤维结节性包囊,最后囊虫结节钙化。位于脑池或脑室内者常因脑脊液通路受阻而产生脑积水及颅内压增高。囊虫在脑内的存活时间不等,一般为 3~10 年,个别可达数十年。

二、临床表现

因颅内囊虫的数目多少、受累的部位及范围的不同,以及囊虫的发育、死亡过程不一,而表现复杂多样、变化多端。起病多数缓慢,自食入虫卵至包囊形成需 3 个月左右;个别因一次大量虫卵入颅,亦可急骤起病。

不少学者根据其主要表现或寄生部位而人为地分为各种不同类型,但意见不一,各型之间可以并存或互相转化。

1. 癫痫型

以各种类型癫痫发作为特点,其中以强直—阵挛性发作、部分性运动发作或 Jackson 发作为多。

2. 脑膜炎型

脑膜炎型以急性或亚急性起病,头痛、呕吐、脑膜刺激征阳性,脑脊液淋巴细胞可增多而糖和氯化物正常。如合并有脑实质弥漫损害症状则又有人称为脑膜脑炎型。

3.颅内压增高型或脑室型

颅内压增高型或脑室型以颅内压增高为突出表现，囊虫常位于脑室内，使脑脊液循环受阻而引起脑室内积水。如第四脑室内有孤立性囊肿漂浮于脑脊液中，头位改变时可突然阻塞第四脑室的正中孔和（或）侧孔，导致颅内压骤升，患者突发眩晕、呕吐、意识障碍，称为 Brun 综合征。有时甚至可呼吸骤停而猝死。如同时伴有明显的神经局灶性体征时，则亦有人称为脑瘤型。

4.精神型或痴呆型

早期以精神障碍或痴呆为主要表现，多由于大脑半球内散在多个病灶所致。

三、辅助检查

生活于流行地区而有以上临床表现者，如有皮下结节，经活检证实为囊虫，则诊断可成立。如未发现皮下结节但有猪绦虫感染史，亦应考虑本病而须作进一步检查以资鉴别。本病患者可有血及脑脊液嗜伊红细胞增高，脑脊液常有压力升高，蛋白质及淋巴细胞亦可增多，少数糖降低。头颅 X 线片可发现囊虫结节钙化斑。CT 可发现并存的脑积水，脑实质内可见低密度囊泡，有时可发现囊内尾蚴头影，囊虫钙化后则呈高密度灶，强化后可见囊壁周围环形增强。MRI 在 T_1 加权像为边界清楚的低信号灶，T_2 加权像则为高信号灶。免疫学检查可以囊虫抗原做血及脑脊液的补体结合试验、间接血凝试验或酶联免疫吸附试验测抗体等，均有助于诊断。

四、鉴别诊断

本病须与其他原因所致癫痫、脑肿瘤、结核性或隐球菌性脑膜炎、脑脓肿等鉴别。一般根据病史，CT 或 MRI 特征、免疫学检查等不难鉴别。

五、治疗

1.病因治疗

治疗猪绦虫及其寄生于颅内的囊尾蚴，常用的药物有以下几种。

（1）吡喹酮：有两种给药方法。①大剂量法：总剂量 300～600 mg/kg，日剂量 50～60 mg/kg，分 3～4 次服。用于囊虫数量较多、病情重者。②小剂量法：总剂量 120～200 mg/kg，日剂量 30 mg/kg，分 3 次服。用于囊虫数量少，病情较轻者。疗程完毕 2～4 个月后再重复第 2 个疗程，共用 3～4 个疗程。吡喹酮治疗过程中，可导致颅内压进一步增高，有产生脑疝的危险。因此，凡已有颅内压增高者，在治疗前 5～7 d 应先用 20％甘露醇 125～250 mL 或地塞米松 10～20 mg 静脉滴注，每日 1～2 次；或先行脑室穿刺持续引流，待颅内压下降后再用吡喹酮。对伴有癫痫发作者应同时加强抗癫痫治疗。

（2）阿苯哒唑：日剂量为 20 mg/kg，分 2 次服，7～10 d 为 1 个疗程，3 个月后复查，一般可重复 3 个疗程。必要时可与吡喹酮合并治疗。对单个病灶（尤其是脑室内者）可考虑手术摘除。对广泛蛛网膜粘连者，单用药物难以根治，需与手术联合治疗，应行脑脊液分流术后再用药物治疗。

2.对症治疗

对颅内压增高者可用降颅内压药物；对伴有癫痫发作者可用抗癫痫药物；对有精神症状者

可用强安定剂等,以控制症状。

第四节　癫　痫

一、概述

　　癫痫是一组由大脑神经元异常放电所引起的突然、短暂、反复发作的脑部功能失常综合征。因异常放电的神经元涉及部位和放电扩散范围的不同,可引起运动、感觉、意识、自主神经等不同的功能障碍。每次神经元的阵发放电或短暂过程的脑功能异常称为癫痫发作。一个患者可有一种或数种发作的形式。癫痫是神经系统的常见病之一。国内流行病学调查,其患病率为 3‰~8‰,年发病率约为 37/10 万,某些发展中国家可多达(100~190)/10 万。

二、诊断步骤

（一）病史采集要点

　　临床上,首先根据发作的临床表现及有关资料做出发作类型的诊断,即症状学诊断。癫痫的诊断主要依靠三方面的资料:①发作时的临床表现,录像记录较客观,但有时仅能根据患者或目击者的描述;②发作期的脑电图改变;③发作间期脑电图改变。由于在许多患者发作中,患者事后不能回忆,故需要向目睹者了解整个发作过程,包括当时的环境、发作过程,有无肢体抽搐及其发作时的大致顺序,有无怪异行为和精神异常等。发作时有无意识丧失,有无咬舌、尿失禁,醒后有无头痛以及肌痛、疲乏等。另外,还要详细了解以下几个方面内容:发作的时间规律性及诱发因素、起病年龄、家族史、神经系统检查及影像学检查、脑电图特征及对药物的反应及转归。

（二）体格检查要点

　　强直阵挛发作时患者出现意识丧失,大小便失禁,瞳孔散大,光反应消失,深浅反射消失,呼吸暂停,跖反射阳性;发作后可有舌咬伤等体征;一般无神经系统定位体征,有时发作后可出现一过性偏瘫(Todd 瘫痪);在结节性硬化继发癫痫发作患者中,可发现皮肤叶状白斑、面部皮疹;而 Lennox-Gastaut 综合征患儿可出现智能低下;而在肌阵挛性癫痫患者中,多数患者不同程度地存在肌张力增高、病理反射阳性、共济失调、构音不清、吞咽困难等神经系统损害的症状及体征,少数患者有耳聋及视神经萎缩;在症状性癫痫患者则可出现原发病的体征。

（三）门诊诊断分析

　　在门诊患者诊断过程中,主要根据详细询问患者的起病情况、发作时的临床表现、发作频率、演变过程、持续时间及脑电图改变,判断患者的可能发作类型,从而确定如何选择合适的抗癫痫药物。

（四）进一步检查项目

1.脑电图

脑电图检查对癫痫患者的诊断有帮助。发作间期有 50% 以上的患者借助脑电图可以发现各种痫样放电。失神发作患者可有双侧对称、同步发放的每秒 3 Hz 棘-慢波放电,持续 5~20 s,如仅 1~2 s 则无临床表现;非典型失神发作可有 2.5 Hz 以下的慢的尖-慢波放电;肌阵挛发作时可有多棘波或多棘-慢波。部分发作包括良性中央回-颞区癫痫和枕叶癫痫,可有局限的尖波、棘波和尖-慢波,或有局限性 θ 波和 δ 波。精神运动性发作表现为单侧或双侧颞叶前部的尖波或尖-慢波,有时为长段的 θ 波活动。West 综合征常有弥散性高波幅慢活动,杂以散在的棘波,发作时则呈短促低平电位,即所谓的高峰节律紊乱。若应用多种激发方法,例如过度换气、闪光刺激、剥夺睡眠等,则可使间歇期痫样放电的发生率提高到 80% 左右。在脑电图诊断困难的患者中,应用便携式 24 h 动态脑电图和 24 h 长程视频脑电监测,可提高检出的阳性率,有助于癫痫的诊断和(或)鉴别诊断。但有少数癫痫患者的脑电图检查可始终正常,而有 1%~3% 的正常人也可记录到痫样放电。因此,应当指出的是,一次正常的脑电图并不能排除癫痫的诊断;反之,脑电图的轻度不正常,出现阵发性活动,亦不能诊断为癫痫。

2.影像学检查

神经影像学检查可确定脑结构异常或病变,对癫痫及癫痫综合征诊断和分类颇有帮助,有时可以做出病因诊断,如颅内肿瘤、灰质异位等。MRI 较敏感,特别是冠状位和海马体积测量能较好地显示颞叶、海马病变。功能影像学检查如 SPECT、PET 等能从不同的角度反映脑局部代谢变化,辅助癫痫灶定位。

三、诊断对策

(一)诊断要点

癫痫的诊断必须回答下列数个问题:①是否癫痫? ②何种发作形式的癫痫? ③病因是什么? 因为只有确诊,明确发作形式和明确可能的病因,才能正确地选择药物和制订治疗方案。

1.确定是否癫痫

在大多数情况下,依据详细的病史,即向患者家属或目睹者了解整个发作过程,包括可能的诱发因素、起始情况、发作时程、发作时的姿态和面色、意识状况、发作后的表现,是否伴随咬舌、尿失禁及跌伤等,以及发作的次数、间歇期有无异常;了解家族史、生长发育史、有无热性惊厥、颅脑外伤、脑膜炎、脑炎史等;并进行详细的体检,可以初步诊断,必要时可做辅助检查。

2.明确何种类型的癫痫

要根据发作形式的描述、医师或陪伴者目睹的第一手资料判断发作类型,亦可根据脑电图检查结果确定癫痫的临床类型。

3.判断癫痫的病因

根据病史和神经系统检查,针对所怀疑的病因进行有关检查,如电解质、血糖、肝和肾功能,头颅 CT、MRI、SPECT、DSA 和 PET 等,了解有无脑结构的损害灶。皮肤、皮下结节的活检可为病因提供依据。

(二)鉴别诊断要点

临床上应与以下几类发作性疾病相鉴别。

1.假性癫痫发作

假性癫痫发作又称心因性发作,多有情绪或心理诱发因素,发作形式不典型、非刻板,发作时间相当长,意识不丧失,一般不伴有自伤和尿失禁,脑电图正常。伴有过度换气的恐惧发作或焦虑发作可能出现感觉症状、抽搐等。

2.晕厥

晕厥为脑血流灌注短暂、全面不足所致的意识瞬间丧失,主要由血管运动失调或心血管疾病引起,多有明显的诱因,如疼痛、情绪激动、胸内压突然升高(咳嗽、发笑、用力、憋气等)、久站,以及用力、奔跑等。晕厥发生前一般先有头晕、胸闷、黑矇等症状,发作时面色苍白、出汗,有时脉搏微弱。少数患者可伴短暂抽搐、尿失禁。有时需脑电图和心电图监测来鉴别。

3.偏头痛

偏头痛的视觉先兆和偶然出现的肢体感觉异常要与部分发作相鉴别。偏头痛的先兆症状持续时程较长,随后都有头痛发作,常伴恶心和呕吐,有头痛发作史和偏头痛家族史。

4.短暂性脑缺血发作(TIA)

短暂性脑缺血发作为脑局部血流灌注不足所致的功能障碍,表现为功能抑制的现象,多见于中老年患者,常伴有高血压、高血脂及脑血管疾病史。此外,在儿童、成人中尚存在许多非癫痫性发作,如屏气发作、遗尿、磨牙、梦魇、腹痛、低血糖发作等。多数通过病史询问和必要的检查可以鉴别。

(三)临床类型

1.部分性发作

部分性发作是由于脑皮质某一区域的病灶造成,通常由于损害的区域不同而引起不同的表现类型。如一侧或两侧颞叶损害可造成精神运动性发作,嗅幻觉的发作可能病损在钩回前部,所以临床表现有一定的定位意义。发作时程较短,一般 1 min 至数分钟。根据发作期间是否伴意识障碍,以及是否继发全身发作,又分为简单部分性发作、复杂部分性发作和部分发作继发全身发作三种类型。

(1)简单部分性发作:痫性放电仅限于一侧大脑半球相对局限的区域,发作时无意识障碍,对发作经过能充分回忆,具体表现决定于痫性放电的部位。

运动性发作:指局部肢体抽搐。多见于一侧口角、眼睑、手指或足趾,也可涉及一侧面部或一个肢体。若发作自一处开始,按大脑皮质运动区的分布顺序缓慢移动,如自一侧拇指沿腕部、肘部、肩部扩展,称为杰克逊运动发作,病灶在对侧运动区;表现为头、眼、躯干向一侧偏转的发作,偶尔造成全身旋转者,称为旋转性发作;一侧上肢外展、肘部半屈,伴有向该侧手部注视的发作者,称为姿势性发作。较严重的部分运动性发作后,发作部位可遗留暂时性的瘫痪,成为 Todd 瘫痪。局部抽搐偶尔可持续数小时、数天,甚至数周,则形成持续性局限型癫痫,称为癫痫持续状态。

感觉性发作:可分为体感性发作和特殊感觉性发作。

体感性发作:多为针刺感、麻木感、触电感等。大多发生在口角、舌部、手指或足趾,病灶在中央后回躯体感觉区。也有按皮质感觉代表区的分布扩散,犹如杰克逊发作。

特殊感觉性发作:表现为①视觉性,简单视幻觉如闪光,病灶在枕叶;②听觉性,简单幻听,如嗡嗡声,病灶在颞叶外侧或岛回;③嗅觉性,闻到焦臭味,病灶多在额叶眶部杏仁核或岛回;④眩晕性,眩晕感、漂浮感、下沉感,病灶在岛回或顶叶。特殊感觉性发作均可作为复杂部分性发作或全身强直阵挛发作的先兆。

自主神经发作:如烦渴、欲排尿感、出汗、面部及全身皮肤发红、呕吐、腹痛等,胃肠道症状很少单独出现。病灶在杏仁核、岛回或扣带回。

精神性发作:表现为①遗忘症,如似曾相识、似不相识、快速回顾往事、强迫思维等,病灶多在海马部;②情感异常,如无名恐惧、愤怒、抑郁和欣快等,病灶在扣带回;③错觉,如视物变大或变小、听声变强或变弱,以及感觉本人肢体变化等,病灶在海马后部或者颞枕部。精神症状虽可单独发作,但它常为复杂部分发作的先兆,有时为继发的全身强直阵挛发作的先兆。

(2)复杂部分性发作:多数自简单部分性发作开始,随后出现意识障碍、自动症和遗忘症,也有发作开始即有意识障碍。复杂部分性发作也称精神运动性发作;因其病灶在颞叶,故又称颞叶癫痫;也可见于额叶、嗅皮质等部位。以嗅觉先兆起始的复杂部分性发作又称为钩回发作。复杂部分发作在先兆之后,患者呈部分性或完全性对环境接触不良,做出一些无意义或似有目的的动作,即自动症,表现为患者突然瞪目不动,然后机械性地重复原来地动作,或出现反复吸吮、咀嚼、清喉、搓手、解扣、摸索等;甚至游走、奔跑、乘车上船,也可自动言语或叫喊、唱歌等。

(3)继发全身发作:任何类型的部分发作都有可能发展成全身强直阵挛发作、强直发作或阵挛发作,患者意识丧失、惊厥。

2.全身发作

痫性放电从一开始即同时涉及两侧大脑半球,常以意识丧失为首发症状,没有从脑局部起始的任何临床或脑电图表现。根据发作时的运动表现可分为以下6种亚型。

(1)全身强直阵挛发作(GTCS):以意识丧失和对称性抽搐为特征。发作可分为三期。①强直期。患者突然意识丧失、跌倒、全身骨骼肌同时持续性抽搐、上睑抬起、眼球上翻、喉部痉挛、躯干和四肢紧张性伸直,持续20 s左右。②阵挛期。全身间歇性阵挛,频率由快变慢,松弛期逐渐延长,最后一次强烈阵挛后抽搐突然停止,本期持续约1 min。此期因患者伴有阵挛性呼吸,唾液和支气管分泌物增多,同时可能会造成舌咬伤,因此口中有白沫或血沫,还可能发生尿失禁。在以上两期中可见心率加快、血压升高、支气管分泌物增多、瞳孔散大和对光反射消失、呼吸暂时中断、皮肤发绀,病理反射征阳性。③惊厥后期。呼吸首先恢复,继而心率、血压、瞳孔等恢复正常,意识逐渐清醒。自发作开始至清醒历时5~10 min。清醒后常感头晕、头痛、全身酸痛和乏力,对抽搐全无记忆。个别患者在完全清醒前有一短暂的自动症或情感异常。

(2)失神发作:典型失神发作发作时脑电图通常为规则而对称的3 Hz棘-慢复合波及多棘-慢复合波,亦常为双侧性。发作间期脑电图往往正常,但可有阵发性活动(如棘波或棘-慢复合波),这种活动一般规则而对称。失神发作的特点是突然起病,中断正在进行的活动,茫然呆视,可能有双眼短暂上翻,如果患者正在说话,则可变慢且中断;如正在走路,可突然站立不动;如正在进食,则食物在送往口腔的途中突然停止。此时与之说话往往无反应。当和有些患者说话时,可使其发作中止。发作持续数秒至半分钟,然后和开始一样迅速消失。

可有以下几种类型:①仅有意识障碍的失神,发作表现如上所述,发作时无其他活动。②有轻微阵挛成分的失神,发作失神与上述单纯失神一样,但可出现眼睑、口角或其他肌群的阵挛性动作,其程度可由不易觉察的动作到全身肌阵挛性跳动;手中所持物品可以跌落。③有失张力成分的失神,发作时可有维持姿势和维持四肢的肌张力减低,导致头下垂,偶有躯干前倾、双臂下垂、紧握则可放松。偶尔张力减低到使患者跌倒。④有肌强直成分的失神,发作时肌肉可有强直性收缩,引起伸肌或屈肌张力对称性或非对称性增高。如患者正站立时,头可向后仰,躯干后弓,导致突然后退。头可强直性拉向一侧。⑤有自动症的失神,自动症表现如前述。在失神发作时,还可见似有目的的动作,如舔唇、吞咽、抚弄衣服或无目的的行走等。如与之说话,则可咕哝作声或头转向说话声音处,当触碰患者,则可以来抚摸。自动症可十分复杂,也可很简短,致使随便观察不易发现。常出现混合性失神。⑥有自主神经成分的失神。以上②~⑥条可单独或共同出现。

(3)非典型失神发作:发作时脑电图较杂乱,可包括不规则棘-慢复合波,快活动或其他阵发性活动。异常为两侧性,但常不规则和不对称。发作间期脑电图的背景往往不正常,发作性电活动常不规则和不对称。可有肌张力改变,且更明显,其起病和(或)停止均非突然。

(4)肌阵挛发作:呈突然、短暂的快速肌肉或肌群收缩,可能遍及全身,也可能局限于面部、躯干或肢体。可单独出现,亦可有规律地重复,晨醒和刚入睡时最易发生。脑电图示多棘-慢波。

(5)强直发作:表现为全身肌肉强烈的强直性痉挛,肢体直伸、头和眼偏向一侧、颜面青紫、呼吸暂停和瞳孔散大。躯干的强直发作造成角弓反张。脑电图示低电位的 10 Hz 波,振幅逐渐升高。

(6)阵挛发作:表现为全身肌肉反复阵挛性抽搐,恢复较强直阵挛发作为快。脑电图示快活动、慢波及不规则棘-慢波。

(7)失张力发作:表现为肌张力的突然丧失,造成垂颈、张口、肢体下垂或全身跌倒,持续1~3 s,可有或无意识障碍。脑电图示多棘-漫波或低电位快活动。

3.癫痫综合征

根据癫痫发作的起病年龄、发作类型、有无脑损害、脑电图改变、家族史等因素确定癫痫综合征的类型。现将较常见的癫痫综合征分述如下。

(1)儿童良性中央回-颞区棘波灶癫痫:又称良性中央回癫痫。占儿童期癫痫的 15%~25%。于 3~13 岁起病,表现为一侧面、舌抽动,常伴舌部僵滞感、言语困难、吞咽困难、唾液增多,可涉及同侧肢体,偶尔扩展成全身强直阵挛发作。常在睡眠时发作。频率较稀疏,一般数月或更长时间发作一次。脑电图可见一侧或两侧交替出现的中央回-颞区高波幅棘波。预后良好,易于药物控制,大多在青春期前完全缓解。

(2)儿童枕叶放电灶癫痫:发病年龄自 15 个月至 17 岁(平均 7 岁)。常为发作性的视觉症状如黑矇、视幻觉(移动的光点)或错觉(视物变小等),随后可有偏侧阵挛性抽搐,偶有大发作。发作后有头痛。闭眼时脑电图示枕叶有高波幅棘波或尖波,睁眼时消失,此为与其他癫痫的鉴别点。它是良性癫痫,预后良好。

(3)婴儿痉挛症(West syndrome):出生后 1 年内发病,表现为快速点头样痉挛,常呈突然的屈颈、弯腰动作,也可涉及四肢。每次痉挛 1~15 s,常连续数次至数十次,以睡前和睡后最频繁,常伴有精神运动发育迟滞。脑电图呈特征性的弥散高电位不规则慢活动,杂有棘波和尖波,称为高峰节律紊乱。预后不良,有半数以上转为 Lennox-Gastaut 综合征。

(4)Lennox-Gastaut 综合征:起病于学龄前。患者多伴有智能发育障碍,可有多种发作形式,以强直发作最常见,其次有失张力发作、肌阵挛发作、全身强直阵挛发作等,每天发作达数次。脑电图背景活动异常,伴有 1.5~2.5 Hz 棘-慢波或尖慢波。抗癫痫药物较难控制发作,预后不佳。

4.癫痫持续状态

癫痫持续状态系指一次癫痫发作持续 30 min 以上,或连续多次发作,而发作间期意识未恢复至清醒的一种状态。任何类型的癫痫发作均可出现癫痫持续状态,以全身强直阵挛发作的持续状态为多见。停药不当或不规范的抗癫痫药治疗是最常见的原因。诱发因素包括感染、过度疲劳、孕产和饮酒等。在成人的症状性癫痫中,部分以癫痫持续状态为首发表现。癫痫持续状态是一种危重状况,惊厥性全身性抽搐一次接连一次,意识始终不清,如不及时控制,可引起高热、感染、电解质紊乱、酸中毒,心、肺、肝和肾等多脏器衰竭,肌红蛋白尿等,并可导致死亡。非惊厥性失神性发作持续状态,也可导致数小时的意识障碍、精神错乱等。

癫痫持续状态可分为以下6类。

(1)全身惊厥性癫痫持续状态:包括 GTCS 癫痫持续状态、强直性癫痫持续状态、肌阵挛性癫痫持续状态等。最常见的是 GTCS 癫痫持续状态。临床表现为反复的全身强直-阵挛发作,或两次发作间意识不清,或一次发作持续 30 min 以上。开始时一般呈大发作相,以后症状加重,发作时强直期持续时间延长,而阵挛期持续时间减少,两次发作之间隔时间缩短,昏迷不断加深,出现严重的自主神经症状,如发热、心动过速或心律失常,呼吸加快或呼吸不稳,血压在开始时升高,后期血压下降,腺体分泌增加,唾液增多,气管、支气管分泌物阻塞,以致呼吸道梗阻,发生青紫缺氧症状。此外,常有瞳孔散大,对光反射、角膜反射消失,并出现病理反射。

多数患者一开始就是全身性发作,约 45% 的患者可能由局限性发作发展而来,后者常提示病灶所在,说明为继发性癫痫。发作可持续数小时至数日,发作可以突然停止或逐渐延长时间,发作减轻,然后缓解。

(2)简单部分性发作持续状态:主要有简单部分性运动性发作持续状态,又称 Kojewni-kow 癫痫。表现为身体的某一部分持续不停地抽搐达数小时或数天,但无意识障碍,可扩展为继发性全身性癫痫,是第二种常见的癫痫持续状态形式,可以出现在有阵挛性发作的患者或作为急性神经系统损害的症状。局灶性运动性癫痫持续状态易累及面、眼或上肢,在面部倾向于阵挛性发作,在肢体则倾向于强直-阵挛性发作,有时可累及对侧肢体,偏身痉挛性发作间隙常有神经系统体征,抽搐的一侧肢体常有短暂的轻偏瘫,称为 Todd 麻痹,有时出现巴氏征阳性等锥体束损害的体征,患者可以伴有某种程度的意识障碍及自主神经症状。

常规脑电图显示额叶、中央区、前颞,常可发现发作性棘波、慢波及 8～15 Hz 节律活动,少数患者脑电图也可无异常改变。

(3)复杂部分性发作持续状态:又称精神运动性发作持续状态,此种发作临床上罕见。常表现为两种形式,一是患者长时间处于朦胧状态,并有反应迟钝,部分性语言及似有目的的自动症。二是患者有一连串的发作性部分性发作,并伴有凝视、无反应、语言障碍、固定不变的自动症,两次发作期间意识呈朦胧状态。脑电图上常显示持续的慢波,以意识朦胧状态时尤为明显,或者在弥散性慢波的背景上出现额叶的棘-慢波放电。

(4)全身性非惊厥性癫痫持续状态:主要有失神状态或小发作状态,表现为发作时意识混浊,精神错乱,轻度意识障碍时,只有思维及反应变慢,不易被发现,当有严重意识混浊时,则缄默不语或语言单调、少动、定向力丧失,也可发展为木僵昏睡状态,所有的精神活动都丧失,患者仅对较强烈的刺激有反应,部分患者发作时有面、脸及手的自动症,发作可持续 3 min 至 12 h 或更长。失神性癫痫状态以儿童为多见,但有相当一部分出现在成人。

脑电图在鉴别诊断中有决定意义,其表现为持续的或间断的棘-慢波放电,可以是规则的 3 Hz 的棘-慢波,但更多见的是 2～3 Hz 的不规则的棘-慢波或多棘-慢波放电。

(5)偏侧性癫痫持续状态:多见于婴幼儿,表现为半侧阵挛性抽搐,常伴有同侧偏瘫,称为半身惊厥-偏瘫综合征(HH综合征)。

（6）新生儿期癫痫持续状态：表现多样而不典型，多为轻微抽动，肢体奇异的强直动作，常由一肢体转移至另一肢体，或为半身抽搐发作。发作时呼吸暂停，意识不清，具有特征性 EEG 异常，1～3 Hz 慢波夹杂棘波，或 2～6 Hz 节律性棘-慢波综合，阵挛性发作有棘、尖波放电。

四、治疗对策

癫痫治疗有三个方面：①患者的教育和社会照料；②病因和诱发因素的治疗；③癫痫症状的控制，即药物和手术治疗。

（一）教育和社会照料

患者对于本病要有正确的认识，要解除精神上的负担，要有良好的生活规律和饮食习惯，避免过劳、睡眠不足和情感冲动，不宜驾车、游泳、夜间独自外出，以防意外发作。不食辛辣食物，戒酒戒烟。不可担任高空作业和在转动的机器旁工作。既要注意身体安全，又要尽可能地与常人一样生活、学习和工作，不要因自卑而脱离社会。学校、家庭与社会不应歧视癫痫患者；社区、学校应注意关心癫痫患者的生活、婚姻、就业问题。

（二）明确病因

明确病因者应积极治疗，如纠正代谢紊乱、颅内炎症的抗感染治疗、寄生虫的药物驱虫和颅内占位病变的手术切除等。

（三）药物治疗

癫痫不论是原发性还是继发性，其最重要的治疗是控制发作，给予患者恰当的治疗不仅基于医生能正确区分癫痫和其他非癫痫发作，而且需要确定发作类型及不同类型的癫痫综合征。目前控制发作的主要手段是药物治疗。用近代的有效的抗癫痫药物，约 80%的癫痫患者发作可以控制，另一部分患者，特别是那些复杂部分性发作或症状性癫痫，可因反复发作而成为难治性癫痫。还有一些患者，由于无法忍受抗癫痫药物的急性或慢性毒副作用，而不能继续用这些药物维持。因此，新抗癫痫药物的问世，为癫痫患者的治疗增加了更多的选择。采用手术治疗，可以使药物治疗无效的患者中 50%以上的患者得到改善。随着现代医学技术的发展，尤其电生理检查和微创手术的开展，手术造成的病残及病死率进一步降低。成功的手术治疗，可以完全控制癫痫发作，或者可以将药物减少至单药治疗，减少及避免了药物治疗的急慢性毒副作用和提高患者依从性。

1.药物治疗的基本原则

（1）抗癫痫治疗的决定：癫痫诊断一旦确定，原则上均应积极进行药物治疗。但是，有些每年仅发作 1 次或数年才发作 1 次或此次为初发的患者，应当平衡药物疗效与不良反应的关系，选择观察、随访。据统计，首次发作后有 30%～70%会再发，2 次发作后有 80%～90%会再发，因此可以考虑药物治疗，但仍需视发作间歇期的长短而定。2 次以上的发作，如果间隔期不长，应开始治疗。有明确促发因素，如热性惊厥、酒精或药物戒断发作，一般不主张开始治疗。

（2）按癫痫的发作类型选择合适的抗癫痫药物：药物选择不当，不仅治疗无效，还会增加发作频度与严重性。一旦开始服药，必须坚持规律服用；从小剂量开始，逐步达到有效浓度，当一个药物达到最大治疗浓度仍不能控制时，选用另一个药物或加用其他药物进行联合治疗。加用其他抗癫痫药物时应注意药物的相互作用，或是增加血浓度，或是降低血浓度的影响，例如每天口服 0.4～0.6 g 卡马西平，血浓度可达 4 μg/mL，但每天加服 0.2～0.3 g 苯妥英钠后，卡马西平的血浓度可降至 1 μg/mL。

(3)药物剂量及给药方法:给药方案应以血药浓度监测为依据,许多药物血药浓度与药效的相关程度明显大于剂量与药效的相关程度。血药浓度监测可以充分发挥抗癫痫药物的治疗作用,减少药物过量中毒的发生,并能知道特殊人群的用药,了解患者的依从性。应清晨空腹取血检查,以了解患者真正的药物稳态。用药应从小剂量开始,逐渐调整到既能控制发作,又不产生中毒反应的剂量。抗癫痫药物至少每个半衰期给药一次。一些药物需要更频繁地投药,以减少峰-剂量不良反应。

(4)换药及减停药:更换药物要缓慢,应逐步进行,要在原药基础上加用新药,然后逐步撤除老药。一般根据药物半衰期及达到稳态浓度的时间(为药物半衰期的 5~10 倍,半衰期越长,达到稳态浓度所需时间越长),因此,在替换药物时,为避免新药未达稳态浓度,而旧药突然停用所致的发作频繁,至少有 3~7 d 的过渡时间。同时,在临床发作未减少而服药不足半月者,一般不宜频繁换药。一旦开始服药,必须坚持长期服药,一直到癫痫完全控制,并仍继续服药 3~5 年后才可能停药。减药过程通常需 1 年左右。停药时应根据脑损害的体征、癫痫的病程、发作类型、频率、脑电图及患者的工作性质等因素综合判断。不能随意减量或停药,以免出现癫痫持续状态。

也有人认为单纯失神发作治疗 2 年即可停药。但即使达到减停药物时间,仍无法预测是否会复发。而且服药应该严格按照医嘱,定时定量,不自行减量,避免突然停药导致癫痫持续状态。

2.药物治疗计划

药物治疗的目标是,用单药每天 1~2 次服用,能控制发作而不产生不良反应。合理的治疗可使近 70%~80%患者的发作得到控制。

第一步:去除和避免如幼儿的发热、过度疲劳、酒及药物滥用、医源性低血糖及光敏等诱发因素。

第二步:告诉患者及其家属关于着手抗癫痫药物治疗的理由、预期的结果、限制因素、可能的时间、需要规律的服用等。说明抗癫痫药物不能治愈癫痫,通常需要长达数年的服药,可使 70%~80%的患者发作得到控制,必须坚持每日按规定服药,漏服可使癫痫发作。

第三步:根据发作类型给予一种第一线抗癫痫药物,从小剂量开始,如仍发作但服药未出现副反应则逐步加量,直至最大耐受量。

第四步:尽管用最大耐受量的第一线药物,发作仍然继续,应重新考虑癫痫的诊断及其病因,可能患者的发作为非癫痫性,或可能是脑部潜在结构性改变的结果,给予影像学检查。还要确定患者是否按医嘱服药,即患者的依从性如何。

第五步:确定第一种药物效果不佳时,换用适合于患者发作类型的另一种第一线抗癫痫药,逐步加至合适剂量,然后渐停初始用的抗癫痫药物,仍用单药治疗。替换需根据药物的半衰期及达稳态血药浓度所需的时间,一般为药物半衰期的 5~7 倍。

第六步:单用第二种抗癫痫药物时,也应调节至合适剂量。

第七步:如果单用所有第一线药物且达到最大耐受量而发作仍然依旧,则宜并用两种第一线药物。联合治疗可获得 10%~15%控制发作率。

第八步:如合用两种第一线药物仍无效,则保留其中可能较有效的、不良反应少的一种,并以第二线药物取代另一种第一线药。

第九步：如所加的第二线药物证实有效，应考虑撤停原第一线药物。如第二线药物也未显效，则不要继续使用。

第十步：如控制仍不理想，此时应考虑用新抗癫痫药，一般应使用疗效比较肯定的一种。

3.药物剂量的调整

药物使用在急诊情况下，需要迅速而充分的抗癫痫作用时，开始就应给足量，如苯妥英钠及苯巴比妥可以给负荷量。在非紧急情况下，一般开始剂量宜小，然后逐步调整到既能控制发作又不产生毒副作用为宜，也即达到最小的有效量。调整剂量时除临床观察外，血药浓度测定可作为重要依据。由于个体差异，应根据不同对象采用不同剂量。儿童一般按体重计算药量，婴幼儿由于代谢较快，用量比年长儿童为大。

癫痫患者在发作间期应坚持不间断和有规律地服药，使药物浓度一直保持在有效范围，以维持疗效，不规律用药往往是不能控制发作的主要原因。

合理安排服药次数，既要保证疗效，又要简化患者服药次数，保证不漏服药。为此，应根据药物的半衰期来简化服药方法，半衰期长者如苯妥英钠及苯巴比妥可每日1次。

(1)癫痫持续状态的治疗：癫痫持续状态是一类医学急症，应在1 h内尽一切努力使发作停止。其治疗原则为，①选用有效足量的抗癫痫药物，力求经过积极处理后能够在发作后尽快控制症状，切忌少量多次反复给药；②在药物治疗的同时，尽早进行针对性检查，积极寻找病因，避免再次发作和不能控制发作；③维持生命功能，预防和控制并发症，及时纠正酸中毒、呼吸循环衰竭、感染和水电解质失调；④发作控制后，应给予抗癫痫药物的维持量，依据病因及时调整药物用量。

在控制发作的基础上，应注意以下几点：①严密观察生命体征，并作特护记录，有变化时随时处理；②外伤的防护，避免摔伤、唇舌咬伤，检查有无骨折、颅内血肿、脑挫裂伤等；③防止呼吸道阻塞及窒息；④积极处理颅内压升高，避免脑疝发生，可给予20%甘露醇250 mL快速静滴，或地塞米松10~20 mg静脉滴注；⑤对精神运动性癫痫持续状态应该防止伤人和自伤；⑥高热者可用物理降温。

控制发作可用下列药物。

地西泮：是成人或儿童各型癫痫状态有效的首选药。成人剂量10~20 mg，单次最大剂量不超过20 mg；儿童0.3~0.5 mg/kg。以每分钟3~5 mg速度静脉推注。如15 min后复发可重复给药，或用地西泮100~200 mg溶于5%葡萄糖盐水中，于12 h内缓慢静脉滴注。地西泮偶可抑制呼吸，需停药。

10%水合氯醛：成人25~30 mL，小儿0.5~0.8 mg/kg，加等量植物油保留灌肠。

氯硝西泮：药效是地西泮的5倍，半衰期22~32 h，成人首次剂量3 mg静脉注射，对各型癫痫状态疗效俱佳，以后5~10 mg/d，静脉滴注或过渡至口服药。须注意对呼吸及心脏抑制较强。

异戊巴比妥钠：成人0.5 g溶于注射用水10 mL静脉注射，儿童1~4岁0.1 g/次，5岁以上0.2 g/次，速度不超过每分钟0.05 g，至控制发作为止；0.5 g以内多可控制发作，剩余未注完的药物可肌内注射。

利多卡因：2~4 mg/kg加入10%葡萄糖液内，以50 mg/h速度静脉滴注，有效或复发时均可重复应用。心脏传导阻滞及心动过缓者慎用。

(2)控制发作后应使用长效AEDs过渡和维持，早期常用苯巴比妥钠，成人0.2 g肌注，

3～4 次/日，儿童酌减，连续 3～4 d。同时应根据癫痫类型选择有效的口服药（早期可鼻饲），过渡到长期维持治疗。

（3）常用抗癫痫药物

苯妥英钠：对全身性强直-阵挛性、复杂部分性和简单部分性发作有效，常被首先选用，特别是成人。因为苯妥英钠有潜在的不良反应（毛发增多、齿龈增生、面部皮肤粗糙），对婴儿和幼儿不作为首选。考虑对面容方面的不良影响时，卡马西平是苯妥英钠的主要替代药物。当单药治疗无效时，常将苯妥英钠和苯巴比妥、扑痫酮、卡马西平或丙戊酸钠其中之一合用。它对失神、肌阵挛性和失张力性发作无效，也不主张用它来治疗伴有失神发作和肌阵挛的婴儿痉挛症、Lennox-Gastaut 综合征和大龄儿童及青少年的癫痫综合征。苯妥英钠静脉给药治疗癫痫持续状态有效，如果原发性癫痫发作间隔期较长，可首先选用此药来治疗。因为给全负荷剂量所需时间较长，需要用地西泮或氯羟去甲西泮控制发作。此药也可预防正在进行酒精戒断综合征治疗的高危患者和某些颅脑创伤患者的发作。苯妥英钠为零级药代学，有效浓度范围为 10～20 μg/mL，常见中毒症状有眩晕、共济失调、语言不清、眼球震颤、复视、昏迷，不良反应有齿龈增生、多毛症，很少发生很严重的特异质反应，包括肝炎、骨髓抑制、系统性红斑狼疮、Stevens-Johnson 综合征和类似于恶性淋巴瘤的淋巴结病。可能发生叶酸缺乏，引起巨幼细胞性贫血，对维生素 D 代谢的干扰可引起骨软化。剂量必须个体化，开始时分几次给药，成人一旦达稳态，每日给药一次足以维持血药浓度，开始每日 300 mg 分 2 次服用，常用维持量为 300～400 mg 或 3～5 mg/kg，最大剂量通常为 600 mg。

卡马西平：有很强的抗癫痫效能，单用或与其他抗癫痫药物合用治疗部分性发作、特别是复杂部分性发作，全身强直-阵挛发作，以及这些发作类型同时存在的癫痫有效。卡马西平对失神、肌阵挛和失张力发作一般无效。在患有症状性全身性癫痫和持续棘-慢波放电的儿童中，这些类型的发作可随卡马西平的应用而发作频率增加。有可比性的临床试验资料表明简单和复杂部分性发作，卡马西平比苯巴比妥和扑痫酮的耐受性好，但每个人的反应不同。很多医师把卡马西平看作是特发性和症状性局灶性癫痫初次治疗的首选药物，特别是对儿童和妇女。对于儿科患者，此药越来越比苯巴比妥受欢迎，因为它对认知和行为的影响比较小。据报告它具有促精神活性，对抑郁的癫痫患者可增加活跃性和提高情绪，但对精神状态正常的其他患者则无此作用。精神方面的改善可能是由于用卡马西平代替了镇静药，发作得到控制，或者是由于直接的促精神作用的结果。卡马西平单一用药时的有效药浓度范围是 6～12 mg/L 或 4～12 mg/L；与其他抗癫痫药物合并使用时的有效药浓度范围为 4～10 mg/L。血浆浓度升高或中毒时的常见体征和症状有眼球震颤、视物模糊、复视、共济失调、眩晕、嗜睡、精神错乱、木僵等，长期用药有可能发生血清钙下降而碱性磷酸酶升高，但临床很少有发生软骨病症状者。其变态反应和特异质反应与血药浓度不相关，白细胞、红细胞或血小板减少属特异质反应，一时性的发生率为 10%，持续性发生率约为 2%，停药后多能恢复正常。用法及用量：①6～12 岁儿童，第 1 天 100 mg 分 2 次服，然后以适当的间隔（通常为 1～2 周）每日增加 100 mg，每日的总药量分 3～4 次服用，直至获得预期的疗效（常用每日最大剂量为 1 g）。常用维持量为每日 400～800 mg（15～20 mg/kg）；给药的次数必须因人而异；②4～6 岁儿童，10～20 mg/kg 分 2～3 次服用，根据需要和耐受情况以 1 周的间隔每日可增加多达 100 mg 的剂量。常用维持量是每日 250～350 mg（常用最大剂量为 400 mg）；③4 岁以下儿童，主张一开始用 20～60 mg；④成人和青少年刚开始应用时，第 1 天 400 mg 分 2 次服，然后以适当的间隔

(通常为 1～2 周)每日增加 200 mg,每日的总药量分 3～4 次服用。当用作单一药物治疗时,每日 2 次给药方案比较合适。单用时常用维持量为每日 600 mg～1.2 g,但与其他药物合用时可高达 1.6 g,常用最大剂量在 12～15 岁儿童为每日 1 g,在 15 岁以上患者为 1.2 g,必要时成人每日可用至 2 g。

氯硝西泮:单用或与其他药物合用有助于控制肌阵挛或失张力发作和光敏性癫痫。在青少年肌阵挛癫痫患者中,肌阵挛发作可被控制,但不能控制全身强直-阵挛发作。虽然此药对失神发作也有效,但可产生耐药性,而且用药 1～2 个月后常发生失神发作的突然发作。因为这个原因,用乙琥胺或丙戊酸钠更为可取。长期用氯硝西泮时,嗜睡和共济失调的发生率高于乙琥胺。如果长期用药后产生耐药性,常常因为戒断症状和癫痫发作而难以停药。氯硝西泮对全身性强直阵挛发作或部分性发作很少有效,但有助于癫痫持续状态的治疗。

地西泮:静脉内应用地西泮是强直-阵挛性癫痫持续状态的极有效急救药,是发作初期的首选药物,因为它在给药后 2～6 min 达到治疗血浆浓度,几乎是立即奏效。由于迅速由脑转移分布于其他组织,起作用持续时间短,为了维持其抗癫痫活性,应该同时或在发作控制后立刻静脉内给予负荷量的苯妥英钠。地西泮及其代谢产物去甲羟地西泮均有药理活性,因其半衰期长,可每日口服用,但由于一次大剂量使用可使血药浓度突然升高,易引起不良反应,所以仍以多次服用为佳。通过胃肠外应用地西泮,尤其在与其他抗癫痫药物合用时,可以引起呼吸和中枢神经系统的抑制和低血压的发生,年轻患者和老年患者更易发生此类问题。静脉应用地西泮,成人常用剂量为 5～10 mg,常用药速度为 2 mg/min,最大剂量 20 mg;儿童常用剂量为 0.15～0.3 mg/kg,时间大于 2 min,最大剂量为 5～10 mg,如果发作持续,可在 10～15 min 内重复给予开始所用剂量。

乙琥胺:是不伴有其他类型发作的失神发作的首选药物,它的应用避免了丙戊酸钠的潜在肝脏毒性。此药可使 60% 的患者发作消失,80%～90% 新诊断患者的发作得到有效控制,并且较少引起倦睡和胃肠障碍。对单用乙琥胺或丙戊酸钠有抗药性的失神发作的患者,将两药合用常可奏效。乙琥胺对肌阵挛性发作和运动不能性癫痫也可能有效,但对复杂部分性发作或全身强直阵挛发作无效。失神发作和强直阵挛性发作并存的患者,应用乙琥胺必须与苯妥英钠或卡马西平合用,但不如单一应用丙戊酸钠更为可取。口服吸收好,1～4 h 达到血浆高峰浓度,在 40～100 μg/mL 即可控制失神发作。常见不良反应是胃肠症状,呕吐、恶心、厌食等。嗜睡、共济失调、头痛、荨麻疹和行为改变偶有发生。血药浓度过高者虽有报道,但临床上罕见。口服,成人和 6 岁以上儿童,每日 500 mg,如果需要,每 4～7 d 增加 250 mg,直至发作控制或出现不良反应。常用维持量为每日 15～40 mg/kg。3～6 岁儿童,开始每日 250 mg,其后剂量增加同成人和 6 岁以上儿童,维持量 15～40 mg/kg,最大剂量为每日 1 g。

苯巴比妥:是一种长效巴比妥酸盐,对全身性强直-阵挛发作和简单部分性发作有效。而控制后者可能需要较高的血药浓度,对复杂部分性发作不完全有效,失神发作不能被减轻反而有可能加重。它常用于新生儿及幼儿发作的治疗,但由于对镇静催眠性抗癫痫药神经心理方面不良反应的担忧,许多神经科医生喜欢镇静作用比较弱的抗癫痫药,而且其对患有热性惊厥发作的患儿的预防作用已受到质疑。应用苯巴比妥除了有轻微的认知障碍外,在所有抗癫痫药物中,其全身毒副反应最少。

扑痫酮:为去氧巴比妥,其化学结构与巴比妥类极为相似,主要用于全身性强直-阵挛性发作和复杂部分性发作。一些临床医师认为此药对复杂部分性发作有特殊功效。在控制部分性或全身强直-阵挛发作方面,它同卡马西平或苯妥英钠一样有效,但较高的不良反应发生率限制了它的应用。扑痫酮常与苯妥英钠合用,但单用更可取。当扑痫酮与其他抗癫痫药物合用时,向苯巴比妥的转换明显增加。它对失神发作无效。不良反应以镇静常见,持续用药可使之减少,神经中毒副作用与用药剂量有关,偶可见皮疹,以斑丘疹或麻疹样疹多见。巨幼红细胞性贫血也有报道,叶酸治疗有效。口服给药后吸收迅速而完全,4 h 达血浆高峰浓度。扑痫酮被代谢为苯巴比妥和苯乙基丙二酰胺(PEMA),但有很大一部分以原型排出。

一些医师认为,以苯巴比妥和扑痫酮二者的浓度为依据调整扑痫酮的剂量是重要的。当扑痫酮浓度急剧超过 12 μg/mL(有效浓度一般为 5～12 μg/mL)时常发生明显的共济失调和嗜睡。当苯巴比妥浓度为 15 μg/mL 时,扑痫酮血浆浓度在 12 μg/mL 可能最为适宜。不过如果苯巴比妥的浓度低,则扑痫酮浓度超过 20 μg/mL 也可以被很好耐受。扑痫酮浓度对其他的抗癫痫药的酶诱导敏感,衍化为苯巴比妥。在这种情况下,苯巴比妥和苯乙基丙二酰胺(PEMA)的浓度都可相对于扑痫酮的浓度而升高。成人和大龄儿童,开始在睡前服 125 mg,连续 3 d,然后每 3 d 增加 125 mg,第 10 天为 250 mg,每日 3 次,以此为维持量。根据临床反应,最大剂量可调整至每日 2 g,分 3～4 次服,或者每日 10～25 mg/kg,分 2～3 次服用。8 岁以下儿童,开始用成人剂量的 1/2,维持量为 125～250 mg,每日 3 次,或者每日 10～25 mg/kg,分 2～3 次服用。

乙酰唑胺:是一种碳酸酐酶抑制剂,在临床上有多种用途。通过抑制脑组织胶质细胞和脉络丛的碳酸酐酶使细胞内二氧化碳含量增高,细胞内钠离子减少,从而使细胞膜稳定性增加而产生抗癫痫作用。临床上用于治疗小发作,也可在其他类型发作中作为辅助性治疗药物,还用于月经期癫痫发作。常用量为 10～20 mg/(kg·d),有效血浆浓度为 10～14 ng/mL。因为能很快产生耐药性,有人主张间歇用药。不良反应有乏力、头痛、多尿、皮疹等,均较轻微。

丙戊酸钠:丙戊酸钠又名二丙基乙酸钠。1964 年开始用于临床,它与其他抗癫痫药物不同之处是它的分子中不含有氮原子。本品吸收快,口服后不到 4 h 血浓度即达到高峰。半衰期 8～15 h,儿童半衰期比成人短。有效血浆浓度为 50～100 μg/mL。丙戊酸钠为广谱抗癫痫药,它的抗癫痫机制与 γ-氨基丁酸的(GABA)代谢有关,因为丙戊酸钠是 GABA 转氨酶的竞争性抑制剂,它能抑制 GABA 向琥珀半缩醛的转化,从而提高了脑内 GABA 的浓度,作为重要的神经抑制剂,其浓度增高可起到抗癫痫作用。本药对 90% 失神发作有效,对 80% 的大发作有效,对肌阵挛发作也有效果。儿童常用量是 30 mg/(kg·d),成人为 1 200 mg/d,给药途径多为口服,也可直肠给药。其不良反应轻微,对患者认知能力和反应敏捷性的影响较苯妥英钠和苯巴比妥小。长期使用可出现嗜睡、脱发、食欲亢进、震颤、体重增加等不良反应。与其他抗癫痫药合用时不良反应增加。

副醛:对癫痫持续状态用其他药物无效时可经直肠用药,直肠给药常用于儿童,用这种方法给药剂量难于控制,而且吸收很慢。已有应用副醛死亡的报道,支气管肺病为相对禁忌证。在肝病患者中,镇静作用可被延长和增强。过期药可能有毒,必须避免用塑料容器,只能用玻璃注射器和玻璃容器以及橡胶管。儿童直肠给药,0.3 mL/kg 溶于 1～2 份橄榄油或棉籽油中,每 4～6 h 给药一次。

(4)新型抗癫痫药物:20 世纪 80 年代以来,随着抗癫痫药物机制的深入研究,在细胞水平和分子水平上设计了一些新的抗癫痫药,主要通过调节钠通道,增强抑制性神经递质 GABA 的活性或阻滞兴奋性神经递质受体的活性起作用。近几年来,有 9 种新的抗癫痫药物上市,即氨己烯酸、拉莫三嗪、加巴喷丁、奥卡西平、托吡酯、非尔氨酯、噻加宾、唑尼沙胺和左乙拉西坦。这些新药抗癫痫谱广,可与其他抗癫痫药合用,治疗指数增加,无不良反应,具有多剂型、多种给药途径、不诱导肝代谢酶的特点。

氨己烯酸:其结构与 GABA 相似,不可逆的抑制 γ-氨基酸转氨酶使脑内 GABA 增加。可以通过血脑屏障,对部分性发作有或无继发性全身发作的疗效最佳,30%~67% 的患者发作减少 50% 以上,22%~90% 的患者可以长期维持疗效,仅 4.4% 的患者长期应用疗效下降。对 Lennox-Gastaut 综合征、West 综合征及 Landau-Kleffner 综合征也有较好的疗效,成人用量 3 g/d 疗效最佳,儿童为 87 mg/(kg·d),最大量为 600 mg/(kg·d)。由于它不可逆的抑制 γ-氨基酸转氨酶,它的血浆半衰期(4~8 h)与它的作用时间关系不像其他抗癫痫药那么明显,在氨己烯酸停药 3 d 后,γ-氨基酸转氨酶才能再生。其不良反应多与中枢神经系统有关,如嗜睡、乏力、头晕、头痛、记忆力减退、抑郁等,个别患者可引起体重增加。反应大多为轻度,治疗过程中症状可逐渐减轻。有精神病史者用氨己烯酸治疗可以导致精神病复发,可能是因为氨己烯酸使基底节多巴胺 D_2 受体结合力下降的原因。

拉莫三嗪:拉莫三嗪为电压门控性钠通道阻滞剂,通过减少钠离子内流增加神经元膜稳定性。主要抑制兴奋性氨基酸神经递质特别是谷氨酸的释放。在癫痫、缺氧或者缺血时可抑制病理性谷氨酸释放,起到保护神经元作用。其代谢为一级药代动力学,给药剂量和血药浓度之间为线性关系。不与蛋白高度结合,不会从血浆中置换其他药物。由肝脏代谢为无活性代谢产物,从肾脏排出。同时应用具有肝酶诱导作用的抗癫痫药物,会降低拉莫三嗪的半衰期,而 VPA 则会延长它的半衰期。对部分性发作有或无继发全身发作者有效,其抗癫痫谱广,使用卡马西平、丙戊酸钠、苯妥英钠无效的患者,加用拉莫三嗪后 81% 可成功地停用原有的抗癫痫药。对 Lennox-Gastaut 综合征及婴儿痉挛症也有较好的疗效。应用时应逐渐增加剂量,从 25 mg/d 开始,每 1~2 周增加 50~100 mg,维持量 100~200 mg/d,合用酶诱导的抗癫痫药物时维持量为 200~400 mg/d;与丙戊酸钠合用时应从 12.5 mg/d 开始,每 1~2 周增加 25~50 mg,维持量为 100~200 mg/d。

加巴喷丁:在结构上为 GABA 类似物,水溶性化合物,口服吸收迅速,1~2 d 达到稳态浓度,迅速停药不会引起癫痫发作增加。在血浆浓度≥2 μg/mL 时,有抗癫痫作用。不与血浆蛋白结合,无酶诱导作用。加巴喷丁对难治性部分发作有效,剂量为 600~1 800 mg/d。在超过 600 mg/d 或在每日剂量之上,随剂量的增加吸收减少,如过量服用,不会引起药物中毒。无自身诱导作用,因此单一剂量的药代动力学可以预知多剂量的血浆水平及药代学。与 PHT、CBZ、VPA、PB 之间无相互影响,可以联合用药而不需要调整剂量。由于加巴喷丁为添加治疗,其与不良反应的因果关系尚不明确,不良反应多为轻至中度,且为一过性,多在 2 周内消失,与剂量无关。表现为嗜睡、头晕、疲乏、恶心和(或)呕吐、共济失调、头痛、复视、震颤等。

奥卡西平:为卡马西平的衍生物,与其活性代谢产物单羟基衍生物 10,11-二氢-羟基卡马西平(MHD)均为中性亲脂类化合物,在水中溶解慢,体内扩散快,可以通过血脑屏障。奥卡西平阻滞电压敏感性钠通道,在治疗浓度时阻滞神经元持续性钠依赖性动作电位的高频电位发放,防止癫痫灶的扩散。口服吸收完全,肝脏迅速代谢为 MHD,MHD 的半衰期为 8~24 h。主要以代谢物形式由肾脏排出。加用奥卡西平治疗难治性癫痫,效果良好。单药治疗时约 80% 的患者发作减少 50%,合用时有 52% 的患者发作消失。同时对部分性发作、全身强直-阵挛发作疗效与卡马西平相似,应用时应逐渐加量,以避免剂量相关性不良反应。成人从

150 mg 每日 2 次开始,每 2 d 增加 150 mg,1 周加至维持量 900 mg/d,900～1 200 mg/d 在临床上有效。主要不良反应有变态反应、头晕、视力障碍、腹泻、脱皮、白细胞减少、肝功能异常等,但对卡马西平过敏者应用奥卡西平,不良反应消失。仅有个案报道发生 Stevens-Johnson 综合征。

托吡酯:其结构与现在的抗癫痫药完全不同,是一种在 1982 年由 Johnson 实验室首先合成的一种可以替代的单糖类抗癫痫药。主要通过阻滞电压激活钠通道,在某种 GABA 受体上增强 GABA 的活性,或者阻滞红藻氨酸 AMPA 型谷氨酸受体起作用,其碳酸酐酶的弱抑制作用与某些不良反应有关。托吡酯口服吸收快而完全,1～4 h 达到高峰浓度,100 mg 口服生物利用度 81%～95%,不受进食影响。多剂服用后血药浓度呈线性动力学,血浆浓度随剂量增加而成比例地增加。血浆蛋白结合率为 15%,无肝酶诱导作用,亦无自身诱导。60%～80% 以原型形式经肾脏排泄,清除半衰期为 20～30 h,可以日服 1～2 次。托吡酯对其他抗癫痫药无影响,PHT、PB、CBZ 均有酶诱导作用,可使托吡酯血药水平明显下降,清除率较单药治疗增加 2～3 倍。VPA 增加托吡酯清除不到 13%,无临床意义。主要用于顽固性部分性发作的添加治疗,部分性发作继发全面强直-阵挛发作的治疗,也可单药治疗。一般用量为 200～600 mg/d,首次剂量为 50 mg/d,以后每周增加 50 mg/d,直到 200 mg/d。如果仍未控制发作,则每周增加剂量 100 mg/d,直到临床有效或达到最大耐受量,但超过 600 mg/d,疗效并不增加,不良反应却明显增加。达到最大耐受量仍然无效或产生不能耐受的不良反应则停药,但仍需以 100～200 mg/d 的速度递减。主要毒副作用为眩晕、感觉异常、失语等中枢神经反应,久用后可自行消失。有发生肾结石的报道,发生率为 1.5%。因不良反应停药率为 19.6%,毒副作用单药治疗低于多药治疗。

非尔氨酯:1993 年被批准用于添加治疗或单药治疗部分性发作或部分性发作继发全面性发作的成人,或 Lennox-Gastaut 有失张力发作的儿童。在动物实验中,它有效地控制多种类型的发作。其有效剂量明显低于中毒剂量。作用机制目前不太清楚,可能与以下因素有关。①与 PHT 和 CBZ 一样,减少钠内流;②增强 GABA 的抑制作用,阻断 N-甲基-D-天门冬氨酸受体。口服给药吸收良好,半衰期为 20～30 h,可以每日 2 次给药。在治疗大约 10 万人后,发现 2 个严重不良反应,36 人(1/3 600)发生再生障碍性贫血,10 人死亡,19 人(1/2.4 万)发生严重的肝脏毒副作用,5 人死亡(1/34 万)。因此 FDA 规定非尔氨酯仅用于其他抗癫痫药物不能控制发作的患者。要权衡利弊,而且定期查血常规和肝功能。PHT、CBZ 能够增加非尔氨酯的清除,需要适当调整用药剂量。

噻加宾:结构上与六氢烟酸有关,可以通过血脑屏障,与 GABA 载体 GAT-1 有高度亲和力,通过抑制神经元和胶质细胞对 GABA 的再吸收,使之不能进入突触前神经元及星型细胞,但不影响其他中枢神经递质的再吸收。噻加宾可使脑内 GABA 增加,活体微透析表明噻加宾可以增加细胞外 GABA 浓度,且与剂量有关。口服 30～90 min 达到血药浓度,生物利用度 100%,血浆蛋白结合率 96%,通过细胞色素 P450 在肝脏代谢,儿童清除率快于成人,严重肝病者代谢减慢,老年人与肾功能不全者清除率与正常人无区别。治疗剂量呈线性吸收及清除,无肝酶诱导剂时半衰期 7～9 h,有肝酶诱导剂时为 2～4 h,不诱导或抑制肝代谢酶。开放、长期、多中心研究表明,对部分性发作,应用噻加宾 12 个月不会产生耐药性,可以用作单药治疗,对失神、肌阵挛及其他原发性发作也有效。推荐剂量为 30～50 mg/d,开始用 5 mg,每日 2 次,以后每 1～2 周增加 5 mg,最大可达 70 mg/d。不良反应主要为意外伤害、疲乏、头晕、头痛。

注意力不集中、精神错乱、抑郁少见,大多数出现在加量期,对记忆力、认知能力无影响。

唑尼沙胺:主要用于肌阵挛癫痫及其他继发性全身性癫痫,口服很快吸收,2.4～6 h 达到高峰,半衰期平均为 60 h。与其他抗癫痫药物合用时,半衰期缩短。主要经肾脏排出,有效血浆浓度为 20～40 μg/mL。其不良反应为困倦、共济失调、厌食、胃肠道不适、反应迟钝,个别患者有白细胞减少及肝功能损害。与其他抗癫痫药物 PHT、PB 等合用时,可缩短其半衰期。常用剂量为 6～11 mg/(kg·d)。成人开始 100 mg,每日 2 次,最大剂量为 600～800 mg/d。

左乙拉西坦:在美国 1999 年 12 月正式批准使用,真正作用机制不明,但其对超强电休克及戊四氮模型无效提示其机制异于其他抗癫痫药,因此,它对别的抗癫痫药难治的癫痫或许有效。口服吸收快,半衰期 6～8 h,日用多剂后 2 d 即可达到稳态,与血浆蛋白结合率很低(小于 10%),不被细胞色素 P450 代谢,与其他抗癫痫药相互作用少,主要用于成人部分性癫痫的添加治疗。开始用 500 mg/d,每日 2 次,2 周后根据病情加量,最大量为 3 000 mg/d,不能突然停药,不良反应主要是嗜睡、无力、头晕及上呼吸道感染。

(四)外科治疗

由于近代癫痫诊断技术的提高和有效抗癫痫药物的广泛应用,大部分癫痫患者的发作都可以应用合理的药物治疗而得到完全或基本控制,但有些患者经 2 年以上正规的抗癫痫治疗,尽管试用所有主要的抗癫痫药物单独或联合应用,且已达到患者所能耐受的最大剂量,但每月仍有 4 次以上发作称为难治性癫痫。其中包括 20%～30% 的复杂部分性发作患者用各种 AEDs 治疗难以控制发作,即所谓"顽固性癫痫"或称"难治性癫痫"。由于脑外科技术的进步,这部分患者中有 25%～50% 可通过手术使癫痫症状得到明显改善。

近 20 年来,采用外科手术治疗难治性癫痫已成为癫痫治疗的一种重要手段。癫痫灶手术切除的适应证:①难治性癫痫;②MRI 或 CT 已显示可被切除的异常结构;③已证实发作起源于可见的单一病灶;④智商>70;⑤年龄<45 岁;⑥无严重的精神异常和其他手术禁忌。

癫痫病灶的切除手术必须有特定的条件:①癫痫灶定位必须十分明确;②切除病灶应非常局限;③术后不会留下严重的功能障碍。因为手术治疗毕竟有一定的风险,因此除了明确的病灶切除外,只有药物治疗确实无效的难治性癫痫患者才考虑手术治疗。

常用手术方法包括:①前颞叶切除术,是难治性复杂部分性发作最常用的经典手术。②颞叶以外脑皮质切除术,是治疗部分性发作的基本方法。③癫痫病灶切除术。④大脑半球切除术。⑤胼胝体部分切除术。⑥多处软脑膜下横切术,适用于部分性发作致癫痫灶位于脑重要功能区,如中央前回、中央后回、优势半球,Broca 区、Wernicke 区、角回和缘上回等不能行皮质切除术。⑦迷走神经电刺激术,主要针对不适宜作切除手术的顽固性癫痫,有复杂部分和/或继发性全身发作者。⑧立体定向放射外科治疗,优点是不需要开颅,对脑组织损伤小,操作简单,但对于定位的精确度要求较高。目前临床使用 γ-刀或 X-刀较为普遍,但临床疗效不肯定。基本用于开颅术不易切除的脑深部小病灶,而极少用于癫痫。⑨深部脑刺激,包括丘脑前核、丘脑中央中核、尾状核、丘脑后部和海马已经被尝试减少痫性发作的频率。仅仅有一个随机对照研究还没有肯定它的效果。评估丘脑前核和丘脑底核深部脑刺激的多中心对照研究正在进行中。

目前,国际癫痫外科手术疗效判断分为 5 级:Ⅰ级不服抗癫痫药,无发作;Ⅱ级服抗癫痫药,无发作;Ⅲ级发作频率减少 50% 以上;Ⅳ级发作频率减少 10%～50%;Ⅴ级同术前。

五、病程观察及处理

(一)病情观察要点

密切观察病情变化,及时发现发作先兆,尽早采取防范措施。发作时要密切观察发作情况并做记录,包括生命体征、意识状态、瞳孔反应、神经系统反射;癫痫发作的形态、类型、抽搐部位、程度,有无大小便失禁等;发作起止时间,清醒时间;发作时有无受伤及发作后患者的感觉等。准确地记录癫痫患者的病情,对于癫痫诊断及治疗来说是至关重要的。

(二)疗效判断与处理

抗癫痫药物疗效的判断很重要,如果判断不客观可能影响药物的正确使用,因为一些药物要从小剂量开始用,以避免明显的不良反应,让患者有很好的耐受性。因此第一要达到稳态血药浓度才可判断药物的疗效;第二要维持有效剂量足够的时间才能判断疗效。一般来讲要维持这种药物代谢的 5 个半衰期以上,通常 1~2 周才能初步判断药物是否有效,否则可能造成错误的判断。临床上还可以采用血药浓度检查来进行判断,如果给予足够剂量,经过足够疗程效果不好,可给予血药浓度测定,如果血药浓度达到有效血药浓度时,应考虑换药。另外,还可以根据脑电图来判断,如果脑电图有所改善,临床状况也常常有改善。

六、预后评估

癫痫是可治性疾病,大多数患者预后较好。但不同类型癫痫预后差异很大,可自发缓解、治疗后痊愈、长期服药控制或发展为难治性癫痫。特发性癫痫自行缓解率较高;绝大多数症状性或隐源性癫痫患者需药物或其他方式治疗,部分患者需终生服药。判断与癫痫预后相关的因素,其大小顺序依次为:①癫痫类型;②有无合并神经精神障碍;③发病年龄;④初期治疗效果;⑤有无器质性病变;⑥发病至开始治疗的时间。典型失神发作在各型癫痫中预后最好,儿童期失神癫痫药物治疗 2 年可中止发作,青年期失神癫痫易发展为全面性发作。需要更长时间治疗;外伤性癫痫预后相对较好,器质性脑损伤或有神经系统体征的大发作预后差,病程较长、发作频繁、伴精神症状者预后差,肌阵挛性癫痫伴脑部病变者常难以控制。近年来长期追踪结果显示 67%~75% 的患者可完全控制发作,其中约半数患者治疗一段时间后可停药。研究发现,早期、合理的治疗有助于改善预后和预防发生难治性癫痫。

七、预防

癫痫发作及癫痫综合征的病因及发病机制复杂,目前约 70% 的癫痫患者病因不明;此外,对脑肿瘤、动静脉畸形等特殊病因预防很困难。但从病因角度,对产期护理不当、颅内感染、新生儿和婴幼儿传染病、婴儿脱水、高热和头外伤等导致的癫痫,可采取相应预防措施。对癫痫患者及时合理的治疗可防止难治性癫痫及出现一系列躯体和社会心理障碍,对患者同样具有重要的意义。对有明显诱因者,通过仔细寻找和避免诱因可预防癫痫发作。

1.非特异性诱发因素,如睡眠剥夺、疲劳、饥饿、脱水或过度饮水、饮酒、感冒、发热、精神刺激及各种代谢紊乱等,一般通过降低癫痫阈值起作用,可诱发癫痫患者的癫痫发作或导致状态相关性癫痫发作;如作用超过一定限度也可导致正常人癫痫发作。特定患者可能对某一因素较敏感,在生活中应注意避免。医生应指导患者建立良好的生活习惯,避免过度疲劳或睡眠不足,避免烟酒、毒品等。

2.反射性癫痫患者只对某一特殊活动的诱发方式起反应,应查找特殊诱发因素,如电视性

（光敏性）癫痫、乐源性（听觉反射性）癫痫、触觉性癫痫（如掏外耳道、挤压睾丸）、进餐性癫痫和精神反射性癫痫（如计算性、弈棋性、纸牌性癫痫等），如仔细询问病史不难发现。

八、出院随访

1. 对于癫痫患者及其家人来说，应详细记录发作情况，发作频率、发作时间、有无诱因、发作时的临床表现、持续时间、伴发症状、发作后有无肢体瘫痪、舌咬伤、小便失禁等，最好有专门的记录本予以详细记录，就诊时向医生做详细描述。

2. 用药过程中，应注意药物不良反应，包括恶心、呕吐、食欲缺乏、消化不良、腹泻或便秘、毛发脱落、震颤、皮疹、体重增加或降低、有无头痛、头晕、视力模糊及复视、共济失调等，也应详细记录，以便医生及时了解药物疗效及不良反应情况，予以调整药物剂量或停药，特别需要指出的是，有些药物如卡马西平，开始服用时大约有 5% 发生皮疹，主要是剂量太大。多发生在用药早期，大多皮疹为斑丘疹、麻疹样、荨麻疹样或疱状疹，严重者可出现剥脱性皮炎或 Stevens-Johnson 综合征，应予以重视，如有出现及时停药。

3. 对于准备怀孕的妇女来说，有些药物存在致畸性。例如，有研究报道，服丙戊酸钠有动物致畸及癫痫妇女的子女发生异常的报道，特别是脊柱裂的发生一般与服用丙戊酸钠有关。因此，有生育意向的癫痫患者，特别是癫痫妇女，在怀孕之前应咨询医生。

第五节　蛛网膜下隙出血

一、概述

蛛网膜下隙出血（SAH）是指各种原因引起的脑血管突然破裂，血液流至蛛网膜下隙的统称，可分为自发性（大约占脑血管意外的 15%，多见于 30～70 岁）和外伤性蛛网膜下隙出血。

二、病因与发病机制

凡能引起脑出血的病因也能引起本病，但以颅内动脉瘤、动静脉畸形、高血压动脉硬化症、脑底异常血管网和血液病等常见。血管畸形破裂多见于青少年，囊状动脉瘤破裂多见于中年，动脉粥样硬化出血多见于老年。多在情绪激动或过度用力时发病。动脉瘤好发于脑底动脉环的大动脉分支处，以该环的前半部较多见。动静脉畸形多位于大脑半球大脑中动脉分布区。当血管破裂血流入脑蛛网膜下隙后，颅腔内容物增加，压力增高，并继发脑血管痉挛。后者系因出血后血凝块和围绕血管壁的纤维索的牵引（机械因素），血管壁平滑肌细胞间形成的神经肌肉接头产生广泛缺血性损害和水肿。另外大量积血或凝血块沉积于颅底，部分凝集的红细胞还可堵塞蛛网膜绒毛间的小沟，使脑脊液的回吸收被阻，因而可发生急性交通性脑积水，使颅内压急骤升高，进一步减少了脑血流量，加重了脑水肿，甚至导致脑疝形成。以上均可使患者病情稳定好转后，再次出现意识障碍或出现局限性神经症状。

三、病理

血液进入蛛网膜下隙后，血性脑脊液可激惹血管、脑膜和神经根等脑组织，引起无菌性脑膜炎反应。

　　脑表面常有薄层凝块掩盖，有时可找到破裂的动脉瘤或血管。随着时间推移，大量红细胞开始溶解，释放出含铁血黄素，使软脑膜呈现不同程度的粘连。如脑沟中的红细胞溶解，蛛网膜绒毛细胞间小沟再开道，则脑脊液的回吸收可以恢复。

四、临床表现

　　1.好发于青壮年，起病前常有头晕、头痛、眩晕或眼肌麻痹等。

　　2.起病急骤，发病前无先兆，常在情绪激动、用力排便、剧烈运动时发病。

　　3.剧烈头痛、面色苍白、恶心、呕吐、全身出冷汗。一般意识清醒，严重者可有不同程度的意识障碍。部分患者可有全身性或局限性癫痫发作。

　　4.精神症状表现为定向障碍、近事遗忘、虚构、幻觉、谵妄、木僵、性格改变，有的患者表情淡漠或欣快、嗜睡、畏光。

　　5.特征性表现为颈项强直、Kernig 征、Brudzinski 征阳性。深昏迷脑膜刺激征不明显。常伴有一侧动眼神经麻痹、视野缺损，眼底可见视网膜前即玻璃体膜下片状出血。

　　6.部分患者可有单瘫、偏瘫或截瘫。

　　7.病后可患正常颅内压脑积水，主要表现为痴呆、遗忘、步态不稳、行走困难及尿失禁。

五、辅助检查

　　1.腰椎穿刺

　　脑脊液压力增高，呈均匀血性，蛋白增高。注意：①发病后即做腰穿，血液尚未到达腰池，脑脊液仍清亮。②脑脊液红细胞在 7～14 d 消失。③因胆红素存在，脑脊液可黄变，在 2～6 周后消失。④因出血刺激，反应性白细胞增高可持续 1～2 周。

　　2.外周血检查

　　发病初期部分患者周围血中白细胞可增高，且多伴有核左移。

　　3.CT 检查

　　4 d 内头颅 CT 扫描，阳性率为 75％～85％，表现为颅底各池、大脑纵裂及脑沟密度增高，积血较厚处提示可能系破裂动脉所在处或其附近部位。

　　4.脑血管造影准备手术治疗

　　早期行造影，可判明动脉瘤或血管畸形部位、大小，有时可发现脑内血肿及动脉痉挛。

　　5.心电图

　　可有心律失常，并以心动过速、传导阻滞较多见。

六、诊断与鉴别诊断

（一）诊断

　　本病诊断较易，如突发剧烈头痛及呕吐，面色苍白，冷汗，脑膜刺激征阳性以及血性脑脊液，头颅 CT 见颅底各池、大脑纵裂及脑沟中积血等。

　　少数患者，特别是老年人头痛等临床症状不明显，应避免漏诊，及时腰穿或头颅 CT 检查可明确诊断。诊断依据如下。

　　(1)在活动或激动时突然发病。

　　(2)迅速出现剧烈头痛、呕吐或伴有短暂性意识障碍。

（3）脑膜刺激征明显。但肢体瘫痪等局灶性神经体征缺如或较轻，少数可有精神症状。

（二）鉴别诊断

通过病史、神经系统检查、脑血管造影及头颅 CT 检查，可协助病因诊断与鉴别诊断。除与其他脑血管病鉴别外，还应与下列疾病鉴别。

1.脑膜炎

有全身中毒症状，发病有一定过程，脑脊液呈炎性改变。

2.静脉窦血栓形成

多在产后发病或病前有感染史，面部及头皮可见静脉扩张，脑膜刺激征阴性，脑脊液一般无血性改变。

七、治疗

蛛网膜下隙出血病死率高，再次出血多在发病后 2～3 周，病死率更高。严重动脉痉挛威胁生命，治疗上应予注意。

治疗原则：防止再次出血，减轻动脉痉挛，治疗并发症。

1.安静环境，绝对卧床休息 4～6 周。避免用力咳嗽、喷嚏及不必要的激动。头痛剧烈可用镇静及止痛药。

2.止血药物 6-氨基己酸 24～36 g 加入 5％葡萄糖溶液静脉滴注，情况平稳后改用口服。

3.降低颅内压。颅内压增高有强烈头痛，经药物治疗效果不明显，可考虑行腰椎穿刺，缓慢放脑脊液。急剧颅内压增高甚至可用脑室引流以降低颅内压，挽救生命。

4.维持在平时的血压水平。有心脏损害者，应采取相应的治疗措施。

5.注意营养和水、电解质平衡。

6.解除动脉痉挛。

（1）尼莫通 50 mL，静脉滴注，1 次/天。

（2）尼立苏（尼莫地平注射液）8～24 g，静脉滴注，1 次/天。

7.脑内血肿经影像学明确确定后，可急症手术以清除血肿。选择性手术造影证实有动脉瘤或血管畸形，行结扎手术；或行动脉瘤蒂钳夹术或切除畸形。此外，可考虑颈总动脉结扎术，动脉瘤壁用氰基丙烯酸甲酯等加固术。

八、预后

脑蛛网膜下隙出血后的病程及预后取决于其病因、病情、血压情况、年龄及神经系统体征。动脉瘤破裂引起的蛛网膜下隙出血预后较差，脑血管畸形所致的蛛网膜下隙出血常较易恢复。原因不明者预后较好，复发机会较少。

年老体弱者，意识障碍进行性加重，血压增高和颅内压明显增高或偏瘫、失语、抽搐者预后均较差。

第六节　脑脓肿

一、概述

脑脓肿是细菌侵入脑组织所引起的化脓性炎症及局限性脓肿。任何年龄均可发病,以青壮年多见,男性多于女性,引起脑脓肿的病原体有 3 种,最常见的是化脓性细菌,真菌和原虫少见。

二、流行病学

可发生于任何年龄,以青中年占多数。脑脓肿多单发,也有多发,可发生在脑内任何部位。

三、病因

1.耳源性脑脓肿

继发于慢性胆脂瘤性中耳炎、化脓性中耳炎、乳突炎等,占脑脓肿的 2/3。感染系经过两种途径:①炎症侵蚀鼓室盖、鼓室壁,通过硬脑膜血管、导血管扩延至脑内,常发生在颞叶,少数发生在顶叶或枕叶;②炎症经乳突小房顶部,岩骨后侧壁,穿过硬脑膜或侧窦血管侵入小脑。

2.鼻源性脑脓肿

多数继发于额窦炎,偶见于筛窦炎、上颌窦炎或蝶窦炎等。脓肿多发生于额叶前部或底部。

3.血源性脑脓肿

多由于身体其他部位感染,细菌栓子经动脉血行播散到脑内而形成脑脓肿。约占脑脓肿的 1/4。原发感染灶常见于肺、胸膜、支气管化脓性感染、先天性心脏病、细菌性心内膜炎、皮肤疖痈、骨髓炎、腹腔及盆腔脏器感染等。脑脓肿多分布于大脑中动脉供应区、额叶、顶叶,有的为多发性小脓肿。

4.外伤性脑脓肿

多继发于开放性脑损伤,尤其战时的脑穿透性伤或清创手术不彻底者。致病菌经创口直接侵入或异物、碎骨片进入颅内而形成脑脓肿。可伤后早期发病,也可因致病菌毒力低,伤后数月、数年才出现脑脓肿的症状。损伤性脑内积气也能引起脑脓肿,但少见。

5.隐源性脑脓肿

原发感染灶不明显或隐蔽,机体抵抗力弱时,脑实质内隐伏的细菌逐渐发展为脑脓肿。隐源性脑脓肿实质上是血源性脑脓肿的隐蔽型。

四、病理变化

1.急性脑膜炎、脑炎期

化脓菌侵入脑实质后,患者表现明显全身感染反应和急性局限性脑膜炎、脑炎的病理变化。病原体侵入部位有一不规则的炎症区,其中心部逐渐软化、坏死,出现很多小液化区,血管周围炎性反应,病灶周围脑组织水肿。病灶部位浅表时可有脑膜炎症反应,历时 1～3 d。

2.化脓期

脑炎软化灶坏死、液化,融合形成脓肿,并逐渐增大成一个较大的腔,其内有脓液形成,周围有血管。如融合的小脓腔有间隔,则成为多房性脑脓肿。周围脑组织水肿明显,历时 4～14 d。

3.包膜完成期

一般经 1～2 周,脓肿外围的肉芽组织由纤维组织及神经胶质细胞的增生而初步形成脓肿包膜,3～4 周或更久脓肿包膜完全形成。脑脓肿的形状和大小不一,可为椭圆形、圆形、念珠状。小的脓肿仅有米粒大小,称粟粒状脓肿。显微镜下可见脓肿壁最内层为脓性渗出物,肉芽组织和胶质细胞、大量格子细胞、大量新生血管和中性粒细胞;中层为大量纤维组织,其厚度不一;外层为神经胶质增生,及水肿的脑组织有血管增生和白细胞浸润。

五、临床表现

脑脓肿患者一般表现急性全身感染、颅内压增高和局灶定位三类征象。

1.全身及颅内感染症状

患者除有原发感染灶症状外,病变初期表现发热、头痛、呕吐、困倦、全身无力及颈部抵抗等全身及颅内感染症状。

2.颅内压增高症状

临床急性脑膜炎的症状逐渐消退,而随着脑脓肿包膜形成和脓肿增大,颅内压再度增高且加剧,甚至可导致脑疝形成或脓肿破溃,使病情迅速恶化。危重者如不及时救治,可因此死亡。

3.病灶症状

根据脑脓肿性质和部位出现不同的局灶定位症状。由于脑脓肿周围脑组织炎症水肿较重,局灶症状往往出现较早且明显。

六、辅助检查

1.急性期血象

白细胞增多,中性粒细胞可达 $10 \times 10^9/L$,红细胞沉降率加快,潜伏期血象正常或仅有轻度白细胞核左移现象。

2.脑脊液

可有压力增高,亦有正常者。急性期以中性粒细胞为主,潜伏期或脓包形成后,则细胞数仅有轻度增高,且以淋巴细胞为主。

脑脊液的蛋白大量增高,常达 1～2 g/L,甚至 10 g/L。脑脊液内糖和氯化物无特殊改变。脓液涂片可有阳性发现。细菌培养常阴性。

3.X 线片

X 线片可显示颅骨与鼻旁窦、乳突的感染灶。偶见脓肿壁的钙化或钙化松果体向对侧移位。外伤性脑脓肿可见颅内碎骨片和金属异物。

4.超声检查

方法简便、无痛苦。幕上脓肿可有中线波向对侧移位,幕下脓肿常可测得脑室波扩大。

5.脑血管造影

颈动脉造影对幕上脓肿定位诊断价值较大。根据脑血管的移位及脓肿区的无血管或少血管来判断脓肿部位。

6.CT 及 MRI

自从 CT 及 MRI 用于临床,对颅内疾病,尤其占位病变的诊断有了重大突破。CT 可显示脑脓肿周围高密度环形带和中心部的低密度改变。MRI 对脓肿部位、大小、形态显示的图像信号更准确。

由于 MRI 不受骨伪影的影响，对幕下病变检查的准确率优于 CT。CT 和 MRI 能精确地显示多发性和多房性脑脓肿及脓肿周围组织情况。

七、诊断

依据临床特点：患者原发化脓感染病史，开放性颅脑损伤史，随后出现急性化脓性脑膜炎、脑炎症状及定位症状，伴头痛、呕吐或视盘水肿，应考虑脑脓肿的存在。X 线片、超声检查、脑血管造影、CT 及 MRI 可进一步明确诊断。

八、治疗

脑脓肿的处理原则是：在脓肿尚未完全局限以前，应进行积极的抗炎症和控制脑水肿治疗。脓肿形成后，手术是唯一有效的治疗方法。

1.抗感染

应针对不同种类脑脓肿的致病菌，选择相对应的细菌敏感的抗生素。原发灶细菌培养尚未检出或培养阴性者，则依据病情选用抗菌谱较广又易通过血脑屏障的抗生素。常用青霉素、氯霉素及庆大霉素等。

2.降颅内压治疗

因脑水肿引起颅内压增高，常采用甘露醇等高渗溶液快速、静脉滴注。激素应慎用，以免影响机体免疫能力。

3.手术

①穿刺抽脓术：此法简单易行，对脑组织损伤小。适用于脓肿较大，脓肿壁较薄，脓肿深在或位于脑重要功能区，婴儿、年老或体衰难以忍受手术者，以及病情危急，穿刺抽脓作为紧急救治措施者。②导管持续引流术：为避免重复穿刺或炎症扩散，于首次穿刺脓肿时，脓腔内留置一内径为 3～4 mm 软橡胶管，定时抽脓、冲洗、注入抗生素或造影剂，以了解脓腔缩小情况，一般留管 7～10 d。目前 CT 立体定向下穿刺抽脓或置导管引流技术更有其优越性。③切开引流术：外伤性脑脓肿，伤道感染，脓肿切除困难或颅内有异物存留，常于引流脓肿同时摘除异物。④脓肿切除术：最有效的手术方法。对脓肿包膜形成完好，位于非重要功能区者；多房或多发性脑脓肿，外伤性脑脓肿含有异物或碎骨片者，均适于手术切除。脑脓肿切除术的操作方法与一般脑肿瘤切除术相似，术中要尽可能避免脓肿破溃，减少脓液污染。

九、预后

平均手术病死率在 10％以下，血源性脓肿较其他类型脓肿差，其中尤以肺源性和心源性为著。儿童多发性脑脓肿预后比成人差，术后癫痫的发生率为 20％～30％，一般发生于术后 1.5～3 年。

第七节 化脓性脑膜炎

一、概述

化脓性脑膜炎(简称化脑)是小儿时期常见的中枢神经系统感染性疾病,以发热、颅内压增高、脑膜刺激征,以及脑脊液脓性改变为主要临床特征。

80%以上的化脓性脑膜炎由脑膜炎双球菌、肺炎链球菌和B型流感嗜血杆菌所致。我国新生儿化脑的主要病原菌仍是革兰阴性肠杆菌及金黄色葡萄球菌,B族链球菌脑膜炎的发病率也在逐渐增加。5岁以下儿童,肺炎链球菌和脑膜炎奈瑟菌仍是化脑最主要的病原菌。院内获得性脑膜炎革兰阴性杆菌所占比例明显上升,以大肠杆菌、克雷白杆菌、铜绿假单胞菌为主。

各种细菌所致化脑的临床表现大致相仿,临床表现与患儿的年龄相关。儿童时期发病急,有高热、头痛、呕吐、食欲不振及精神萎靡等症状。体检可见患儿意识障碍、脑膜刺激征阳性。婴幼儿期起病急缓不一。

由于前囟尚未闭合,骨缝可以裂开,使颅内压增高及脑膜刺激症状出现较晚,临床表现不典型。常出现易激惹、烦躁不安、面色苍白、食欲减低、哭声尖锐、眼神发呆、双目凝视等。前囟饱满是重要体征。及时使用有效的抗生素是治疗化脑的主要措施。目前化脑的病死率＜10%,10%～30%遗留后遗症。早期诊断、合理治疗是改善预后的关键。

二、诊断步骤

(一)病史采集要点

1.肺炎球菌脑膜炎

(1)流行病学特点:散发性,多见于冬春季,以2岁以下婴儿及老年患者为多。

(2)临床表现:本病起病急,有高热、头痛、呕吐。约85%发生意识障碍,表现为谵妄、昏睡、昏迷等。脑神经损害约占50%,主要累及动眼和面神经,滑车及展神经亦可累及。皮肤淤点极少见。

颅内高压症及脑膜刺激征与其他化脓性脑膜炎相似。多次发作(数次至数十次)的复发性脑膜炎是本病特征之一,绝大多数由肺炎球菌引起,发作间期为数月或数年。

2.金黄色葡萄球菌脑膜炎

(1)流行病学特点:较多见于新生儿,常于产后2周以后发病。糖尿病等患者当免疫力低下时亦易发生。各季节均有发病,但以7、8、9月比较多见。

(2)临床表现:一般呈急性起病,除由邻近病灶侵犯者表现局部症状外,多有明显全身感染中毒症状,高热,一般体温39℃以上,呈弛张热,可伴畏寒、寒战、关节痛、肝脾肿大,甚至出现感染性休克。神经系统症状以头痛最为突出,常伴呕吐、颈背痛、畏光、眩晕。也可出现意识障碍及精神异常。

早期患者激动不安、谵妄,以后发展为表情淡漠,意识模糊,昏睡,以致昏迷。也可出现局灶或全身抽搐。可出现偏瘫、单瘫、失语、一侧或双侧病理征。也可出现复视、眼睑下垂、面肌瘫痪等脑神经受损症状。严重者脑疝形成,常可见皮疹如荨麻疹和淤点。

（二）体格检查要点

1.脑膜刺激征

往往是患者的突出体征。患者常表现为颈强直、克尼格征及布鲁氏征（Brudzinski's sign）阳性。

2.患者可有脑实质受损的表现

患者定向力、记忆力等下降，严重者意识模糊、昏睡以至昏迷。精神异常的现象也较常见，可出现精神错乱、谵妄。

患者也可表现为失语、偏瘫、腱反射亢进及病理征阳性。另外可有颅神经损害的表现，以眼球运动障碍多见，如眼睑下垂、眼外肌麻痹、斜视、复视，另可有面神经瘫痪、听力下降等。颅内压明显增高者可导致脑疝。

（三）门诊资料分析

1.血常规

急性期血液中白细胞数增高，中性粒细胞占95%以上。

2.头颅 CT、MR 检查

在疾病早期大多正常，有神经系统并发症时可见脑室扩大、脑沟增宽、脑肿胀、脑室移位等异常表现。

（四）进一步检查项目

1.脑脊液检查

压力增高，外观自微混、毛玻璃样发展至凝成奶糕样浑浊，细胞数增多，以中性粒细胞为主。蛋白含量一般较高，糖和氯化物含量均降低，晚期病例有蛋白细胞分离现象，乃椎管阻塞所致，此时宜作小脑延髓池穿刺，引流的脑脊液中可见大量脓细胞。

2.细菌学检查

皮肤瘀点和脑脊液沉淀涂片检查有革兰阳性球菌发现；血及脑脊液细菌培养加药敏试验可发现病原及指导治疗。

三、诊断

（一）诊断要点

凡继肺炎、中耳炎、鼻窦炎及颅脑外伤后，出现高热不退、神志改变、颅内高压及脑膜刺激征者，应考虑肺炎球菌脑膜炎的可能，及早检查脑脊液以明确诊断。在冬春季节发生的脑膜炎，无以上诱因而皮肤没有瘀点者，也应考虑本病的可能。化脓性脑膜炎患者，如发现身体其他部位有局限性化脓灶，脑脊液沉淀涂片检查可找到多量簇状排列的革兰阳性球菌，则葡萄球菌脑膜炎的诊断可基本成立，脑脊液培养得到葡萄球菌可进一步与其他化脓性脑膜炎鉴别。

（二）鉴别诊断要点

1.其他化脓性脑膜炎

球菌脑膜炎多有特征性的皮疹；葡萄球菌性脑膜炎大多发现在葡萄球菌败血症病程中；革兰阴性杆菌脑膜炎易发生于颅脑手术后；流感杆菌脑膜炎多发生于婴幼儿；绿脓杆菌脑膜炎常继发于腰穿、麻醉、造影或手术后。

2.流行性乙型脑炎

患者以儿童为主，流行季节为 7～8 月。表现为突起高热、惊厥、昏迷，但无皮肤瘀点、瘀斑。脑脊液清亮,细胞数不超过 $100×10^6/L$,以淋巴细胞为主。但早期中性粒细胞稍多于淋巴细胞,脑脊液糖量正常或偏高。血液补体结合试验有诊断价值;血液中特异性 IgG 抗体阳性亦可确诊。

3.病毒性脑膜炎

临床表现相似,但病情较轻。脑脊液压力正常或略高,外观澄清或微浑,细胞数大多为 $(45～300)×10^6/L$,分类淋巴细胞占优势,蛋白量正常或略高,糖和氯化物含量正常。细菌及真菌涂片检查阴性。脑脊液乳酸脱氢酶活性、溶菌酶活性在细菌性脑膜炎时增高,且不受抗菌药物治疗的影响,而在病毒性脑膜炎时则为正常,故有助于二者的鉴别。

4.结核性脑膜炎

此病也有发热、头痛、恶心、呕吐,检查有脑膜刺激征,在临床上易与化脓性脑膜炎相混淆,需注意鉴别。但患者还有结核杆菌感染的一般指标,如血沉加快、PPD 试验阳性等。脑脊液压力高,细胞数轻至中度增加($(5～50)×10^6/L$),蛋白轻至中度增加,糖和氯化物降低。发现结核菌有确诊价值。

四、治疗对策

(一)治疗原则

化脓性脑膜炎的治疗原则为抗菌治疗、抗脑水肿、降低颅内压以及一般对症和支持治疗。金黄色葡萄球菌脑膜炎的病死率甚高,可达 50% 以上,应立即采用积极的抗菌治疗。应用原则为早期、足量、长疗程,且选用对金葡菌敏感,易透过血脑屏障的杀菌药。以及抗脑水肿、降低颅内压及一般对症和支持治疗。葡萄球菌脑膜炎容易复发,故疗程宜较长,体温正常后继续用药 2 周,或脑脊液正常后继续用药 1 周,疗程常在 3 周以上。

(二)治疗计划

1.抗生素应用

早期治疗可减轻病情,减少并发症和降低病死率。

(1)肺炎球菌脑膜炎

青霉素 G:为首选药物,剂量宜大,成人每天 2 000 万 U,小儿为 20 万～40 万 U/kg,分次静脉滴注。待症状好转、脑脊液接近正常后,成人量可改为 800 万 U/d,持续用药至体温和脑脊液正常为止,疗程不应少于 2 周。青霉素 G 鞘内给药,可能导致惊厥、发热、蛛网膜下隙粘连、脊髓炎及神经根炎等不良反应,故不宜采用。

其他抗生素:若对青霉素过敏,可选用头孢菌素,常选用头孢噻肟或头孢曲松。前者 6～10 g/d,后者 2～4 g/d。这两种药脑脊液浓度高,抗菌活力强。也可选用头孢唑肟,6～10 g/d。对青霉素过敏者中,有 10%～20% 可对头孢菌素发生交叉过敏,用药中应注意观察。其他可供选择的药物有红霉素 1.6～2.0 g/d,静脉滴注;氯霉素 1.5～2.0 g/d,静脉滴注。

(2)金黄色葡萄球菌脑膜炎

苯唑西林:成人每日 6～12 g,儿童每日 150～200 mg/kg,静脉滴注,同时口服丙磺舒,若对青霉素过敏或治疗效果不好,可改用万古霉素、头孢他啶或头孢曲松等,亦可选用磷霉素或利福平。

其他抗生素:万古霉素每日 2 g,儿童每日 50 mg/kg,分次静脉滴注。利福平的成人剂量为 600 mg/d,儿童为 15 mg/(kg·d),分 2 次口服,用药期间定期监测肝肾功能。万古霉素与利福平联合应用可提高疗效。

磷霉素的毒性小,成人剂量为 16 g/d,分 2 次静脉滴注。治疗期间最好配合庆大霉素鞘内注射,庆大霉素鞘内注射每次 5 000～10 000 U(5～10 mg),儿童每次 1 000～2 000 U(1～2 mg)。

2.一般治疗

颅内高压者应卧床休息。可给予高营养、易消化的流质或半流质饮食。若不能进食则需鼻饲,注意供给足够能量。适当吸氧,保持呼吸道通畅,防止褥疮、肺部和泌尿道感染等并发症。

3.对症治疗

(1)发热:发热时用冰敷、冰毯、酒精擦浴等物理降温,必要时用药物乙酰水杨酸(阿司匹林)或亚冬眠疗法降温。

(2)惊厥、精神异常:如有惊厥或精神异常应首选地西泮,10～20 mg 肌内注射或缓慢静脉推注;也可应用氯硝西泮、硝基西泮。

(3)脑水肿:颅内压增高者,须脱水治疗,除严格控制液体入量外,主要应用 20%甘露醇 125～250 mL,q12 h～q8 h,静脉滴注;呋塞米 20～40 mg,q12 h～q8 h,静脉推注。细菌被抗菌药物杀死及溶解后,常引起脑膜炎症状暂时加重,可用地塞米松 10～15 mg/d,一般 2～3 d 可抑制炎症反应,减轻脑水肿,降低颅内压。

有条件者可适量应用 20%白蛋白 50 mL,静脉滴注。若有肾功能减退者,可选用甘油果糖注射液以减轻肾功能损害。

(4)呼吸衰竭:主要用呼吸兴奋剂如洛贝林、尼可刹米、哌甲酯等,也可用东莨菪碱、山莨菪碱等,必要时气管插管、气管切开接呼吸机辅助呼吸。

五、病程观察及处理

(一)病情观察要点

注意观察重症患者生命体征,神经系统症状的变化。控制出入液量的平衡,防止电解质紊乱。定期复查,了解肝肾功能情况。定期复查腰椎穿刺、检查脑脊液,评估疗效。

(二)疗效判断与处理

患者的意识障碍加重和/或神经系统损害的体征增多,提示病情恶化,需加强降颅内压、抗生素及支持等治疗。相反,如上述症状有改善,则提示病情控制理想,可酌情逐步减少降颅内压等治疗。

六、预后评估

本病虽病情较重,但接受及时、合理治疗后,大多数病例经数周或数月后恢复健康。少数病例遗有偏瘫、精神异常、智能低下、癫痫等。有意识障碍表现为昏迷的患者可导致死亡。

七、出院随访

1.出院时带药

当患者生命体征正常,脑脊液检查也正常的情况下,可考虑出院。带药主要针对有助于神经系统损害康复的药物,如吡拉西坦、B 族维生素、脑活素等。

2.检查项目与周期

根据病情严重程度每1～3个月复查血常规、肝功能、脑电图等。

3.定期门诊检查与取药。

4.应当注意的问题。

第八章 血液内科疾病

第一节 贫 血

一、贫血概述

贫血是指外周血中单位容积内血红蛋白浓度（Hb）、红细胞计数（RBC）和（或）血细胞比容（HCT）低于相同年龄、性别和地区的正常标准。一般认为在平原地区，成年男性 Hb＜120 g/L、RBC＜4.5×10^{12}/L 及（或）HCT＜0.42，女性 Hb＜110 g/L、RBC＜4.0×10^{12}/L 及（或）HCT＜0.37 就可诊断为贫血。其中以 Hb 浓度降低最为重要。同时应注意，上述正常值是指正常血容量而言，在妊娠、低蛋白血症、充血性心力衰竭、脾大及巨球蛋白血症时，血浆容量增加，血液被稀释，血红蛋白浓度增高，即使有贫血也不容易表现出来。因此，在诊断贫血时，应考虑上述的影响因素。

（一）分类

1. 根据红细胞形态特点分类

主要根据患者的红细胞平均体积（MCV）及红细胞平均血红蛋白浓度（MCHC）将贫血分为 3 类。

（1）大细胞性贫血：MCV＞100 fl，MCHC：32％～35％，常见疾病为巨幼细胞贫血。

（2）正常细胞性贫血：MCV：80～100 fl，MCHC：32％～35％，常见疾病有再生障碍性贫血、溶血性贫血、急性失血性贫血。

（3）小细胞低色素性贫血：MCV＜80 fl，MCHC＜32％，常见疾病有缺铁性贫血、铁粒幼细胞贫血、珠蛋白生成障碍性贫血。

2. 根据贫血的病因和发病机制分类

（1）红细胞生成减少：①造血干细胞增生和分化异常，如再生障碍性贫血、纯红细胞再生障碍性贫血、骨髓增生综合征、甲状腺功能减退症及肾衰竭时的贫血。②骨髓被异常组织浸润，如白血病、骨髓瘤、转移癌、骨髓纤维化、恶性组织细胞病等。③细胞成熟障碍，包括 DNA 合成障碍（巨幼细胞贫血）、Hb 合成障碍（缺铁性贫血及铁粒幼细胞贫血）。

（2）红细胞破坏过多：①红细胞内在缺陷，如红细胞膜异常（遗传性球形细胞增多症、遗传性椭圆形细胞增多症、阵发性睡眠性血红蛋白尿）、红细胞酶缺陷（葡萄糖-6-磷酸脱氢酶缺乏、丙酮酸激酶缺乏）、血红蛋白异常（血红蛋白病-珠蛋白生成障碍性贫血）、卟啉代谢异常（遗传性红细胞生成性卟啉病、红细胞生成性原卟啉病）。②红细胞外因素，如免疫性溶血性贫血（自身免疫性、新生儿免疫性、血型不合输血、药物性）、机械性溶血性贫血（人工心脏瓣膜、微血管病性、行军性血红蛋白尿）和其他（化学、物理、生物因素及脾功能亢进等）因素。

（二）病史

有无出血史、黑粪、酱油色尿；妇女月经是否过多，营养状况及有无偏食习惯；有无化学毒物、放射性物质或特殊药物接触史；家族中有无类似的贫血患者及有无慢性炎症、感染、肝肾疾病、结缔组织病及恶性肿瘤的病史。

（三）临床表现

1.一般表现

疲乏、困倦、软弱无力是贫血最常见和最早出现的症状。部分贫血严重者可出现低热。皮肤黏膜苍白是贫血的主要体征，一般以观察甲床、口腔黏膜、睑结膜及舌质较可靠。

2.心血管系统表现

活动后心悸、气促最为常见。部分严重者可出现心绞痛、心力衰竭。可有心率过快、脉压增加。部分患者可有心脏扩大，心尖部或心底部出现轻柔的收缩期杂音，下肢水肿。心电图出现 ST 段降低，T 波平坦或倒置。

3.中枢神经系统表现

头痛、头晕、目眩、耳鸣、注意力不集中及嗜睡等都是常见的症状。严重者可出现晕厥，老年患者可有神志模糊及精神异常表现。

4.消化系统表现

食欲减退、腹胀、恶心等症状较为常见。舌乳头萎缩见于营养性贫血；黄疸及脾大见于溶血性贫血。

5.泌尿生殖系统表现

严重贫血患者可有轻度的蛋白尿及尿浓缩功能减退，表现为夜尿增多。性欲改变及女性患者月经失调亦较为常见。

6.其他

皮肤干燥、毛发干枯。

（四）实验室检查

1.血常规检查

血红蛋白及红细胞计数是确定贫血的可靠指标。

2.血涂片检查

外周血涂片可观察红细胞、白细胞及血小板数量及形态的改变。

3.网织红细胞计数

有助于了解红细胞的增生情况，可作为贫血疗效的早期指标，在贫血患者中应作为常规检查。

4.骨髓检查

任何不明原因的贫血都应做骨髓穿刺，必要时还应做骨髓活检，并结合周围血常规和临床表现加以综合考虑，方能得出正确的诊断。

5.病因检查

根据患者的不同情况选择病因检查项目。

（五）治疗

1.病因治疗

消除贫血的病因是治疗贫血的首要原则。

2.药物治疗

在贫血原因未明确前不应随便用药，否则会使病情复杂化，造成诊断上的困难，延误治疗。

常用药物：铁剂、叶酸、维生素 B_{12}、维生素 B_6、糖皮质激素、雄激素、红细胞生成素（EPO）等。

3.输血

是对症治疗的主要措施。需严格掌握输血的适应证，注意防治严重输血反应，增加肝炎、梅素、AIDS 感染的机会。尽量采用成分输血。

4.脾切除

脾切除可使遗传性球形细胞增多症及脾功能亢进患者红细胞破坏减少。对用糖皮质激素难以维持疗效的自身免疫性溶血贫血患者亦有一定疗效。

5.骨髓移植

主要用于重型再生障碍性贫血，亦可用于重型珠蛋白生成障碍性贫血和骨髓增生异常综合征患者。

二、缺铁性贫血

缺铁性贫血是由于体内贮存铁（包括骨髓、肝、脾及其他组织内）消耗殆尽，不能满足正常红细胞生成的需要而发生的贫血。属小细胞低色素性贫血。病因多为铁摄入不足及慢性失血。

（一）临床表现

1.贫血的表现

常见症状为头晕、头痛、面色苍白、乏力、易倦、心悸、活动后气短、眼花及耳鸣等。早期可无症状或症状较轻。

2.组织缺铁的表现

儿童、青少年发育迟缓，体力下降、智商低、容易兴奋、注意力不集中、烦躁、易怒或淡漠、异食癖和吞咽困难。

3.体征

除皮肤黏膜苍白外，还可出现毛发干燥，指甲扁平、失光泽、易碎裂，部分患者指甲呈勺状（反甲），脾轻度大。

（二）辅助检查

1.血常规

呈现典型的小细胞低色素性贫血，$MCV < 80$ fl，$MCHC < 32\%$。血片中可见红细胞染色浅，中心淡染区扩大。网织红细胞大多数正常或有轻度增多。

2.骨髓象

骨髓涂片呈现增生活跃，幼红细胞常数量增多，早幼红细胞和中幼红细胞比例增高，染色质颗粒致密，胞质少。铁染色后，铁粒幼细胞极少或消失，细胞外铁亦减少。

3.生化检查

血清铁降低，$< 8.95\ \mu mol/L（50\ \mu g/dL）$；转铁蛋白饱和度降低（$< 15\%$）；血清铁蛋白降低（$< 12\ \mu g/L$）；红细胞游离原卟啉（FEP）增高（$> 4.5\ \mu g/g\ Hb$）。

4.其他

大便隐血试验、尿常规检查、肝肾功能、胃肠 X 线或胃镜检查。

（三）诊断标准

临床上将缺铁性贫血分为：缺铁、缺铁性红细胞生成及缺铁性贫血三个阶段，诊断标准如下。

(1)缺铁,或称潜在性缺铁期,血清铁蛋白<12 μg/L或骨髓铁染色显示铁粒幼细胞<10%,细胞外铁缺如,但此时血红蛋白及血清铁等指标是正常的。

(2)缺铁性红细胞生成:除血清铁蛋白<12 μg/L外,转铁蛋白饱和度<15%,FEP>4.5 μg/g,但血红蛋白的含量并不减少,故血红蛋白是正常的。

(3)缺铁性贫血:此时红细胞内血红蛋白明显减少,呈现小细胞低色素性贫血,除上述各项指标外,Hb<120 g/L(女性<110 g/L)。

(四)治疗

1.病因治疗

应尽可能地去除导致缺铁的病因。缺铁性贫血的预后取决于原发病是否能彻底治疗。

2.补充铁剂

以口服制剂为首选。常用的有琥珀酸亚铁和富马酸亚铁等,每日服元素铁150~200 mg即可,于餐后服用,以减少药物对胃肠道的刺激,忌与茶同时服用。在血红蛋白完全正常后,仍需继续补充铁剂3~6个月,或待血清铁蛋白>50 μg/L后再停药。如对口服铁剂不能耐受,可改用胃肠外给药,最常用的是右旋糖酐铁或山梨醇铁,肌内注射,用药总剂量:所需补充铁(mg)=(150-患者 Hb(g/L))×体重(kg)×0.33,首次注射量为 50 mg,如无不良反应,第 2次可增加到 100 mg,以后每周注射 2~3 次,直到总量注射完。

三、巨幼细胞贫血

巨幼细胞贫血是由于叶酸和(或)维生素 B_{12} 缺乏或其他原因引起细胞核 DNA 合成障碍所致的贫血,其特点是骨髓呈现典型的"巨幼变"。

(一)临床表现

1.贫血

起病大多缓慢,特别是维生素 B_{12} 缺乏者。由于叶酸在体内的贮存量少,当有胃肠道疾病、孕妇或长期胃肠外营养的患者,也会急性发作。临床上表现为中度至重度贫血。除一般慢性贫血的症状,如乏力、头晕、活动后心悸、气短外,部分患者还可出现轻度黄疸。

2.胃肠道症状

常有食欲减退、腹胀、便秘或腹泻。舌质红,舌乳头萎缩而致表面光滑(牛肉舌)。

3.神经系统

维生素 B_{12} 缺乏患者由于周围神经、脊髓后侧束联合变性或脑神经受损,表现为手足对称性麻木、深感觉障碍、共济失调,部分腱反射消失及锥体束征阳性,特别是老年患者可表现出精神异常、无欲、抑郁、嗜睡等。

(二)辅助检查

1.血常规

属大细胞性贫血,MCV>100 fl,可呈现全血细胞减少。血涂片中红细胞大小不等,以大卵圆形红细胞为主;中性粒细胞分叶过多,可有 6 叶或更多的分叶;网织红细胞数正常或轻度增多。

2.骨髓象

骨髓增生活跃,以红系细胞最为显著。各系细胞均可见到"巨幼变",细胞体积增大,核发育明显落后于胞质。骨髓铁染色增多。

3.生化检查

血清胆红素可稍增高,血清叶酸及维生素 B_{12} 水平均可下降,分别＜6.81 nmol/L（3 ng/mL）及＜74 pmol/L（100 ng/mL）；红细胞叶酸水平降低,＜227 nmol/L（100 ng/mL）。血清铁及转铁蛋白饱和度正常或高于正常。

4.其他

如果怀疑恶性贫血,还应进行内因子抗体测定,如内因子抗体（IF Ⅱ型抗体）为阳性,还应做维生素 B_{12} 吸收试验（Schilling test）来证实。

根据病史及临床表现,血常规呈现大细胞性贫血,中性粒细胞分叶过多,可考虑有巨幼细胞贫血的可能,骨髓细胞呈现典型的"巨幼变"者则可肯定诊断。

（三）治疗

1.去除病因

治疗基础疾病。

2.补充叶酸或维生素 B_{12}

原则上是缺什么补什么。

（1）补充叶酸：口服叶酸 5～10 mg,3 次/日。胃肠道不能吸收者可肌内注射亚叶酸钙（四氢叶酸钙）5～10 mg,1 次/日,直至血红蛋白恢复正常。

如果同时有维生素 B_{12} 缺乏,不宜单用叶酸治疗,否则会加重维生素 B_{12} 缺乏导致的神经系统症状。

（2）补充维生素 B_{12}：维生素 B_{12} 100 μg,肌内注射,1 次/日。直至血红蛋白恢复正常。恶性贫血或全胃切除的患者需终身用维生素 B_{12} 维持治疗（每月注射 1 次）。用维生素 B_{12} 治疗后,患者的神经系统症状不易完全消失,特别是有严重的神经系统症状者。

（3）补充叶酸及维生素 B_{12} 后,应注意钾盐及铁剂的补充。部分有心脏疾病的老年患者对血红蛋白恢复后血清钾降低不能耐受,特别是进食较差者,应注意及时补充。营养性叶酸和（或）维生素 B_{12} 缺乏的患者往往会同时有缺铁,如果经治疗后血常规开始改变显著,以后改变缓慢或无改变,则要考虑患者有缺铁的可能,应及时予以补充。

3.预后

营养性巨幼细胞性贫血的预后良好,经补充叶酸、维生素 B_{12} 等治疗及改善营养后,均能恢复。恶性贫血患者无法根治,需终身维持治疗。维生素 B_{12} 缺乏合并神经系统症状者常不能完全恢复正常。

（四）预防

加强营养知识教育,纠正偏食及不恰当的烹调习惯,可预防叶酸和（或）维生素 B_{12} 缺乏,特别是对需要量大的生长发育时期的儿童、青少年及孕妇、哺乳期妇女。有慢性溶血疾病、慢性炎症、急性感染性疾病、恶性肿瘤及骨髓增生性疾病者,应予补充叶酸。

四、再生障碍性贫血

再生障碍性贫血是一组由于化学、物理、生物因素及不明原因引起的骨髓造血功能衰竭,以造血干细胞损伤,外周血细胞减少为特征的疾病。临床上常表现为较严重的贫血、出血和感染。

(一)临床表现

再生障碍性贫血主要的临床表现为贫血、出血和感染。根据症状发生的急缓和贫血的严重程度可分为重型再生障碍性贫血及慢性再生障碍性贫血。

1.重型再生障碍性贫血

往往起病急，进展迅速。贫血进行性加重，伴明显的乏力、头晕及心悸等。出血部位广泛，除皮肤、黏膜外，还常有深部出血，如便血、尿血、子宫出血或颅内出血，危及生命。皮肤感染、肺部感染多见，严重者可发生败血症，病情险恶，一般常用的对症治疗不易奏效。

2.慢性再生障碍性贫血

起病及进展较缓慢。贫血往往是首发和主要表现。出血较轻，以皮肤、黏膜为主。除妇女易有子宫出血外，很少有内脏出血。感染以呼吸道多见，合并严重感染者少。

(二)辅助检查

1.血常规

全血细胞减少。三系细胞减少的程度不一定平行，重型再生障碍性贫血的血常规降低程度更为严重。网织红细胞计数降低明显。

2.骨髓象

骨髓穿刺物中骨髓颗粒很少，脂肪滴增多。大多数患者多部位穿刺涂片呈现增生不良，粒系及红系细胞减少，淋巴细胞、浆细胞、组织嗜碱细胞相对增多。巨核细胞很难找到或缺如。

(三)诊断标准

临床上有严重贫血，伴有出血、感染和发热的患者，血常规表现为全血细胞减少，网织红细胞绝对值降低，脾不大，骨髓示增生低下，骨髓小粒非造血细胞增多，能除外其他全血细胞减少的疾病（如阵发性睡眠性血红蛋白尿、骨髓增生异常综合征、恶性组织细胞病等），可诊断为再生障碍性贫血。

重型再生障碍性贫血的血常规诊断标准是：①网织红细胞<0.01，绝对值<15×10^9/L；②中性粒细胞绝对值<0.5×10^9/L；③血小板<20×10^9/L。

(四)治疗

1.支持及对症治疗

2.注意个人卫生

特别是皮肤及口腔卫生。血常规过低（中性粒细胞<0.5×10^9/L）者，应采取保护隔离。

3.对症治疗

对症治疗包括成分输血、止血及控制感染。

4.雄激素

大剂量雄激素可以刺激骨髓造血，对慢性再生障碍性贫血疗效较好，其发生疗效的时间在服药2～3个月后，故对重型再生障碍性贫血无效。目前常用的是睾酮衍生物司坦唑醇。

5.免疫抑制剂

抗淋巴细胞球蛋白（ALG）或抗胸腺细胞球蛋白（ATG）是目前治疗重型再生障碍性贫血的主要药物。可单用，也可与其他免疫抑制剂（环孢素）同时用。除环孢素以外，临床上还常用大剂量甲泼尼龙、大剂量静脉注射丙种球蛋白治疗重型再生障碍性贫血。应根据患者不同情况分别采用或联合应用。环孢素亦可用于慢性再生障碍性贫血。

6.造血细胞因子

主要用于重型再生障碍性贫血,与免疫抑制剂同时应用或在其后应用,有促进血常规恢复的作用,是必不可少的支持治疗。包括粒细胞集落刺激因子(G-CSF)、粒细胞-巨噬细胞集落刺激因子(GMCSF)及红细胞生成素(EPO)等。

7.骨髓移植

主要用于重型再生障碍性贫血。最好在患者未曾输血、没有发生感染前早期应用;患者年龄不应超过 40 岁,有合适的供髓者。

再生障碍性贫血的预后依分型、骨髓衰竭的程度、患者的年龄及治疗的早晚而定。重型再生障碍性贫血近年来已有多种治疗方法,总的效果还不够满意,有 1/3～1/2 患者于数月至 1 年内死亡。死亡原因为脑出血和严重感染。慢性再生障碍性贫血治疗后约有 80% 的患者病情缓解,但仍有不少患者病情迁延不愈,少数患者能完全恢复。

(五)预防

再生障碍性贫血中有些是可以预防的。如在有关化学和放射性物质的工业、农业生产中,加强防护措施,严格操作规程。对某些损害造血系统的药物要认识其严重性,尽量慎用或不用。防止有害物质污染环境,防御化学战争及核爆炸和核泄漏等。

五、溶血性贫血概述

溶血性贫血是指红细胞非自然衰老而提前遭受破坏所引起的贫血。常见的有遗传性球形红细胞增多症、葡萄糖-6-磷酸脱氢酶缺乏症、血红蛋白病、自身免疫性溶血性贫血及阵发性睡眠性血红蛋白尿等。

(一)临床表现

1.急性溶血

常起病急骤。多见于异型输血时,短期大量溶血可有严重的腰背及四肢酸痛,伴头痛、呕吐、寒战,随后出现高热、面色苍白、血红蛋白尿和黄疸。重症者出现周围循环衰竭。由于溶血产物引起肾小管阻塞及肾小管细胞坏死,所以最终可导致急性肾衰竭。

2.慢性溶血

起病缓慢,症状轻微,具有贫血、黄疸、肝脾大三个特征。慢性溶血患者由于长期的高胆红素血症可并发胆石症和肝功能损害等表现。

(二)辅助检查

可以帮助提供溶血的证据,确定溶血部位,提示溶血的原因。下述为一般的溶血实验室检查项目,特殊病因学检查方法将在有关疾病章节中讨论。

1.血管外溶血时提示红细胞破坏的检查

(1)高胆红素血症:大量溶血时,血清游离胆红素增高为主。结合胆红素常少于总胆红素的 15%。由于肝清除胆红素能力极强,黄疸常中度或轻度,即使急性大量溶血,血清总胆红素也不超过 85.5 $\mu mol/L(5\ mg/dL)$。

(2)粪胆原排出增多:正常人每日粪便内排出粪胆原量为 40～280 mg。当血红蛋白大量分解时,每日粪胆原排泄量可增至 400～1 000 mg,甚至可高达 1 500 mg。应注意,10%～20% 粪胆原可能来自骨髓中红细胞无效生成和血红蛋白胆红素在肝内转换所致。此外,粪胆原排出量易受腹泻、便秘、抗生素等药物的影响,所以波动较大。

（3）尿胆原排出增多：正常人 24 h 从尿中排出的尿胆原为 0～5.9 mg。急性大量溶血时，尿胆原排出量可明显增加。慢性溶血患者尿胆原量并不增多，仅在肝功能减退不能利用从肠道重吸收的粪胆原时，尿中尿胆原才会增多。

2.血管内溶血时提示红细胞破坏的检查

（1）血红蛋白症：正常血浆中有微量的游离血红蛋白，为 1～10 mg/L。当大量溶血时，主要是急性血管内溶血时，游离血红蛋白可高达 1 000 mg/L 以上。

（2）血清结合珠蛋白降低：血清结合珠蛋白是血液中一组糖蛋白，作用似血红蛋白的转运蛋白，在肝内产生，正常血清中含量为 0.5～1.5 g/L。血管内溶血后，1 分子的结合珠蛋白可结合 1 分子的游离血红蛋白，这种结合体能很快地从血中被肝实质细胞所清除。急性溶血停止 3～4 d 后，血浆中结合珠蛋白才复原。

（3）血红蛋白尿：血红蛋白的"肾阈"，实际上代表了结合珠蛋白结合血红蛋白的能力和肾小管重吸收功能的综合。

一般血浆中游离血红蛋白量＞1 300 mg/L 时，临床出现血红蛋白尿。发生血红蛋白尿时进行尿常规检查，尿中无红细胞，但显示隐血和尿蛋白阳性。

（4）含铁血黄素尿：被肾小管重吸收的游离血红蛋白，在肾曲小管上皮细胞内被分解为卟啉、铁及珠蛋白。超过肾小管上皮细胞所能输送的铁，以铁蛋白或含铁血黄素形式沉积在上皮细胞内，当细胞脱落时其随尿排出，即成为含铁血黄素尿。发生急性血管内溶血，必须数日以后含铁血黄素尿测定才能呈阳性，并可持续一段时间。

贫血患者如有溶血的临床表现，实验室检查提示有红细胞破坏，骨髓中幼红细胞代偿性增生及红细胞寿命缩短的证据，此时可以肯定溶血性贫血的诊断。

（三）治疗

治疗溶血性贫血最合理的方法是纠正贫血的原因，如无法纠正病因则针对发病机制进行治疗。

1.祛除病因

如药物诱发的溶血性贫血，则停用药物后溶血很快停止，血红蛋白也迅速恢复正常。

2.药物治疗

糖皮质激素及免疫抑制剂可用于自身免疫性溶血性贫血，糖皮质激素还可用于阵发性睡眠性血红蛋白尿。

3.输血

虽可暂时改善患者情况，但可能加重自身免疫性溶血性贫血或诱发阵发性睡眠性血红蛋白尿发作。所以输血指证宜从严掌握。较重的海洋性贫血需要长期依赖输血，但过多输血可导致血色病，必要时应使用去铁胺以减轻身体的铁负荷。

4.脾切除术

对治疗遗传性球形红细胞增多症最有价值，其贫血可能永久消失。需要较大剂量糖皮质激素维持治疗的自身免疫性溶血性贫血、丙酮酸激酶缺乏所致的贫血及部分海洋性贫血，脾切除后红细胞寿命延长，贫血将有所减轻。

六、遗传性球形红细胞增多症

遗传性球形红细胞增多症是红细胞膜异常引起的溶血性贫血，血中球形红细胞明显增多和红细胞渗透性增强是其主要特征。患者都有不同程度的黄疸和脾大,脾切除疗效较好。

(一)诊断要点

1.临床表现

2/3 为成年发病,贫血、黄疸和脾大为主要临床表现,程度轻重不一;感染可加重临床症状。少年发病者生长迟缓并伴有巨脾。

患者可并发再生障碍性危象(aplastic crisis),常由短小病毒(parvovirus)感染或叶酸缺乏引起。

患者表现为发热、腹痛、呕吐、网织红细胞减少,严重时全血细胞减少,一般持续 10～14 d。贫血加重时并不伴黄疸加深。其他较多的并发症(约 50%)是胆囊结石,其次是踝部以上下肢慢性溃疡,此外尚有先天性畸形,如塔形头、鞍状鼻及多指(趾)等。

2.辅助检查

正细胞性贫血及外周血片中胞体小、染色深、中心淡染区消失的球形红细胞增多(10% 以上)是本症的实验室特征。网织红细胞增高,常达 0.05～0.2。骨髓呈幼红细胞增生象,渗透性脆性试验增高,0.5% 时已开始溶血。红细胞于 37 ℃温育 24 h 后再做渗透性脆性试验有助于轻型病例的发现。

3.诊断

根据脾大、黄疸、贫血、球形红细胞增多＞10%,网织红细胞增高,骨髓幼红细胞增生,红细胞渗透性脆性增高等临床特征,同时伴有家族史者,诊断容易确立。

(二)治疗

脾切除对本病有显著疗效。术后数天黄疸及贫血即可改善。所以诊断一旦明确,年龄在 6 岁以上,无手术禁忌证者即可考虑切脾治疗。

溶血或贫血严重时,可加用叶酸,以防叶酸缺乏而加重贫血,或诱发再障危象。贫血严重需输血。

七、葡萄糖-6-磷酸脱氢酶缺乏症

葡萄糖-6-磷酸脱氢酶(G-6-PD)缺乏症指因 G-6-PD 缺乏所致的溶血性贫血。临床上可分为无诱因的溶血性贫血、蚕豆病、药物诱发和感染诱发的溶血性贫血以及新生儿黄疸 5 种类型。

(一)诊断要点

1.高铁血红蛋白还原试验

由于 G-6-PD 缺乏,红细胞不能生成足够的还原型烟酰胺腺嘌呤二核苷酸磷酸(NAD-PH),试管中加入亚甲蓝时,高铁血红蛋白还原少于正常值(75% 以上)。本法简便,适用于过筛试验或群体普查,缺点是有假阳性。

2.荧光斑点试验

NADPH 在长波紫外线照射下能显示荧光。G-6-PD 缺乏的红细胞内 NADPH 少,所以荧光出现延迟。G-6-PD 正常者 10 min 内出现荧光。可依此推测 G-6-PD 活性,试验操作方便,采血少,特异性也高。

3.硝基四氮唑蓝纸片法

红色滤纸片被 G-6-PD 正常红细胞还原成紫蓝色,严重 G-6-PD 缺乏者滤纸仍为红色。

4.红细胞海因小体计数

在所采血中先加入乙酰苯肼,37 ℃温育后做甲基紫活体染色。G-6-PD 缺乏的红细胞内可见海因小体,计数＞5％有诊断意义。

5.G-6-PD 活性测定

最为可靠,是主要诊断依据。但在溶血高峰期及恢复期,酶活性可以正常或接近正常。Zinkham 法的正常值为(12.1±2.09)U/gHb(37 ℃)。

(二)临床类型及治疗

1.无诱因的溶血性贫血

属于先天性非球形细胞性溶血性贫血的一种,G-6-PD 可低至 0,温育后红细胞渗透性脆性正常,温育后自体溶血试验阳性,无血红蛋白病,抗人球蛋白试验阴性。输血及使用糖皮质激素可改善病情,切脾效果不理想,需慎重。

2.蚕豆病

由于食蚕豆后引起的溶血性贫血,是广东、广西、湖南、江西等地农村常见的血液病。系蚕豆中何种物质引起尚无定论。患者并非每年食蚕豆均发病,发病程度与食蚕豆量并不成比例。患者绝大多数为儿童,3 岁以上发病者占 70％左右。男性显著多于女性。起病急骤,均在食新鲜蚕豆数小时突然发病。患者贫血严重,黄疸显著,伴有血红蛋白尿。患者 G-6-PD 活性为正常值 10％以下,出现海因小体系本类溶血的特征。治疗:禁食蚕豆,以反复输血及糖皮质激素治疗为主。

3.药物诱发的溶血性贫血

药物诱发的溶血性贫血亦称为伯氨喹型药物溶血性贫血,可引起发病的药物有氨基喹啉类、砜类、磺胺类、硝基呋喃类、镇痛药及维生素 K、丙磺舒、对氨基水杨酸、奎尼丁、氯霉素等。服用可疑药物 2 d 内出现急性溶血并有 G-6-PD 缺乏的证据即可诊断为药物诱发的溶血。停用有关药物是治疗关键,糖皮质激素或反复输血可能有效。

4.感染等诱发的溶血性贫血

肺炎、肝炎、伤寒等感染,糖尿病酮症酸中毒或肾功能不全可诱发或加重溶血。应迅速控制感染及纠正酸中毒。

5.新生儿黄疸

G-6-PD 缺乏的新生儿可发生溶血性贫血伴黄疸,症状可因注射维生素 K 或接触樟脑丸而加重。多出现于婴儿出生 24 h 后。治疗除换血疗法外,目前多用光照治疗或苯巴妥注射。

八、血红蛋白病

血红蛋白病是一组珠蛋白生成障碍性贫血,包括珠蛋白肽链分子结构异常(异常血红蛋白病)或珠蛋白肽链量的不正常(海洋性贫血)所引起的一组遗传性疾病。

(一)异常血红蛋白病

1.镰状细胞贫血

镰状细胞贫血是 β 珠蛋白链第 6 位谷氨酸被缬氨酸替代所致的血红蛋白 S 病。红细胞内血红蛋白 S 浓度较高时(纯合子状态),对氧亲和力显著降低,加速氧的释放。患者虽能耐受严重缺氧,但在脱氧情况下血红蛋白 S 分子间相互作用,成为溶解度很低的螺旋形多聚体,使红细胞扭曲成镰状细胞。患者出生后 3～4 个月即有黄疸、贫血及肝脾大,发育较差。由镰状细胞阻塞微循环而引起的脏器功能障碍可表现为腹痛、气急、肾区痛和尿血。患者常因再生障碍性危象、贫血加重、并发感染而死亡。体外重亚硫酸钠镰变试验可见大量镰状红细胞,有助诊断。临床无症状或偶有尿血、脾梗死等表现。本病无特殊治疗,宜预防感染和防止缺氧。溶血发作时可予供氧、补液和输血等支持疗法。

2.不稳定血红蛋白

由 α 或 β 珠蛋白肽链与血红素紧密结合的氨基酸发生替代或缺失,损害肽链结构并影响其与血红素的结合力。不稳定血红蛋白易受氧化作用而丢失血红素,珠蛋白链在细胞内发生沉淀,形成海因小体,附着于细胞膜,使红细胞僵硬而易遭脾破坏。本症患者贫血轻重不一,也可无贫血及其他临床症状。实验室检查血红蛋白电泳的检出率不高,仅少数患者可与血红蛋白 A 分开而被检出。海因小体生成试验阳性,异丙醇试验及热变试验阳性,是必要的诊断条件。本证应与 G-6-PD 缺乏及其他血红蛋白病鉴别。对患者应强调防治感染和避免服用磺胺类及其他氧化药物。脾切除可使红细胞寿命延长,溶血减轻,但对重型患者可能无效。

3.血红蛋白 M

HbM 共发现 5 种,其中 4 种的 α 或 β 肽链中的近端或远端组氨酸由酪氨酸替代,酪氨酸的酚侧链与血红素铁相结合,铁被氧化为三价铁。患者可有发绀,但高铁血红蛋白一般不超过30%。溶血多不明显,红细胞内也不形成海因小体。有异常血红蛋白吸收光谱,高铁血红蛋白增高。本症必须与获得性高铁蛋白血症及由 NADH(还原型辅酶 I)-高价铁血红蛋白还原酶缺乏引起的先天性高铁血红蛋白症相区别。患者不需治疗。

4.氧亲和力异常的血红蛋白

当珠蛋白异常影响血红蛋白分子四级结构时,异常血红蛋白亲和力可比 HbA 增高 4~6倍,氧解离曲线左移。重者可引起组织缺氧和代偿性红细胞增多症,白细胞和血小板均不增多,家庭中有同样疾病患者。

(二)海洋性贫血

海洋性贫血是由于血红蛋白的珠蛋白链有一种或数种的合成受到部分或完全抑制所引起的一组遗传性溶血性贫血。

1.诊断要点

(1)β 海洋性贫血

1)轻型:可无症状,或仅轻度贫血,偶有轻度脾大。血片中可见少量靶形细胞,红细胞呈小细胞低色素性。本病特征表现为 HbA2 升高＞3.5%(4%~8%)。HbF 正常或轻度增加(＜5%)。父亲或母亲为海洋性贫血杂合子。

2)中间型:中度贫血,血红蛋白维持在 60~70 g/L。少数有轻度骨骼改变,性发育延迟。

3)重型(Cooley 贫血):患儿产时正常,出生后半年逐渐苍白,重度贫血,有黄疸及肝脾大。生长发育迟缓,骨质疏松,甚至发生病理性骨折。颅骨增厚。额部隆起,鼻梁凹陷,眼距增宽,呈特殊面容。X 线检查见颅骨板障增厚,皮质变薄,骨小梁条纹清晰,似短发直立状。血红蛋白＜60 g/L,呈小细胞低色素性。血中靶形红细胞占 10%~35%,网织红细胞 0.02~0.15。骨髓涂片红系细胞极度增生,髓外铁及细胞内铁增多。血红蛋白分析显示 HbF 占 30%~90%。HbA 多低于 40%,甚至为 0。红细胞渗透性脆性明显减低。根据父母双方都有 β 海洋性贫血,结合典型临床表现,诊断不难确立。

(2)α 海洋性贫血

1)标准型α海洋性贫血:新生儿期血红蛋白Bart可达5%~15%,几个月后消失。一般患者无贫血或任何症状。可有轻度红细胞形态变化。红细胞渗透性脆性轻度减低。经煌焦油蓝温育后,少数红细胞内有H包涵体。血红蛋白电泳无异常发现。

2)血红蛋白H病:多数贫血较轻或有中度贫血。感染或服用氧化剂药物后,贫血加重并出现黄疸。红细胞低色素性明显,靶形细胞可见,多少不一。红细胞渗透性脆性降低。网织红细胞在0.05左右。煌焦油蓝温育后可见大量H包涵体。HbH在pH 8.6或pH 8.8电泳时,向阳极方向移动,泳速快于HbA;pH 6.5电泳时,仍向阳极方向移动。

3)血红蛋白Bart胎儿水肿综合征:α海洋性贫血中最严重类型。Hb Bart氧亲和力高,致使组织严生缺氧。胎儿多于妊娠30~40周在宫内死亡或产后数小时死亡。胎儿明显苍白,全身水肿伴腹水,肝脾显著大;血红蛋白多为60 g/L左右,外周血靶细胞、幼红细胞及网织红细胞明显增多。血红蛋白电泳分析Hb Bart占80%~100%,可有少量HbH,HbA、A_2及F均缺如;父母双方均为α海洋性贫血。

2.治疗

无贫血或仅有轻度贫血的轻型β海洋性贫血一般不需治疗。本病现无根治方法。对诱发溶血的因素如感染等应积极防治。主张用输血疗法,维持血红蛋白在100 g/L。为了减少白细胞和血小板组织配型不合引起的输血反应,多使用洗涤后的浓集红细胞或冰冻保存的红细胞。脾切除适用于重型β海洋性贫血伴铁沉着症。近年推荐铁螯合剂治疗,促进铁的排泄。如去铁胺12~13 mg/(kg·d)肌内注射,每月4~6次,因不良反应少,可长期应用。已有应用异基因骨髓移植治疗海洋性贫血获得成功的报道。

α海洋性贫血的防治方法可参照β海洋性贫血,但因血红蛋白H病骨髓内溶血较轻,脾切除效果较重型β海洋性贫血为佳。

九、自身免疫性溶血性贫血

自身免疫性溶血性贫血系免疫功能调节紊乱,产生自身抗体,吸附于红细胞表面而引起的一种溶血性贫血。抗体球蛋白试验大多阳性。

根据抗体作用于红细胞时所需温度不同本症可分为温抗体型和冷抗体型两种。

温抗体型自身免疫性溶血性贫血:温抗体一般在37 ℃时最活跃,主要是IgG,少数为IgM,为不完全抗体。按其病因可分为原因不明(特发性)及继发性两种。55%温抗体型自身免疫性溶血性贫血可继发于:①造血系统肿瘤,如慢性淋巴细胞白血病、淋巴瘤、骨髓瘤等。②结缔组织病,如系统性红斑狼疮、类风湿关节炎等。③感染性疾病,特别是儿童病毒感染。④免疫缺陷性疾病,如低丙种球蛋白血症及免疫缺陷综合征。⑤胃肠系统疾病,如溃疡性结肠炎等。⑥良性肿瘤,如卵巢皮样囊肿。

冷抗体型自身免疫性溶血性贫血:冷抗体在20 ℃时最活跃,主要是IgM。凝集素性IgM较多见于冷凝集素综合征,可直接在血循环发生红细胞凝集反应,所以是完全抗体。另有一种特殊冷抗体(17S,IgG),称为D-L抗体,见于阵发性冷性血红蛋白尿。冷凝集素综合征可继发于支原体肺炎及传染性单核细胞增多症;阵发性冷血红蛋白尿可继发于病毒或梅毒感染。

(一)诊断要点

1.临床表现

本病临床表现多样化,轻重不一。一般起病缓慢,数月后才发现有贫血,表现为全身虚弱及头晕;以发热和溶血为起始症状者相对较少。急性型多发生于小儿,特别伴有病毒感染者,偶也见于成人患者,起病急骤,有寒战、高热、腰背痛、呕吐、腹泻。溶血性贫血严重时可有休克及神经系统表现,如头痛、烦躁以致昏迷。皮肤黏膜苍白,黄疸见于 1/3 患者。半数以上有脾大,一般为轻中度,质较硬,无压痛。原发性病例中 1/3 有中度肝大,明显大者极少见,肝质地硬但无压痛。部分患者有淋巴结肿大。温抗体型自身免疫性溶血性贫血患者中约 26% 患者既无肝脾大,也无淋巴结肿大。

2.辅助检查

获得性溶血性贫血者如直接 Coombs 试验阳性,IgG 或 C3 型;近 4 个月内无输血或可疑药物服用史;冷凝集素效价在正常范围内,可以考虑为温抗体型自身免疫性溶血性贫血。Coombs 试验阴性,但临床表现较符合,糖皮质激素或切脾有效,如除外其他溶血性贫血,也可诊断为 Coombs 试验阴性的自身免疫性溶血性贫血。继发性自身免疫性溶血性贫血必须依靠原发病的临床表现和有关实验室检查加以鉴别。

(二)治疗

1.病因治疗

积极寻找病因,治疗原发病最为重要。

2.糖皮质激素

为治疗温抗体型自身免疫性溶血性贫血的主要药物。开始剂量要用足,泼尼松 1～1.5 mg/(kg·d),分次口服。约 1 周后红细胞迅即上升。如治疗 3 周无效,则可更换其他疗法。红细胞数恢复正常后维持治疗剂量 1 个月。每周减少日服量 10～15 mg;待每日量达30 mg,每周或每 2 周再减少日服量 5 mg;至每日量仅 15 mg 后,每 2 周减少日服量 2.5 mg。小量泼尼松(5～10 mg)持续至少 3～6 个月。82% 患者可获得早期全部或部分缓解,但仅有13%～16% 患者在撤除泼尼松后能获得长期缓解。患者若至少需泼尼松 15 mg/d 才能维持血常规,则应考虑改换其他疗法。

3.脾切除

脾既是产生抗体的器官,又是致敏红细胞的主要破坏场所。切脾后即使红细胞仍被致敏,但抗体对红细胞生命期的影响却减小。间接抗人球蛋白试验阴性,或抗体为 IgG 型者,切脾疗效较好。

4.免疫抑制药

指证如下:①糖皮质激素和脾切除都不缓解者。②脾切除有禁忌。③泼尼松量需10 mg/d 以上才能维持缓解者。硫唑嘌呤、环磷酰胺、甲氨蝶呤及丙卡巴肼(甲基苄肼)等均为常用免疫抑制药。每日剂量硫唑嘌呤为 1.5～2 mg/kg。免疫抑制药可与糖皮质激素同用,待血常规缓解后,可先将糖皮质激素减量停用。硫唑嘌呤可用 25 mg,隔日 1 次或每周 2 次维持,总疗程约需半年,在减量进程中如疾病复发,可恢复至原来剂量。停用免疫抑制剂后又复发者,可重新用糖皮质激素。任何一种免疫抑制药应用 4 周疗效不佳者,均可稍加大剂量,或改用其他制剂。疗程中必须密切观察药物的不良反应。

5.其他疗法

大剂量丙种球蛋白静脉注射、环孢素或血浆置换术都可取得一定疗效,但作用不持久,有待进一步观察。

十、阵发性睡眠性血红蛋白尿

阵发性睡眠性血红蛋白尿(paroxysmal nocturnal hemoglobinuria,PNH)是红细胞的获得性缺陷引起的对激活补体异常敏感的一种慢性血管内溶血。临床表现以与睡眠有关的、间歇发作的血红蛋白尿为特征,可伴有全血细胞减少或反复血栓形成。

(一)诊断要点

1.临床表现

发病隐匿,病程迁延,病情轻重不一。发病高峰年龄在20~40岁,个别发生于儿童或老年人,男性显著多于女性。

(1)血红蛋白尿:多数患者在病程不同时期可发生肉眼血红蛋白尿,而以血红蛋白尿为首发症状者占1/4,尿液外观为酱油或红葡萄酒样,伴乏力、胸骨后及腰腹疼痛、发热等,腹痛为痉挛性,持续1~2 d。轻型血红蛋白尿仅表现为尿隐血试验阳性,可无任何不适。血红蛋白尿一般在早晨较重,下午较轻,常与睡眠有关。睡眠时呼吸中枢敏感性降低,酸性代谢物积聚。血 pH 下降诱发溶血,因为补体作用最适宜的 pH 是 6.8~7.0。此外,感染、月经、输血、手术、情绪波动、饮酒、疲劳或服用铁剂、维生素 C、阿司匹林、氯化铵、苯巴比妥或磺胺药等也都可诱发血红蛋白尿。

(2)贫血、感染与出血:几乎所有患者都有不同程度贫血。感染较常见,如支气管、肺、泌尿生殖道等感染,与中性粒细胞减少及功能缺陷有关。可因血小板减少而出现出血倾向。

(3)血栓形成:患者易有血栓形成,可涉及肝静脉、肠系膜静脉、脑和肢体末梢血管。

2.辅助检查

(1)血常规:多数是重度贫血,Hb 常低于 60/L。因血红蛋白尿铁丢失过多,可呈小细胞低色素性贫血。合并血管内血栓形成时,血片中可见红细胞碎片。粒细胞通常减少,血小板中度减少,约半数有全血细胞减少。

(2)骨髓象:半数以上患者骨髓象三系细胞增生活跃,尤以幼红细胞为甚。在不同患者或同一患者不同时期内,增生程度可有差异。再生障碍性危象时骨髓呈增生低下或再生障碍。

(3)血管内溶血的实验室检查:可阳性。

(4)尿液:血红蛋白尿发作期,尿隐血试验阳性,多数患者尿含铁血黄素(Rous 试验)呈持续阳性。发作期有轻度蛋白尿。

(5)酸溶血试验(Ham 试验):特异性高,是诊断的重要依据,但有假阴性和假阳性。本试验可用作初步筛选。

(6)热溶血试验:可作为简单的筛选方法,但特异性不强。

(7)蛇毒因子溶血试验:蛇毒因子能通过补体交替途径,使补体 C_3 敏感的红细胞发生溶血。本试验特异性强,敏感性优于酸溶血试验。

3.诊断标准

如临床表现符合 PNH,酸溶血、蔗糖溶血、蛇毒因子溶血或含铁血黄素试验中有任何两项阳性;或以上试验仅一项阳性,但有肯定的溶血实验依据,即可诊断。本病尚需与自身免疫性溶血性贫血,尤其是阵发性冷性血红蛋白尿或冷凝集素综合征相区别。有小细胞低色素性贫血时应与缺铁性贫血及血红蛋白病相区别。全血细胞减少时必须除外再生障碍性贫血的可能性。

(二)治疗

尚缺乏特效治疗方法,主要是对症治疗及支持疗法,尽量避免感染等诱发因素。

1.输血

输血能提高血红蛋白,维持组织需氧,抑制红细胞生成,间接减少补体敏感的红细胞。但因输入血浆中含有促进溶血的补体成分,故输血常可加重溶血,所以必须严格掌握适应证。目前主张输注去除血浆并经盐水洗涤 3 次的红细胞。

2.控制溶血发作

(1)右旋糖酐在体内外均有抑制 PNH 红细胞溶血的作用,输入 6%右旋糖酐-70(中分子右旋糖酐)500~1 000 mL 足以阻止血红蛋白尿的发作,适用于伴有感染、外伤、输血反应和腹痛危象者。

(2)急性溶血可经服用或静脉滴注 5%碳酸氢钠而减轻。

(3)糖皮质激素仅对少数患者有效,可使溶血减轻,一般需泼尼松 20~30 mg/d,病情缓解后减量,并维持用药 2~3 个月。

3.促使红细胞生成

(1)雄激素可刺激红细胞生成,减少输血次数,丙酸睾酮、司坦唑醇等蛋白同化激素均可应用,但不能改变红细胞基本缺陷。

(2)铁剂可促使活性氧产生,PNH 细胞对氧化损伤很敏感,易诱发血红蛋白尿,故缺铁者应用小剂量铁治疗(常规量的 1/10~1/2)。

4.血管栓塞防治

口服华法林有防止血栓作用,但有出血危险,应慎用。

5.骨髓移植

由于 PNH 是干细胞疾病,可考虑异基因骨髓移植。

第二节　白细胞减少症和粒细胞缺乏症

外周血白细胞持续低于正常值(成人 4×10^9/L)时称为白细胞减少。当中性粒细胞绝对数低于 2×10^9/L 时称为粒细胞减少症;低于 0.5×10^9/L 时称为粒细胞缺乏症。

一、诊断要点

1.临床表现

(1)白细胞减少症:起病较缓慢,少数患者可无症状,检查血常规时才被发现。多数患者可有头晕、乏力、疲倦、食欲减退及低热等表现。

(2)粒细胞缺乏症:大多数患者由药物或化学毒物通过免疫反应引起。起病多急骤,可突然畏寒、高热、周身不适。2~3 d 后临床症状缓解,仅有极度疲乏感,易被忽视。6~7 d 后粒细胞已极度低下,出现严重感染,再度骤然发热。咽部疼痛、红肿、溃疡和坏死,颌下及颈部淋巴结肿大,可出现急性咽峡炎。此外,口腔、鼻腔、食管、肠道、肛门、阴道等处黏膜可出现坏死性溃疡。严重的肺部感染、败血症、脓毒血症等往往导致患者死亡。

2.辅助检查

（1）白细胞减少症：外周血白细胞计数$<4.0\times10^9/L$。粒细胞减少时，外周血中性粒细胞绝对值$<2.0\times10^9/L$，淋巴细胞相对增多，粒细胞核左移或核分叶过多，胞质内常有中毒颗粒及空泡等变性。红细胞及血小板大致正常。骨髓象可以呈幼粒细胞不少而成熟减少的"成熟障碍"表现，或者呈代偿性增生改变。

（2）粒细胞缺乏症：外周血中性粒细胞绝对值$<0.5\times10^9/L$，甚至消失。粒细胞胞质中有中毒颗粒、空泡，核可固缩。淋巴细胞相对增多。有时单核细胞稍增多。红细胞及血小板一般正常。骨髓中各阶段的粒细胞几乎消失。骨髓恢复阶段，早幼粒细胞增加，呈现类白血病象，随后幼粒细胞增生，接近正常骨髓象。

二、治疗

若病因已明确，由药物引起者立即停药；感染引起者积极控制感染；继发于其他疾病者，积极治疗原发病。

1.白细胞减少症

原因不明的白细胞减少症，有反复感染者应及时控制感染，并注意预防感染。定期随诊，解除思想顾虑，不必过多依赖药物。多数患者呈良性过程。可服用维生素 B_4、鲨肝醇、利血生等药物。

2.粒细胞缺乏症

有条件应安置患者于"无菌室"中，采取严密消毒隔离措施。加强皮肤、口腔、肛门、阴道护理，以防交叉感染。对病因未明的感染常用氨基糖苷类（如庆大霉素、阿米卡星等）加 β-内酰胺类药物或氧氟沙星；如果疑有革兰阳性球菌感染，则氨基糖苷类改为万古霉素。使用 3 d 后如无效，则应改用第三代头孢菌素，或其他强有力的广谱抗菌药物。抗菌药物无效者应考虑真菌感染的可能性，可用氟康唑或两性霉素 B 等。如有病毒感染，则可用阿昔洛韦或 α 干扰素（IFN-α）等。

重组人粒细胞集落刺激因子（G-CSF）$2\sim5\ \mu g/(kg\cdot d)$，皮下注射；或粒细胞-巨噬细胞集落刺激因子（GM-CSF）$3\sim10\ \mu g/(kg\cdot d)$，皮下注射，用于粒细胞缺乏者疗效良好。浓缩白细胞输注疗效不肯定，且有明显的不良反应，已很少应用。严重者可予以大剂量静脉输入丙种球蛋白和新鲜全血等支持治疗。

第三节　骨髓增生异常综合征

骨髓增生异常综合征（myelodysplastic syndrome，MDS）是一种造血干细胞克隆性疾病。骨髓出现病态造血，外周血血细胞减少，患者主要表现为贫血，常伴有感染和（或）出血，部分患者最后发展成为急性白血病。男女均可发病，男性多于女性。

一、诊断要点

1. 临床表现

MDS 分为 5 个类型，即难治性贫血（RA）、环形铁粒幼细胞性难治性贫血（RAS）、难治性贫血伴原始细胞增多（RAEB）、难治性贫血伴原始细胞增多-转变型（RAEB-T）及慢性粒-单核细胞白血病（CMML）。

（1）RA 及 RAS 以贫血为主，呈慢性过程。病情可长期变化不大（中位生存期分别为 70 个月及 65 个月），RAS 有环形铁粒幼细胞增多。

（2）RAEB 及 RAEB-T 则常有全血细胞减少，明显贫血、出血和（或）感染，可伴有肝、脾大。病情呈进行性发展（中位生存期分别为 10 个月及 5 个月）。多在短期内转变成急性白血病（分别占 40％及 60％）。有的患者虽未发展成白血病，但可因感染、出血而死亡。

（3）CMML 以贫血为主，可伴感染或出血，常有脾大。血中单核细胞常增多，骨髓有病态造血，Ph 染色体阴性，bcr/abl 基因阴性可与慢性粒细胞白血病相区别。中位生存期为 20 个月。30％转变为急性白血病。

2. 辅助检查

（1）血常规和骨髓象：患者血常规常为全血细胞减少，亦可为一系或两系血细胞减少。骨髓多增生活跃或明显活跃，少数患者可增生减低。血常规和骨髓象有病态造血表现。

（2）细胞遗传学异常：近 40％的患者有染色体异常；常见者有-5，5q-，-7q，三体 8，20q＋等。

（3）病理学改变：在骨小梁旁区或小梁间区出现 3～5 个或更多原粒、早幼粒细胞的簇集。此外，还可出现处于同一阶段的幼红细胞岛或原红细胞的造血灶，骨髓网硬蛋白纤维增多等改变。

（4）粒-单系祖细胞半固体培养：常表现为粒-单系祖细胞集落减少，而集簇增多。集簇集落比值增大，预示向白血病转化。

3. 诊断标准

临床上患者主要表现贫血，常伴有出血和（或）感染。外周血有一系、两系或全血细胞减少，骨髓常有 2 个或 3 个细胞系列病态造血。病理活检可见 ALIP 和骨髓网硬蛋白纤维增多等改变。MDS 常有染色体畸变。细胞培养有 CFU-GM 集落少而集簇多等特点。但应除外再生障碍性贫血等全血细胞减少性疾病和其他病态造血的疾病，如急性红白血病、原发性骨髓纤维化症以及巨幼细胞性贫血等。CMML 应与慢性粒细胞白血病鉴别。

二、治疗

近年来，对 MDS 治疗包括下列几个方面。

1. 一般治疗

（1）严重贫血者可输血红细胞或全血，严重血小板减少并有出血者可输血小板。有感染者应用广谱抗生素积极控制感染。

（2）RAS 者可静脉输注大剂量维生素 B_6（200 mg/d），少数患者有效，表现网织红细胞增多，减少了输血的需要，但不能纠正形态学上的异常。

（3）雄激素、糖皮质激素及环孢素对少数患者有效。

2. 化疗

RAEB、RAEB-T 均需化疗。对于年老、体质差者常采用小剂量阿糖胞苷方案：Ara-c 20

mg/m²,24 h 持续静脉滴注,7～12 d 为 1 个疗程;或 10～30 mg/m²,皮下注射,每 12 h 一次,14～21 d 为 1 个疗程,间歇 1～2 周后重复使用。其有效率为 20%～50%,中位生存期仅 10 个月。即使小剂量阿糖胞苷,仍有细胞毒作用,可出现骨髓抑制,应加以注意。此外尚有用小剂量高三尖杉酯碱和阿克拉霉素等方案者。对于 50 岁、体质较好的患者,可参照治疗急性白血病的标准联合化疗方案用药。

3.诱导分化剂

维 A 酸 20～40 mg/d 和 1,25-(OH)₂-D₃ 0.25～0.5 g/d,均可使少数患者粒细胞及血小板稍有回升,输血量减少。

4.细胞因子

可试用干扰素(IFN-α),EPO,G-CSF 及 GM-CSF。但部分患者用 G-CSF 或 GM-CSF 后原始细胞增加,以后者尤甚,应慎用。

第四节　白血病

一、白血病概述

白血病是一类造血干细胞的克隆性恶性疾病。其克隆中的白血病细胞失去进一步分化成熟的能力而停滞在细胞发育的不同阶段。在骨髓和其他造血组织中白血病细胞大量增生积聚,并浸润其他器官和组织,使正常造血受抑制。

根据白血病细胞的成熟程度和自然病程,白血病可分为急性和慢性两大类。

白血病的病因如下。

1.病毒

成人 T 细胞白血病是由人类 T 淋巴细胞病毒所引起。

2.电离辐射

多为急性淋巴细胞白血病、急性粒细胞性白血病或慢性粒细胞性白血病。

3.化学因素

苯的致白血病作用已经肯定。

4.遗传因素

家族性白血病约占白血病的 7‰。单卵孪生子中如果一个人发生白血病,另一个人的发病率达 1/5,比双卵孪生子者高 12 倍。

5.其他血液病

某些血液病最终可能发展为急性白血病,如慢性粒细胞性白血病、真性红细胞增多症、原发性血小板增多症、骨髓纤维化、骨髓增生异常综合征、阵发性睡眠性血红蛋白尿、淋巴瘤、多发性骨髓瘤等。

二、急性白血病

急性白血病是造血干细胞的克隆性恶性疾病,发病时骨髓中异常的原始细胞(白血病细胞)大量增生并浸润各种器官和组织,正常造血受抑制。主要表现为肝、脾和淋巴结肿大,贫血,出血及继发感染等。急性白血病按增生细胞的系列不同,分为急性非淋巴细胞白血病(ANLL)及急性淋巴细胞白血病(ALL)。

ANLL:①急性粒细胞白血病未分化型(M1型):原粒细胞≥90%(非红系细胞),早幼粒细胞少见,中幼粒细胞以下阶段不见或罕见;可见Auer小体。红系、巨核细胞系增生受抑。②急性粒细胞白血病部分分化型(M2型):粒系明显增生,可见Auer小体;红系、巨核细胞系增生受抑。根据粒细胞分化程度不同又分为:M2a型:原粒细胞30%～90%(非红系细胞),单核细胞<20%,早幼粒细胞以下阶段>10%。M2b型:原始及早幼粒细胞明显增多,但以异常的中性中幼粒细胞增生为主,其胞核常有核仁,核浆发育明显不平衡,此类细胞>30%。③急性颗粒增多的早幼粒细胞白血病(M3型):以颗粒增多的异常早幼粒细胞增生为主,此类细胞>30%(非红系细胞);易见Auer小体;红系、巨核细胞系增生受抑。根据粒细胞分化程度不同又分为:M3a型(粗颗粒型):嗜苯胺蓝颗粒粗大,密集或融合。M3b型(细颗粒型):嗜苯胺蓝颗粒密集而细小。④急性粒-单核细胞白血病(M4型):粒系、单核细胞系增生,红系、巨核细胞系增生受抑。根据粒系、单核细胞系形态不同,又分4种类型。M4a:原始和早幼粒细胞增生为主,单核细胞系≥20%(非红系细胞)。M4b:原、幼单核细胞增生为主,原粒和早幼粒细胞>20%(非红系细胞)。M4c:原始细胞即具有粒细胞系,又具有单核细胞系形态特征者>30%(非红系细胞)。M4Eo:除具上述特点外,还有粗大而圆的嗜酸颗粒及着色较深化的嗜碱颗粒,占5%～30%(非红系细胞)。⑤M5型(急性单核细胞白血病):单核细胞系增生,可见细小Auer小体;红系、粒系及巨核细胞系增生受抑。根据单核细胞分化程度不同又分为:M5a型(未分化型):原始单核细胞≥80%(非红系细胞)。M5b型(部分分化型):原始、幼稚>30%,原始单核细胞<80%(非红系细胞)。⑥红白血病(M6型):红细胞系原始细胞>50%,且有形态学异常、非红细胞系原粒细胞(或原始+幼稚单核细胞)>30%;若血片中原粒细胞或原单核细胞>5%,则骨髓非红系细胞中原粒细胞或原始+幼稚单核细胞>20%。巨核细胞减少。⑦急性巨核细胞白血病(M7型):原巨核细胞>30%。红系、粒系增生相对抑制。

ALL:①L1型:原始和幼稚淋巴细胞明显增生,比例增高,以小淋巴细胞为主;核圆形,偶有凹陷与折叠,染色质较粗,结构较一致,核仁少,不清楚;胞质少,轻或中度嗜碱。②L2型:原始和幼稚淋巴细胞明显增生,比例增高,淋巴细胞大小不一,以大细胞为主;核形不规则,凹陷与折叠易见,染色质较疏松,结构不一致,核仁较清楚,一个或多个,胞质量较多,轻或中度嗜碱。③L3型:原始和幼稚淋巴细胞明显增生,比例增高,但细胞大小较一致,以大细胞为主;核形较规则,染色质呈均匀细点状,核仁一个或多个,较明显,呈小泡状;胞质量多,深蓝色,空泡常明显,呈蜂窝状。

(一)临床表现

急性白血病起病急缓不一。急者可以是突然高热,类似于"感冒",也可以是严重的出血倾向。缓慢者常因为面色苍白、皮肤紫癜、月经过多或拔牙后出血难止而就医时被发现。主要表现如下。

1.贫血

贫血往往是首起表现,呈进行性发展。半数患者就诊时已有重度贫血。

2.发热

半数的患者以发热为早期表现。可低热,亦可高达39℃～40℃,伴有畏寒、出汗等。虽然白血病本身可以发热,但较高发热往往提示有继发感染。感染可发生在各个部位,口腔炎、牙龈炎、咽峡炎最常见,可发生溃疡或坏死;肺部感染、肛周炎、肛旁脓肿亦常见,严重时可致败血症。最常见的致病菌为革兰阴性杆菌,如肺炎克雷伯杆菌、铜绿假单胞菌、产气杆菌等;其他有金黄色葡萄球菌、表皮葡萄球菌、粪链球菌等。长期应用抗生素者,可出现真菌感染,如假丝酵母菌、曲霉、隐球菌等。因伴免疫功能缺陷,可有病毒感染,如带状疱疹等。偶见卡氏肺孢子虫病。

3.出血

急性白血病以出血为早期表现者近40%。出血可发生在全身各部位,以皮肤瘀点、瘀斑、鼻出血、牙龈出血、月经过多为多见。眼底出血可致视力障碍。急性早幼粒细胞白血病易并发弥散性血管内凝血(DIC)而出现全身广泛性出血。颅内出血时有头痛、呕吐、瞳孔不对称,甚至昏迷而死亡。

4.器官和组织浸润的表现

(1)淋巴结和肝脾大:淋巴结肿大以急性淋巴细胞白血病较多见。纵隔淋巴结肿大常见于T细胞急性淋巴细胞白血病。白血病患者可有轻至中度肝脾大,除慢粒白血病急性变外,巨脾很罕见。

(2)骨骼和关节疼痛:患者常有胸骨下端局部压痛,提示髓腔内白血病细胞过度增生。患者可出现关节、骨骼疼痛,尤以儿童多见。发生骨髓坏死时,可以引起骨骼剧痛。

(3)眼部:急性粒细胞白血病形成的粒细胞肉瘤或称绿色瘤常累及骨膜,以眼眶部位最常见,可引起眼球突出、复视或失明。

(4)口腔和皮肤:急性单核细胞白血病和急性粒-单细胞白血病时,白血病细胞浸润可使牙龈增生、肿胀;可出现蓝灰色斑丘疹或皮肤粒细胞肉瘤,局部皮肤隆起、变硬,呈紫蓝色皮肤结节。

(5)中枢神经系统白血病(CNS-L):由于化疗药物难以通过血-脑屏障,隐藏在中枢神经系统的白血病细胞不能有效地被杀灭,因而引起CNS-L。CNS-L可发生在疾病各个时期,但常发生在缓解期。以急性淋巴细胞白血病最常见,儿童患者尤甚。临床上轻者表现头痛、头晕,重者有呕吐、颈项强直,甚至抽搐、昏迷。

(6)睾丸:睾丸受浸润,出现无痛性肿大,多为一侧性,另一侧虽不肿大,但活检时往往也有白血病细胞浸润。睾丸白血病多见于急性淋巴细胞白血病化疗缓解后的男性幼儿或青年,是仅次于CNS-L的白血病髓外复发的根源。

此外,白血病还可浸润其他器官,如肺、心、消化道、泌尿系统等均可受累,但并不一定有临床表现。

(二)辅助检查

1.血常规

大多数患者白细胞数增多,疾病晚期增多更显著。最高者可超过$100\times10^9/L$,称为高白细胞性白血病。也有不少患者的白细胞计数在正常水平或减少,低者可$1.0\times10^9/L$,称为白细胞不增多性白血病。

血片分类检查原始和(或)幼稚细胞一般占30%～90%,甚至可高达95%以上,但白细胞不增多型患者血片上很难找到原始细胞。白血病患者有不同程度的正细胞性贫血,少数患者血片上红细胞大小不等,可找到幼红细胞。约50%患者血小板$<60\times10^9/L$,晚期血小板往往

极度减少。

2.骨髓象

多数病例骨髓象有核细胞显著增多,主要是白血病性原始细胞,占白红系细胞的30%以上,而较成熟的中间阶段细胞缺如,并残留少量成熟粒细胞,形成所谓"裂孔"现象。正常的幼红细胞和巨核细胞减少。约有10%急性非淋巴细胞白血病骨髓增生低下,称为低增生性急性白血病。

虽然骨髓中有核细胞增生低下,但白血病性原始细胞仍占白红系细胞的30%以上。白血病性原始细胞形态常有异常改变,如胞体较大,核浆比例增加,核的形态异常(如切迹、凹陷、分叶等),染色质粗糙、排列紊乱,核仁明显等。

3.细胞化学

主要用于协助形态学鉴别各类白血病。

4.免疫学检查

根据白血病细胞免疫学标志,可将急性淋巴细胞白血病与急生非淋巴细胞白血病区别。

5.染色体和基因改变

白血病常伴有特异的染色体和基因改变。

6.粒-单系祖细胞(CFU-GM)半固体培养

急性非淋巴细胞白血病骨髓CFU-GM集落不生成或生成很少,而集簇数增多;缓解时集落恢复生长,复发前集落又减少。

7.血液生化改变

特别在化疗期间,血清尿酸浓度增高。尿中尿酸排泄量增加,甚至出现尿酸结晶。患者发生DIC时可出现凝血机制障碍。

急性单核细胞白血病血清和尿溶菌酶活性增高,急性粒细胞白血病者不增高,而急性淋巴细胞白血病常降低。

8.脑脊液检查

出现中枢神经系统白血病时,脑脊液压力增高,白细胞数增多($>0.01×10^9$/L),蛋白质增多(450 mg/L),而糖定量减少。涂片中可找到白血病细胞。脑脊液清浊度随所含的细胞数而异。

(三)对症治疗

近些年来,急性白血病治疗已有显著进展。化学治疗可使成人急性非淋巴细胞白血病和急性淋巴细胞白血病完全缓解。

1.一般治疗

白血病患者常伴有粒细胞减少,特别在化疗、放疗期间出现的粒细胞缺乏,可持续相当长时间。

2.纠正贫血

严重贫血可输浓集红细胞或全血;然而积极争取白血病缓解是纠正贫血的最有效的方法。

3.控制出血

如果因血小板减低而引起的出血,输注浓集血小板悬液是较有效的措施,可使周围血小板数维持在$30×10^9$/L左右。如果出血系DIC所引起,则应立即给予适当的抗凝治疗。鼻及齿龈出血可用填塞或明胶海绵局部止血。

4.防治高尿酸血症肾病

由于白血病细胞大量破坏,特别在化疗时更甚。血清和尿中尿酸浓度增高,积聚在肾小管,引起阻塞而发生高尿酸血症肾病。临床有少尿、无尿和急性肾衰竭。应鼓励患者多饮水并碱化尿液。高白细胞性白血病在化疗的同时应给予别嘌醇,每次 100 mg,3 次/日,以阻断黄嘌呤代谢,从而抑制尿酸合成。对少尿和无尿者应按急性肾衰竭处理。

5.维持营养

白血病系严重消耗性疾病,特别是在化疗和放疗中可引起严重的消化功能紊乱,故应注意补充营养,维持水、电解质代谢平衡,给患者易消化食物,必要时经静脉补充营养。

(四)化学治疗

化疗的目的是使患者达到完全缓解并延长生存期。目前多采用联合化疗,药物组合应符合以下各条件:作用于细胞周期不同阶段的药物;各药物间有相互协同作用,以最大限度地杀灭白血病细胞;各药物不良反应不重叠,对重要脏器损伤较小。

化疗是治疗急性白血病的主要手段,可分为缓解诱导和维持治疗两个阶段,其间可增加强化治疗、巩固治疗和中枢神经预防治疗等。缓解诱导是大剂量多种药物联用的强烈化疗,以求迅速大量杀伤白血病细胞,控制病情,达到完全缓解,为以后的治疗打好基础。所谓完全缓解,是指白血病的症状、体征完全消失,血常规和骨髓象基本上恢复正常。维持治疗是以一系列的小剂量较缓和的治疗方案进行较长时间的延续治疗,目的在于巩固由缓解诱导所获得的完全缓解,并使患者长期地维持这种"无病"状态而生存,最后达到治愈。巩固治疗是在维持治疗以后。强化治疗是在维持治疗的几个疗程中间再重复原缓解诱导的方案。中枢神经预防性治疗宜在诱导治疗出现缓解后立即进行,以避免和减少中枢神经系统白血病发生,一个完整的治疗方案应遵循上述原则进行。

1.诱导化疗

(1)急性淋巴细胞白血病:①VP方案:长春新碱按平方米体表面积用药 1～2 mg,每周用药 4 次,连用 4 周。

泼尼松龙按平方米体表面积用药 40～60 mg,口服,1 次/日,连用 4 周。②DVP方案:柔红霉素 60 mg,静脉注射,第 1、8、15、22 d 各用药 1 次。长春新碱 2 mg,静脉注射,第 1、8、15、22 d 各用药 1 次。泼尼松口服,1 次/日,第 1、14 d 各口服 40 mg,第 15、28 d 以后每 5 d 减 10 mg。③DVP＋L-ASP方案:对高危或难治病例在 DVP 方案基础上可加用左旋门冬酰胺酶 5 000～10 000 U,静脉滴注,第 18～28 d 每日用药 1 次。

(2)急性髓性白血病:①DA方案:柔红霉素 40～60 mg,第 1～3 d 分别静脉注射 1 次。阿糖胞苷 0.1 g,肌内注射,第 1～7 d 每 12 h 各用药 1 次。②HA方案:三尖杉碱 5 mg,静脉滴注,第 1～3 d 每日各用药 1 次。阿糖胞苷 0.1 g,肌内注射,第 1～7 d 每 12 h 各用药 1 次。③TAD方案:6-硫代鸟嘌呤 80 mg,第 1～7 d 每 12 h 各口服 1 次。阿糖胞苷 0.1 g,肌内注射,第 1～7 d 每 12 h 各用药 1 次。柔红霉素 40～60 mg,静脉注射,第 1～3 d 各用药 1 次。

2.巩固治疗

经诱导方案治疗达到完全缓解后,可用原诱导化疗方案再做 1～2 个疗程的治疗,即为巩固治疗。巩固强化治疗方法有:①原诱导方法巩固 4～6 疗程。②以中剂量阿糖胞苷为主的强化治疗。阿糖胞苷既可单用亦可加其他药物。③用与原诱导治疗方案无交叉耐药的新方案。每 1～2 个月化疗 1 次,共 1～2 年。

3.维持化疗

(1)急性淋巴细胞白血病的维持化疗尚无统一的化疗方案,但常用较低剂量的化学药物作维持化疗。①单药序贯疗法:甲氨蝶呤 30 mg,每周静脉注射 1 次。6-硫代鸟嘌呤 80 mg,每日口服 1 次。②间歇联合化疗方案(DVP 方案):柔红霉素 60 mg,第 1～3 d 各静脉注射 1 次。长春新碱 2 mg,第 1 d 静脉注射 1 次。泼尼松 40～60 mg,第 1～7 d 每日口服 1 次。

(2)急性髓性白血病用原诱导方案维持治疗,疗程均由 7 d 改为 5 d,用含柔红霉素方案诱导缓解的患者,其柔红霉素累计量超过每平方米体表面积用药 0.5 g 后,改用 HA 方案维持治疗。①美法仑:每日 6～12 mg,饭后口服,连用 4 周以上,直至缓解,维持剂量为每日 2～4 mg。②环磷酰胺:每日按每千克体重用药 2～5 mg。③泼尼松:每日用药 30 mg,口服。④CVP方案:环磷酰胺:每日按每平方米体表面积用药 0.2 g,第 2、5、9、12 d 各静脉注射 1 次。长春新碱 2 mg,第 1～8 d 各静脉注射 1 次。泼尼松按平方米体表面积用药 40 mg,第 1～14 d 每日口服 1 次。疗程间隔 7～19 d。

4.其他

老年患者对化疗耐受差,常规化疗方案中剂量应减少。过度虚弱患者,无法接受联合化疗,宜用小剂量阿糖胞苷静脉滴注治疗,直至缓解。小剂量阿糖胞苷也可用于治疗由 MDS 转化的白血病、低增生性白血病及继发性白血病。

高白细胞性白血病,病情危重,应立即用血细胞分离机清除血中过多的白细胞,然后再用化疗;对急性非淋巴细胞白血病者也有在化疗前先服别嘌醇并碱化尿液,然后用羟基脲 4～6 g/d,连续 3 d,使粒系细胞迅速减少。

5.中枢神经系统白血病的治疗

常为髓外白血病复发的根源,以急性淋巴细胞白血病尤为突出。如中枢神经系统白血病诊断已肯定,则用甲氨蝶呤每次 10～15 mg,缓慢鞘内注射,每周 2 次,直到脑脊液细胞数及生化检查恢复正常,然后改用每次 5～10 mg,鞘内注射,每 6～8 周 1 次,随全身化疗结束而停用。

6.睾丸白血病治疗

药物对睾丸白血病疗效不佳,必须放射治疗(总剂量约 2 000 cGy),即使一侧睾丸肿大,也需采用两侧放射。

(五)骨髓移植

自身骨髓移植是在白血病获得缓解后利用患者自己的骨髓在大剂量放、化疗后进行移植。自体外周血干细胞移植,系先用药物动员患者的干细胞加速释放至周围血中,然后利用血细胞分离机采集外周血中的干细胞并保存,在患者大剂量放、化疗后,再回输给患者。与自身骨髓移植比较,此法简便、混入的肿瘤细胞较少,骨髓的造血功能恢复较快。脐血中含大量造血干细胞,采集正常脐血,冷冻储存,可输给主要组织相容性复合体相同的患者,使之重建造血。由于受脐血采集量的限制,目前主要用于治疗儿童患者。

三、慢性粒细胞白血病

慢性粒细胞白血病简称慢粒白血病,也是一种造血干细胞恶性疾病。病程发展较缓慢,脾大可达到巨脾程度。周围血粒细胞显著增多并有不成熟性。大多数患者因急性变而死亡。

（一）诊断要点

1.临床表现

各种年龄均可发病，以中年最多见，男性略多于女性。起病缓慢。早期常无自觉症状。患者可因健康检查或因其他疾病就医时才发现血常规异常或脾大而被确诊。随着病情发展，可出现乏力、低热、多汗或盗汗、体重减轻等代谢亢进的表现。由于脾大而感左上腹坠胀。脾大常最为突出，往往就医时脾达脐或脐以下，质地坚实、平滑，无压痛。如果发生脾梗死，则压痛明显，并有摩擦音。治疗后病情缓解时，脾往往缩小，但病变会再度增大。约半数患者有肝大。部分患者有胸骨中下段压痛。当白细胞显著增高可有眼底静脉充血及出血。白细胞极度增高（$>200\times10^9/L$）时可发生"白细胞淤滞症"，表现为呼吸窘迫、头痛等。

2.辅助检查

（1）血常规：白细胞数明显增高，常超过 $20\times10^9/L$，疾病早期多在 $50\times10^9/L$ 以下，晚期增高明显，可达 $100\times10^9/L$ 以上。血片中粒细胞显著增多，可见各阶段粒细胞，以中性中幼、晚幼和杆状核粒细胞居多；原始细胞一般为 $1\%\sim3\%$，不超过 10%。嗜酸性粒细胞和嗜碱性粒细胞增多，后者有助于诊断。疾病早期血小板多在正常水平，部分患者增多。晚期血小板逐渐减少，并可出现贫血。

（2）骨髓：骨髓增生明显至极度活跃，以粒细胞为主，粒：红比例可增至（10～50）：1，其中中性中幼、晚幼及杆状核粒细胞明显增多；原粒细胞不超过 10%。嗜酸性粒细胞和嗜碱性粒细胞增多。红细胞相对减少。巨核细胞正常或增多，晚期减少。中性粒细胞碱性磷酸酶活性减低或呈阴性反应。治疗有效时中性粒细胞碱性磷酸酶活性可以恢复，疾病复发时又下降，合并细菌性感染时可稍升高。

（3）细胞遗传学及分子生物学改变：90% 以上的慢粒白血病患者的血细胞中出现 Ph 染色体，9 号染色体长臂上 C-abl 原癌基因易位至 22 号染色体长臂的断裂点集中区（bcr）形成 bcr/abl 融合基因。现在认为 P^{210} 在慢性粒细胞白血病发病中起着重要作用。

（4）血液生化：血清及尿中尿酸浓度增高，主要是化疗后大量白细胞破坏所致。血清维生素 B_{12} 浓度及维生素 B_{12} 结合力显著增加，且与白血病细胞增多程度成正比。其原因与白血病粒细胞和正常粒细胞产生过多的运输维生素 B_{12} 的钴胺传递蛋白 I、II 有关。

根据脾大、血液学改变、Ph 染色体阳性可作出诊断。对于临床上符合慢性粒细胞白血病条件而 Ph 染色体阴性者，应进一步做 bcr/abl 融合基因检测。Ph 染色体虽为慢性粒细胞白血病标记染色体，但在 2% 急性粒细胞白血病、5% 儿童急性淋巴细胞白血病及 20% 成人急性淋巴细胞白血病中也可出现，应注意鉴别。

（二）治疗

1.化学治疗

化疗虽可使大多数慢性粒细胞白血病患者血常规得到控制，但患者的中位生存期（40 个月左右）并未改善。

（1）羟基脲：为周期特异性抑制 DNA 合成的药物，起效快，但持续时间短。常用剂量为 3 g/d，分 2 次口服，待白细胞减至 $20\times10^9/L$ 左右时，剂量减半。降至 $10\times10^9/L$ 时，改为小剂量（0.5～1 g/d）维持治疗。为当前首选化疗药物。

（2）白消安（马利兰）：用药 2～3 周后外周血白细胞开始减少，停药后白细胞减少可持续 2～4 周，故应掌握剂量。初始剂量为 4～6 mg/d，口服，当白细胞减至 $20\times10^9/L$ 左右时宜停药,待稳定后改小剂量(每 1～3 d 口服 2 mg),使白细胞稳定在(7～10)×10⁹/L。

(3)靛玉红:中药中提取的药品,剂量为 150～300 mg/d,分 3 次口服,用药后 20～40 d 白细胞下降,约 2 个月可降至正常水平。

(4)干扰素 α:剂量为 300 万～900 万 U/d,皮下或肌内注射,每周 3～7 次,持续用数月至2 年不等。

(5)其他药物:6-MP、苯丁酸氮芥、环磷酰胺及其他联合化疗亦有效。但只有上述药物无效时方考虑。化疗时宜加用别嘌醇(100 mg,每 6 h 1 次),并保持每日尿量在 1 500 mL 以上和尿碱化,防止高尿酸血症肾病。

2.骨髓移植

自身骨髓移植应在慢性粒细胞白血病缓解后尽早进行。其 3～5 年无病存活率为 60%。以 45 岁以下为宜。慢性粒细胞白血病自身骨髓移植或外周干细胞移植主要困难是骨髓体外净化尚未彻底解决,因而移植后复发率较高。

3.白细胞单采

采用血细胞分离机可除去大量白细胞,减少体内白细胞数量。主要用于白细胞淤滞症,也可用于急需治疗的孕妇。

4.脾放射治疗和脾切除

目前脾区放射偶用于伴有胀痛的巨脾,以缓解症状。巨脾者也可行脾切除。

5.慢性粒细胞白血病急性变的治疗

可按急性白血病化疗方法治疗,但患者对药物耐受性差,缓解率低且缓解期很短。

四、慢性淋巴细胞白血病

慢性淋巴细胞白血病简称慢淋白血病,是由于单克隆性小淋巴细胞扩增和蓄积,浸润骨髓、血液、淋巴结和其也器官,最终导致正常造血功能衰竭的恶性疾病。

(一)诊断要点

1.临床表现

患者多系老年人,男性略多于女性。90%患者在 50 岁以上发病。起病十分缓慢,往往无自觉症状。许多患者因其他疾病至医院就诊时才被确诊。早期症状可能有乏力、疲倦,后期出现食欲减退、消瘦、低热、盗汗及贫血等症状。淋巴结肿大首先引起患者注意,以颈部、腋部、腹股沟等处淋巴结肿大为主。肿大的淋巴结无压痛,较坚实,可移动。CT 扫描可发现腹膜后肠系膜淋巴结肿大。晚期患者可出现贫血、血小板减少、皮肤黏膜紫癜。慢性 T 淋巴细胞白血病可出现皮肤增厚、结节,甚至全身红皮病等。由于免疫功能减退,常易感染。

2.辅助检查

(1)血常规:持续性淋巴细胞增多。白细胞＞10×10⁹/L,超过 100×10⁹/L 者不少,淋巴细胞占 50%以上,绝对值≥5×10⁹/L(持续 4 周以上),以小淋巴细胞增多为主。可见少数幼淋巴细胞或不典型淋巴细胞,破碎细胞易见。中性粒细胞比值降低。随病情发展,血小板减少,贫血逐渐明显。如有自身免疫性溶血性贫血,抗人球蛋白试验多呈阳性。

(2)骨髓:显示有核细胞增生活跃,淋巴细胞≥40%,以成熟淋巴细胞为主。红系、粒系及巨核系细胞均减少,有溶血时,幼红细胞可代偿性增生。

(3)染色体:约 50%患者有染色体异常。慢性 B 淋巴细胞白血病以＋12、14q＋等常见,慢性 T 淋巴细胞白血病以 inv(14)等常见。

结合临床表现,外周血中持续性单克隆性淋巴细胞>5×10⁹/L,骨髓中小淋巴细胞≥40%,以及根据免疫学表面标志,可以做出诊断和分类。

(二)治疗

治疗方案根据临床分期和患者全身情况而定。

1.化学治疗

慢性淋巴细胞白血病细胞绝大多数处于休止期,因此用细胞周期非特异性药物为佳。

2.放射治疗

仅用于淋巴结肿大发生压迫症状或化疗后淋巴结、脾和扁桃体缩小不满意者。

3.并发症治疗

由于低丙种球蛋白血症、中性粒细胞缺乏以及患者年老,极易感染。严重感染常为致死原因,应积极用抗生素控制感染。若化疗及放疗无效且脾大明显者,可考虑切脾手术,手术后红细胞、血小板可能回升,但血中淋巴细胞变化不大。

参 考 文 献

[1]陈灏珠,林果为.实用内科学(第 13 版)[M].北京:人民卫生出版社,2009.

[2]陆再英,钟南山.内科学(第 7 版)[M].北京:人民卫生出版社,2008.

[3]季社青,孙东津,许化恒,等.现代内科理论与实践[M].石家庄:河北科学技术出版社,
    2012.

[4]周新丽,张春,王军,等.临床内科常见病诊疗学[M].长春:吉林科学技术出版社,2012.

[5]于文,刘淑红,杨志宏,等.实用内科临床诊疗[M].长春:吉林科学技术出版社,2012.

[6]刘新光.消化内科[M].北京:人民卫生出版社,2009.

[7]李岩.消化系统与疾病[M].上海:上海科学技术出版社,2008.

[8]雷寒.内科学(第 6 版)[M].北京:人民卫生出版社,2009.

[9]王吉耀.内科学(第 2 版)[M].北京:人民卫生出版社,2010.

[10]刘又宁.实用临床呼吸病学[M].北京:科学技术文献出版社,2007.

[11]贾建平.神经病学(第 6 版)[M].北京:人民卫生出版社,2008.

[12]吴江,贾建平,崔丽英.神经病学[M].北京:人民卫生出版社,2011.

[13]俞森洋,孙宝君.呼吸内科临床诊治精要[M].北京:中国协和医科大学出版社,2011.

[14]葛均波,徐永健,梅长林,等.内科学(第 8 版)[M].北京:人民卫生出版社,2013.

[15]王辰,王建安.内科学[M].北京:人民卫生出版社,2015.

[16]胡品津,谢灿茂.内科疾病鉴别诊断学[M].北京:人民卫生出版社,2014.

[17]崔丽英.神经内科诊疗常规[M].北京:中国医药科技出版社,2013.

[18]赵久良,冯云路.协和内科住院医师手册(第 2 版)[M].北京:中国协和医科大学出版社,
    2014.